协和医考

2024

全国中医执业医师资格考试
实践技能应试指导

（含执业助理医师）

中医执业医师资格考试专家组　编

编　者（按姓氏笔画排序）

王　浩　王雪丽　王清明　韦毅华　卢瑞华　田静岩
刘　锐　齐彩芝　李　娟　杨　刚　杨秀芳　杨晓琴
吴苗君　吴春虎　谷兴坤　宋俊霞　陈　玮　陈世君
陈学青　陈聪意　顾连强　徐保峰　董浩磊

扫码赠送历年考题

中国协和医科大学出版社
北　京

图书在版编目（CIP）数据

2024 全国中医执业医师资格考试实践技能应试指导：含执业助理医师 / 中医执业医师资格考试专家组编．—北京：中国协和医科大学出版社，2023. 12

（协和医考）

ISBN 978-7-5679-2273-0

Ⅰ．①2… Ⅱ．①中… Ⅲ．①中医师-资格考试-自学参考资料 Ⅳ．①R2

中国国家版本馆 CIP 数据核字（2023）第 189580 号

协和医考

2024 全国中医执业医师资格考试实践技能应试指导

（含执业助理医师）

编　　者：中医执业医师资格考试专家组
策划编辑：张秋艳
责任编辑：张秋艳
封面设计：邱晓俐
责任校对：张　麓
责任印制：张　岱

出版发行：中国协和医科大学出版社
（北京市东城区东单三条 9 号　邮编 100730　电话 010-65260431）
网　　址：www. pumcp. com
经　　销：新华书店总店北京发行所
印　　刷：三河市龙大印装有限公司

开　　本：850mm×1168mm　1/16
印　　张：22. 75
字　　数：770 千字
版　　次：2023 年 12 月第 1 版
印　　次：2023 年 12 月第 1 次印刷
定　　价：78. 00 元

ISBN 978-7-5679-2273-0

出版说明

我国执业医师资格考试已经进入第25个年头，这项政策对于加强我国医师队伍建设，提高执业医师的综合素质，保护医师合法权益，规范医师管理制度，完善医师培养制度，发挥了积极的作用。

根据《医师资格考试大纲（中医、中西医结合）》相关规定，中医类考试大纲坚持以中医思维为导向，突出中医药特色，将穿插在各科目的中医经典内容整合成单独的章节；结合中医医师岗位胜任力，逐步淡化科目概念，体现知识整合；以解决临床实际问题为原则，根据当前中医临床需求适当调整其结构与测试范围；体现医师职业素养，强调"大医精诚"，注重医患沟通、人文关怀；依据最新修订的法律法规和部门规章，增加和修订相关章节内容。

大纲规定中医（具有规定学历）执业医师考试的科目包含五大部分。①中医学基础科目：中医基础理论、中医诊断学、中药学和方剂学。②中医经典（执业助理医师不考）。③中医临床科目：中医内科学、中医外科学、中医妇科学、中医儿科学和针灸学。④西医综合科目：诊断学基础、内科学和传染病学。⑤医学人文科目：医学伦理学和卫生法规。

为帮助考生在繁忙的临床实践期间更有效地复习，更方便地了解与掌握执业医师资格考试的要求，提高考生分析问题、解决问题的能力，从而顺利通过考试，中国协和医科大学出版社推出了"协和医考"系列丛书。25年来，中国协和医科大学出版社在本套丛书的出版过程中，以及每年与广大考生读者反馈交流的工作中，摸索出了我国执业医师资格考试的基本规律，积累了丰富的出版应试丛书的经验，为考生提供了不同层次、不同阶段和不同需求的应试参考书。

本套丛书由中国协和医科大学出版社组织相关专业专家编写，并邀请了专职从事执业医师资格考试研究的培训专家进行审定。内容紧扣最新版《医师资格考试大纲（中医、中西医结合）》，以规划教材为基础，以临床能力为重点，侧重于理论与实践的综合运用。本套丛书品类齐全，从应试指导、核心考点精讲，到各类习题集和模拟试卷等，能够满足广大考生复习考试的需要。

"当医生就当好医生，当好医生就读协和医书"，拥有25年执业医师资格考试用书出版经验的中国协和医科大学出版社为全国争当好医生的读者，提供这套全面、准确、实用的应试丛书，我们期望能够对广大考生顺利通过执业医师资格考试有所助益，为我国医学教育及医学事业的发展作出积极的贡献。从书内容如有不当之处，欢迎各位考生和同仁批评指正。如有关于丛书内容及考试的相关问题，请扫描下方二维码，有专属微信客服为你解答。

前　言

执业医师（执业助理医师）资格考试包括实践技能考试和医学综合笔试，是现阶段每一位医生的必经之路，是评价申请医师资格者是否具备从事医师工作所必需的技能与专业知识的考试，是为了加强中医医师队伍建设，提高其职业道德和业务素质的考试。考生顺利通过实践技能考试后才能继续参加综合笔试。因此实践技能一役至关重要。实践技能考试一共分为三站。第一站为病案（例）分析考试，时间为50分钟，占总分的40%；第二站为中医临证考试，时间为20分钟，占总分的35%；第三站为西医临床考试，时间为20分钟，占总分的25%（表1、表2）。

表1　中医执业医师考试介绍

<table>
<tr><th></th><th colspan="2">考试项目</th><th>考试分数/分</th><th>考试方法</th><th>考试时间/分钟</th></tr>
<tr><td rowspan="8">第一站
病案（例）分析</td><td rowspan="8">病案（例）分析1（中医内科）
病案（例）分析2（中医外/妇/儿科）
各20分，共40分</td><td>中医疾病诊断</td><td>3</td><td rowspan="8">书面笔试</td><td rowspan="8">50</td></tr>
<tr><td>中医证型诊断</td><td>3</td></tr>
<tr><td>中医辨病辨证依据</td><td>4</td></tr>
<tr><td>中医病证鉴别</td><td>3</td></tr>
<tr><td>中医治法</td><td>2</td></tr>
<tr><td>方剂名称</td><td>2</td></tr>
<tr><td>药物组成、剂量及煎服方法</td><td>3</td></tr>
<tr><td>合计</td><td>20</td></tr>
<tr><td rowspan="8">第二站
中医临证</td><td rowspan="3">中医操作</td><td>中医望、闻、脉诊技术的操作</td><td>10</td><td rowspan="3">实际操作</td><td rowspan="8">20</td></tr>
<tr><td>针灸常用腧穴定位</td><td rowspan="2">10</td></tr>
<tr><td>中医临床技术操作</td></tr>
<tr><td colspan="2">病史采集</td><td>10</td><td rowspan="5">现场口述</td></tr>
<tr><td rowspan="4">中医临床答辩（4选1抽题作答）</td><td>疾病的辨证施治</td><td rowspan="4">5</td></tr>
<tr><td>针灸常用腧穴主治病证</td></tr>
<tr><td>针灸异常情况处理</td></tr>
<tr><td>常见急性病症的针灸治疗</td></tr>
<tr><td rowspan="4">第三站
西医临床</td><td colspan="2">体格检查</td><td>10</td><td rowspan="2">实际操作</td><td rowspan="4">20</td></tr>
<tr><td colspan="2">西医操作</td><td>10</td></tr>
<tr><td rowspan="2">西医临床答辩（含辅助检查结果判读分析）（2选1抽题作答）</td><td>西医临床答辩</td><td rowspan="2">5</td><td rowspan="2">现场口述</td></tr>
<tr><td>辅助检查结果判读分析</td></tr>
</table>

表2 中医执业助理医师考试介绍

<table>
<tr><th colspan="3">考试项目</th><th>考试分数/分</th><th>考试方法</th><th>考试时间/分钟</th></tr>
<tr><td rowspan="7">第一站
病案（例）分析</td><td rowspan="7">病案（例）分析1（中医内科）
病案（例）分析2（中医外/妇/儿科）
各20分，共40分</td><td>中医疾病诊断</td><td>3</td><td rowspan="7">书面笔试</td><td rowspan="7">50</td></tr>
<tr><td>中医证型诊断</td><td>3</td></tr>
<tr><td>中医辨病辨证依据</td><td>4</td></tr>
<tr><td>中医治法</td><td>3</td></tr>
<tr><td>方剂名称</td><td>3</td></tr>
<tr><td>药物组成、剂量及煎服方法</td><td>4</td></tr>
<tr><td>合计</td><td>20</td></tr>
<tr><td rowspan="8">第二站
中医临证</td><td rowspan="3">中医操作</td><td>中医望、闻、脉诊技术的操作</td><td>10</td><td rowspan="3">实际操作</td><td rowspan="8">20</td></tr>
<tr><td>针灸常用腧穴定位</td><td rowspan="2">10</td></tr>
<tr><td>中医临床技术操作</td></tr>
<tr><td colspan="2">病史采集</td><td>10</td><td rowspan="5">现场口述</td></tr>
<tr><td rowspan="4">中医临床答辩（4选1抽题作答）</td><td>疾病的辨证施治</td><td rowspan="4">5</td></tr>
<tr><td>针灸常用腧穴主治病证</td></tr>
<tr><td>针灸异常情况处理</td></tr>
<tr><td>常见急性病症的针灸治疗</td></tr>
<tr><td rowspan="4">第三站
西医临床</td><td colspan="2">体格检查</td><td>10</td><td rowspan="2">实际操作</td><td rowspan="4">20</td></tr>
<tr><td colspan="2">西医操作</td><td>10</td></tr>
<tr><td rowspan="2">西医临床答辩（含辅助检查结果判读分析）（2选1抽题作答）</td><td>西医临床答辩</td><td rowspan="2">5</td><td rowspan="2">现场口述</td></tr>
<tr><td>辅助检查结果判读分析</td></tr>
</table>

我们根据最新中医执业医师（执业助理医师）实践技能考试大纲，研究近几年来的考试规律，精心编写本书，目的是为考生顺利通过考试提供强大助力。

本书依照考试形式将内容分为三站。每一站内容分为考点点拨和经典试题两大部分。考点点拨对各个重要疾病做出了系统归类及详细剖析，给每一项检查和操作列出了详细步骤，板块清晰，内容精练，为考生呈现重点、难点的同时，也能够防止考生在复习过程中遗漏重要考点。

考点点拨之后紧跟经典试题，所有试题均来自近年技能考试的真题，每道真题前均标注了出题的年份，通过大量真题的演练，考生可提前进入状态，做到触类旁通，举一反三，真正了解考试重点所在，也对自己当前的技能掌握水平有一个定位，结合实际调整复习计划。

本书总体内容相对学校内所用的教材较为精简，编者如大浪淘沙般将不为考试所用的沙子过滤，剩下的均为金子。我们的目标是：使用本书的考生能在最短的时间内掌握真正的重点考点，同时也不遗漏罕见考点，通过强化复习与大量的真题训练，轻轻松松通过考试。

天道酬勤，只要大家肯下功夫，相信一定能心想事成。书中若有错漏，望广大考生不吝赐教。

如有疑问，可扫描下方二维码，会有专属微信客服解答。

编　者

2023 年 12 月

目 录

第一站 病案（例）分析

第二站　中医临证

第三站　西医临床

第一站

病案（例）分析

考点点拨

第一篇 内科病证

第一章 肺系病证

第一节 概 述

肺系病证的辨证论治要点，见表1-1。

表1-1 肺系病证的辨证论治要点

病名	证型	证机概要	治 法	方 剂
感冒	风寒感冒	风寒外束，卫阳被郁，腠理闭塞，肺气不宣	辛温解表	荆防达表汤或荆防败毒散加减
	风热感冒	风热犯表，热郁肌腠，卫表失和，肺失清肃	辛凉解表	银翘散或葱豉桔梗汤加减
	暑湿感冒	暑湿遏表，湿热伤中，表卫不和，肺气不清	清暑祛湿解表	新加香薷饮加减
	气虚感冒	表虚卫弱，风寒乘袭，气虚无力达邪	益气解表	参苏饮加减
	阴虚感冒	阴亏津少，外受风热，表卫失和，津液不能作汗	滋阴解表	加减葳蕤汤化裁
咳嗽	风寒袭肺	风寒袭肺，肺气失宣	疏风散寒，宣肺止咳	三拗汤合止嗽散加减
	风热犯肺	风热犯肺，肺失宣肃	疏风清热，宣肺止咳	桑菊饮加减
	风燥伤肺	风燥伤肺，肺失清润	疏风清肺，润燥止咳	桑杏汤加减
	痰湿蕴肺	脾湿生痰，上渍于肺，壅遏肺气	燥湿化痰，理气止咳	二陈平胃散合三子养亲汤加减
	痰热郁肺	痰热壅肺，肺失肃降	清热肃肺，豁痰止咳	清金化痰汤加减
	肝火犯肺	肝郁化火，上逆侮肺	清肺泻肝，顺气降火	黛蛤散合黄芩泻白散加减
	肺阴亏耗	肺阴亏虚，虚热内灼，肺失润降	滋阴润肺，化痰止咳	沙参麦冬汤加减
哮病	冷哮	寒痰伏肺，遇感触发，痰升气阻，肺失宣畅	宣肺散寒，化痰平喘	射干麻黄汤或小青龙汤加减
	热哮	痰热蕴肺，壅阻气道，肺失清肃	清热宣肺，化痰定喘	定喘汤或越婢加半夏汤加减
	寒包热哮	痰热壅肺，复感风寒，客寒包火，肺失宣降	解表散寒，清化痰热	小青龙加石膏汤或厚朴麻黄汤加减
	风痰哮	痰浊伏肺，风邪引触，肺气郁闭，升降失司	祛风涤痰，降气平喘	三子养亲汤加味
	虚哮	哮病久发，痰气瘀阻，肺肾两虚，摄纳失常	补肺纳肾，降气化痰	平喘固本汤加减
	肺脾气虚	哮病日久，肺虚不能主气，脾虚健运无权，气不化津，痰饮蕴肺，肺气上逆	健脾益气，培土生金	六君子汤加减
	肺肾两虚	哮病久发，精气亏乏，肺肾摄纳失常，气不归元，津凝为痰	补肺益肾	生脉地黄汤合金水六君煎加减
喘证	风寒壅肺	风寒上受，内舍于肺，邪实气壅，肺气不宣	宣肺散寒	麻黄汤合华盖散加减
	表寒肺热	寒邪束表，热郁于肺，肺气上逆	解表清里，化痰平喘	麻杏石甘汤加味
	痰热郁肺	邪热蕴肺，蒸液成痰，痰热壅滞，肺失清肃	清热化痰，宣肺平喘	桑白皮汤加减

续 表

病名	证型	证机概要	治　法	方　剂
喘证	痰浊阻肺	中阳不运，积湿生痰，痰浊壅肺，肺失肃降	祛痰降逆，宣肺平喘	二陈汤合三子养亲汤加减
	肺气郁痹	肝郁气逆，上冲犯肺，肺气不降	开郁降气平喘	五磨饮子加减
	肺气虚耗	肺气亏虚，气失所主，或肺阴亏虚，虚火上炎，肺失清肃	补肺益气养阴	生脉散合补肺汤加减
	肾虚不纳	肺病及肾，肺肾俱虚，气失摄纳	补肾纳气	金匮肾气丸合参蛤散加减
	正虚喘脱	肺气欲绝，心肾阳衰	扶阳固脱，镇摄肾气	参附汤送服黑锡丹，配合蛤蚧粉
肺痨	肺阴亏损	阴虚肺燥，肺失滋润，肺伤络损	滋阴润肺	月华丸加减
	虚火灼肺	肺肾阴伤，水亏火旺，燥热内灼，络损血溢	滋阴降火	百合固金汤合秦艽鳖甲散加减
	气阴耗伤	阴伤气耗，肺脾两虚，肺气不清，脾虚不健	益气养阴	保真汤或参苓白术散加减
	阴阳两虚	阴伤及阳，精气虚竭，肺、脾、肾俱损	滋阴补阳	补天大造丸加减
肺胀	外寒里饮	寒邪束表，痰饮阻遏，气机壅滞，肺气上逆	温肺散寒，化痰降逆	小青龙汤加减
	痰浊壅肺	肺虚脾弱，痰浊内蕴，肺失宣降	化痰降气，健脾益肺	苏子降气汤合三子养亲汤加减
	痰热郁肺	痰热壅肺，清肃失司，肺气上逆	清肺化痰，降逆平喘	越婢加半夏汤或桑白皮汤加减
	痰蒙神窍	痰蒙神窍，引动肝风	涤痰，开窍，息风	涤痰汤加减
	阳虚水泛	心肾阳虚，气不化水，水饮内停	温肾健脾，化饮利水	真武汤合五苓散加减
	肺肾气虚	肺肾两虚，气失摄纳	补肺纳肾，降气平喘	平喘固本汤合补肺汤加减

第二节　感　　冒

（一）诊断依据

1. 以卫表及鼻咽症状为主，可见鼻塞、流涕、恶风或恶寒，或有发热等。若风邪夹暑、夹湿、夹燥，还可见相关症状。

2. 时行感冒多呈流行性，在同一时期发病人数剧增，且病证相似，多突然起病，恶寒，发热（多为高热），周身酸痛，疲乏无力，病情一般较普通感冒为重。

3. 病程一般为3～7日，普通感冒不易传变，时行感冒可传变入里，变生他病。

4. 四季皆可发病，而以冬、春两季为多。

（二）证治分类

1. 常人感冒

（1）风寒感冒

【证候】恶寒重，发热轻，无汗，头痛，肢节酸痛，鼻塞声重，或鼻痒喷嚏，时流清涕，咽痒，咳嗽，咳痰稀薄色白，口不渴或渴喜热饮，舌苔薄白而润，脉浮或浮紧。

【证机概要】风寒外束，卫阳被郁，腠理闭塞，肺气不宣。

【治法】辛温解表。

【方剂】荆防达表汤或荆防败毒散加减。

【药物组成】荆芥、防风、紫苏叶、淡豆豉、葱白、生姜、杏仁、前胡、桔梗、橘红、甘草。

（2）风热感冒

【证候】身热较著，微恶风，汗泄不畅，头胀痛，面赤，咳嗽，痰黏或黄，咽燥，或咽喉乳蛾红肿疼痛，鼻塞，流黄浊涕，口干欲饮，舌苔薄白微黄，舌边尖红，脉浮数。

【证机概要】风热犯表，热郁肌腠，卫表失和，肺失清肃。

【治法】辛凉解表。

【方剂】银翘散或葱豉桔梗汤加减。

【药物组成】金银花、连翘、黑山栀、淡豆豉、薄荷、荆芥、竹叶、芦根、牛蒡子、桔梗、甘草。

（3）暑湿感冒

【证候】身热，微恶风，汗少，肢体酸重或疼痛，头昏重胀痛，咳嗽痰黏，鼻流浊涕，心烦口渴，或口中黏腻，渴不多饮，胸闷脘痞，泛恶，腹胀，大便或溏，小便短赤，舌苔薄黄而腻，脉濡数。

【证机概要】暑湿遏表，湿热伤中，表卫不和，肺气不清。

【治法】清暑祛湿解表。

【方剂】新加香薷饮加减。

【药物组成】金银花、连翘、鲜荷叶、鲜芦根、香薷、厚朴、扁豆花。

2. 虚体感冒

（1）气虚感冒

【证候】恶寒较甚，发热，无汗，头痛身楚，咳嗽，痰白，咳痰无力，平素神疲体弱，气短懒言，反复易感，舌淡苔白，脉浮而无力。

【证机概要】表虚卫弱，风寒乘袭，气虚无力达邪。

【治法】益气解表。

【方剂】参苏饮加减。

【药物组成】党参、甘草、茯苓、紫苏叶、葛根、前胡、半夏、陈皮、枳壳、桔梗。

（2）阴虚感冒

【证候】身热，微恶风寒，少汗，头昏，心烦，口干咽燥，干咳少痰，舌红少苔，脉细数。

【证机概要】阴亏津少，外受风热，表卫失和，津液不能作汗。

【治法】滋阴解表。

【方剂】加减葳蕤汤化裁。

【药物组成】玉竹、甘草、大枣、淡豆豉、薄荷、葱白、桔梗、白薇。

（三）病证鉴别（助理不考）

1. 感冒与风温

相同点：二者初期症状相似。

不同点：风温病势急骤，寒战发热甚至高热，汗出后热虽暂降，但脉数不静，身热旋即复起，咳嗽胸痛，头痛较剧，甚至出现神志昏迷、惊厥、谵妄等传变入里的证候。而感冒发热一般不高或不发热，病势轻，不传变，服解表药后，多能汗出热退，脉静身凉，病程短，预后良好。

2. 普通感冒与时行感冒

相同点：都有全身症状。

不同点：普通感冒病情较轻，全身症状不重，少有传变。在气候变化时发病率可以升高，但无明显流行特点。若感冒 1 周以上不愈，发热不退或反见加重，应考虑感冒继发他病，传变入里。时行感冒病情较重，发病急，全身症状显著，可以发生传变，化热入里，继发或合并他病，具有广泛的传染性、流行性。

第三节　咳　嗽

（一）诊断依据

临床以咳嗽、咳痰为主要表现。应判断外感和内伤。外感咳嗽，起病急，病程短，常伴肺卫表证。内伤咳嗽，常反复发作，病程长，多伴其他兼证。

（二）证治分类

1. 外感咳嗽

（1）风寒袭肺证

【证候】咳嗽声重，气急，咽痒，咳痰稀薄色白，常伴鼻塞，流清涕，头痛，肢体酸楚，或见恶寒发热、无汗等风寒表证，舌苔薄白，脉浮或浮紧。

【证机概要】风寒袭肺，肺气失宣。

【治法】疏风散寒，宣肺止咳。

【方剂】三拗汤合止嗽散加减。

【药物组成】麻黄、杏仁、桔梗、前胡、橘皮、紫菀、荆芥、陈皮、百部、甘草。

（2）风热犯肺证

【证候】咳嗽频剧，气粗或咳声嘶哑，喉燥咽痛，咳痰不爽，痰黏稠或黄，咳时汗出，常伴鼻流黄涕，口渴，头痛，身楚，或见恶风、身热等风热表证，舌苔薄黄，脉浮数或浮滑。

【证机概要】风热犯肺，肺失宣肃。

【治法】疏风清热，宣肺止咳。

【方剂】桑菊饮加减。

【药物组成】桑叶、菊花、薄荷、连翘、前胡、牛蒡子、杏仁、桔梗、大贝母、枇杷叶。

（3）风燥伤肺证

【证候】干咳，连声作呛，喉痒，咽喉干痛，唇鼻干燥，无痰或痰少而黏，不易咳出，或痰中带有血丝，口干，初起或伴鼻塞、头痛、微寒、身热等表证，舌质红干而少津，苔薄白或薄黄，脉浮数或小数。

【证机概要】风燥伤肺，肺失清润。

【治法】疏风清肺，润燥止咳。

【方剂】桑杏汤加减。凉燥证，方取杏苏散加减。

【药物组成】桑叶、薄荷、淡豆豉、杏仁、前胡、牛蒡子、南沙参、浙贝母、天花粉、梨皮、芦根。

2. 内伤咳嗽

（1）痰湿蕴肺证

【证候】咳嗽反复发作，咳声重浊，痰多，因痰而嗽，痰出咳平，痰黏腻或稠厚成块，色白或带灰色，每于早晨或食后则咳甚痰多，进甘甜油腻食物加重，胸闷脘痞，呕恶食少，体倦，大便时溏，舌苔白腻，脉濡滑。

【证机概要】脾湿生痰，上渍于肺，壅遏肺气。

【治法】燥湿化痰，理气止咳。

【方剂】二陈平胃散合三子养亲汤加减。

【药物组成】半夏、陈皮、茯苓、莱菔子、白芥子、杏仁、佛耳草、紫菀、款冬花。

（2）痰热郁肺证

【证候】咳嗽，气息粗促，或喉中有痰声，痰多质黏厚或稠黄，咳吐不爽，或咳血痰，胸胁胀满，咳时引痛，面赤，或有身热，口干而黏，欲饮水，舌质红，舌苔薄黄腻，脉滑数。

【证机概要】痰热壅肺，肺失肃降。

【治法】清热肃肺，豁痰止咳。

【方剂】清金化痰汤加减。

【药物组成】黄芩、山栀、知母、桑白皮、桔梗、杏仁、贝母、瓜蒌、海蛤壳、竹沥、半夏、橘红。

（3）肝火犯肺证

【证候】咳嗽呈阵发性，表现为上气咳逆阵作，咳时面赤，咽干口苦，常感痰滞咽喉而咳之难出，量少质黏，或如絮条，胸胁胀痛，咳时引痛，症状可随情绪波动而增减，舌红或舌边红，舌苔薄黄少津，脉弦数。

【证机概要】肝郁化火，上逆侮肺。

【治法】清肺泻肝，顺气降火。

【代表方】黛蛤散合黄芩泻白散加减。

【常用药】桑白皮、地骨皮、黄芩、山栀、牡丹皮、青黛、海蛤壳、粳米、苏子、竹茹、枇杷叶、甘草。

（4）肺阴亏耗证

【证候】干咳，咳声短促，痰少黏白，或痰中带血丝，或声音逐渐嘶哑，口干咽燥，或午后潮热，颧红，盗汗，日渐消瘦，神疲，舌质红少苔，脉细数。

【证机概要】肺阴亏虚，虚热内灼，肺失润降。

【治法】滋阴润肺，化痰止咳。

【方剂】沙参麦冬汤加减。

【药物组成】沙参、麦冬、花粉、玉竹、百合、川贝母、甜杏仁、桑白皮、地骨皮、甘草。

（三）病证鉴别（助理不考）

1. 咳嗽与喘证

相同点：二者均为肺气上逆之病证，临床上也常见咳、喘并见。

不同点：咳嗽以气逆有声、咳吐痰液为主，喘证以呼吸困难、甚则不能平卧为临床特征。

2. 咳嗽与肺痨

相同点：二者均可有咳嗽、咳痰症状。

不同点：肺痨为感染“痨虫”所致，有传染性，同时兼见潮热、盗汗、咯血、消瘦等症，可资鉴别。

第四节　哮　　病

（一）诊断依据

1. 呈反复发作性。常为突然发作，可见鼻痒、喷嚏、咳嗽等先兆。喉中有明显哮鸣声，呼吸困难，不能平卧，甚至面色苍白，唇甲青紫，可于数分钟、数小时后缓解。

2. 平时可一如常人，或稍感疲劳、纳差。但病程日久，反复发作，导致正气亏虚，可常有轻度哮鸣，甚至在大发作时持续难平，出现喘脱。

3. 部分患者与先天禀赋有关，家族中可有哮病史。常因气候突变、环境因素、饮食不当、情志失调、劳累等诱发。

（二）证治分类

1. 发作期

（1）冷哮证

【证候】喉中哮鸣如水鸡声，呼吸急促，喘憋气逆，胸膈满闷如塞，咳不甚，痰少咳吐不爽，色白而多泡沫，口不渴或渴喜热饮，形寒怕冷，天冷或受寒易发，面色青晦，舌苔白滑，脉弦紧或浮紧。

【证机概要】寒痰伏肺，遇感触发，痰升气阻，肺失宣畅。

【治法】宣肺散寒，化痰平喘。

【方剂】射干麻黄汤或小青龙汤加减。

【药物组成】麻黄、射干、干姜、细辛、半夏、紫菀、款冬、五味子、大枣、甘草。

（2）热哮证

【证候】喉中痰鸣如吼，喘而气粗息涌，胸高胁胀，咳呛阵作，咳痰色黄或白，黏浊稠厚，咳吐不利，口苦，口渴喜饮，汗出，面赤，或有身热，舌质红，苔黄腻，脉滑数或弦滑。

【证机概要】痰热蕴肺，壅阻气道，肺失清肃。

【治法】清热宣肺，化痰定喘。

【方剂】定喘汤或越婢加半夏汤加减。

【药物组成】麻黄、黄芩、桑白皮、杏仁、半夏、款冬、苏子、白果、甘草。

（3）寒包热哮证

【证候】喉中哮鸣有声，胸膈烦闷，呼吸急促，喘咳气逆，咳痰不爽，痰黏色黄，或黄白相兼，烦躁，发热，恶寒，无汗，身痛，口干欲饮，大便偏干，舌苔白腻，舌尖边红，脉弦紧。

【证机概要】痰热壅肺，复感风寒，客寒包火，肺失宣降。

【治法】解表散寒，清化痰热。

【方剂】小青龙加石膏汤或厚朴麻黄汤加减。

【药物组成】麻黄、桂枝、细辛、生石膏、厚朴、杏仁、生姜、半夏、甘草、大枣。

（4）风痰哮证

【证候】喉中痰涎壅盛，声如拽锯，或鸣声如吹哨笛，喘急胸满，但坐不得卧，咳痰黏腻难出，或为白色泡沫痰液，无明显寒热倾向，面色青暗，起病多急，常倏忽来去，发作前自觉鼻、咽、眼、耳发痒，喷嚏，鼻塞，流涕，胸部憋塞，随之迅即发作，舌苔厚浊，脉滑实。

【证机概要】痰浊伏肺，风邪引触，肺气郁闭，升降失司。

【治法】祛风涤痰，降气平喘。

【方剂】三子养亲汤加味。

【药物组成】白芥子、苏子、莱菔子、麻黄、杏仁、僵蚕、厚朴、半夏、陈皮、茯苓。

（5）虚哮证

【证候】喉中哮鸣如鼾，声低，气短息促，动则喘甚，发作频繁，甚则持续喘哮，口唇、爪甲青紫，咳痰无力，痰涎清稀或质黏起沫，面色苍白或颧红唇紫，口不渴或咽干口渴，形寒肢冷或烦热，舌质淡或偏红，或紫暗，脉沉细或细数。

【证机概要】哮病久发，痰气瘀阻，肺肾两虚，摄纳失常。

【治法】补肺纳肾，降气化痰。

【方剂】平喘固本汤加减。

【药物组成】党参、黄芪、胡桃肉、沉香、脐带、冬虫夏草、五味子、苏子、半夏、款冬、橘皮。

2. 缓解期

（1）肺脾气虚证

【证候】有哮喘反复发作史，气短声低，自汗，怕风，常易感冒，倦怠无力，食少便溏，或喉中时有轻度哮鸣，痰多质稀，色白，舌质淡，苔白，脉细弱。

【证机概要】哮病日久，肺虚不能主气，脾虚健运无权，气不化津，痰饮蕴肺，肺气上逆。

【治法】健脾益气，培土生金。

【方剂】六君子汤加减。

【药物组成】党参、白术、茯苓、法半夏、橘皮、山药、薏苡仁、五味子、甘草。

（2）肺肾两虚证

【证候】有哮喘发作史，短气息促，动则为甚，吸气不利，咳痰质黏起沫，脑转耳鸣，腰酸腿软，心悸，不耐劳累，或五心烦热，颧红，口干，舌质红少苔，脉细数，或畏寒肢冷，面色苍白，舌苔淡白，质胖，脉沉细。

【证机概要】哮病久发，精气亏乏，肺肾摄纳失常，气不归元，津凝为痰。

【治法】补肺益肾。

【方剂】生脉地黄汤合金水六君煎加减。

【药物组成】熟地黄、山萸肉、胡桃肉、当归、人参、麦冬、五味子、茯苓、半夏、陈皮、甘草。

（三）病证鉴别（助理不考）

哮病与喘证

相同点：二者都有呼吸急促、困难的表现。

不同点：哮必兼喘，但喘未必兼哮。哮指声响言，喉中哮鸣有声，是一种反复发作的独立性疾病；喘指气息言，为呼吸气促困难，甚则张口抬肩，摇身撷肚，是多种肺系急慢性疾病的一个症状。

第五节　喘　　证

（一）诊断依据

1. 以喘促短气，呼吸困难，甚至张口抬肩，鼻翼扇动，不能平卧，口唇发绀为主要临床表现。

2. 可有慢性咳嗽、哮病、肺痨、心悸等病史，每遇外感及劳累而诱发。

（二）证治分类

1. 实喘

（1）风寒壅肺证

【证候】喘息咳逆，呼吸急促，胸部胀闷，痰多稀薄而带泡沫，色白质黏，常有头痛，恶寒，或有发热，口不渴，无汗，舌苔薄白而滑，脉浮紧。

【证机概要】风寒上受，内舍于肺，邪实气壅，肺气不宣。

【治法】宣肺散寒。

【方剂】麻黄汤合华盖散加减。

【药物组成】麻黄、紫苏子、半夏、橘红、杏仁、紫菀、白前。

（2）表寒肺热证

【证候】喘逆上气，胸胀或痛，息粗，鼻煽，咳而不爽，吐痰稠黏，伴形寒，身热，烦闷，身痛，有汗或无汗，口渴，舌苔薄白或黄，舌边红，脉浮数或滑。

【证机概要】寒邪束表，热郁于肺，肺气上逆。

【治法】解表清里，化痰平喘。

【方剂】麻杏石甘汤加味。

【药物组成】麻黄、杏仁、石膏、甘草、黄芩、桑白皮、苏子、半夏、款冬花。

（3）痰热郁肺证

【证候】喘促气涌，胸部胀痛，咳嗽痰多，质黏色黄，或兼有血色，伴胸中烦闷，身热，有汗，口渴而喜冷饮，面赤，咽干，小便赤涩，大便或秘，舌质红，舌苔薄黄或腻，脉滑数。

【证机概要】邪热蕴肺，蒸液成痰，痰热壅滞，肺失清肃。

【治法】清热化痰，宣肺平喘。

【方剂】桑白皮汤加减。

【药物组成】桑白皮、黄芩、知母、贝母、射干、瓜蒌皮、前胡、地龙。

（4）痰浊阻肺证

【证候】喘而胸满闷塞，甚则胸盈仰息，咳嗽，痰多黏腻色白，咳吐不利，兼有呕恶，食少，口黏不渴，舌苔白腻，脉滑或濡。

【证机概要】中阳不运，积湿生痰，痰浊壅肺，肺失肃降。

【治法】祛痰降逆，宣肺平喘。

【方剂】二陈汤合三子养亲汤加减。

【药物组成】半夏、陈皮、茯苓、苏子、白芥子、莱菔子、杏仁、紫菀、旋覆花。

（5）肺气郁痹证

【证候】喘促症状每遇情志刺激而诱发，发时突然呼吸短促，息粗气憋，胸闷胸痛，咽中如窒，但喉中痰鸣不著，或无痰声。平素常多忧思抑郁，失眠，心悸，苔薄，脉弦。

【证机概要】肝郁气逆，上冲犯肺，肺气不降。

【治法】开郁降气平喘。

【方剂】五磨饮子加减。

【药物组成】沉香、木香、厚朴花、枳壳、苏子、金沸草、赭石、杏仁。

2. 虚喘

（1）肺气虚耗证

【证候】喘促短气，气怯声低，喉有鼾声，咳声低弱，痰吐稀薄，自汗畏风，或见咳呛，痰少质黏，烦热而渴，咽喉不利，面颧潮红，舌质淡红或有苔剥，脉软弱或细数。

【证机概要】肺气亏虚，气失所主，或肺阴亏虚，虚火上炎，肺失清肃。

【治法】补肺益气养阴。

【方剂】生脉散合补肺汤加减。

【药物组成】党参、黄芪、冬虫夏草、五味子、炙甘草。

（2）肾虚不纳证

【证候】喘促日久，动则喘甚，呼多吸少，气不得续，形瘦神惫，跗肿，汗出肢冷，面青唇紫，舌淡苔白或黑而润滑，脉微细或沉弱，或见喘咳，面红烦躁，口咽干燥，足冷，汗出如油，舌红少津，脉细数。

【证机概要】肺病及肾，肺肾俱虚，气失摄纳。

【治法】补肾纳气。

【方剂】金匮肾气丸合参蛤散加减。

【药物组成】附子、肉桂、山萸肉、胡桃肉、紫河车、熟地黄、山药、当归、人参、蛤蚧。

（3）正虚喘脱证

【证候】喘逆剧甚，张口抬肩，鼻扇气促，端坐不能平卧，稍动则咳喘欲绝，或有痰鸣，心悸，烦躁不安，面青唇紫，汗出如珠，肢冷，脉浮大无根，或见歇止，或模糊不清。

【证机概要】肺气欲绝，心肾阳衰。

【治法】扶阳固脱，镇摄肾气。

【方剂】参附汤送服黑锡丹，配合蛤蚧粉。

【药物组成】人参、黄芪、炙甘草、山萸肉、五味子、蛤蚧（粉）、龙骨、牡蛎。

（三）病证鉴别（助理不考）

喘证与哮病　见本章第四节哮病。

第六节　肺　　痨

（一）诊断依据

1. 有与肺痨患者的密切接触史。

2. 以咳嗽、咯血、潮热、盗汗及形体明显消瘦为特征。

3. 初期患者仅感疲劳乏力、干咳、厌食，形体逐渐消瘦。

（二）证治分类

1. 肺阴亏损证

【证候】干咳，咳声短促，或咳少量黏痰，或痰中带有血丝，色鲜红，胸部隐隐闷痛，午后自觉手足心热，或见少量盗汗，皮肤干灼，口干咽燥，近期曾有与肺痨患者接触史。舌苔薄白，舌边尖红，脉细数。

【证机概要】阴虚肺燥，肺失滋润，肺伤络损。

【治法】滋阴润肺。

【方剂】月华丸加减。

【药物组成】北沙参、麦冬、天冬、玉竹、百合、白及、百部。

2. 虚火灼肺证

【证候】呛咳气急，痰少质黏，或吐痰黄稠量多，时时咯血，血色鲜红，混有泡沫痰涎，午后潮热，骨蒸颧红，五心烦热，盗汗量多，口渴心烦，失眠，性情急躁易怒，或胸胁掣痛，男子可见遗精，女子月经不调，形体日益消瘦，近期曾有与肺痨患者接触史，舌干而红，苔薄黄而剥，脉细数。

【证机概要】肺肾阴伤，水亏火旺，燥热内灼，络损血溢。

【治法】滋阴降火。

【方剂】百合固金汤合秦艽鳖甲散加减。

【药物组成】南沙参、北沙参、麦冬、玉竹、百合、百部、白及、生地黄、五味子、玄参、阿胶、龟甲。

3. 气阴耗伤证

【证候】咳嗽无力，气短声低，咳痰清稀色白，量较多，偶或夹血，或咯血，血色淡红，午后潮热，伴有畏风，怕冷，自汗与盗汗可并见，纳少神疲，便溏，面白，颧红，近期曾有与肺痨患者接触史，舌质光淡，边有齿印，苔薄，脉细弱而数。

【证机概要】阴伤气耗，肺脾两虚，肺气不清，脾虚不健。

【治法】益气养阴。

【方剂】保真汤或参苓白术散加减。

【药物组成】党参、黄芪、白术、甘草、山药、北沙参、麦冬、地黄、阿胶、五味子、白及、百合、紫菀、款冬、苏子。

4. 阴阳两虚证

【证候】肺痨病日久，咳逆喘息，少气，咳痰色白有沫，或夹血丝，血色暗淡，潮热，自汗，盗汗，声嘶或失音，面浮肢肿，心悸，唇紫，肢冷，形寒，或见五更泄泻，口舌生糜，大肉尽脱，男子遗精阳痿，女子经闭，苔黄而剥，舌质光淡隐紫，少津，脉微细而数，或虚大无力。

【证机概要】阴伤及阳，精气虚竭，肺、脾、肾俱损。

【治法】滋阴补阳。

【方剂】补天大造丸加减。

【药物组成】人参、黄芪、白术、山药、麦冬、生地黄、五味子、阿胶、当归、枸杞子、山萸肉、龟甲、鹿角胶、紫河车。

（三）病证鉴别（助理不考）

1. 肺痨与虚劳

相同点：二者均为慢性虚损性疾病。

不同点：肺痨具有传染特点，是一个独立的慢性传染性疾病，有其发生发展及传变规律；虚劳病缘于内伤亏损，是多种慢性疾病虚损证候的总称。肺痨病位主要在肺，不同于虚劳的五脏并重，以肾为主；肺痨的病理主在阴虚，不同于虚劳的阴阳并重。

2. 肺痨与肺痿

相同点：二者均为病位在肺的慢性虚损性疾病。

不同点：肺痿是肺部多种慢性疾病后期转归而成，如肺痈、肺痨、久嗽等导致肺叶痿弱不用，俱可成痿。肺痨后期亦可以转成肺痿。若肺痨晚期出现干咳、咳吐涎沫等症状，即已转属肺痿之候。在临床上，肺痿以咳吐浊唾涎沫为主症，而肺痨以咳嗽、咯血、潮热、盗汗为特征。

第七节　肺　　胀

（一）诊断依据

1. 有慢性肺系疾病史，反复发作，时轻时重，经久难愈。多见于老年人。

2. 临床以咳、喘、痰、胀瘀为主症，表现为胸部膨满，胸中憋闷如塞，咳逆上气，痰多，喘息，动则加剧，甚则鼻扇气促，张口抬肩，目胀如脱，烦躁不安，日久可见心悸，面唇发绀，脘腹胀满，肢体浮肿，严重者可出现喘脱。

3. 常因外感而诱发。其他如劳倦过度、情志刺激等也可诱发。

（二）证治分类

1. 外寒里饮证

【证候】咳逆喘满不得卧，气短气急，咳痰白稀量多，呈泡沫状，胸部膨满，口干不欲饮，面色青晦，周身酸楚，头痛，恶寒，无汗，舌质暗淡，苔白滑，脉浮紧。

【证机概要】寒邪束表，痰饮阻遏，气机壅滞，肺气上逆。

【治法】温肺散寒，化痰降逆。

【方剂】小青龙汤加减。

【药物组成】麻黄、桂枝、干姜、细辛、五味子、半夏、陈皮、白术、荆芥、防风。

2. 痰浊壅肺证

【证候】胸部膨满，短气喘息，稍劳即著，咳嗽痰多，色白黏腻或呈泡沫，畏风易汗，脘痞纳少，倦怠乏力，舌暗，苔薄腻或浊腻，脉滑。

【证机概要】肺虚脾弱，痰浊内蕴，肺失宣降。

【治法】化痰降气，健脾益肺。

【方剂】苏子降气汤合三子养亲汤加减。

【药物组成】紫苏子、前胡、白芥子、莱菔子、半夏、厚朴、陈皮、白术、茯苓、甘草、当归、肉桂。

3. 痰热郁肺证

【证候】咳逆，喘息气粗，胸部膨满，烦躁，目胀睛突，痰黄或白，黏稠难咳，或伴身热，微恶寒，有汗不多，口渴欲饮，溲黄赤，便干，舌边尖红，苔黄或黄腻，脉数或滑数。

【证机概要】痰热壅肺，清肃失司，肺气上逆。

【治法】清肺化痰，降逆平喘。

【方剂】越婢加半夏汤或桑白皮汤加减。

【药物组成】麻黄、黄芩、石膏、桑白皮、杏仁、半夏、紫苏子、甘草、黄连、栀子。

4. 痰蒙神窍证

【证候】胸部膨满，神志恍惚，表情淡漠，谵妄，烦躁不安，撮空理线，嗜睡，甚则昏迷，或伴肢体瞤动，抽搐，咳逆喘促，咳痰不爽，舌质暗红或淡紫，苔白腻或黄腻，脉细滑数。

【证机概要】痰蒙神窍，引动肝风。

【治法】涤痰，开窍，息风。

【方剂】涤痰汤加减。

【药物组成】半夏、茯苓、橘红、胆南星、竹茹、枳实、石菖蒲、远志、郁金。

5. 阳虚水泛证

【证候】胸部膨满，喘咳不能平卧，咳痰清稀，心悸，面浮，下肢浮肿，甚则一身悉肿，腹部胀满有水，脘痞，纳差，尿少，怕冷，面唇青紫，舌苔白滑，舌体胖质暗，脉沉细或结代。

【证机概要】心肾阳虚，气不化水，水饮内停。

【治法】温肾健脾，化饮利水。

【方剂】真武汤合五苓散加减。

【药物组成】附子、桂枝、茯苓、白术、猪苓、泽泻、生姜、赤芍。

6. 肺肾气虚证

【证候】胸部膨满，呼吸浅短难续，声低气怯，甚则张口抬肩，倚息不能平卧，咳嗽，痰白如沫，咳吐不利，胸闷心悸，形寒汗出，或腰膝酸软，小便清长，或尿有余沥，舌淡或暗紫，脉沉细数无力，或有结代。

【证机概要】肺肾两虚，气失摄纳。

【治法】补肺纳肾，降气平喘。

【方剂】平喘固本汤合补肺汤加减。

【药物组成】党参（或人参）、黄芪、冬虫夏草、熟地黄、胡桃肉、脐带、五味子、灵磁石、沉香、紫菀、款冬花、紫苏子、半夏、橘红、炙甘草。

（三）病证鉴别（助理不考）

肺胀与哮病、喘证

相同点：均以咳而上气、喘满为主症。

不同点：肺胀由多种慢性肺系疾病日久积渐而成，除咳喘外，尚有胸部膨满、心悸、唇甲发绀、腹胀肢肿等症状。哮病是呈反复发作性的疾病，以喉中哮鸣有声为特征。喘是多种急慢性疾病的一个症状，以呼吸气促困难为主要表现。

第二章　心系病证

第一节　概　　述

心系病证的辨证论治要点，见表1-2。

表1-2　心系病证的辨证论治要点

病名	证型	证机概要	治　法	方　剂
心悸	心虚胆怯	气血亏损，心虚胆怯，心神失养	镇惊定志，养心安神	安神定志丸加减
	心血不足	心血亏耗，心失所养，心神不宁	补血养心，益气安神	归脾汤加减
	心阳不振	心阳虚衰，无以温养心神	温补心阳，安神定悸	桂枝甘草龙骨牡蛎汤合参附汤加减
	水饮凌心	脾肾阳虚，水饮内停，上凌于心，扰乱心神	振奋心阳，化气行水，宁心安神	苓桂术甘汤加减
	阴虚火旺	肝肾阴虚，水不济火，心火内动，扰动心神	滋阴清火，养心安神	天王补心丹合朱砂安神丸加减
	瘀阻心脉	血瘀气滞，心脉瘀阻，心阳被遏，心失所养	活血化瘀，理气通络	桃仁红花煎加减
	痰火扰心	痰浊停聚，郁久化火，痰火扰心，心神不安	清热化痰，宁心安神	黄连温胆汤加减

续　表

病名	证型	证机概要	治　法	方　剂
胸痹	心血瘀阻	血行瘀滞，胸阳痹阻，心脉不畅	活血化瘀，通脉止痛	血府逐瘀汤加减
	气滞心胸	肝失疏泄，气机郁滞，心脉不和	疏肝理气，活血通络	柴胡疏肝散加减
	痰浊闭阻	痰浊盘踞，胸阳失展，气机痹阻，脉络阻滞	通阳泄浊，豁痰宣痹	瓜蒌薤白半夏汤合涤痰汤加减
	寒凝心脉	素体阳虚，阴寒凝滞，心脉痹阻，心阳不振	辛温散寒，宣通心阳	枳实薤白桂枝汤合当归四逆汤加减
	气阴两虚	心气不足，阴血亏耗，血行瘀滞	益气养阴，活血通脉	生脉散合人参养荣汤加减
	心肾阴虚	水不济火，虚热内灼，心失所养，血脉不畅	滋阴清火，养心和络	天王补心丹合炙甘草汤加减
	心肾阳虚	阳气虚衰，胸阳不振，气机痹阻，血行瘀滞	温补阳气，振奋心阳	参附汤合右归饮加减
不寐	肝火扰心	肝郁化火，上扰心神	疏肝泻火，镇心安神	龙胆泻肝汤加减
	痰热扰心	湿食生痰，郁痰生热，扰动心神	清化痰热，和中安神	黄连温胆汤加减
	心脾两虚	脾虚血亏，心神失养，神不安舍	补益心脾，养血安神	归脾汤加减
	心肾不交	肾水亏虚，不能上济于心，心火炽盛，不能下交于肾	滋阴降火，交通心肾	六味地黄丸合交泰丸加减
	心胆气虚	心胆虚怯，心神失养，神魂不安	益气镇惊，安神定志	安神定志丸合酸枣仁汤加减

第二节　心　悸

（一）诊断依据

1. 自觉心中悸动不安，心搏异常，或快速，或缓慢，或跳动过重，或忽跳忽止，呈阵发性或持续不断，神情紧张，不能自主。

2. 伴有胸闷不舒，易激动，心烦寐差，颤抖乏力，头晕等症。中老年患者可伴有心胸疼痛，甚则喘促，汗出肢冷，或见晕厥。

3. 可见数、促、结、代、缓、沉、迟等脉象。

4. 常由情志刺激如惊恐、紧张及劳倦、饮酒、饱食等因素诱发。

（二）证治分类

1. 心虚胆怯证

【证候】心悸不宁，善惊易恐，坐卧不安，不寐多梦而易惊醒，恶闻声响，食少纳呆，苔薄白，脉细略数或细弦。

【证机概要】气血亏损，心虚胆怯，心神失养。

【治法】镇惊定志，养心安神。

【方剂】安神定志丸加减。

【药物组成】龙齿、琥珀、酸枣仁、远志、茯神、人参、茯苓、山药、天冬、生地黄、熟地黄、肉桂、五味子。

2. 心血不足证

【证候】心悸气短，头晕目眩，失眠健忘，面色无华，倦怠乏力，纳呆食少，舌淡红，苔薄白，脉细弱。

【证机概要】心血亏耗，心失所养，心神不宁。

【治法】补血养心，益气安神。

【方剂】归脾汤加减。

【药物组成】黄芪、人参、白术、炙甘草、熟地黄、当归、龙眼肉、茯神、远志、酸枣仁、木香。

3. 心阳不振证

【证候】心悸不安，胸闷气短，动则尤甚，面色苍白，形寒肢冷，舌淡苔白，脉虚弱或沉细无力。

【证机概要】心阳虚衰，无以温养心神。

【治法】温补心阳，安神定悸。

【方剂】桂枝甘草龙骨牡蛎汤合参附汤加减。

【药物组成】桂枝、附片、人参、黄芪、麦冬、枸杞子、炙甘草、龙骨、牡蛎。

4. 水饮凌心证

【证候】心悸眩晕气急，胸闷痞满，渴不欲饮，小便短少，或下肢水肿，形寒肢冷，伴恶心、欲吐、流涎，舌淡胖，苔白滑，脉弦滑或沉细而滑。

【证机概要】脾肾阳虚，水饮内停，上凌于心，扰乱心神。

【治法】振奋心阳，化气行水，宁心安神。

【方剂】苓桂术甘汤加减。

【药物组成】泽泻、猪苓、车前子、茯苓、桂枝、炙甘草、人参、白术、黄芪、远志、茯神、酸枣仁。

5. 阴虚火旺证

【证候】心悸易惊，心烦失眠，五心烦热，口干，盗汗，思虑劳心则症状加重，伴耳鸣腰酸，头晕目眩，急躁易怒，舌红少津，苔少或无，脉细数。

【证机概要】肝肾阴虚，水不济火，心火内动，扰动心神。

【治法】滋阴清火，养心安神。

【方剂】天王补心丹合朱砂安神丸加减。

【药物组成】生地黄、玄参、麦冬、天冬、当归、丹参、人参、炙甘草、黄连、朱砂、茯苓、远志、酸枣仁、柏子仁、五味子、桔梗。

6. 瘀阻心脉证

【证候】心悸不安，胸闷不舒，心痛时作，痛如针刺，唇甲青紫，舌质紫暗或有瘀斑，脉涩或结或代。

【证机概要】血瘀气滞，心脉瘀阻，心阳被遏，心失所养。

【治法】活血化瘀，理气通络。

【方剂】桃仁红花煎加减。

【药物组成】桃仁、红花、丹参、赤芍、川芎、延胡索、香附、青皮、生地黄、当归、桂枝、甘草、龙骨、牡蛎。

7. 痰火扰心证

【证候】心悸时发时止，受惊易作，胸闷烦躁，失眠多梦，口干苦，大便秘结，小便短赤，舌红，苔黄腻，脉弦滑。

【证机概要】痰浊停聚，郁久化火，痰火扰心，心神不安。

【治法】清热化痰，宁心安神。

【方剂】黄连温胆汤加减。

【药物组成】黄连、山栀、竹茹、半夏、胆南星、全瓜蒌、陈皮、生姜、枳实、远志、石菖蒲、酸枣仁、生龙骨、生牡蛎。

（三）病证鉴别（助理不考）

1. 惊悸与怔忡

相同点：二者均与心相关。

不同点：惊悸发病，多与情绪因素有关，多为阵发性，病来虽速，病情较轻，实证居多，病势轻浅，可自行缓解，不发时如常人。怔忡多由久病体虚，心脏受损所致，无情志因素等亦可发生，常持续心悸，心中惕惕，不能自控，活动后加重，多属虚证，或虚中夹实，病来虽渐，病情较重，不发时亦可兼见脏腑虚损症状。惊悸日久不愈，亦可形成怔忡。

2. 心悸与奔豚

相同点：二者发病时均有心胸躁动不安症。

不同点：心悸为心中剧烈跳动，发自于心；奔豚乃上下冲逆，发自少腹。

第三节 胸 痹

（一）诊断依据

1. 胸痹以胸部闷痛为主症，患者多见膻中或心前区憋闷疼痛，甚则痛彻左肩背、咽喉、胃脘部、左上臂内侧等部位，呈反复发作性，一般持续几秒到几十分钟，休息或用药后可缓解。

2. 常伴有心悸、气短、自汗，甚则喘息不得卧，严重者可见胸痛剧烈，持续不解，汗出肢冷，面色苍白，唇甲青紫，脉散乱或微细欲绝等危候，可发生猝死。

3. 多见于中年以上，常因操劳过度、抑郁恼怒、多饮暴食或气候变化而诱发，亦有安静时发病者。

（二）证治分类

1. 心血瘀阻证

【证候】心胸疼痛，如刺如绞，痛有定处，入夜为甚，甚则心痛彻背，背痛彻心，或痛引肩背，伴有胸闷，日久不愈，可因暴怒、劳累而加重，舌质紫暗，有瘀斑，苔薄，脉弦涩。

【证机概要】血行瘀滞，胸阳痹阻，心脉不畅。

【治法】活血化瘀，通脉止痛。

【方剂】血府逐瘀汤加减。

【药物组成】川芎、桃仁、红花、赤芍、柴胡、桔梗、枳壳、牛膝、当归、降香、郁金。

2. 气滞心胸证

【证候】心胸满闷，隐痛阵发，痛有定处，时欲太息，遇情志不遂时容易诱发或加重，或兼有胃脘胀闷，得嗳气或矢气则舒，苔薄或薄腻，脉细弦。

【证机概要】肝失疏泄，气机郁滞，心脉不和。

【治法】疏肝理气，活血通络。

【方剂】柴胡疏肝散加减。

【药物组成】柴胡、枳壳、香附、陈皮、川芎、赤芍。

3. 痰浊闭阻证

【证候】胸闷重而心痛微，痰多气短，肢体沉重，形体肥胖，遇阴雨天而易发作或加重，伴有倦怠乏力，纳呆便溏，咳吐痰涎，舌体胖大且边有齿痕，苔浊腻或白滑，脉滑。

【证机概要】痰浊盘踞，胸阳失展，气机痹阻，脉络阻滞。

【治法】通阳泄浊，豁痰宣痹。

【方剂】瓜蒌薤白半夏汤合涤痰汤加减。

【药物组成】瓜蒌、薤白、半夏、胆南星、竹茹、人参、茯苓、甘草、石菖蒲、陈皮、枳实。

4. 寒凝心脉证

【证候】猝然心痛如绞，心痛彻背，喘不得卧，多因气候骤冷或骤感风寒而发病或加重，伴形寒，甚则手足不温，冷汗自出，胸闷气短，心悸，面色苍白，苔薄白，脉沉紧或沉细。

【证机概要】素体阳虚，阴寒凝滞，心脉痹阻，心阳不振。

【治法】辛温散寒，宣通心阳。

【方剂】枳实薤白桂枝汤合当归四逆汤加减。

【药物组成】桂枝、细辛、薤白、瓜蒌、当归、芍药、甘草、枳实、厚朴、大枣。

5. 气阴两虚证

【证候】心胸隐痛，时作时休，心悸气短，动则益甚，伴倦怠乏力，声息低微，易汗出，舌质淡红，舌体胖且边有齿痕，苔薄白，脉虚细缓或结代。

【证机概要】心气不足，阴血亏耗，血行瘀滞。

【治法】益气养阴，活血通脉。

【方剂】生脉散合人参养荣汤加减。

【药物组成】人参、黄芪、炙甘草、肉桂、麦冬、玉竹、五味子、丹参、当归。

6. 心肾阴虚证

【证候】心痛憋闷，心悸盗汗，虚烦不寐，腰酸膝软，头晕耳鸣，口干便秘，舌红少津，苔薄或剥，脉细数或促代。

【证机概要】水不济火，虚热内灼，心失所养，血脉不畅。

【治法】滋阴清火，养心和络。

【方剂】天王补心丹合炙甘草汤加减。

【药物组成】生地黄、玄参、天冬、麦冬、人参、炙甘草、茯苓、柏子仁、酸枣仁、五味子、远志、丹参、当归、芍药、阿胶。

7. 心肾阳虚证

【证候】心悸而痛，胸闷气短，动则更甚，自汗，面色㿠白，神倦怯寒，四肢欠温或肿胀，舌质淡胖，边有齿痕，苔白或腻，脉沉细迟。

【证机概要】阳气虚衰，胸阳不振，气机痹阻，血行瘀滞。

【治法】温补阳气，振奋心阳。

【方剂】参附汤合右归饮加减。

【药物组成】人参、附子、肉桂、炙甘草、熟地黄、山萸肉、淫羊藿、补骨脂。

（三）病证鉴别（助理不考）

1. 胸痹与悬饮

相同点：均有胸痛症状。

不同点：胸痹为当胸闷痛，并可向左肩或左臂内侧等部位放射，常因受寒、饱餐、情绪激动、劳累而突然发作，历时短暂，休息或用药后可缓解。悬饮为胸胁胀痛，持续不解，多伴有咳唾，转侧、呼吸时疼痛加重，肋间饱满，并有咳嗽、咳痰等肺系证候。

2. 胸痹与胃脘痛

相同点：均有疼痛症状，均与饮食有关。

不同点：心在脘上，脘在心下，其部位相近，故有胃脘当心而痛之称。胸痹之不典型者，其疼痛可在胃脘部，极易混淆。但胸痹以闷痛为主，为时极短，虽与饮食有关，但休息、服药后常可缓解。胃脘痛与饮食相关，以胀痛为主，局部有压痛，持续时间较长，常伴有泛酸、嘈杂、嗳气、呃逆等胃部症状。

3. 胸痹与真心痛

相同点：均有胸痛症状。

不同点：真心痛乃胸痹的进一步发展，症见心痛剧烈，甚则持续不解，伴有汗出、肢冷、面白、唇紫、手足青至节、脉微或结代等危重急症。

第四节　不　寐

（一）诊断依据

1. 轻者入寐困难或寐而易醒，醒后不寐，连续3周以上，重者彻夜难眠。

2. 常伴有头痛、头昏、心悸、心神不宁、多梦等症。

3. 常有饮食不节，情志失常，劳倦、思虑过度，病后体虚等病史。

（二）证治分类

1. 肝火扰心证

【证候】不寐多梦，甚则彻夜不眠，急躁易怒，伴头晕头胀，目赤耳鸣，口干而苦，不思饮食，便秘溲赤，舌红苔黄，脉弦而数。

【证机概要】肝郁化火，上扰心神。

【治法】疏肝泻火，镇心安神。

【方剂】龙胆泻肝汤加减。

【药物组成】龙胆草、黄芩、栀子、泽泻、车前子、当归、生地黄、柴胡、甘草、生龙骨、生牡蛎、灵磁石。

2. 痰热扰心证

【证候】心烦不寐，胸闷脘痞，泛恶嗳气，伴口苦，头重，目眩，舌偏红，苔黄腻，脉滑数。

【证机概要】湿食生痰，郁痰生热，扰动心神。

【治法】清化痰热，和中安神。

【方剂】黄连温胆汤加减。

【药物组成】半夏、陈皮、茯苓、枳实、黄连、竹茹、龙齿、珍珠母、磁石。

3. 心脾两虚证

【证候】不易入睡，多梦易醒，心悸健忘，神疲食少，伴头晕目眩，四肢倦怠，腹胀便溏，面色少华，舌淡苔薄，脉细无力。

【证机概要】脾虚血亏，心神失养，神不安舍。

【治法】补益心脾，养血安神。

【方剂】归脾汤加减。

【药物组成】人参、白术、甘草、当归、黄芪、远志、酸枣仁、茯神、龙眼肉、木香。

4. 心肾不交证

【证候】心烦不寐，入睡困难，心悸多梦，伴头晕耳鸣，腰膝酸软，潮热盗汗，五心烦热，咽干少津，男子遗精，女子月经不调，舌红少苔，脉细数。

【证机概要】肾水亏虚，不能上济于心，心火炽盛，不能下交于肾。

【治法】滋阴降火，交通心肾。

【方剂】六味地黄丸合交泰丸加减。

【药物组成】熟地黄、山萸肉、山药、泽泻、茯苓、牡丹皮、黄连、肉桂。

5. 心胆气虚证

【证候】虚烦不寐，触事易惊，终日惕惕，胆怯心悸，伴气短自汗，倦怠乏力，舌淡，脉弦细。

【证机概要】心胆虚怯，心神失养，神魂不安。

【治法】益气镇惊，安神定志。

【方剂】安神定志丸合酸枣仁汤加减。

【药物组成】人参、茯苓、甘草、茯神、远志、龙齿、石菖蒲、川芎、酸枣仁、知母。

（三）病证鉴别（助理不考）

不寐与一时性失眠、生理性少寐、他病痛苦引起的失眠

相同点：均有睡眠时间较少之症。

不同点：不寐是指单纯以失眠为主症，表现为持续的、严重的睡眠困难。因一时性情志影响或生活环境改变引起的暂时性失眠不属病态。至于老年人少寐早醒，亦多属生理状态。因其他疾病痛苦引起者，则应以祛除有关病因为主。

第三章 脾胃系病证

第一节 概 述

脾胃系病证的辨证论治要点，见表1-3。

表1-3 脾胃系病证的辨证论治要点

病名	证型	证机概要	治法	方剂
胃痛	寒邪客胃	寒凝胃脘，阳气被遏，气机阻滞	温胃散寒，行气止痛	香苏散合良附丸加减
	饮食伤胃	饮食积滞，阻塞胃气	消食导滞，和胃止痛	保和丸加减
	肝气犯胃	肝气郁结，横逆犯胃，胃气阻滞	疏肝解郁，理气止痛	柴胡疏肝散加减
	湿热中阻	湿热蕴结，胃气痞阻	清化湿热，理气和胃	清中汤加减
	瘀血停胃	瘀停胃络，脉络壅滞	化瘀通络，理气和胃	失笑散合丹参饮加减
	胃阴亏耗	胃阴亏耗，胃失濡养	养阴益胃，和中止痛	一贯煎合芍药甘草汤加减
	脾胃虚寒	脾虚胃寒，失于温养	温中健脾，和胃止痛	黄芪建中汤加减
呕吐	外邪犯胃	外邪犯胃，中焦气滞，浊气上逆	疏邪解表，化浊和中	藿香正气散加减
	食滞内停	食积内停，气机受阻，浊气上逆	消食化滞，和胃降逆	保和丸加减
	痰饮中阻	痰饮内停，中阳不振，胃气上逆	温中化饮，和胃降逆	小半夏汤合苓桂术甘汤加减
	肝气犯胃	肝气不疏，横逆犯胃，胃失和降	疏肝理气，和胃降逆	四七汤加减

续　表

病名	证型	证机概要	治　法	方　剂
呕吐	脾胃气虚	脾胃气虚，纳运无力，胃虚气逆	健脾益气，和胃降逆	香砂六君子汤加减
	脾胃阳虚	脾胃虚寒，失于温煦，运化失职	温中健脾，和胃降逆	理中汤加减
	胃阴不足	胃阴不足，胃失濡润，和降失司	滋养胃阴，降逆止呕	麦门冬汤加减
腹痛	寒邪内阻	寒邪凝滞，中阳被遏，脉络痹阻	散寒温里，理气止痛	良附丸合正气天香散加减
	湿热壅滞	湿热内结，气机壅滞，腑气不通	泄热通腑，行气导滞	大承气汤加减
	饮食积滞	食滞内停，运化失司，胃肠不和	消食导滞，理气止痛	枳实导滞丸加减
	肝郁气滞	肝气郁结，气机不畅，疏泄失司	疏肝解郁，理气止痛	柴胡疏肝散加减
	瘀血内停	瘀血内停，气机阻滞，脉络不通	活血化瘀，和络止痛	少腹逐瘀汤加减
	中虚脏寒	中阳不振，气血不足，失于温养	温中补虚，缓急止痛	小建中汤加减
泄泻	寒湿内盛	寒湿内盛，脾失健运，清浊不分	芳香化湿，解表散寒	藿香正气散加减
	湿热伤中	湿热壅滞，损伤脾胃，传化失常	清热利湿，分利止泻	葛根黄芩黄连汤加减
	食滞肠胃	宿食内停，阻滞肠胃，传化失司	消食导滞，和中止泻	保和丸加减
	肝气乘脾	肝气不疏，横逆犯脾，脾失健运	抑肝扶脾	痛泻要方加减
	脾胃虚弱	脾虚失运，清浊不分	健脾益气，化湿止泻	参苓白术散加减
	肾阳虚衰	命门火衰，脾失温煦	温肾健脾，固涩止泻	四神丸加减
痢疾	湿热痢	湿热蕴结，熏灼肠道，气血壅滞，脂络伤损	清肠化湿，调气和血	芍药汤加减
	疫毒痢	疫邪热毒，壅盛肠道，燔灼气血	清热解毒，凉血除积	白头翁汤加减
	寒湿痢	寒湿客肠，气血凝滞，传导失司	温中燥湿，调气和血	不换金正气散加减
	阴虚痢	阴虚湿热，肠络受损	养阴和营，清肠化湿	驻车丸加减
	虚寒痢	脾肾阳虚，寒湿内生，阻滞肠腑	温补脾肾，收涩固脱	桃花汤合真人养脏汤
	休息痢	病久正伤，邪恋肠腑，传导不利	温中清肠，调气化滞	连理汤加减
便秘	热秘	肠腑燥热，津伤便结	泄热导滞，润肠通便	麻子仁丸加减
	气秘	肝脾气滞，腑气不通	顺气导滞	六磨汤加减
	冷秘	阴寒内盛，凝滞胃肠	温里散寒，通便止痛	温脾汤加减
	气虚秘	脾肺气虚，传送无力	益气润肠	黄芪汤加减
	血虚秘	血液亏虚，肠道失荣	养血润燥	润肠丸
	阴虚秘	阴津不足，肠失濡润	滋阴通便	增液汤加减
	阳虚秘	阳气虚衰，阴寒凝结	温阳通便	济川煎加减

第二节　胃　　痛

（一）诊断依据

1. 以上腹近心窝处胃脘部发生疼痛为特征，其疼痛有胀痛、刺痛、隐痛、剧痛等不同性质。

2. 常伴厌食、恶心呕吐、嘈杂泛酸、嗳气吞腐等上消化道症状。

3. 发病以中青年居多，多有反复发作病史。发病前多有明显的诱因，如天气变化、恼怒、劳累、暴饮暴食，或服用有损脾胃的药物等。

（二）证治分类

1. 寒邪客胃证

【证候】胃痛暴作，恶寒喜暖，得温痛减，遇寒加重，口淡不渴，或喜热饮，舌淡苔薄白，脉弦紧。

【证机概要】寒凝胃脘，阳气被遏，气机阻滞。

【治法】温胃散寒，行气止痛。

【方剂】香苏散合良附丸加减。

【药物组成】高良姜、香附、紫苏、甘草、陈皮。

2. 饮食伤胃证

【证候】胃脘疼痛，胀满拒按，嗳腐吞酸，或呕吐不消化食物，其味腐臭，吐后痛减，不思饮食，大便不爽，得矢气及便后稍舒，舌苔厚腻，脉滑。

【证机概要】饮食积滞，阻塞胃气。

【治法】消食导滞，和胃止痛。

【方剂】保和丸加减。

【药物组成】神曲、山楂、莱菔子、茯苓、半夏、陈皮、连翘。

3. 肝气犯胃证

【证候】胃脘胀痛，痛连两胁，遇烦恼则痛作或痛甚，嗳气、矢气则痛舒，胸闷嗳气，喜长叹息，大便不畅，舌苔多薄白，脉弦。

【证机概要】肝气郁结，横逆犯胃，胃气阻滞。

【治法】疏肝解郁，理气止痛。

【方剂】柴胡疏肝散加减。

【药物组成】柴胡、芍药、川芎、郁金、香附、陈皮、枳壳、佛手、甘草。

4. 湿热中阻证

【证候】胃脘疼痛，痛势急迫，脘闷灼热，口干口苦，口渴而不欲饮，纳呆恶心，小便色黄，大便不畅，舌红，苔黄腻，脉滑数。

【证机概要】湿热蕴结，胃气痞阻。

【治法】清化湿热，理气和胃。

【方剂】清中汤加减。

【药物组成】黄连、栀子、制半夏、茯苓、草豆蔻、陈皮、甘草。

5. 瘀血停胃证

【证候】胃脘疼痛，如针刺，似刀割，痛有定处，按之痛甚，痛时持久，食后加剧，入夜尤甚，或见吐血黑便，舌质紫暗或有瘀斑，脉涩。

【证机概要】瘀停胃络，脉络壅滞。

【治法】化瘀通络，理气和胃。

【方剂】失笑散合丹参饮加减。

【药物组成】蒲黄、五灵脂、丹参、檀香、砂仁。

6. 胃阴亏耗证

【证候】胃脘隐隐灼痛，似饥而不欲食，口燥咽干，五心烦热，消瘦乏力，口渴思饮，大便干结，舌红少津，脉细数。

【证机概要】胃阴亏耗，胃失濡养。

【治法】养阴益胃，和中止痛。

【方剂】一贯煎合芍药甘草汤加减。

【药物组成】沙参、麦冬、生地黄、枸杞子、当归、川楝子、芍药、甘草。

7. 脾胃虚寒证

【证候】胃痛隐隐，绵绵不休，喜温喜按，空腹痛甚，得食则缓，劳累或受凉后发作或加重，泛吐清水，神疲纳呆，四肢倦怠，手足不温，大便溏薄，舌淡苔白，脉虚弱或迟缓。

【证机概要】脾虚胃寒，失于温养。

【治法】温中健脾，和胃止痛。

【方剂】黄芪建中汤加减。

【药物组成】黄芪、桂枝、生姜、芍药、炙甘草、饴糖、大枣。

（三）病证鉴别（助理不考）

1. 胃痛与真心痛

相同点：均有疼痛之症。

不同点：真心痛是心经病变引起的心痛证，多见于老年人，为当胸而痛，其疼痛多为绞痛、闷痛，动辄加重，痛引肩背，常伴心悸气短、汗出肢冷，病情危急。而胃痛多表现为胀痛、刺痛、隐痛，有反复发作史，一般无放射痛，伴有嗳气、泛酸、嘈杂等脾胃证候。

2. 胃痛与胁痛

相同点：均有肝郁的病机，有疼痛之症。

不同点：胁痛以胁肋部疼痛为主症，可伴发热恶寒，或目黄肤黄，或胸闷太息，极少伴嘈杂泛酸、嗳气吞腐。肝气犯胃的胃痛有时亦可攻痛连胁，但仍以胃脘部疼痛为主症，兼有嗳气频作、吞酸嘈杂等胃失和降的症状。

3. 胃痛与腹痛

相同点：均有疼痛之症。

不同点：腹痛以胃脘部以下、耻骨毛际以上整个部位疼痛为主症，常伴便秘、腹泻或尿频、尿急等症。胃痛以上腹胃脘部近心窝处疼痛为主症，常伴恶心、嗳气等胃病症状。两者仅就疼痛部位来说，是有区别的。但胃处腹中，与肠相连，因而胃痛可以影响及腹，而腹痛亦可牵连于胃，需从其疼痛的主要部位和如何起病来加以辨别。

第三节　呕　　吐

（一）诊断依据

1. 临床以呕吐饮食、痰涎、水液等胃内容物为主要表现。

2. 常伴有恶心、纳呆、泛酸嘈杂、胸脘痞闷等症。

3. 起病或缓或急，多因饮食、情志、闻及不良气味等因素而诱发，或有服用药物、误食毒物史。

（二）证治分类

1. 外邪犯胃证

【证候】突然呕吐，胸脘满闷，发热恶寒，头身疼痛，舌苔白腻，脉濡缓。

【证机概要】外邪犯胃，中焦气滞，浊气上逆。

【治法】疏邪解表，化浊和中。

【方剂】藿香正气散加减。

【药物组成】藿香、紫苏、白芷、大腹皮、厚朴、半夏、陈皮、白术、茯苓、甘草、桔梗、生姜、大枣。

2. 食滞内停证

【证候】呕吐酸腐，脘腹胀满，嗳气厌食，大便或溏或结，舌苔厚腻，脉滑实。

【证机概要】食积内停，气机受阻，浊气上逆。

【治法】消食化滞，和胃降逆。

【方剂】保和丸加减。

【药物组成】山楂、神曲、莱菔子、陈皮、半夏、茯苓、连翘。

3. 痰饮中阻证

【证候】呕吐清水痰涎，脘闷不食，头眩心悸，舌苔白腻，脉滑。

【证机概要】痰饮内停，中阳不振，胃气上逆。

【治法】温中化饮，和胃降逆。

【方剂】小半夏汤合苓桂术甘汤加减。

【药物组成】半夏、生姜、茯苓、白术、甘草、桂枝。

4. 肝气犯胃证

【证候】呕吐吞酸，嗳气频繁，胸胁胀痛，舌淡红，苔薄，脉弦。

【证机概要】肝气不疏，横逆犯胃，胃失和降。

【治法】疏肝理气，和胃降逆。

【方剂】四七汤加减。

【药物组成】紫苏叶、厚朴、半夏、生姜、茯苓、大枣。

5. 脾胃气虚证

【证候】恶心呕吐，厌食，食入难化，脘部痞闷，大便不畅，舌淡胖，苔薄，脉细。

【证机概要】脾胃气虚，纳运无力，胃虚气逆。

【治法】健脾益气，和胃降逆。

【方剂】香砂六君子汤加减。

【药物组成】党参、茯苓、白术、甘草、半夏、陈皮、木香、砂仁。

6. 脾胃阳虚证

【证候】饮食稍多即吐，时作时止，面色㿠白，倦怠乏力，喜暖恶寒，四肢不温，大便溏薄，舌质淡，脉濡弱。

【证机概要】脾胃虚寒，失于温煦，运化失职。

【治法】温中健脾，和胃降逆。

【方剂】理中汤加减。

【药物组成】人参、白术、干姜、甘草。

7. 胃阴不足证

【证候】呕吐反复发作，或时作干呕，似饥而不欲食，口燥咽干，舌红少津，脉细数。

【证机概要】胃阴不足，胃失濡润，和降失司。

【治法】滋养胃阴，降逆止呕。

【方剂】麦门冬汤加减。

【药物组成】人参、麦冬、粳米、甘草、半夏、大枣。

（三）病证鉴别（助理不考）

1. 呕吐与反胃

相同点：均为胃部的病变，病机都是胃失和降，气逆于上，而且都有呕吐的表现。

不同点：反胃系脾胃虚寒，胃中无火，难以腐熟食入之谷物，朝食暮吐，暮食朝吐，吐出物多为未消化之宿食，呕吐量较多，吐后即感舒适。呕吐有感受外邪、饮食不节、情志失调和胃虚失和的不同，往往吐无定时，或轻或重，吐出物为食物或痰涎清水，呕吐量或多或少。

2. 呕吐与噎膈

相同点：均有呕吐之症。

不同点：呕吐之病，进食顺畅，吐无定时。噎膈之病，进食哽噎不顺或食不得入，或食入即吐，甚则因噎废食。呕吐大多病情较轻，病程较短，预后尚好。而噎膈多因内伤所致，病情深重，病程较长，预后欠佳。

第四节　腹　痛

（一）诊断依据

1. 凡是以胃脘以下、耻骨毛际以上部位的疼痛为主要表现者，即为腹痛。病因外感，突然剧痛，伴发症状明显者，属于急性腹痛；病因内伤，起病缓慢，痛势缠绵者，则为慢性腹痛。

2. 注意与腹痛相关的病因、脏腑经络相关的症状。如涉及肠腑，可伴有腹泻或便秘；寒凝肝脉痛在少腹，常牵引睾丸疼痛；膀胱湿热可见腹痛牵引前阴，小便淋漓，尿道灼痛；蛔虫作痛多伴嘈杂吐涎，时作时止；瘀血腹痛常有外伤或手术史；少阳表里同病腹痛可见痛连腰背，伴恶寒发热，恶心、呕吐。

3. 根据性别、年龄、婚况，与饮食、情志、受凉等的关系，起病经过，其他伴发症状，鉴别何脏何腑受病，明确病理性质。

（二）证治分类

1. 寒邪内阻证

【证候】腹痛拘急，遇寒痛甚，得温痛减，口淡不渴，形寒肢冷，小便清长，大便清稀或秘结，舌质淡，苔白腻，脉沉紧。

【证机概要】寒邪凝滞，中阳被遏，脉络痹阻。

【治法】散寒温里，理气止痛。

【方剂】良附丸合正气天香散加减。

【药物组成】高良姜、干姜、紫苏、乌药、香附、陈皮。

2. 湿热壅滞证

【证候】腹痛拒按，烦渴引饮，大便秘结或溏滞不爽，潮热汗出，小便短黄，舌质红，苔黄燥或黄腻，脉滑数。

【证机概要】湿热内结，气机壅滞，腑气不通。

【治法】泄热通腑，行气导滞。

【方剂】大承气汤加减。

【药物组成】大黄、芒硝、厚朴、枳实。

3. 饮食积滞证

【证候】脘腹胀满疼痛，拒按，嗳腐吞酸，厌食呕恶，痛而欲泻，泻后痛减，或大便秘结，舌苔厚腻，脉滑实。

【证机概要】食滞内停，运化失司，胃肠不和。

【治法】消食导滞，理气止痛。

【方剂】枳实导滞丸加减。

【药物组成】大黄、枳实、神曲、黄芩、黄连、泽泻、白术、茯苓。

4. 肝郁气滞证

【证候】腹痛胀闷，痛无定处，痛引少腹，或兼痛窜两胁，时作时止，得嗳气或矢气则舒，遇忧思恼怒则剧，舌淡红，苔薄白，脉弦。

【证机概要】肝气郁结，气机不畅，疏泄失司。

【治法】疏肝解郁，理气止痛。

【方剂】柴胡疏肝散加减。

【药物组成】柴胡、枳壳、香附、陈皮、芍药、甘草、川芎。

5. 瘀血内停证

【证候】腹痛较剧，痛如针刺，痛处固定，经久不愈，入夜尤甚，舌质紫暗，脉细涩。

【证机概要】瘀血内停，气机阻滞，脉络不通。

【治法】活血化瘀，和络止痛。

【方剂】少腹逐瘀汤加减。

【药物组成】桃仁、红花、牛膝、川芎、赤芍、当归、生地黄、甘草、柴胡、枳壳、桔梗。

6. 中虚脏寒证

【证候】腹痛绵绵，时作时止，喜温喜按，形寒肢冷，神疲乏力，气短懒言，胃纳不佳，面色无华，大便溏薄，舌质淡，苔薄白，脉沉细。

【证机概要】中阳不振，气血不足，失于温养。

【治法】温中补虚，缓急止痛。

【方剂】小建中汤加减。

【药物组成】桂枝、生姜、饴糖、大枣、芍药、炙甘草。

（三）病证鉴别（助理不考）

1. 腹痛与胃痛　见本章第二节胃痛。

2. 腹痛与其他内科疾病中的腹痛症状

相同点：均有腹痛之症。

不同点：痢疾除腹痛外伴有里急后重，下痢赤白脓血；积聚除腹痛外，以腹中包块为特征。而腹痛病证，当以腹部疼痛为主要表现。

3. 腹痛与外科、妇科腹痛

相同点：均有腹痛之症。

不同点：内科腹痛常先发热后腹痛，疼痛一般不剧，痛无定处，压痛不显；外科腹痛多后发热，疼痛剧烈，痛有定处，压痛明显，可见腹痛拒按，腹肌紧张等；妇科腹痛多在小腹，与经、带、胎、产有关，如痛经、先兆流产、异位妊娠、输卵管破裂等，应及时进行妇科检查，以明确诊断。

第五节　泄　　泻

（一）诊断依据

1. 以大便稀溏为诊断的主要依据，或完谷不化，或如水样，大便次数增多，每日三五次以至十次以上。

2. 常兼有腹胀、腹痛、肠鸣、纳呆。

3. 起病或急或缓。暴泻者多有暴饮暴食或误食不洁之物的病史。迁延日久，时发时止者，常由外邪、饮食或情志等因素诱发。

（二）证治分类

1. 寒湿内盛证

【证候】泄泻清稀，甚则如水样，脘闷食少，腹痛肠鸣，或兼外感风寒，则恶寒，发热，头痛，肢体酸痛，舌苔白或白腻，脉濡缓。

【证机概要】寒湿内盛，脾失健运，清浊不分。

【治法】芳香化湿，解表散寒。

【方剂】藿香正气散加减。

【药物组成】藿香、白术、茯苓、甘草、半夏、陈皮、厚朴、大腹皮、紫苏、白芷、桔梗。

2. 湿热伤中证

【证候】泄泻腹痛，泻下急迫，或泻而不爽，大便色黄褐，气味臭秽，肛门灼热，烦热口渴，小便短黄，舌质红，苔黄腻，脉滑数或濡数。

【证机概要】湿热壅滞，损伤脾胃，传化失常。

【治法】清热利湿，分利止泻。

【方剂】葛根黄芩黄连汤加减。

【药物组成】葛根、黄芩、黄连、甘草、车前草、苦参。

3. 食滞肠胃证

【证候】腹痛肠鸣，泻下大便臭如败卵，泻后痛减，脘腹胀满，嗳腐酸臭，不思饮食，舌苔垢浊或厚腻，脉滑实。

【证机概要】宿食内停，阻滞肠胃，传化失司。

【治法】消食导滞，和中止泻。

【方剂】保和丸加减。

【药物组成】神曲、山楂、莱菔子、半夏、陈皮、茯苓、连翘、谷芽、麦芽。

4. 肝气乘脾证

【证候】腹痛泄泻，泻后痛减，腹中雷鸣，攻窜作痛，矢气频作，每因抑郁恼怒或情绪紧张而发作，素有胸胁胀闷，嗳气食少，舌淡红，脉弦。

【证机概要】肝气不疏，横逆犯脾，脾失健运。

【治法】抑肝扶脾。

【方剂】痛泻要方加减。

【药物组成】白芍、白术、陈皮、防风。

5. 脾胃虚弱证

【证候】大便时溏时泻，迁延反复，食少，食后脘闷不舒，稍进油腻食物，则大便次数增多，面色萎黄，神疲倦怠，舌质淡，苔白，脉细弱。

【证机概要】脾虚失运，清浊不分。

【治法】健脾益气，化湿止泻。

【方剂】参苓白术散加减。

【药物组成】人参、白术、茯苓、甘草、砂仁、陈皮、桔梗、扁豆、山药、莲子肉、薏苡仁。

6. 肾阳虚衰证

【证候】黎明前脐腹作痛，肠鸣即泻，完谷不化，腹部喜暖，泻后则安，形寒肢冷，腰膝酸软，舌淡苔白，脉沉细。

【证机概要】命门火衰，脾失温煦。

【治法】温肾健脾，固涩止泻。

【方剂】四神丸加减。

【药物组成】补骨脂、肉豆蔻、吴茱萸、五味子。

（三）病证鉴别（助理不考）

1. 泄泻与痢疾

相同点：两者均多发于夏秋季节，病变部位在胃肠，症状都有大便次数增多、粪质稀薄。

不同点：泄泻以大便次数增多，粪质稀溏，甚则如水样，或完谷不化为主症，大便不带脓血，也无里急后重，或无腹痛。而痢疾以腹痛、里急后重、便下赤白脓血为特征。

2. 泄泻与霍乱

相同点：均有腹泻之症。

不同点：霍乱是一种上吐下泻并作的病证，发病特点是来势急骤，变化迅速，病情凶险，起病时先突然腹痛，继则吐泻交作，所吐之物均为未消化之食物，气味酸腐热臭，所泻之物多为黄色粪水，或吐下如米泔水，常伴恶寒、发热，部分患者在吐泻之后，津液耗伤，迅速消瘦，或发生转筋，腹中绞痛。若吐泻剧烈，可致面色苍白，目眶凹陷，汗出肢冷等津竭阳衰之危候。而泄泻以大便稀溏、次数增多为特征，一般预后良好。

第六节 痢 疾

（一）诊断依据

1. 以腹痛、里急后重、泻下赤白脓血便为主症。

2. 急性痢疾起病急骤，病程短，可伴恶寒、发热等；慢性痢疾起病缓慢，反复发作，迁延不愈；疫毒痢病情严重而病势凶险，以儿童为多见，起病急骤，在腹痛、腹泻尚未出现之时，即有高热神疲，四肢厥冷，面色青灰，呼吸浅表，神昏惊厥，而痢下、呕吐并不一定严重。

3. 常见于夏秋季节，多有饮食不洁史，或具有传染性。

（二）证治分类

1. 湿热痢

【证候】腹部疼痛，里急后重，痢下赤白脓血，黏稠如胶冻，腥臭，肛门灼热，小便短赤，舌苔黄腻，脉滑数。

【证机概要】湿热蕴结，熏灼肠道，气血壅滞，脂络伤损。

【治】清肠化湿，调气和血。

【方剂】芍药汤加减。

【药物组成】芍药、当归、甘草、木香、槟榔、大黄、黄芩、黄连、肉桂、金银花。

2. 疫毒痢

【证候】起病急骤，痢下鲜紫脓血，腹痛剧烈，后重感特著，壮热口渴，头痛烦躁，恶心呕吐，甚则神昏惊厥，舌质红绛，舌苔黄燥，脉滑数或微欲绝。

【证机概要】疫邪热毒，壅盛肠道，燔灼气血。

【治法】清热解毒，凉血除积。

【方剂】白头翁汤加减。

【药物组成】白头翁、黄连、黄柏、秦皮、金银花、地榆、牡丹皮。

3. 寒湿痢

【证候】腹痛拘急，里急后重，痢下赤白黏冻，白多赤少，或为纯白冻，口淡乏味，脘胀腹满，头身困重，舌质或淡，舌苔白腻，脉濡缓。

【证机概要】寒湿客肠，气血凝滞，传导失司。

【治法】温中燥湿，调气和血。

【方剂】不换金正气散加减。

【药物组成】藿香、苍术、半夏、厚朴、炮姜、桂枝、陈皮、大枣、甘草、木香、枳实。

4. 阴虚痢

【证候】痢下赤白，日久不愈，脓血黏稠，或下鲜血，脐下灼痛，虚坐努责，食少，心烦口干，至夜转剧，舌红绛少津，苔少或花剥，脉细数。

【证机概要】阴虚湿热，肠络受损。

【治法】养阴和营，清肠化湿。

【方剂】驻车丸加减。

【药物组成】黄连、阿胶、当归、炮姜、白芍、甘草。

5. 虚寒痢

【证候】痢下赤白清稀，无腥臭，或为白冻，甚则滑脱不禁，肛门坠胀，便后更甚，腹部隐痛，缠绵不已，喜按喜温，形寒畏冷，四肢不温，食少神疲，腰膝酸软，舌淡苔薄白，脉沉细而弱。

【证机概要】脾肾阳虚，寒湿内生，阻滞肠腑。

【治法】温补脾肾，收涩固脱。

【方剂】桃花汤合真人养脏汤。

【药物组成】人参、白术、干姜、肉桂、粳米、炙甘草、诃子、罂粟壳、肉豆蔻、赤石脂、当归、白芍、木香。

6. 休息痢

【证候】下痢时发时止，迁延不愈，常因饮食不当、受凉、劳累而发，发时大便次数增多，夹有赤白黏冻，腹胀食少，倦怠嗜卧，舌质淡苔腻，脉濡软或虚数。

【证机概要】病久正伤，邪恋肠腑，传导不利。

【治法】温中清肠，调气化滞。

【方剂】连理汤加减。

【药物组成】人参、白术、干姜、茯苓、甘草、黄连、枳实、木香、槟榔。

（三）病证鉴别（助理不考）

痢疾与泄泻　见本章第五节泄泻。

第七节　便　　秘

（一）诊断依据

1. 排便间隔时间超过自己的习惯 1 天以上，或 2 次排便时间间隔 3 天以上。

2. 大便粪质干结，排出艰难，或欲大便而艰涩不畅。

3. 常伴腹胀、腹痛、口臭等症。

4. 本病常有饮食不节、情志内伤、劳倦过度等病史。

（二）证治分类

1. 热秘

【证候】大便干结，腹胀腹痛，口干口臭，面红心烦，或有身热，小便短赤，舌红，苔黄燥，脉滑数。

【证机概要】肠腑燥热，津伤便结。

【治法】泄热导滞，润肠通便。

【方剂】麻子仁丸加减。

【药物组成】大黄、枳实、厚朴、麻子仁、杏仁、白蜜、芍药。

2. 气秘

【证候】大便干结，或不甚干结，欲便不得出，或便而不爽，肠鸣矢气，腹中胀痛，嗳气频作，纳食减少，胸胁痞满，舌苔薄腻，脉弦。

【证机概要】肝脾气滞，腑气不通。

【治法】顺气导滞。

【方剂】六磨汤加减。

【药物组成】木香、乌药、沉香、大黄、槟榔、枳实。

3. 冷秘

【证候】大便艰涩，腹痛拘急，胀满拒按，胁下偏痛，手足不温，呃逆呕吐，舌苔白腻，脉弦紧。

【证机】阴寒内盛，凝滞胃肠。

【治法】温里散寒，通便止痛。

【方剂】温脾汤加减。

【药物组成】附子、大黄、党参、干姜、甘草、当归、肉苁蓉、乌药。

4. 气虚秘

【证候】大便并不干硬，虽有便意，但排便困难，用力努挣则汗出短气，便后乏力，面白神疲，肢倦懒言，舌淡苔白，脉弱。

【证机概要】脾肺气虚，传送无力。

【治法】益气润肠。

【方剂】黄芪汤加减。

【药物组成】黄芪、麻仁、白蜜、陈皮。

5. 血虚秘

【证候】大便干结，面色无华，皮肤干燥，头晕目眩，心悸气短，健忘少寐，口唇色淡，舌淡苔少，脉细。

【证机概要】血液亏虚，肠道失荣。

【治法】养血润燥。

【方剂】润肠丸。

【药物组成】当归、生地黄、火麻仁、桃仁。

6. 阴虚秘

【证候】大便干结，如羊屎状，形体消瘦，头晕耳鸣，两颧红赤，心烦少眠，潮热盗汗，腰膝酸软，舌红少苔，脉细数。

【证机概要】阴津不足，肠失濡润。

【治法】滋阴通便。

【方剂】增液汤加减。

【药物组成】玄参、麦冬、生地黄、当归、石斛、沙参。

7. 阳虚秘

【证候】大便干或不干，排出困难，小便清长，面色㿠白，四肢不温，腹中冷痛，或腰膝酸冷，舌淡苔白，脉沉迟。

【证机概要】阳气虚衰，阴寒凝结。

【治法】温阳通便。

【方剂】济川煎加减。

【药物组成】肉苁蓉、牛膝、当归、升麻、泽泻、枳壳。

（三）病证鉴别（助理不考）

便秘与肠结

相同点：两者皆为大便秘结不通。

不同点：肠结多为急病，因大肠通降受阻所致，表现为腹部疼痛拒按，大便完全不通，且无矢气和肠鸣音，严重者可吐出粪便。便秘多为慢性久病，因大肠传导失常所致，表现为腹部胀满，大便干结艰行，可有矢气和肠鸣音，或有恶心欲吐，食纳减少。

第四章 肝胆系病证

第一节 概 述

肝胆系病证的辨证论治要点，见表1-4。

表1-4 肝胆系病证的辨证论治要点

病名	证型	证机概要	治 法	方 剂
胁痛	肝郁气滞	肝失条达，气机郁滞，络脉失和	疏肝理气	柴胡疏肝散加减
	肝胆湿热	湿热蕴结，肝胆失疏，络脉失和	清热利湿	龙胆泻肝汤加减
	瘀血阻络	瘀血停滞，肝络痹阻	祛瘀通络	血府逐瘀汤或复元活血汤加减
	肝络失养	肝肾阴亏，精血耗伤，肝络失养	养阴柔肝	一贯煎加减

续 表

病名	证型	证机概要	治　法	方　剂
黄疸	热重于湿	湿热熏蒸，困遏脾胃，壅滞肝胆，胆汁泛滥	清热通腑，利湿退黄	茵陈蒿汤加减
	湿重于热	湿遏热伏，困阻中焦，胆汁不循常道	利湿化浊运脾，佐以清热	茵陈五苓散合甘露消毒丹加减
	胆腑郁热	湿热砂石郁滞，脾胃不和，肝胆失疏	疏肝泄热，利胆退黄	大柴胡汤加减
	疫毒炽盛	疫毒炽盛，深入营血，内陷心肝	清热解毒，凉血开窍	《千金》犀角散加味
	寒湿阻遏	中阳不振，寒湿滞留，肝胆失于疏泄	温中化湿，健脾和胃	茵陈术附汤加减
	脾虚湿滞	黄疸日久，脾虚血亏，湿滞残留	健脾养血，利湿退黄	黄芪建中汤加减
	湿热留恋	湿热留恋，余邪未清	清热利湿	茵陈四苓散加减
	肝脾不调	肝脾不调，疏运失职	调和肝脾，理气助运	柴胡疏肝散或归芍六君子汤加减
	气滞血瘀	气滞血瘀，积块留着	疏肝理气，活血化瘀	逍遥散合鳖甲煎丸
鼓胀	气滞湿阻	肝郁气滞，脾运不健，湿浊中阻	疏肝理气，运脾利湿	柴胡疏肝散合胃苓汤加减
	水湿困脾	湿邪困遏，脾阳不振，寒水内停	温中健脾，行气利水	实脾饮加减
	水热蕴结	湿热壅盛，蕴结中焦，浊水内停	清热利湿，攻下逐水	中满分消丸合茵陈蒿汤加减
	瘀结水留	肝脾瘀结，络脉滞涩，水气停留	活血化瘀，行气利水	调营饮加减
	阳虚水盛	脾肾阳虚，不能温运，水湿内聚	温补脾肾，化气利水	附子理苓汤或济生肾气丸加减
	阴虚水停	肝肾阴虚，津液失布，水湿内停	滋肾柔肝，养阴利水	六味地黄丸合一贯煎加减
瘿病	气郁痰阻	气机郁滞，痰浊壅阻，凝结颈前	理气舒郁，化痰消瘿	四海舒郁丸加减
	痰结血瘀	痰气交阻，血脉瘀滞，搏结成瘿	理气活血，化痰消瘿	海藻玉壶汤加减
	肝火旺盛	痰气交阻，气郁化火，壅结颈前	清肝泻火，消瘿散结	栀子清肝汤合消瘰丸加减
	心肝阴虚	气火内结日久，心肝之阴耗伤	滋阴降火，宁心柔肝	天王补心丹或一贯煎加减

第二节　胁　痛

（一）诊断要点

1. 以一侧或两侧胁肋部疼痛为主要表现者，可以诊断为胁痛。胁痛的性质可以表现为刺痛、胀痛、灼痛、隐痛、钝痛等不同特点。

2. 可伴见胸闷、腹胀、嗳气呃逆、急躁易怒、口苦纳呆、厌食恶心等症。

3. 常有饮食不节、情志不遂、感受外湿、跌仆闪挫或劳欲久病等病史。

（二）证治分类

1. 肝郁气滞证

【证候】胁肋胀痛，走窜不定，甚则引及胸背肩臂，疼痛每因情志变化而增减，胸闷腹胀，嗳气频作，得嗳气而胀痛稍舒，纳少口苦，舌苔薄白，脉弦。

【证机概要】肝失条达，气机郁滞，络脉失和。

【治法】疏肝理气。

【方剂】柴胡疏肝散加减。

【药物组成】柴胡、枳壳、香附、川楝子、白芍、甘草、川芎、郁金。

2. 肝胆湿热证

【证候】胁肋胀痛或灼热疼痛，口苦口黏，胸闷纳呆，恶心呕吐，小便黄赤，大便不爽，或兼有身热恶寒，身目发黄，舌红苔黄腻，脉弦滑数。

【证机概要】湿热蕴结，肝胆失疏，络脉失和。

【治法】清热利湿。

【方剂】龙胆泻肝汤加减。

【药物组成】龙胆草、山栀、黄芩、川楝子、枳壳、延胡索、泽泻、车前子。

3. 瘀血阻络证

【证候】胁肋刺痛，痛有定处，痛处拒按，入夜痛甚，胁肋下或见有癥块，舌质紫暗，脉沉涩。

【证机概要】瘀血停滞，肝络痹阻。

【治法】祛瘀通络。

【方剂】血府逐瘀汤或复元活血汤加减。

【药物组成】当归、川芎、桃仁、红花、柴胡、枳壳、制香附、川楝子、广郁金、五灵脂、蒲黄、三七粉。

4. 肝络失养证

【证候】胁肋隐痛，悠悠不休，遇劳加重，口干咽燥，心中烦热，头晕目眩，舌红少苔，脉细弦而数。

【证机概要】肝肾阴亏，精血耗伤，肝络失养。

【治法】养阴柔肝。

【方剂】一贯煎加减。

【药物组成】生地黄、枸杞子、黄精、沙参、麦冬、当归、白芍、炙甘草、川楝子、延胡索。

（三）病证鉴别（助理不考）

1. 胁痛与胃痛　见第三章第二节胃痛。

2. 胁痛与悬饮

相同点：均可见胁肋部疼痛。

不同点：胁痛发病与情志不遂、过食肥甘、劳欲过度、跌仆外伤有关，主要表现为一侧或两侧胁肋部疼痛。悬饮多因素体虚弱，时邪外袭，肺失宣通，饮停胸胁而致，其表现为咳唾引痛胸胁，呼吸或转侧加重，患侧肋间饱满，叩诊呈浊音，或见发热。

第三节　黄　　疸

（一）诊断依据

1. 目黄，肤黄，小便黄，其中目睛黄染为本病的重要特征。

2. 常伴食欲减退、恶心呕吐、胁痛腹胀等症状。

3. 常有外感湿热疫毒、内伤酒食不节或胁痛、癥积等病史。

（二）证治分类

1. 阳黄

（1）热重于湿证

【证候】身目俱黄，黄色鲜明，发热口渴，或见心中懊侬，腹部胀闷，口干而苦，恶心呕吐，小便短少黄赤，大便秘结，舌苔黄腻，脉弦数。

【证机概要】湿热熏蒸，困遏脾胃，壅滞肝胆，胆汁泛滥。

【治法】清热通腑，利湿退黄。

【方剂】茵陈蒿汤加减。

【药物组成】茵陈蒿、栀子、大黄、黄柏、连翘、垂盆草、蒲公英、茯苓、滑石、车前草。

（2）湿重于热证

【证候】身目俱黄，黄色不及热重于湿者鲜明，头重身困，胸脘痞满，食欲减退，恶心呕吐，腹胀或大便溏垢，舌苔厚腻微黄，脉濡数或濡缓。

【证机概要】湿遏热伏，困阻中焦，胆汁不循常道。

【治法】利湿化浊运脾，佐以清热。

【方剂】茵陈五苓散合甘露消毒丹加减。

【药物组成】藿香、白蔻仁、陈皮、茵陈蒿、车前子、茯苓、薏苡仁、黄芩、连翘。

（3）胆腑郁热证

【证候】身目发黄，黄色鲜明，上腹、右胁胀闷疼痛，牵引肩背，身热不退，或寒热往来，口苦咽干，呕吐呃逆，尿黄赤，大便秘，苔黄舌红，脉弦滑数。

【证机概要】湿热砂石郁滞，脾胃不和，肝胆失疏。

【治法】疏肝泄热，利胆退黄。

【方剂】大柴胡汤加减。

【药物组成】柴胡、黄芩、半夏、大黄、枳实、郁金、佛手、茵陈、山栀、白芍、甘草。

（4）疫毒炽盛证（急黄）

【证候】发病急骤，黄疸迅速加深，其色如金，皮肤瘙痒，高热口渴，胁痛腹满，神昏谵语，烦躁抽搐，或见衄血、便血；或肌肤瘀斑，舌质红绛，苔黄而燥，脉弦滑或数。

【证机概要】疫毒炽盛，深入营血，内陷心肝。

【治法】清热解毒，凉血开窍。

【方剂】《千金》犀角散加味。

【药物组成】水牛角、黄连、栀子、大黄、板蓝根、生地黄、玄参、牡丹皮、茵陈、土茯苓。

2. 阴黄

（1）寒湿阻遏证

【证候】身目俱黄，黄色晦暗，或如烟熏，脘腹痞胀，纳谷减少，大便不实，神疲畏寒，口淡不渴，舌淡苔腻，脉濡缓或沉迟。

【证机概要】中阳不振，寒湿滞留，肝胆失于疏泄。

【治法】温中化湿，健脾和胃。

【方剂】茵陈术附汤加减。

【药物组成】附子、白术、干姜、茵陈、茯苓、泽泻、猪苓。

（2）脾虚湿滞证

【证候】面目及肌肤淡黄，甚则晦暗不泽，

肢软乏力，心悸气短，大便溏薄，舌质淡苔薄，脉濡细。

【证机概要】黄疸日久，脾虚血亏，湿滞残留。

【治法】健脾养血，利湿退黄。

【方剂】黄芪建中汤加减。

【药物组成】黄芪、桂枝、生姜、白术、当归、白芍、甘草、大枣、茵陈、茯苓。

3. 黄疸消退后的调治

（1）湿热留恋证

【证候】黄疸消退后，脘痞腹胀，胁肋隐痛，饮食减少，口中干苦，小便黄赤，苔腻，脉濡数。

【证机概要】湿热留恋，余邪未清。

【治法】清热利湿。

【方剂】茵陈四苓散加减。

【药物组成】茵陈、黄芩、黄柏、茯苓、泽泻、车前草、苍术、紫苏梗、陈皮。

（2）肝脾不调证

【证候】黄疸消退后，脘腹痞闷，肢倦乏力，胁肋隐痛不适，饮食欠香，大便不调，舌苔薄白，脉细弦。

【证机概要】肝脾不调，疏运失职。

【治法】调和肝脾，理气助运。

【方剂】柴胡疏肝散或归芍六君子汤加减。

【药物组成】当归、白芍、柴胡、枳壳、香附、郁金、党参、白术、茯苓、山药、陈皮、山楂、麦芽。

（3）气滞血瘀证

【证候】黄疸消退后，胁下结块，隐痛、刺痛不适，胸胁胀闷，面颈部见有赤丝红纹，舌有紫斑或紫点，脉涩。

【证机概要】气滞血瘀，积块留着。

【治法】疏肝理气，活血化瘀。

【方剂】逍遥散合鳖甲煎丸。

【药物组成】柴胡、枳壳、香附、当归、赤芍、丹参、桃仁、莪术，并服鳖甲煎丸，以软坚消积。

（三）病证鉴别（助理不考）

黄疸与萎黄

相同点：两者均可出现身黄。

不同点：黄疸发病与感受外邪、饮食劳倦或病后有关；其病机为湿滞脾胃，肝胆失疏，胆汁外溢；其主症为身黄、目黄、小便黄。萎黄之病因与饥饱劳倦、食滞虫积或病后失血有关；其病机为脾胃虚弱，气血不足，肌肤失养；其主症为肌肤萎黄不泽，目睛及小便不黄，常伴头昏倦怠、心悸少寐、纳少便溏等症状。

第四节　鼓　　胀

（一）诊断依据

1. 初起脘腹作胀，食后尤甚，继而腹部胀大如鼓，重者腹壁青筋显露，脐孔突起。

2. 常伴乏力、纳差、尿少及齿衄、鼻衄、皮肤紫斑等出血现象，可见面色萎黄、黄疸、手掌殷红、面颈胸部红丝赤缕、血痣及蟹爪纹。

3. 本病常有酒食不节、情志内伤、虫毒感染或黄疸、胁痛、癥积等病史。

（二）证治分类

1. 气滞湿阻证

【证候】腹胀按之不坚，胁下胀满或疼痛，饮食减少，食后胀甚，得嗳气、矢气稍减，小便短少，舌苔薄白腻，脉弦。

【证机概要】肝郁气滞，脾运不健，湿浊中阻。

【治法】疏肝理气，运脾利湿。

【方剂】柴胡疏肝散合胃苓汤加减。

【药物组成】柴胡、香附、郁金、青皮、川芎、白芍、苍术、厚朴、陈皮、茯苓、猪苓。

2. 水湿困脾证

【证候】腹大胀满，按之如囊裹水，甚则颜面微浮，下肢浮肿，脘腹痞胀，得热则舒，精神困倦，怯寒懒动，小便少，大便溏，舌苔白腻，脉缓。

【证机概要】湿邪困遏，脾阳不振，寒水内停。

【治法】温中健脾，行气利水。

【方剂】实脾饮加减。

【药物组成】白术、苍术、附子、干姜、厚朴、木香、草果、陈皮、茯苓、泽泻。

3. 水热蕴结证

【证候】腹大坚满，脘腹胀急，烦热口苦，渴不欲饮，或有面、目、皮肤发黄，小便赤涩，大便秘结或溏垢，舌边尖红，苔黄腻或兼灰黑，脉象弦数。

【证机概要】湿热壅盛，蕴结中焦，浊水内停。

【治法】清热利湿，攻下逐水。

【方剂】中满分消丸合茵陈蒿汤加减。

【药物组成】茵陈、金钱草、山栀、黄柏、苍术、厚朴、砂仁、大黄、猪苓、泽泻、车前子、滑石。

4. 瘀结水留证

【证候】脘腹坚满，青筋显露，胁下癥结痛如针刺，面色晦暗黧黑，或见赤丝血缕，面、颈、胸、臂出现血痣或蟹爪纹，口干不欲饮水，或见大便色黑，舌质紫暗或有紫斑，脉细涩。

【证机概要】肝脾瘀结，络脉滞涩，水气停留。

【治法】活血化瘀，行气利水。

【方剂】调营饮加减。

【药物组成】当归、赤芍、桃仁、三棱、莪术、鳖甲、大腹皮、马鞭草、益母草、泽兰、泽泻、赤茯苓。

5. 阳虚水盛证

【证候】腹大胀满，形似蛙腹，朝宽暮急，面色苍黄，或呈㿠白，脘闷纳呆，神倦怯寒，肢冷浮肿，小便短少不利，舌体胖，质紫，苔白滑，脉沉细无力。

【证机概要】脾肾阳虚，不能温运，水湿内聚。

【治法】温补脾肾，化气利水。

【方剂】附子理苓汤或济生肾气丸加减。

【药物组成】附子、干姜、人参、白术、鹿角片、胡芦巴、茯苓、泽泻、陈葫芦、车前子。

6. 阴虚水停证

【证候】腹大胀满，或见青筋暴露，面色晦滞，唇紫，口干而燥，心烦失眠，时或鼻衄，牙龈出血，小便短少，舌质红绛少津，苔少或光剥，脉弦细数。

【证机概要】肝肾阴虚，津液失布，水湿内停。

【治法】滋肾柔肝，养阴利水。

【方剂】六味地黄丸合一贯煎加减。

【药物组成】沙参、麦冬、生地黄、山萸肉、枸杞子、楮实子、猪苓、茯苓、泽泻、玉米须。

（三）病证鉴别（助理不考）

1. 鼓胀与水肿

相同点：均可见肢体水肿，腹部膨隆。

不同点：鼓胀是由于肝、脾、肾功能失调，导致气滞、血瘀、水湿聚于腹中，主症是单腹胀大，面色苍黄，腹壁青筋暴露，四肢多不肿，反见瘦削，后期或可伴见轻度肢体水肿。而水肿是由于肺、脾、肾三脏气化失调而导致水液泛滥肌肤。头面或下肢先肿，继及全身，严重时出现腹水，腹部膨隆，面色㿠白，但无腹壁青筋暴露。

2. 鼓胀与痞满

相同点：均有腹部胀满的症状。

不同点：胃痞胀满见于上腹部，外观无胀形可见，按之柔软。鼓胀胀及全腹，皮色苍黄，脉络显露，按之腹皮绷紧。

第五节　瘿病（助理不考）

（一）诊断依据

1. 瘿病以颈前喉结两旁结块肿大为临床特征，可随吞咽动作而上下移动。

2. 多发于女性，常有饮食不节、情志不疏的病史，或发病有一定的地区性。

3. 早期多无明显的伴随症状，发生阴虚火旺的病机转化时，可见低热、多汗、心悸、眼突、手抖、多食易饥、面赤、脉数等表现。

（二）证治分类

1. 气郁痰阻证

【证候】颈前喉结两旁结块肿大，质软不痛，颈部觉胀，胸闷，喜太息，或兼胸胁窜痛，病情常随情志波动，苔薄白，脉弦。

【证机概要】气机郁滞，痰浊壅阻，凝结颈前。

【治法】理气舒郁，化痰消瘿。

【方剂】四海舒郁丸加减。

【药物组成】昆布、海带、海藻、海螵蛸、海蛤壳、郁金、木香、青皮、陈皮、桔梗。

2. 痰结血瘀证

【证候】颈前喉结两旁结块肿大，按之较硬或有结节，肿块经久未消，胸闷，纳差，舌质暗或紫，苔薄白或白腻，脉弦或涩。

【证机概要】痰气交阻，血脉瘀滞，搏结成瘿。

【治法】理气活血，化痰消瘿。

【方剂】海藻玉壶汤加减。

【药物组成】海藻、昆布、青皮、陈皮、半夏、胆南星、浙贝母、连翘、甘草、当归、川芎。

3. 肝火旺盛证

【证候】颈前喉结两旁轻度或中度肿大，一般柔软光滑，烦热，容易出汗，性情急躁易怒，眼球突出，手指颤抖，面部烘热，口苦，舌质红，苔薄黄，脉弦数。

【证机概要】痰气交阻，气郁化火，壅结颈前。

【治法】清肝泻火，消瘿散结。

【方剂】栀子清肝汤合消瘰丸加减。

【药物组成】柴胡、栀子、牡丹皮、当归、白芍、牛蒡子、生牡蛎、浙贝母、玄参。

4. 心肝阴虚证

【证候】颈前喉结两旁结块或大或小，质软，病起较缓，心悸不宁，心烦少寐，易出汗，手指颤动，眼干，目眩，倦怠乏力，舌质红，苔少或无苔，舌体颤动，脉弦细数。

【证机概要】气火内结日久，心肝之阴耗伤。

【治法】滋阴降火，宁心柔肝。

【方剂】天王补心丹或一贯煎加减。前者适用于心阴亏虚为主者；后者适用于肝阴亏虚兼肝气郁结者。

【药物组成】生地黄、沙参、玄参、麦冬、天冬、人参、茯苓、当归、枸杞子、丹参、酸枣仁、柏子仁、五味子、川楝子、桔梗。

（三）病证鉴别

1. 瘿病与瘰疬

相同点：均可在颈项部出现肿块。

不同点：二者的具体部位及肿块的性状不同，瘿病肿块在颈部正前方，肿块一般较大。瘰疬的病变部位在颈项的两侧或颌下，肿块一般较小，每个约黄豆大，个数多少不等。

2. 瘿病与消渴

相同点：两者都可见多食易饥、消瘦症状。

不同点：瘿病中气郁化火、阴虚火旺的类型，以情绪激动、多食易饥、形体日渐消瘦、心悸、眼突、颈部一侧或两侧肿大为特征。其中的多食易饥、消瘦，类似消渴病的中消，但眼球突出，颈前瘿肿有形则与消渴有别，且无消渴病的多饮、多尿等症。消渴病以多饮、多食、多尿为主要临床表现，三消的症状常同时并见，尿中常有甜味，而颈部无瘿肿。

第五章 脑系病证

第一节 概 述

脑系病证的辨证论治要点，见表1-5。

表1-5 脑系病证的辨证论治要点

病名	证型	证机概要	治法	方剂
头痛	风寒头痛	风寒外袭，上犯颠顶，凝滞经脉	疏散风寒止痛	川芎茶调散加减
	风热头痛	风热外袭，上扰清窍，窍络失和	疏风清热和络	芎芷石膏汤加减
	风湿头痛	风湿之邪，上蒙头窍，困遏清阳	祛风胜湿通窍	羌活胜湿汤加减
	肝阳头痛	肝失条达，气郁化火，阳亢风动	平肝潜阳息风	天麻钩藤饮加减
	血虚头痛	营血不足，不能上荣，窍络失养	养血滋阴，和络止痛	加味四物汤加减
	痰浊头痛	脾失健运，痰浊中阻，上蒙清窍	健脾燥湿，化痰降逆	半夏白术天麻汤加减
	肾虚头痛	肾精亏虚，髓海不足，脑窍失荣	养阴补肾，填精生髓	大补元煎加减
	瘀血头痛	瘀血阻窍，络脉滞涩，不通则痛	活血化瘀，通窍止痛	通窍活血汤加减
	气虚头痛	脾胃虚弱，中气不足，清阳不升，脑失所养	健脾益气升清	益气聪明汤加减
眩晕	肝阳上亢	肝阳风火，上扰清窍	平肝潜阳，清火息风	天麻钩藤饮加减
	气血亏虚	气血亏虚，清阳不展，脑失所养	补益气血，调养心脾	归脾汤加减
	肾精不足	肾精不足，髓海空虚，脑失所养	滋养肝肾，益精填髓	左归丸加减
	痰浊上蒙	痰浊中阻，上蒙清窍，清阳不升	化痰祛湿，健脾和胃	半夏白术天麻汤加减
	瘀血阻窍	瘀血阻络，气血不畅，脑失所养	活血化瘀，通窍活络	通窍活血汤加减
中风	风痰瘀阻	肝阳化风，风痰上扰，经脉闭阻	息风化痰，活血通络	半夏白术天麻汤合桃仁红花煎加减
	风阳上扰	肝火偏旺，阳亢化风，横窜络脉	平肝潜阳，活血通络	天麻钩藤饮加减
	阴虚风动	肝肾阴虚，风阳内动，风痰瘀阻经络	滋阴潜阳，息风通络	镇肝熄风汤加减
	阳闭	肝阳暴张，气血上逆，痰火壅盛，清窍被扰	清肝息风，豁痰开窍	羚羊角汤合安宫牛黄丸加减
	阴闭	痰浊偏盛，上壅清窍，内蒙心神，神机闭塞	豁痰息风，辛温开窍	涤痰汤合苏合香丸加减
	脱证（阴竭阳亡）	正不胜邪，元气衰微，阴阳欲绝	回阳救阴，益气固脱	参附汤合生脉散加味

续 表

病名	证型	证机概要	治 法	方 剂
中风	风痰瘀阻	风痰阻络，气血运行不利	搜风化痰，行瘀通络	解语丹加减
	气虚络瘀	气虚血瘀，脉阻络痹	益气养血，化瘀通络	补阳还五汤加减
	肝肾亏虚	肝肾亏虚，阴血不足，筋脉失养	滋养肝肾	左归丸合地黄饮子加减
痫病	风痰闭阻	痰浊素盛，肝阳化风，痰随风动，风痰闭阻，上干清窍	涤痰息风，开窍定痫	定痫丸加减
	痰火扰神	痰浊蕴结，气郁化火，痰火内盛，上扰脑神	清热泻火，化痰开窍	龙胆泻肝汤合涤痰汤加减
	瘀阻脑络	瘀血阻窍，脑络闭塞，脑神失养而风动	活血化瘀，息风通络	通窍活血汤加减
	心脾两虚	痫发日久，耗伤气血，心脾两伤，心神失养	补益气血，健脾宁心	六君子汤合归脾汤加减
	心肾亏虚	痫病日久，心肾精血亏虚，髓海不足，脑失所养	补益心肾，潜阳安神	左归丸合天王补心丹加减

第二节 头 痛

（一）诊断要点

1. 以头部疼痛为主要临床表现。

2. 头痛部位可发生在前额、两颞、颠顶、枕项或全头部。疼痛性质可为跳痛、刺痛、胀痛、灼痛、重痛、空痛、昏痛、隐痛等。头痛发作形式可为突然发作，或缓慢起病，或反复发作，时痛时止。疼痛的持续时间可长可短，可数分钟、数小时或数天、数周，甚则长期疼痛不已。

3. 外感头痛者多有起居不慎，感受外邪的病史；内伤头痛者常有情绪波动、失眠、饮食不节、劳倦、房事不节、病后体虚等病史。

（二）证治分类

1. 外感头痛

（1）风寒头痛

【证候】头痛连及项背，常有拘急收紧感，或伴恶风畏寒，遇风尤剧，常喜裹头，口不渴，苔薄白，脉浮紧。

【证机】风寒外袭，上犯颠顶，凝滞经脉。

【治法】疏散风寒止痛。

【方剂】川芎茶调散加减。

【药物组成】川芎、白芷、藁本、羌活、细辛、荆芥、防风。

（2）风热头痛

【证候】头痛而胀，甚则头胀如裂，发热恶风，面红目赤，口渴喜饮，大便不畅，或便秘，溲赤，舌边尖红，苔薄黄，脉浮数。

【证机概要】风热外袭，上扰清窍，窍络失和。

【治法】疏风清热和络。

【方剂】芎芷石膏汤加减。

【药物组成】菊花、桑叶、薄荷、蔓荆子、川芎、白芷、羌活、生石膏、黄芩。

（3）风湿头痛

【证候】头痛如裹，肢体困重，胸闷纳呆，大便溏薄，苔白腻，脉濡。

【证机概要】风湿之邪，上蒙头窍，困遏清阳。

【治法】祛风胜湿通窍。

【方剂】羌活胜湿汤加减。

【药物组成】羌活、独活、藁本、白芷、细辛、防风、蔓荆子、川芎。

2. 内伤头痛

（1）肝阳头痛

【证候】头昏胀痛，两侧为重，心烦易怒，夜寐不宁，口苦面红，或兼胁痛，舌红苔黄，脉弦数。

【证机概要】肝失条达，气郁化火，阳亢风动。

【治法】平肝潜阳息风。

【方剂】天麻钩藤饮加减。

【药物组成】天麻、钩藤、石决明、山栀、黄芩、牡丹皮、桑寄生、杜仲、牛膝、益母草、白芍、首乌藤、茯神。

（2）血虚头痛

【证候】头痛隐隐，时时昏晕，心悸失眠，面色少华，神疲乏力，遇劳加重，舌质淡，苔薄白，脉细弱。

【证机概要】营血不足，不能上荣，窍络失养。

【治法】养血滋阴，和络止痛。

【方剂】加味四物汤加减。

【药物组成】当归、生地黄、白芍、首乌、川芎、菊花、蔓荆子、五味子、远志、炒枣仁。

（3）痰浊头痛

【证候】头痛昏蒙，胸脘满闷，纳呆呕恶，舌苔白腻，脉滑或弦滑。

【证机概要】脾失健运，痰浊中阻，上蒙清窍。

【治法】健脾燥湿，化痰降逆。

【方剂】半夏白术天麻汤加减。

【药物组成】半夏、陈皮、甘草、白术、茯苓、天麻、白蒺藜、蔓荆子。

（4）肾虚头痛

【证候】头痛且空，眩晕耳鸣，腰膝酸软，神疲乏力，滑精带下，舌红少苔，脉细无力。

【证机概要】肾精亏虚，髓海不足，脑窍失荣。

【治法】养阴补肾，填精生髓。

【方剂】大补元煎加减。

【药物组成】熟地黄、枸杞子、女贞子、杜仲、续断、龟甲、山萸肉、山药、人参、当归、白芍。

（5）瘀血头痛

【证候】头痛经久不愈，痛处固定不移，痛如锥刺，日轻夜重，或有头部外伤史，舌紫暗，或有瘀斑、瘀点，苔薄白，脉细或细涩。

【证机概要】瘀血阻窍，络脉滞涩，不通则痛。

【治法】活血化瘀，通窍止痛。

【方剂】通窍活血汤加减。

【药物组成】川芎、赤芍、桃仁、益母草、当归、白芷、细辛、凌霄花。

（6）气虚头痛

【证候】头痛隐隐，时发时止，遇劳加重，纳食减少，神疲乏力，气短懒言，舌质淡，苔薄白，脉细弱。

【证机概要】脾胃虚弱，中气不足，清阳不升，脑失所养。

【治法】健脾益气升清。

【方剂】益气聪明汤加减。

【药物组成】黄芪、炙甘草、人参、升麻、葛根、蔓荆子、芍药。

（三）病证鉴别（助理不考）

1. 头痛与眩晕

相同点：病位均在头部。

不同点：头痛之病因有外感与内伤两方面，眩晕则以内伤为主。临床表现，头痛以疼痛为主，实证较多；而眩晕则以昏眩为主，虚证较多。

2. 真头痛与一般头痛

相同点：均有头痛症。

不同点：真头痛病情凶险，起病急骤，多表现为突发的剧烈头痛，持续不解，阵发加重，手足逆冷至肘膝，甚至呕吐如喷，肢厥抽搐。

第三节 眩　　晕

（一）诊断依据

1. 头晕目眩，视物旋转，轻者闭目即止，重者如坐车船，甚则仆倒。

2. 严重者可伴有头痛、项强、恶心呕吐、眼球震颤、耳鸣耳聋、汗出、面色苍白等表现。

3. 多有情志不遂、年高体虚、饮食不节、跌仆损伤等病史。

（二）证治分类

1. 肝阳上亢证

【证候】眩晕，耳鸣，头目胀痛，口苦，失眠多梦，遇烦劳郁怒而加重，甚则仆倒，颜面潮红，急躁易怒，肢麻震颤，舌红苔黄，脉弦或数。

【证机概要】肝阳风火，上扰清窍。

【治法】平肝潜阳，清火息风。

【方剂】天麻钩藤饮加减。

【药物组成】天麻、石决明、钩藤、牛膝、杜仲、桑寄生、黄芩、山栀、菊花、白芍。

2. 气血亏虚证

【证候】眩晕动则加剧，劳累即发，面色㿠白，神疲乏力，倦怠懒言，唇甲不华，发色不泽，心悸少寐，纳少腹胀，舌淡苔薄白，脉细弱。

【证机概要】气血亏虚，清阳不展，脑失所养。

【治法】补益气血，调养心脾。

【方剂】归脾汤加减。

【药物组成】党参、白术、黄芪、当归、熟地黄、龙眼肉、大枣、茯苓、炒扁豆、远志、枣仁。

3. 肾精不足证

【证候】眩晕日久不愈，精神萎靡，腰酸膝软，少寐多梦，健忘，两目干涩，视力减退；或遗精滑泄，耳鸣齿摇；或颧红咽干，五心烦热，舌红少苔，脉细数；或面色㿠白，形寒肢冷，舌淡嫩，苔白，脉弱尺甚。

【证机概要】肾精不足，髓海空虚，脑失所养。

【治法】滋养肝肾，益精填髓。

【方剂】左归丸加减。

【药物组成】熟地黄、山萸肉、山药、龟甲、鹿角胶、紫河车、杜仲、枸杞子、菟丝子、牛膝。

4. 痰浊上蒙证

【证候】眩晕，头重昏蒙，或伴视物旋转，胸闷恶心，呕吐痰涎，食少多寐，舌苔白腻，脉濡滑。

【证机概要】痰浊中阻，上蒙清窍，清阳不升。

【治法】化痰祛湿，健脾和胃。

【方剂】半夏白术天麻汤加减。

【药物组成】半夏、陈皮、白术、薏苡仁、茯苓、天麻。

5. 瘀血阻窍证

【证候】眩晕时作，头痛如刺，兼见健忘，失眠，心悸，精神不振，耳鸣耳聋，面唇紫暗，舌暗有瘀斑，脉涩或细涩。

【证机概要】瘀血阻络，气血不畅，脑失所养。

【治法】活血化瘀，通窍活络。

【方剂】通窍活血汤加减。

【药物组成】川芎、赤芍、桃仁、红花、白芷、石菖蒲、老葱、当归、地龙、全蝎。

（三）病证鉴别（助理不考）

1. 眩晕与中风　中风以猝然昏仆，不省人事，口舌歪斜，半身不遂，失语，或不经昏仆，仅以歪僻不遂为特征。中风昏仆与眩晕之甚者相似，眩晕之甚者亦可仆倒，晕倒者记忆空白，瞬间即醒，但无半身不遂及不省人事、口舌歪斜诸症。

2. 眩晕与厥证　厥证以突然昏仆、不省人事、四肢厥冷为特征，发作后可在短时间内苏醒，严重者一厥不复而死亡。眩晕严重者也有欲仆或晕旋仆倒的表现，但眩晕患者意识并不丧失。

第四节　中　风

（一）诊断依据

1. 具有突然昏仆，不省人事，半身不遂，偏身麻木，口舌歪斜，言语謇涩等特定的临床表现。轻症仅见眩晕，偏身麻木，口舌歪斜，半身不遂等。

2. 多急性起病，好发于40岁以上人群。

3. 发病之前多有头晕、头痛、肢体一侧麻木等先兆症状。

4. 常有眩晕、头痛、心悸等病史，病发多有情志失调、饮食不当或劳累等诱因。

（二）证治分类

1. 急性期

（1）中经络

1）风痰瘀阻证

【证候】头晕头痛，手足麻木，突然发生口舌歪斜，口角流涎，舌强语謇，甚则半身不遂，或兼见手足拘挛，舌质紫暗，或有瘀斑，舌苔薄白，脉弦涩或小滑。

【证机概要】肝阳化风，风痰上扰，经脉闭阻。

【治法】息风化痰，活血通络。

【方剂】半夏白术天麻汤合桃仁红花煎加减。

【药物组成】半夏、茯苓、陈皮、白术、天麻、桃仁、红花、香附、延胡索、豨莶草。

2）风阳上扰证

【证候】常感头晕头痛，耳鸣目眩，突然发生口舌歪斜，舌强语謇，或手足重滞，甚则半身不遂，舌质红苔黄，脉弦。

【证机概要】肝火偏旺，阳亢化风，横窜络脉。

【治法】平肝潜阳，活血通络。

【方剂】天麻钩藤饮加减。

【药物组成】天麻、钩藤、珍珠母、石决明、桑叶、菊花、黄芩、山栀、牛膝。

3）阴虚风动证

【证候】平素头晕耳鸣，腰膝酸软，突然发生口舌歪斜，言语不利，手指瞤动，甚或半身不遂，舌质红，苔腻，脉弦细数。

【证机概要】肝肾阴虚，风阳内动，风痰瘀阻经络。

【治法】滋阴潜阳，息风通络。

【方剂】镇肝熄风汤加减。

【药物组成】白芍、天冬、玄参、枸杞子、龙骨、牡蛎、龟甲、赭石、牛膝、当归、天麻、钩藤。

（2）中腑脏

1）闭证：突然昏仆，不省人事，牙关紧闭，口噤不开，两手握固，大小便闭，肢体偏瘫、拘急、抽搐。

a. 阳闭证

【证候】除闭证主要症状外，兼见面红身热，气粗口臭，躁动不安，痰多而黏，舌质红，苔黄腻，脉弦滑有力。

【证机概要】肝阳暴涨，气血上逆，痰火壅盛，清窍被扰。

【治法】清肝息风，豁痰开窍。

【方剂】羚羊角汤合安宫牛黄丸加减。

【药物组成】羚羊角粉（用山羊角代）、菊花、夏枯草、蝉衣、柴胡、生石决明、龟甲、生地黄、牡丹皮、白芍、薄荷。

b. 阴闭证

【证候】除闭证主要症状外，兼见面白唇暗，静卧不烦，四肢不温，痰涎壅盛，苔白腻，脉沉滑。

【证机概要】痰浊偏盛，上壅清窍，内蒙心神，神机闭塞。

【治法】豁痰息风，辛温开窍。

【方剂】涤痰汤合苏合香丸加减。

【药物组成】半夏、茯苓、橘红、竹茹、郁金、石菖蒲、陈胆星、天麻、钩藤、僵蚕。

2）脱证（阴竭阳亡）

【证候】突然昏仆，不省人事，面色苍白，目合口张，鼻鼾息微，手撒肢冷，汗多，大小便自遗，肢体软瘫，舌痿，脉细弱或脉微欲绝。

【证机概要】正不胜邪，元气衰微，阴阳欲绝。

【治法】回阳救阴，益气固脱。

【方剂】参附汤合生脉散加味。亦可用参麦注射液或生脉注射液静脉滴注。

【药物组成】人参、附子、麦冬、五味子、山萸肉。

2. 恢复期和后遗症期

（1）风痰瘀阻证

【证候】口舌歪斜，舌强语謇或失语，半身不遂，肢体麻木，苔滑腻，舌暗紫，脉弦滑。

【证机概要】风痰阻络，气血运行不利。

【治法】搜风化痰，行瘀通络。

【方剂】解语丹加减。

【药物组成】天麻、胆南星、天竺黄、半夏、陈皮、地龙、僵蚕、全蝎、远志、石菖蒲、豨莶草、桑枝、鸡血藤、丹参、红花。

（2）气虚络瘀证

【证候】肢体偏枯不用，肢软无力，面色萎黄，舌质淡紫或有瘀斑，苔薄白，脉细涩或细弱。

【证机概要】气虚血瘀，脉阻络痹。

【治法】益气养血，化瘀通络。

【方剂】补阳还五汤加减。

【药物组成】黄芪、桃仁、红花、赤芍、归尾、川芎、地龙、牛膝。

（3）肝肾亏虚证

【证候】半身不遂，患肢僵硬，拘挛变形，舌强不语，或偏瘫，肢体肌肉萎缩，舌红脉细，或舌淡红，脉沉细。

【证机概要】肝肾亏虚，阴血不足，筋脉失养。

【治法】滋养肝肾。

【方剂】左归丸合地黄饮子加减。

【药物组成】干地黄、何首乌、枸杞子、山萸肉、麦冬、石斛、当归、鸡血藤。

（三）病证鉴别（助理不考）

1. 中风与口僻

相同点：均见口舌歪斜。

不同点：口僻常伴耳后疼痛，口角流涎，言语不清，而无半身不遂或神志障碍等表现，多因正气不足、风邪入脉络、气血痹阻所致，不同年龄均可罹患。

2. 中风与厥证

相同点：均见突然昏仆，不省人事。

不同点：厥证神昏时间短暂，发作时常伴有四肢逆冷，移时多可自行苏醒，醒后无半身不遂、口舌歪斜、言语不利等表现。

3. 中风与痉证

相同点：均见神昏、抽搐。

不同点：痉证以四肢抽搐、项背强直甚至角弓反张为主症，发病时也可伴有神昏，无半身不遂、口舌歪斜等症状。但痉证之神昏多出现在抽搐之后，而中风患者多在起病时即有神昏，而后可以出现抽搐。痉证抽搐时间长，中风抽搐时间短。

4. 中风与痿证

相同点：均可见肢体瘫痪。

不同点：痿证一般起病缓慢，以双下肢或四肢瘫痪，或肌肉萎缩，筋惕肉瞤为多见，起病时无神昏。而中风的肢体瘫痪多起病急骤，且以偏瘫不遂为主，常有不同程度的神昏。

5. 中风与痫证

相同点：均可见昏仆。

不同点：痫病为阵发性神志异常的疾病，猝发仆地时常口中作声，如猪羊啼叫，四肢频抽而口吐白沫。其神昏多为时短暂，移时可自行苏醒，醒后如常人，但可再发。中风则仆地无声，一般无四肢抽搐及口吐涎沫的表现。中风患者昏仆倒地，其神昏症状持续时间长，难以自行苏醒，需及时治疗方可逐渐清醒，且多伴有半身不遂、口眼歪斜等症。

第五节　痫　　病

（一）诊断依据

1. 任何年龄、性别均可发病，但多在儿童期、青春期或青年期发病，多有家族史，每因惊恐、劳累、情志过极等诱发。

2. 典型发作时突然昏倒，不省人事，两目上视，项背强直，四肢抽搐，口吐涎沫，或有异常叫声，或仅有突然木呆，两眼瞪视，呼之不应，或头部下垂，腹软无力，面色苍白等。

3. 局限性发作可见多种形式，如口、眼、手等局部抽搐而无突然昏倒，或凝视，或语言障碍，或无意识动作等。多数在数秒至数分钟即止。

4. 发作前可有眩晕、胸闷等先兆症状。

5. 发作突然，醒后如常人，醒后对发作时情况不知，反复发作。

6. 脑电图在发作期描记到对称性同步化棘波或棘-慢波等阳性表现，有条件者可做磁共振等相应检查排除中风、占位等病变。

（二）证治分类

1. 风痰闭阻证

【证候】发病前常有眩晕、头昏、胸闷、乏力、痰多、心情不悦。发作呈多样性，或见突然跌倒，神志不清，抽搐吐涎，或伴尖叫与二便失禁，或短暂神志不清，双目发呆，茫然所失，谈话中断，持物落地，或精神恍惚而无抽搐，舌质红，苔白腻，脉多弦滑有力。

【证机概要】痰浊素盛，肝阳化风，痰随风动，风痰闭阻，上干清窍。

【治法】涤痰息风，开窍定痫。

【方剂】定痫丸加减。

【药物组成】天麻、全蝎、僵蚕、川贝母、胆南星、姜半夏、竹沥、石菖蒲、琥珀、茯神、远志、辰砂、茯苓、陈皮、丹参。

2. 痰火扰神证

【证候】发作时昏仆抽搐，吐涎，或有吼叫，平时急躁易怒，心烦失眠，咳痰不爽，口苦咽干，便秘溲黄，病发后，症情加重，彻夜难眠，目赤，舌红，苔黄腻，脉弦滑而数。

【证机概要】痰浊蕴结，气郁化火，痰火内盛，上扰脑神。

【治法】清热泻火，化痰开窍。

【方剂】龙胆泻肝汤合涤痰汤加减。

【药物组成】龙胆草、青黛、芦荟、大黄、黄芩、栀子、姜半夏、胆南星、木香、枳实、茯苓、橘红、人参、石菖蒲、麝香。

3. 瘀阻脑络证

【证候】平素头晕头痛，痛有定处，常伴单侧肢体抽搐，或一侧面部抽动，颜面口唇青紫，舌质暗红或有瘀斑，舌苔薄白，脉涩或弦。多继发于颅脑外伤、产伤、颅内感染性疾病后。

【证机概要】瘀血阻窍，脑络闭塞，脑神失养而风动。

【治法】活血化瘀，息风通络。

【方剂】通窍活血汤加减。

【药物组成】赤芍、川芎、桃仁、红花、麝香、老葱、地龙、僵蚕、全蝎。

4. 心脾两虚证

【证候】反复发痫不愈，神疲乏力，心悸气短，失眠多梦，面色苍白，体瘦纳呆，大便溏薄，舌质淡，苔白腻，脉沉细而弱。

【证机概要】痫发日久，耗伤气血，心脾两伤，心神失养。

【治法】补益气血，健脾宁心。

【方剂】六君子汤合归脾汤加减。

【药物组成】人参、茯苓、白术、炙甘草、陈皮、姜半夏、当归、丹参、熟地黄、酸枣仁、远志、五味子。

5. 心肾亏虚证

【证候】痫病频发，神思恍惚，心悸，健忘失眠，头晕目眩，两目干涩，面色晦暗，耳轮焦枯不泽，腰膝酸软，大便干燥，舌质淡红，脉沉细而数。

【证机概要】痫病日久，心肾精血亏虚，髓海不足，脑失所养。

【治法】补益心肾，潜阳安神。

【方剂】左归丸合天王补心丹加减。

【药物组成】熟地黄、山药、山萸肉、菟丝子、枸杞子、鹿角胶、龟甲胶、川牛膝、生牡蛎、鳖甲。

（三）病证鉴别（助理不考）

1. 痫病与中风　见本章第四节中风。

2. 痫病与厥证

相同点：均有突然仆倒、昏不知人之症。

不同点：厥证发作时伴面色苍白，四肢厥冷，或见口噤，握拳，手指拘急，而无口吐涎沫，两目上视，四肢抽搐和口中怪叫之兼症。

3. 痫病与痉证

相同点：均具有四肢抽搐等症状。

不同点：痫病四肢抽搐仅见于发作之时，兼有口吐涎沫，口中怪叫，醒后如常人。而痉证多见持续发作，伴有角弓反张，身体强直，经治疗恢复后，多仍有原发疾病的存在。

第六章 肾系病证

第一节 概 述

肾系病证的辨证论治要点，见表1-6。

表1-6 肾系病证的辨证论治要点

病名	证型	证机概要	治 法	方 剂
水肿	风水相搏	风邪袭表，肺气闭塞，通调失职，风遏水阻	疏风清热，宣肺行水	越婢加术汤加减
	湿毒浸淫	疮毒内归脾肺，三焦气化不利，水湿内停	宣肺解毒，利湿消肿	麻黄连翘赤小豆汤合五味消毒饮加减
	水湿浸渍	水湿内侵，脾气受困，脾阳不振	运脾化湿，通阳利水	五皮饮合胃苓汤加减
	湿热壅盛	湿热内盛，三焦壅滞，气滞水停	分利湿热	疏凿饮子加减
	脾阳虚衰	脾阳不振，运化无权，土不制水	健脾温阳利水	实脾饮加减
	肾阳衰微	脾肾阳虚，水寒内聚	温肾助阳，化气行水	济生肾气丸合真武汤加减
	瘀水互结	水停湿阻，气滞血瘀，三焦气化不利	活血祛瘀，化气行水	桃红四物汤合五苓散
淋证	热淋	湿热蕴结下焦，膀胱气化失司	清热利湿通淋	八正散加减
	石淋	湿热蕴结下焦，尿液煎熬成石，膀胱气化失司	清热利湿，排石通淋	石韦散加减
	血淋	湿热下注膀胱，热甚灼络，迫血妄行	清热通淋，凉血止血	小蓟饮子加减
	气淋	气机郁结，膀胱气化不利	理气疏导，通淋利尿	沉香散加减
	膏淋	湿热下注，阻滞络脉，脂汁外溢	清热利湿，分清泄浊	程氏萆薢分清饮加减
	劳淋	湿热留恋，脾肾两虚，膀胱气化无权	补脾益肾	无比山药丸加减

第二节 水 肿

（一）诊断依据

1. 水肿先从眼睑或下肢开始，继及四肢全身。

2. 轻者仅眼睑或足胫水肿，重者全身皆肿，甚则腹大胀满，气喘不能平卧，更严重者可见尿闭或尿少、抽搐、神昏谵语等危象。

3. 可有乳蛾、心悸、疮毒、紫癜以及久病体虚病史。

（二）证治分类

1. 阳水

（1）风水相搏证

【证候】眼睑水肿，继则四肢及全身皆肿，来势迅速，多有恶寒、发热、肢节酸楚、小便不利等症。偏于风热者，兼咽喉红肿疼痛、舌质红、脉浮滑数。偏于风寒者，兼恶寒、咳喘、舌苔薄白、脉浮滑或浮紧。

【证机概要】风邪袭表，肺气闭塞，通调失职，风遏水阻。

【治法】疏风清热，宣肺行水。

【方剂】越婢加术汤加减。

【药物组成】麻黄、杏仁、防风、浮萍、白术、茯苓、泽泻、车前子、石膏、桑白皮、黄芩。

（2）湿毒浸淫证

【证候】眼睑水肿，延及全身，皮肤光亮，尿少色赤，身发疮痍，甚则溃烂，恶风发热，舌质红，苔薄黄，脉浮数或滑数。

【证机概要】疮毒内归脾肺，三焦气化不利，水湿内停。

【治法】宣肺解毒，利湿消肿。

【方剂】麻黄连翘赤小豆汤合五味消毒饮加减。

【药物组成】麻黄、杏仁、桑白皮、赤小豆、银花、野菊花、蒲公英、紫花地丁、紫背天葵。

（3）水湿浸渍证

【证候】起病缓慢，病程较长，全身水肿，下肢明显，按之没指，小便短少，身体困重，胸闷，纳呆，泛恶，苔白腻，脉沉缓。

【证机概要】水湿内侵，脾气受困，脾阳不振。

【治法】运脾化湿，通阳利水。

【方剂】五皮饮合胃苓汤加减。

【药物组成】桑白皮、陈皮、大腹皮、茯苓皮、生姜皮、苍术、厚朴、草果、桂枝、白术、茯苓、猪苓、泽泻。

（4）湿热壅盛证

【证候】遍体水肿，皮肤绷急光亮，胸脘痞闷，烦热口渴，小便短赤，或大便干结，舌红，苔黄腻，脉沉数或濡数。

【证机概要】湿热内盛，三焦壅滞，气滞水停。

【治法】分利湿热。

【方剂】疏凿饮子加减。

【药物组成】羌活、秦艽、防风、大腹皮、茯苓皮、生姜皮、猪苓、茯苓、泽泻、椒目、赤小豆、黄柏、商陆、槟榔、生大黄。

2. 阴水

（1）脾阳虚衰证

【证候】身肿日久，腰以下为甚，按之凹陷不易恢复，脘腹胀闷，纳减便溏，面色不华，神疲乏力，四肢倦怠，小便短少，舌质淡，苔白腻或白滑，脉沉缓或沉弱。

【证机概要】脾阳不振，运化无权，土不制水。

【治法】健脾温阳利水。

【方剂】实脾饮加减。

【药物组成】干姜、附子、草果、桂枝、白术、茯苓、泽泻、车前子、木瓜、木香、厚朴、大腹皮。

（2）肾阳衰微证

【证候】水肿反复消长不已，面浮身肿，腰以下甚，按之凹陷不起，尿量减少或反多，腰酸冷痛，四肢厥冷，怯寒神疲，面色㿠白，甚则心悸胸闷，喘促难卧，腹大胀满，舌质淡胖，苔白，脉沉细或沉迟无力。

【证机概要】脾肾阳虚，水寒内聚。

【治法】温肾助阳，化气行水。

【方剂】济生肾气丸合真武汤加减。

【药物组成】附子、肉桂、巴戟天、淫羊藿、白术、茯苓、泽泻、车前子、牛膝。

（3）瘀水互结证

【证候】水肿延久不退，肿势轻重不一，四肢或全身水肿，以下肢为主，皮肤瘀斑，腰部刺痛，或伴血尿，舌紫暗，苔白，脉沉细涩。

【证机概要】水停湿阻，气滞血瘀，三焦气化不利。

【治法】活血祛瘀，化气行水。

【方剂】桃红四物汤合五苓散。

【药物组成】当归、赤芍、川芎、丹参、益母草、红花、凌霄花、路路通、桃仁、桂枝、附子、茯苓、泽泻、车前子。

（三）病证鉴别（助理不考）

水肿与鼓胀　见第四章第四节鼓胀。

第三节　淋　证

（一）诊断依据

1. 小便频数、淋漓涩痛、少腹拘急引痛为各种淋证的主症，是诊断淋证的主要依据。

2. 病久或反复发作后，常伴有低热、腰痛、小腹坠胀、疲劳等。

3. 多见于已婚女性，每因疲劳、情志变化、不洁房事而诱发。

（二）证治分类

1. 热淋

【证候】小便频数短涩，灼热刺痛，溺色黄赤，少腹拘急胀痛，或有寒热，口苦，呕恶，或有腰痛拒按，或有大便秘结，苔黄腻，脉滑数。

【证机概要】湿热蕴结下焦，膀胱气化失司。

【治法】清热利湿通淋。

【方剂】八正散加减。

【药物组成】瞿麦、萹蓄、车前子、滑石、萆薢、大黄、黄柏、蒲公英、紫花地丁。

2. 石淋

【证候】尿中夹砂石，排尿涩痛，或排尿时突然中断，尿道窘迫疼痛，少腹拘急，往往突发，一侧腰腹绞痛难忍，甚则牵及外阴，尿中带血，舌红，苔薄黄，脉弦或带数。

【证机概要】湿热蕴结下焦，尿液煎熬成石，膀胱气化失司。

【治法】清热利湿，排石通淋。

【方剂】石韦散加减。

【药物组成】瞿麦、萹蓄、通草、滑石、金钱草、海金沙、鸡内金、石韦、虎杖、王不留行、牛膝、青皮、乌药、沉香。

3. 血淋

【证候】小便热涩刺痛，尿色深红，或夹有血块，疼痛满急加剧，或见心烦，舌尖红，苔黄，脉滑数。

【证机概要】湿热下注膀胱，热甚灼络，迫血妄行。

【治法】清热通淋，凉血止血。

【方剂】小蓟饮子加减。

【药物组成】小蓟、生地黄、白茅根、墨旱莲、木通、生甘草梢、山栀、滑石、当归、蒲黄、土大黄、马鞭草。

4. 气淋

【证候】郁怒之后，小便涩滞，淋漓不宣，少腹胀满疼痛，苔薄白，脉弦。

【证机概要】气机郁结，膀胱气化不利。

【治法】理气疏导，通淋利尿。

【方剂】沉香散加减。

【药物组成】沉香、青皮、乌药、香附、石韦、滑石、冬葵子、车前子。

5. 膏淋

【证候】小便混浊，乳白或如米泔水，上有浮油，置之沉淀，或伴有絮状凝块物，或混有血液、血块，尿道热涩疼痛，尿时阻塞不畅，口干，苔黄腻，舌质红，脉濡数。

【证机概要】湿热下注，阻滞络脉，脂汁外溢。

【治法】清热利湿，分清泄浊。

【方剂】程氏萆薢分清饮加减。

【药物组成】萆薢、石菖蒲、黄柏、车前子、飞廉、水蜈蚣、向日葵心、莲子心、连翘心、牡丹皮、灯心草。

6. 劳淋

【证候】小便不甚赤涩，溺痛不甚，但淋漓不已，时作时止，遇劳即发，腰膝酸软，神疲乏力，病程缠绵，舌质淡，脉细弱。

【证机概要】湿热留恋，脾肾两虚，膀胱气化无权。

【治法】补脾益肾。

【方剂】无比山药丸加减。

【药物组成】党参、黄芪、怀山药、莲子肉、茯苓、薏苡仁、泽泻、扁豆衣、山茱萸、菟丝子、芡实、金樱子、煅牡蛎。

（三）病证鉴别（助理不考）

1. 淋证与癃闭

相同点：都有小便量少、排尿困难之症。

不同点：淋证尿频而尿痛，且每日排尿总量多为正常，癃闭则无尿痛，每日排尿量少于正常，严重时甚至无尿。但癃闭复感湿热，常可并发淋证，而淋证日久不愈，亦可发展成癃闭。

2. 血淋与尿血

相同点：都有小便出血、尿色红赤，甚至溺出纯血等症。

不同点：两者鉴别的要点是有无尿痛。尿血多无疼痛之感，虽亦间有轻微的胀痛或热痛，但终不若血淋的小便滴沥而疼痛难忍，故一般以痛者为血淋，不痛者为尿血。

3. 膏淋与尿浊

相同点：均有小便混浊之症。

不同点：尿浊在排尿时无疼痛滞涩感，可资鉴别。

4. 6种淋证（热淋、石淋、气淋、血淋、膏淋、劳淋）

相同点：均有小便频数、淋漓涩痛、少腹拘急引痛之症。

不同点：热淋起病多急骤，小便赤热，溲时灼痛，或伴有发热，腰痛拒按。石淋以小便排出砂石为主症，或排尿时突然中断，尿道窘迫疼痛，或腰腹绞痛难忍。气淋少腹胀满较明显，小便艰涩疼痛，尿后余沥不尽。血淋为溺血而痛。膏淋见小便混浊如米泔水或滑腻如膏脂。劳淋小便不甚赤涩，溺痛不甚，但淋漓不已，时作时止，遇劳即发。

第七章　气血津液病证

第一节　概　　述

一、郁证

郁证的辨证论治要点，见表1-7。

表1-7　郁证的辨证论治要点

证型	证机概要	治　法	方　剂
肝气郁结	肝郁气滞，脾胃失和	疏肝解郁，理气畅中	柴胡疏肝散加减

续 表

证型	证机概要	治 法	方 剂
气郁化火	肝郁化火，横逆犯胃	疏肝解郁，清肝泻火	丹栀逍遥散加减
痰气郁结	气郁痰凝，阻滞胸咽	行气开郁，化痰散结	半夏厚朴汤加减
心神失养	营阴暗耗，心神失养	甘润缓急，养心安神	甘麦大枣汤加减
心脾两虚	脾虚血亏，心失所养	健脾养心，补益气血	归脾汤加减
心肾阴虚	阴精亏虚，阴不涵阳	滋养心肾	天王补心丹合六味地黄丸加减

二、血证

血证的辨证论治要点，见表1-8。

表1-8 血证的辨证论治要点

病名	证型	证机概要	治 法	方 剂
鼻衄	热邪犯肺	燥热伤肺，血热妄行，上溢清窍	清泄肺热，凉血止血	桑菊饮加减
	胃热炽盛	胃火上炎，迫血妄行	清胃泻火，凉血止血	玉女煎加减
	肝火上炎	火热上炎，迫血妄行，上溢清窍	清肝泻火，凉血止血	龙胆泻肝汤加减
	气血亏虚	气虚不摄，血溢清窍，血去气伤，气血两亏	补气摄血	归脾汤加减
齿衄	胃火炽盛	胃火内炽，循经上犯，灼伤血络	清胃泻火，凉血止血	加味清胃散合泻心汤加减
	阴虚火旺	肾阴不足，虚火上炎，络损血溢	滋阴降火，凉血止血	六味地黄丸合茜根散加减
咯血	燥热伤肺	燥热伤肺，肺失清肃，肺络受损	清热润肺，宁络止血	桑杏汤加减
	肝火犯肺	木火刑金，肺失清肃，肺络受损	清肝泻火，凉血止血	泻白散合黛蛤散加减
	阴虚肺热	虚火灼肺，肺失清肃，肺络受损	滋阴润肺，宁络止血	百合固金汤加减
吐血	胃热壅盛	胃热内郁，热伤胃络	清胃泻火，化瘀止血	泻心汤合十灰散加减
	肝火犯胃	肝火横逆，胃络损伤	泻肝清胃，凉血止血	龙胆泻肝汤加减
	气虚血溢	中气亏虚，统血无权，血液外溢	健脾益气摄血	归脾汤加减
便血	肠道湿热	湿热蕴结，脉络受损，血溢肠道	清化湿热，凉血止血	地榆散合槐角丸加减
	气虚不摄	中气亏虚，气不摄血，血溢胃肠	益气摄血	归脾汤加减
	脾胃虚寒	中焦虚寒，统血无力，血溢胃肠	健脾温中，养血止血	黄土汤加减
尿血	下焦湿热	热伤阴络，血渗膀胱	清热利湿，凉血止血	小蓟饮子加减
	肾虚火旺	虚火内炽，灼伤脉络	滋阴降火，凉血止血	知柏地黄丸加减
	脾不统血	中气亏虚，统血无力，血渗膀胱	补中健脾，益气摄血	归脾汤加减
	肾气不固	肾虚不固，血失藏摄	补益肾气，固摄止血	无比山药丸加减
紫斑	血热妄行	热壅经络，迫血妄行，血溢肌腠	清热解毒，凉血止血	十灰散加减
	阴虚火旺	虚火内炽，灼伤脉络，血溢肌腠	滋阴降火，宁络止血	茜根散加减
	气不摄血	中气亏虚，统摄无力，血溢肌腠	补气摄血	归脾汤加减

三、消渴

消渴的辨证论治要点，见表1-9。

表1-9　消渴的辨证论治要点

证型		证机概要	治　法	方　剂
上消	肺热津伤	肺脏燥热，津液失布	清热润肺，生津止渴	消渴方加减
中消	胃热炽盛	胃火内炽，胃热消谷，耗伤津液	清胃泻火，养阴增液	玉女煎加减
	气阴亏虚	气阴不足，脾失健运	益气健脾，生津止渴	七味白术散加减
下消	肾阴亏虚	肾阴亏虚，肾失固摄	滋阴固肾	六味地黄丸加减
	阴阳两虚	阴损及阳，肾阳衰微，肾失固摄	滋阴温阳，补肾固涩	金匮肾气丸加减

四、内伤发热

内伤发热的辨证论治要点，见表1-10。

表1-10　内伤发热的辨证论治要点

证型	证机概要	治　法	方　剂
阴虚发热	阴虚阳盛，虚火内炽	滋阴清热	清骨散或知柏地黄丸加减
血虚发热	血虚失养，阴不配阳	益气养血	归脾汤加减
气虚发热	中气不足，阴火内生	益气健脾，甘温除热	补中益气汤加减
阳虚发热	肾阳亏虚，火不归原	温补阳气，引火归原	金匮肾气丸加减
气郁发热	气郁日久，化火生热	疏肝理气，解郁泄热	丹栀逍遥散加减
痰湿郁热	痰湿内蕴，壅遏化热	燥湿化痰，清热和中	黄连温胆汤合中和汤或三仁汤加减
血瘀发热	血行瘀滞，瘀热内生	活血化瘀	血府逐瘀汤加减

五、癌病（助理不考）

癌病的辨证论治要点，见表1-11。

表1-11　癌病的辨证论治要点

证型	证机概要	治　法	方　剂
气郁痰瘀	气机郁滞，痰瘀交阻	行气解郁，化痰祛瘀	越鞠丸合化积丸加减
热毒炽盛	热邪炽盛，热盛酿毒	清热凉血，解毒散结	犀角地黄汤合犀黄丸加减
湿热郁毒	湿邪化热，湿热蕴毒	清热利湿，解毒散结	龙胆泻肝汤合五味消毒饮加减
瘀毒内阻	瘀血蓄结，壅阻气机	活血化瘀，理气散结	血府逐瘀汤加减
气阴两虚	癌病日久，邪盛正虚，气阴两虚	益气养阴，扶正抗癌	生脉地黄汤加减
气血双亏	癌病久延，气虚血亏	益气养血，扶正抗癌	十全大补丸加减

第二节　郁　　证

（一）诊断依据

1. 以忧郁不畅、情绪不宁、胸胁胀满疼痛为主要临床表现，或有易怒易哭，或有咽中如有炙脔，吞之不下，咳之不出等特殊症状。

2. 患者多有忧愁、焦虑、悲哀、恐惧、愤懑等情志内伤的病史。与情志因素密切相关。

3. 各系统检查和实验室检查正常，除外器质性病变。

（二）证治分类

1. 肝气郁结证

【证候】精神抑郁，情绪不宁，胸部满闷，胁肋胀痛，痛无定处，脘闷嗳气，不思饮食，大便不调，苔薄腻，脉弦。

【证机概要】肝郁气滞，脾胃失和。

【治法】疏肝解郁，理气畅中。

【方剂】柴胡疏肝散加减。

【药物组成】柴胡、香附、枳壳、陈皮、郁金、青皮、紫苏梗、合欢皮、川芎、芍药、甘草。

2. 气郁化火证

【证候】情绪不宁，急躁易怒，胸胁胀满，口苦而干，或头痛、目赤、耳鸣，或嘈杂吞酸，大便秘结，舌质红，苔黄，脉弦数。

【证机概要】肝郁化火，横逆犯胃。

【治法】疏肝解郁，清肝泻火。

【方剂】丹栀逍遥散加减。

【药物组成】柴胡、薄荷、郁金、制香附、当归、白芍、白术、茯苓、牡丹皮、栀子。

3. 痰气郁结证

【证候】精神抑郁，胸部闷塞，胁肋胀满，咽中如有物梗塞，吞之不下，咳之不出，苔白腻，脉弦滑。《医宗金鉴·诸气治法》将本证称为“梅核气”。

【证机概要】气郁痰凝，阻滞胸咽。

【治法】行气开郁，化痰散结。

【方剂】半夏厚朴汤加减。

【药物组成】厚朴、紫苏、半夏、茯苓、生姜。

4. 心神失养证

【证候】精神恍惚，心神不宁，多疑易惊，悲忧善哭，喜怒无常，或时时欠伸，或手舞足蹈，骂詈喊叫等，舌质淡，脉弦。此种证候多见于女性，常因精神刺激而诱发。临床表现多种多样，但同一患者每次发作多为同样几种症状的重复。《金匮要略·妇人杂病脉证并治》将此种证候称为“脏躁”。

【证机概要】营阴暗耗，心神失养。

【治法】甘润缓急，养心安神。

【方剂】甘麦大枣汤加减。

【药物组成】甘草、小麦、大枣、郁金、合欢花。

5. 心脾两虚证

【证候】情绪不宁，多思善疑，头晕神疲，心悸胆怯，失眠健忘，纳差，面色不华，舌质淡，苔薄白，脉细。

【证机概要】脾虚血亏，心失所养。

【治法】健脾养心，补益气血。

【方剂】归脾汤加减。

【药物组成】党参、茯苓、白术、甘草、黄芪、当归、龙眼肉、酸枣仁、远志、茯苓、木香、神曲。

6. 心肾阴虚证

【证候】情绪不宁，心悸健忘，失眠多梦，五心烦热，盗汗，口咽干燥，舌红少津，脉细数。

【证机概要】阴精亏虚，阴不涵阳。

【治法】滋养心肾。

【方剂】天王补心丹合六味地黄丸加减。

【药物组成】地黄、怀山药、山茱萸、天冬、麦冬、玄参、西洋参、茯苓、五味子、当归、柏子仁、酸枣仁、远志、丹参、牡丹皮。

（三）病证鉴别（助理不考）

1. 郁证梅核气与虚火喉痹

相同点：两者皆有咽部异物感。

不同点：梅核气多见于青中年女性，因情志抑郁而起病，自觉咽中有物梗塞，但无咽痛及吞咽困难，咽中梗塞的感觉与情绪波动有关。虚火喉痹则以青中年男性发病较多，多因感冒、长期吸烟饮酒及嗜食辛辣食物而引发，咽部除有异物感外，尚觉咽干、灼热、咽痒，咽部症状与情绪无关，但过度辛劳或感受外邪则易加剧。

2. 郁证梅核气与噎膈

相同点：两者皆有咽中有物梗塞感觉。

不同点：梅核气咽中梗塞的感觉与情绪波动有关，当心情抑郁或注意力集中于咽部时梗塞感觉加重，但无吞咽困难。噎膈多见于中老年人，男性居多，梗塞的感觉主要在胸骨后的部位，与情绪波动无关，吞咽困难的程度日渐加重，做食管检查常有异常发现。

3. 郁证脏躁与癫证

相同点：两者均与五志过极、七情内伤有关，都有心神失常症状。

不同点：脏躁多发于青中年妇女，在精神因素的刺激下呈间歇性发作，在不发作时可如常人。而癫证则多发于青壮年，男女发病率无显著差别，病程迁延，主要表现为精神错乱，失去自控能力，心神失常的症状极少自行缓解。

第三节 血 证

（一）诊断依据

1. 鼻衄 凡血自鼻道外溢而非因外伤、倒经所致者，均可诊断为鼻衄。

2. 齿衄 血自齿龈或齿缝外溢，且排除外伤所致者，即可诊断为齿衄。

3. 咯血 血由肺、气道而来，经咳嗽而出，或觉喉痒胸闷，一咳即出，血色鲜红，或夹泡沫，或痰血相兼，痰中带血。多有慢性咳嗽、痰喘、肺痨等病史。

4. 吐血 发病急骤，吐血前多有恶心、胃脘不适、头晕等症。血随呕吐而出，常伴有食物残渣等胃内容物，血色多为咖啡色或紫暗色，也可为鲜红色，大便色黑如漆，或呈暗红色。有胃痛、胁痛、黄疸、癥积等病史。

5. 便血 大便色鲜红、暗红或紫暗，甚至黑如柏油样，次数增多。有胃肠或肝病病史。

6. 尿血 小便中混有血液或夹有血丝，排尿时无疼痛。

7. 紫斑 肌肤出现青紫斑点，小如针尖，大者融合成片，压之不褪色。紫斑好发于四肢，尤以下肢为甚，常反复发作。重者可伴有鼻衄、齿衄、尿血、便血及崩漏。小儿及成人皆可患此病，但以女性为多见。

（二）证治分类

1. 鼻衄

（1）热邪犯肺证

【证候】鼻燥衄血，口干咽燥，或兼有身热，恶风，头痛，咳嗽，痰少，舌质红，苔薄，脉数。

【证机概要】燥热伤肺，血热妄行，上溢清窍。

【治法】清泄肺热，凉血止血。

【方剂】桑菊饮加减。

【药物组成】桑叶、菊花、薄荷、连翘、桔梗、杏仁、甘草、芦根、牡丹皮、白茅根、墨旱莲、侧柏叶。

（2）胃热炽盛证

【证候】鼻衄，或兼齿衄，血色鲜红，口渴欲饮，鼻干，口干臭秽，烦躁，便秘，舌红，苔黄，脉数。

【证机概要】胃火上炎，迫血妄行。

【治法】清胃泻火，凉血止血。

【方剂】玉女煎加减。

【药物组成】石膏、知母、地黄、麦冬、牛膝、大蓟、小蓟、白茅根、藕节。

（3）肝火上炎证

【证候】鼻衄，头痛，目眩，耳鸣，烦躁易怒，两目红赤，口苦，舌红，脉弦数。

【证机概要】火热上炎，迫血妄行，上溢清窍。

【治法】清肝泻火，凉血止血。

【方剂】龙胆泻肝汤加减。

【药物组成】龙胆草、栀子、黄芩、木通、泽泻、车前子、生地黄、白茅根、蒲黄、大蓟、小蓟、藕节。

（4）气血亏虚证

【证候】鼻衄，或兼齿衄、肌衄，神疲乏力，面色㿠白，头晕，耳鸣，心悸，夜寐不宁，舌质淡，脉细无力。

【证机概要】气虚不摄，血溢清窍，血去气伤，气血两亏。

【治法】补气摄血。

【方剂】归脾汤加减。

【药物组成】党参、茯苓、白术、甘草、当归、黄芪、酸枣仁、远志、龙眼肉、木香、阿胶、仙鹤草、茜草。

2. 齿衄

（1）胃火炽盛证

【证候】齿衄，血色鲜红，齿龈红肿疼痛，头痛，口臭，舌红，苔黄，脉洪数。

【证机概要】胃火内炽，循经上犯，灼伤血络。

【治法】清胃泻火，凉血止血。

【方剂】加味清胃散合泻心汤加减。

【药物组成】生地黄、牡丹皮、水牛角、大黄、黄连、黄芩、连翘、当归、甘草、白茅根、大蓟、小蓟、藕节。

（2）阴虚火旺证

【证候】齿衄，血色淡红，起病较缓，常因受热及烦劳而诱发，齿摇不坚，舌质红，苔少，脉细数。

【证机概要】肾阴不足，虚火上炎，络损血溢。

【治法】滋阴降火，凉血止血。

【方剂】六味地黄丸合茜根散加减。

【药物组成】熟地黄、山药、山茱萸、茯苓、牡丹皮、泽泻、茜草根、黄芩、侧柏叶、阿胶。

3. 咯血

（1）燥热伤肺证

【证候】喉痒咳嗽，痰中带血，口干鼻燥，或有身热，舌质红，少津，苔薄黄，脉数。

【证机概要】燥热伤肺，肺失清肃，肺络受损。

【治法】清热润肺，宁络止血。

【方剂】桑杏汤加减。

【药物组成】桑叶、栀子、淡豆豉、沙参、梨皮、贝母、杏仁、白茅根、茜草、藕节、侧柏叶。

（2）肝火犯肺证

【证候】咳嗽阵作，痰中带血或纯血鲜红，胸胁胀痛，烦躁易怒，口苦，舌质红，苔薄黄，脉弦数。

【证机概要】木火刑金，肺失清肃，肺络受损。

【治法】清肝泻火，凉血止血。

【方剂】泻白散合黛蛤散加减。

【药物组成】青黛、黄芩、桑白皮、地骨皮、海蛤壳、甘草、墨旱莲、白茅根、大蓟、小蓟。

（3）阴虚肺热证

【证候】咳嗽痰少，痰中带血，或反复咯血，血色鲜红，口干咽燥，颧红，潮热盗汗，舌质红，脉细数。

【证机概要】虚火灼肺，肺失清肃，肺络受损。

【治法】滋阴润肺，宁络止血。

【方剂】百合固金汤加减。

【药物组成】百合、麦冬、玄参、生地黄、熟地黄、当归、白芍、贝母、甘草、白及、藕节、白茅根、茜草。

4. 吐血

（1）胃热壅盛证

【证候】脘腹胀闷，嘈杂不适，甚则作痛，吐血色红或紫暗，常夹有食物残渣，口臭，便秘，大便色黑，舌质红，苔黄腻，脉滑数。

【证机概要】胃热内郁，热伤胃络。

【治法】清胃泻火，化瘀止血。

【方剂】泻心汤合十灰散加减。

【药物组成】黄芩、黄连、大黄、牡丹皮、栀子、大蓟、小蓟、侧柏叶、茜草根、白茅根。

（2）肝火犯胃证

【证候】吐血色红或紫暗，口苦胁痛，心烦易怒，寐少梦多，舌质红绛，脉弦数。

【证机概要】肝火横逆，胃络损伤。

【治法】泻肝清胃，凉血止血。

【方剂】龙胆泻肝汤加减。

【药物组成】龙胆草、柴胡、黄芩、栀子、泽泻、木通、车前子、生地黄、当归、白茅根、藕节、墨旱莲、茜草。

（3）气虚血溢证

【证候】吐血缠绵不止，时轻时重，血色暗淡，神疲乏力，心悸气短，面色苍白，舌质淡，脉细弱。

【证机概要】中气亏虚，统血无权，血液外溢。

【治法】健脾益气摄血。

【方剂】归脾汤加减。

【药物组成】党参、茯苓、白术、甘草、当归、黄芪、木香、阿胶、仙鹤草、炮姜炭、白及、乌贼骨。

5. 便血

（1）肠道湿热证

【证候】便血色红黏稠，大便不畅或稀溏，或有腹痛，口苦，舌质红，苔黄腻，脉濡数。

【证机概要】湿热蕴结，脉络受损，血溢肠道。

【治法】清化湿热，凉血止血。

【方剂】地榆散合槐角丸加减。

【药物组成】地榆、茜草、槐角、栀子、黄芩、黄连、茯苓、防风、枳壳、当归。

（2）气虚不摄证

【证候】便血色红或紫暗，食少，体倦，面色萎黄，心悸，少寐，舌质淡，脉细。

【证机概要】中气亏虚，气不摄血，血溢胃肠。

【治法】益气摄血。

【方剂】归脾汤加减。

【药物组成】党参、茯苓、白术、甘草、当归、黄芪、酸枣仁、远志、龙眼肉、木香、阿胶、槐花、地榆、仙鹤草。

（3）脾胃虚寒证

【证候】便血紫暗，甚则黑色，腹部隐痛，喜热饮，面色不华，神倦懒言，便溏，舌质淡，脉细。

【证机概要】中焦虚寒，统血无力，血溢胃肠。

【治法】健脾温中，养血止血。

【方剂】黄土汤加减。

【药物组成】灶心土、炮姜、白术、附子、甘草、地黄、阿胶、黄芩、白及、乌贼骨、三七、花蕊石。

6. 尿血

（1）下焦湿热证

【证候】小便黄赤灼热，尿血鲜红，心烦口渴，面赤口疮，夜寐不安，舌质红，脉数。

【证机概要】热伤阴络，血渗膀胱。

【治法】清热利湿，凉血止血。

【方剂】小蓟饮子加减。

【药物组成】小蓟、生地黄、藕节、蒲黄、栀子、木通、竹叶、滑石、甘草、当归。

（2）肾虚火旺证

【证候】小便短赤带血，头晕耳鸣，神疲，颧红潮热，腰膝酸软，舌质红，脉细数。

【证机概要】虚火内炽，灼伤脉络。

【治法】滋阴降火，凉血止血。

【方剂】知柏地黄丸加减。

【药物组成】地黄、怀山药、山茱萸、茯苓、泽泻、牡丹皮、知母、黄柏、墨旱莲、大蓟、小蓟、藕节、蒲黄。

（3）脾不统血证

【证候】久病尿血，甚或兼见齿衄、肌衄，食少，体倦乏力，气短声低，面色不华，舌质淡，脉细弱。

【证机概要】中气亏虚，统血无力，血渗膀胱。

【治法】补中健脾，益气摄血。

【方剂】归脾汤加减。

【药物组成】党参、茯苓、白术、甘草、当归、黄芪、酸枣仁、远志、龙眼肉、木香、熟地黄、阿胶、仙鹤草、槐花。

（4）肾气不固证

【证候】久病尿血，血色淡红，头晕耳鸣，精神困惫，腰脊酸痛，舌质淡，脉沉弱。

【证机概要】肾虚不固，血失藏摄。

【治法】补益肾气，固摄止血。

【方剂】无比山药丸加减。

【药物组成】熟地黄、山药、山茱萸、怀牛膝、肉苁蓉、菟丝子、杜仲、巴戟天、茯苓、泽泻、五味子、赤石脂、仙鹤草、蒲黄、槐花、紫珠草。

7. 紫斑

（1）血热妄行证

【证候】皮肤出现青紫斑点或斑块，或伴有鼻衄、齿衄、便血、尿血，或有发热，口渴，便秘，舌质红，苔黄，脉弦数。

【证机概要】热壅经络，迫血妄行，血溢肌腠。

【治法】清热解毒，凉血止血。

【方剂】十灰散加减。

【药物组成】大蓟、小蓟、侧柏叶、茜草根、白茅根、棕榈皮、牡丹皮、栀子、大黄。

（2）阴虚火旺证

【证候】皮肤出现青紫斑点或斑块，时发时止，常伴鼻衄、齿衄或月经过多，颧红，心烦，口渴，手足心热，或有潮热，盗汗，舌质红，苔少，脉细数。

【证机概要】虚火内炽，灼伤脉络，血溢肌腠。

【治法】滋阴降火，宁络止血。

【方剂】茜根散加减。

【药物组成】茜草根、黄芩、侧柏叶、生地黄、阿胶、甘草。

（3）气不摄血证

【证候】反复发生肌衄，久病不愈，神疲乏力，头晕目眩，面色苍白或萎黄，厌食，舌质淡，脉细弱。

【证机概要】中气亏虚，统摄无力，血溢肌腠。

【治法】补气摄血。

【方剂】归脾汤加减。

【药物组成】党参、茯苓、白术、甘草、当归、黄芪、酸枣仁、远志、龙眼肉、木香、仙鹤草、棕榈炭、地榆、蒲黄、茜草根、紫草。

（三）病证鉴别（助理不考）

1. 鼻衄

（1）内科鼻衄与外伤鼻衄：因碰伤、挖鼻等引起血管破裂而致鼻衄者，出血多在损伤的一侧，且经局部止血治疗不再出血，没有全身症状，与内科所论鼻衄有别。

（2）内科鼻衄与经行衄血：经行衄血又名倒经、逆经，其发生与月经周期有密切关系，多于经前期或经期出现，与内科所论鼻衄机制不同。

2. 齿衄与舌衄　齿衄为血自齿缝、牙龈溢出；舌衄为血出自舌面，舌面上常有如针眼样出血点，与齿衄不难鉴别。

3. 咯血

（1）咯血与吐血

相同点：血液均经口出。

不同点：咯血是血由肺来，经气道随咳嗽而出，血色多为鲜红，常混有痰液，咯血之前多有咳嗽、胸闷、喉痒等症状，大量咯血后，可见痰中带血数天，大便一般不呈黑色。吐血是血自胃而来，经呕吐而出，血色紫暗，常夹有食物残渣，吐血之前多有胃脘不适或胃痛、恶心等症状，吐血之后无痰中带血，但大便多呈黑色。

（2）咯血与口腔出血：鼻咽部、齿龈及口腔其他部位出血的患者，常为纯血或随唾液而出，血量少，并有口腔、鼻咽部病变的相应症状可寻，可与咯血相区别。

4. 吐血与鼻腔、口腔及咽喉出血　吐血经呕吐而出，血色紫暗，夹有食物残渣，常有胃病史。鼻腔、口腔及咽喉出血，血色鲜红，不夹食物残渣，在五官科做有关检查即可明确具体部位。

5. 便血

（1）便血与痢疾：痢疾初起有发热、恶寒等症，其便血为脓血相兼，且有腹痛、里急后重、肛门灼热等症。便血无里急后重，无脓血相兼，与痢疾不同。

（2）便血与痔疮：痔疮属外科疾病，其大便下血特点为便时或便后出血，常伴有肛门异物感或疼痛，做肛门直肠检查时，可发现内痔或外痔，与内科所论之便血不难鉴别。

（3）远血与近血：便血之远近是指出血部位距肛门的远近而言。远血其病位在胃、小肠（上消化道），血与粪便相混，血色如黑漆色或暗紫色。近血来自乙状结肠、直肠、肛门（下消化道），血便分开，或是便外裹血，血色多鲜红或暗红。

（4）肠风与脏毒：两者均属便血。肠风血色鲜泽清稀，其下如溅，属风热为患。脏毒血色暗浊黏稠，点滴不畅，因湿热（毒）所致。

6. 尿血

（1）尿血与血淋：见第六章第三节淋证。

（2）尿血与石淋：两者均有血随尿出。但石淋尿中时有砂石夹杂，小便涩滞不畅，时有小便中断，或伴腰腹绞痛等症，若砂石从小便排出则痛止，此与尿血不同。

7. 紫斑

（1）紫斑与出疹：均有局部肤色的改变，紫斑呈点状者需与出疹的疹点区别。紫斑隐于皮内，压之不褪色，触之不碍手；疹高出于皮肤，压之褪色，摸之碍手。且二者成因、病位均有不同。

（2）紫斑与温病发斑：温病发斑发病急骤，常伴有高热烦躁、头痛如劈、昏狂谵语、四肢抽搐、鼻衄、齿衄、便血、尿血、舌质红绛等，病情险恶多变。紫斑一般不如温病发斑急骤，常有反复发作史，也有突然发生者，虽时有热毒亢盛表现，但一般舌不红绛，不具有温病传变急速的特点。

（3）紫斑与丹毒：丹毒属外科皮肤病，以皮肤色红如丹得名，轻者压之褪色，重者压之不褪色，但其局部皮肤灼热肿痛，与紫斑有别。

第四节 消渴

（一）诊断依据

1. 口渴多饮、多食易饥、尿频量多、形体消瘦等具有特征性的临床症状是诊断消渴病的主要依据。

2. 有的患者“三多”症状不著，但若于中年之后发病，且嗜食膏粱厚味、醇酒炙煿，以病久并发眩晕、肺痨、胸痹心痛、中风、雀目、疮痈等病证者，应考虑消渴的可能性。

3. 可有消渴病的家族史。

（二）证治分类

1. 上消

肺热津伤证

【证候】口渴多饮，口舌干燥，尿频量多，烦热多汗，舌边尖红，苔薄黄，脉洪数。

【证机概要】肺脏燥热，津液失布。

【治法】清热润肺，生津止渴。

【方剂】消渴方加减。

【药物组成】天花粉、葛根、麦冬、生地黄、藕汁、黄连、黄芩、知母。

2. 中消

（1）胃热炽盛证

【证候】多食易饥，口渴，尿多，形体消瘦，大便干燥，苔黄，脉滑实有力。

【证机概要】胃火内炽，胃热消谷，耗伤津液。

【治法】清胃泻火，养阴增液。

【方剂】玉女煎加减。

【药物组成】生石膏、知母、黄连、栀子、玄参、生地黄、麦冬、川牛膝。

（2）气阴亏虚证

【证候】口渴引饮，能食与便溏并见，或饮食减少，精神不振，四肢乏力，体瘦，舌质淡红，苔白而干，脉弱。

【证机概要】气阴不足，脾失健运。

【治法】益气健脾，生津止渴。

【方剂】七味白术散加减。

【药物组成】黄芪、党参、白术、茯苓、怀山药、甘草、木香、藿香、葛根、天冬、麦冬。

3. 下消

（1）肾阴亏虚证

【证候】尿频量多，混浊如脂膏，或尿甜，腰膝酸软，乏力，头晕耳鸣，口干唇燥，皮肤干燥，瘙痒，舌红苔少，脉细数。

【证机概要】肾阴亏虚，肾失固摄。

【治法】滋阴固肾。

【方剂】六味地黄丸加减。

【药物组成】熟地黄、山萸肉、枸杞子、五味子、怀山药、茯苓、泽泻、牡丹皮。

（2）阴阳两虚证

【证候】小便频数，混浊如膏，甚至饮一溲一，面容憔悴，耳轮干枯，腰膝酸软，四肢欠温，畏寒肢冷，阳痿或月经不调，舌苔淡白而干，脉沉细无力。

【证机概要】阴损及阳，肾阳衰微，肾失固摄。

【治法】滋阴温阳，补肾固涩。

【方剂】金匮肾气丸加减。

【药物组成】熟地黄、山萸肉、枸杞子、五味子、怀山药、茯苓、附子、肉桂。

（三）病证鉴别（助理不考）

1. 消渴与口渴症

相同点：两者均可出现口干多饮症状。

不同点：口渴症是指口渴饮水的一个临床症状，可出现于多种疾病过程中，尤以外感热病为多见，但这类口渴各随其所患病证的不同而出现相应的临床症状，不伴多食、多尿、瘦削等消渴的特点。

2. 消渴与瘿病　见第四章第五节瘿病。

第五节　内伤发热

（一）诊断依据

1. 内伤发热起病缓慢，病程较长，多为低热，或自觉发热，而体温并不升高，表现为高热者较少。不恶寒，或虽有怯冷，但得衣被则温。常兼见头晕、神疲、自汗、盗汗、脉弱等症。

2. 一般有气血阴阳亏虚或气郁、血瘀、湿阻的病史，或有反复发热史。

3. 无感受外邪所致的头身疼痛、鼻塞、流涕、脉浮等症。

（二）证治分类

1. 阴虚发热证

【证候】午后潮热，或夜间发热，不欲近衣，手足心热，烦躁，少寐多梦，盗汗，口干咽燥，舌质红，或有裂纹，苔少甚至无苔，脉细数。

【证机概要】阴虚阳盛，虚火内炽。

【治法】滋阴清热。

【方剂】清骨散或知柏地黄丸加减。

【药物组成】银柴胡、知母、胡黄连、地骨皮、青蒿、秦艽、鳖甲。

2. 血虚发热证

【证候】发热，热势多为低热，头晕目眩，身倦乏力，心悸不宁，面白少华，唇甲色淡，舌质淡，脉细弱。

【证机概要】血虚失养，阴不配阳。

【治法】益气养血。

【方剂】归脾汤加减。

【药物组成】黄芪、党参、茯苓、白术、甘草、当归、龙眼肉、酸枣仁、远志、木香。

3. 气虚发热证

【证候】发热，热势或低或高，常在劳累后发作或加剧，倦怠乏力，气短懒言，自汗，易于感冒，食少便溏，舌质淡，苔白薄，脉细弱。

【证机概要】中气不足，阴火内生。

【治法】益气健脾，甘温除热。

【方剂】补中益气汤加减。

【药物组成】黄芪、党参、白术、甘草、当归、陈皮、升麻、柴胡。

4. 阳虚发热证

【证候】发热而欲近衣，形寒怯冷，四肢不温，少气懒言，头晕嗜卧，腰膝酸软，纳少便溏，面色㿠白，舌质淡胖，或有齿痕，苔白润，脉沉细无力。

【证机概要】肾阳亏虚，火不归原。

【治法】温补阳气，引火归原。

【方剂】金匮肾气丸加减。

【药物组成】附子、桂枝、山茱萸、地黄、山药、茯苓、牡丹皮、泽泻。

5. 气郁发热证

【证候】发热多为低热或潮热，热势常随情绪波动而起伏，精神抑郁，胁肋胀满，烦躁易怒，口干而苦，纳食减少，舌红，苔黄，脉弦数。

【证机概要】气郁日久，化火生热。

【治法】疏肝理气，解郁泄热。

【方剂】丹栀逍遥散加减。

【药物组成】牡丹皮、栀子、柴胡、薄荷、当归、白芍、白术、茯苓、甘草。

6. 痰湿郁热证

【证候】低热，午后热甚，心内烦热，胸闷脘痞，不思饮食，渴不欲饮，呕恶，大便稀薄或黏滞不爽，舌苔白腻或黄腻，脉濡数。

【证机概要】痰湿内蕴，壅遏化热。

【治法】燥湿化痰，清热和中。

【方剂】黄连温胆汤合中和汤或三仁汤加减。

【药物组成】半夏、厚朴、枳实、陈皮、茯苓、通草、竹叶、黄连。

7. 血瘀发热证

【证候】午后或夜晚发热，或自觉身体某些部位发热，口燥咽干，但不多饮，肢体或躯干有固定痛处或肿块，面色萎黄或晦暗，舌质青紫或有瘀点、瘀斑，脉弦或涩。

【证机概要】血行瘀滞，瘀热内生。

【治法】活血化瘀。

【方剂】血府逐瘀汤加减。

【药物组成】当归、川芎、赤芍、地黄、桃仁、红花、牛膝、柴胡、枳壳、桔梗。

（三）病证鉴别（助理不考）

内伤发热与外感发热

相同点：两者均见发热症状。

不同点：内伤发热起病缓慢，病程较长，多为低热，或自觉发热，而体温并不升高，表现为高热者较少。不恶寒，或虽有怯冷，但得衣被则温。常兼见头晕、神疲、自汗、盗汗、脉弱等症。外感发热因感受外邪而起，起病较急，病程较短，发热初期大多伴有恶寒，其恶寒得衣被而不减。发热的热度大多较高，发热的类型随病种的不同而有所差异。初起常兼有头身疼痛、鼻塞、流涕、咳嗽、脉浮等表证，属实证者居多。

第六节 癌病（助理不考）

（一）诊断依据

1. 癌病中晚期可出现相关特异性证候表现。由于肿瘤部位不同而主症各异，如脑瘤患者常以头痛、呕吐、视力障碍为主；肺癌患者以顽固性干咳或痰中带血，以及胸痛、气急、发热多见；肝癌患者可见右胁疼痛、乏力、纳差、黄疸等；大肠癌患者可有大便习惯改变，如腹泻或便秘等；肾癌患者可有腰部不适、尿血等。

2. 病变局部可有坚硬、表面不平的肿块，肿块进行性增大，伴乏力、纳差、疼痛，或不明原因发热及消瘦，并进行性加重，多为癌病诊断的主要参考依据。

（二）证治分类

1. 气郁痰瘀证

【证候】胸膈痞闷，脘腹胀满，或胀痛不适，或隐痛或刺痛，善太息，神疲乏力，纳呆食少，便溏，呕血，黑便，或咳嗽、咳痰，痰质稠黏，痰白或黄白相兼；舌苔薄腻，质暗隐紫，脉弦或细涩。

【证机概要】气机郁滞，痰瘀交阻。

【治法】行气解郁，化痰祛瘀。

【方剂】越鞠丸合化积丸加减。

【药物组成】香附、苍术、川芎、栀子、神曲、三棱、莪术、阿魏、海浮石、香附、槟榔、苏木、瓦楞子、五灵脂、雄黄。

2. 热毒炽盛证

【证候】局部肿块灼热疼痛，发热，口咽干燥，心烦寐差，或热势壮盛，久稽不退，咳嗽无痰或少痰，或痰中带血，甚则咯血不止，胸痛或腰酸背痛，小便短赤，大便秘结或便溏泄泻；舌质红，舌苔黄腻或薄黄少津，脉细数或弦细数。

【证机概要】热邪炽盛，热盛酿毒。

【治法】清热凉血，解毒散结。

【方剂】犀角地黄汤合犀黄丸加减。

【药物组成】犀角（可用水牛角代）、牡丹皮、生地黄、赤芍、牛黄、麝香、没药、乳香、黄米饭。

3. 湿热郁毒证

【证候】时有发热，恶心，胸闷，口干口苦，心烦易怒，胁痛或腹部阵痛，身黄，目黄，尿黄，便中带血或黏液脓血便，里急后重，或大便干稀不调，肛门灼热；舌质红，苔黄腻，脉弦滑或滑数。

【证机概要】湿邪化热，湿热蕴毒。

【治法】清热利湿，解毒散结。

【方剂】龙胆泻肝汤合五味消毒饮加减。

【药物组成】龙胆草、黄芩、栀子、泽泻、木通、车前子、当归、地黄、柴胡、生甘草、金银花、野菊花、蒲公英、紫花地丁、紫背天葵。

4. 瘀毒内阻证

【证候】面色晦暗，或肌肤甲错，胸痛或腰腹疼痛，痛有定处，如锥如刺，痰中带血或尿血，血色暗红，口唇紫暗；舌质暗或有瘀点、瘀斑，苔薄或薄白，脉涩或细弦或细涩。

【证机概要】瘀血蓄结，壅阻气机。

【治法】活血化瘀，理气散结。

【方剂】血府逐瘀汤加减。

【药物组成】地黄、桃仁、红花、枳壳、赤芍、柴胡、桔梗、川芎。

5. 气阴两虚证

【证候】神疲乏力，口咽干燥，盗汗，头晕耳鸣，视物模糊，五心烦热，腰膝酸软，纳差，大便秘结或稀溏；舌质淡红少苔，脉细或细数。

【证机概要】癌病日久，邪盛正虚，气阴两虚。

【治法】益气养阴，扶正抗癌。

【方剂】生脉地黄汤加减。

【药物组成】人参、麦冬、五味子、地黄、山萸肉、山药、茯苓、牡丹皮、泽泻。

6. 气血双亏证

【证候】形体消瘦，面色无华，唇甲色淡，气短乏力，动辄尤甚，伴头昏心悸，目眩，动则多汗，口干舌燥，纳呆食少；舌质红或淡，脉细或细弱。

【证机概要】癌病久延，气虚血亏。

【治法】益气养血，扶正抗癌。

【方剂】十全大补丸加减。

【药物组成】人参、白术、茯苓、当归、熟地黄、白芍、川芎、黄芪、肉桂。

（三）病证鉴别

癌病与良性肿瘤　良性肿瘤生长缓慢；皮肤无改变，除皮脂腺囊肿外，与皮肤无粘连；肿块表面光滑，边界清，活动度好；一般质地较软；多无症状，肿瘤体积较大或发生于特殊部位时可产生压迫症状。癌病生长较快；常与皮肤粘连，凹陷或形成溃疡；肿块表面粗糙，无包膜，活动度差或固定；质硬或固定，无弹性；早期症状隐匿，有不明原因的消瘦、发热、出血，或发病部位的相应症状。

第八章　肢体经络病证

第一节　概　　述

肢体经络病证的辨证论治要点，见表1-12。

表1-12　肢体经络病证的辨证论治要点

<table>
<tr><th>病名</th><th colspan="2">证型</th><th>证机概要</th><th>治　法</th><th>方　剂</th></tr>
<tr><td rowspan="6">痹证</td><td rowspan="3">风寒湿痹</td><td>行痹</td><td>风邪兼夹寒湿，留滞经脉，闭阻气血</td><td>祛风通络，散寒除湿</td><td>防风汤加减</td></tr>
<tr><td>痛痹</td><td>寒邪兼夹风湿，留滞经脉，闭阻气血</td><td>散寒通络，祛风除湿</td><td>乌头汤加减</td></tr>
<tr><td>着痹</td><td>湿邪兼夹风寒，留滞经脉，闭阻气血</td><td>除湿通络，祛风散寒</td><td>薏苡仁汤加减</td></tr>
<tr><td colspan="2">风湿热痹</td><td>风湿热邪壅滞经脉，气血闭阻不通</td><td>清热通络，祛风除湿</td><td>白虎加桂枝汤或宣痹汤加减</td></tr>
<tr><td colspan="2">痰瘀痹阻</td><td>痰瘀互结，留滞肌肤，闭阻经脉</td><td>化痰行瘀，蠲痹通络</td><td>双合汤加减</td></tr>
<tr><td colspan="2">肝肾亏虚</td><td>肝肾不足，筋脉失于濡养、温煦</td><td>培补肝肾，舒筋止痛</td><td>独活寄生汤加减</td></tr>
<tr><td rowspan="5">痿证</td><td colspan="2">肺热津伤</td><td>肺燥伤津，五脏失润，筋脉失养</td><td>清热润燥，养阴生津</td><td>清燥救肺汤加减</td></tr>
<tr><td colspan="2">湿热浸淫</td><td>湿热浸渍，壅遏经脉，营卫受阻</td><td>清热利湿，通利经脉</td><td>加味二妙散加减</td></tr>
<tr><td colspan="2">脾胃虚弱</td><td>脾虚不健，生化乏源，气血亏虚，筋脉失养</td><td>补中益气，健脾升清</td><td>参苓白术散合补中益气汤加减</td></tr>
<tr><td colspan="2">肝肾亏损</td><td>肝肾亏虚，阴精不足，筋脉失养</td><td>补益肝肾，滋阴清热</td><td>虎潜丸加减</td></tr>
<tr><td colspan="2">脉络瘀阻</td><td>气虚血瘀，阻滞经络，筋脉失养</td><td>益气养营，活血行瘀</td><td>圣愈汤合补阳还五汤加减</td></tr>
<tr><td rowspan="5">颤证</td><td colspan="2">风阳内动</td><td>肝郁阳亢，化火生风，扰动筋脉</td><td>镇肝息风，舒筋止颤</td><td>天麻钩藤饮合镇肝熄风汤加减</td></tr>
<tr><td colspan="2">痰热风动</td><td>痰热内蕴，热极生风，筋脉失约</td><td>清热化痰，平肝息风</td><td>导痰汤合羚角钩藤汤加减</td></tr>
<tr><td colspan="2">气血亏虚</td><td>气血两虚，筋脉失养，虚风内动</td><td>益气养血，濡养筋脉</td><td>人参养荣汤加减</td></tr>
<tr><td colspan="2">髓海不足</td><td>髓海不足，神机失养，肢体筋脉失主</td><td>填精补髓，育阴息风</td><td>龟鹿二仙膏合大定风珠加减</td></tr>
<tr><td colspan="2">阳气虚衰</td><td>阳气虚衰，失于温煦，筋脉不用</td><td>补肾助阳，温煦筋脉</td><td>地黄饮子加减</td></tr>
<tr><td rowspan="5">腰痛</td><td colspan="2">寒湿腰痛</td><td>寒湿闭阻，滞碍气血，经脉不利</td><td>散寒行湿，温经通络</td><td>甘姜苓术汤加减</td></tr>
<tr><td colspan="2">湿热腰痛</td><td>湿热壅遏，经气不畅，筋脉失舒</td><td>清热利湿，舒筋止痛</td><td>四妙丸加减</td></tr>
<tr><td colspan="2">瘀血腰痛</td><td>瘀血阻滞，经脉痹阻，不通则痛</td><td>活血化瘀，通络止痛</td><td>身痛逐瘀汤加减</td></tr>
<tr><td rowspan="2">肾虚腰痛</td><td>肾阴虚</td><td>肾阴不足，不能濡养腰脊</td><td>滋补肾阴，濡养筋脉</td><td>左归丸加减</td></tr>
<tr><td>肾阳虚</td><td>肾阳不足，不能温煦筋脉</td><td>补肾壮阳，温煦经脉</td><td>右归丸加减</td></tr>
</table>

第二节　痹　　证

（一）诊断依据

1. 临床表现为肢体关节、肌肉疼痛，屈伸不利，或疼痛游走不定，甚则关节剧痛、肿大、强硬、变形。

2. 发病及病情的轻重常与劳累以及季节变换、气候寒冷、潮湿等天气变化有关，某些痹证的发生和加重可与饮食不当有关。

3. 本病可发生于任何年龄，但不同年龄的发病与疾病的类型有一定的关系。

（二）证治分类

1. 风寒湿痹

（1）行痹

【证候】肢体关节、肌肉疼痛酸楚，屈伸不利，可涉及肢体多个关节，疼痛呈游走性，初起可见有恶风、发热等表证，舌苔薄白，脉浮或浮缓。

【证机概要】风邪兼夹寒湿，留滞经脉，闭阻气血。

【治法】祛风通络，散寒除湿。

【方剂】防风汤加减。

【药物组成】防风、麻黄、桂枝、葛根、当归、茯苓、生姜、大枣、甘草。

（2）痛痹

【证候】肢体关节疼痛，痛势较剧，部位固定，遇寒则痛甚，得热则痛缓，关节屈伸不利，局部皮肤或有寒冷感，舌质淡，舌苔薄白，脉弦紧。

【证机概要】寒邪兼夹风湿，留滞经脉，闭阻气血。

【治法】散寒通络，祛风除湿。

【方剂】乌头汤加减。

【药物组成】制川乌、麻黄、芍药、甘草、蜂蜜、黄芪。

（3）着痹

【证候】肢体关节、肌肉酸楚、重着、疼痛，肿胀散漫，关节活动不利，肌肤麻木不仁，舌质淡，舌苔白腻，脉濡缓。

【证机概要】湿邪兼夹风寒，留滞经脉，闭阻气血。

【治法】除湿通络，祛风散寒。

【方剂】薏苡仁汤加减。

【药物组成】薏苡仁、苍术、甘草、羌活、独活、防风、麻黄、桂枝、制川乌、当归、川芎。

2. 风湿热痹

【证候】游走性关节疼痛，可涉及一个或多个关节，活动不便，局部灼热红肿，痛不可触，得冷则舒，可有皮下结节或红斑，常伴有发热、恶风、汗出、口渴、烦躁不安等全身症状，舌质红，舌苔黄或黄腻，脉滑数或浮数。

【证机概要】风湿热邪壅滞经脉，气血闭阻不通。

【治法】清热通络，祛风除湿。

【方剂】白虎加桂枝汤或宣痹汤加减。前方以清热宣痹为主，用于偏热象明显者；后方重在清热利湿，宣痹通络，用于关节疼痛明显者。

【药物组成】石膏、知母、黄柏、连翘、桂枝、防己、杏仁、薏苡仁、滑石、赤小豆、蚕沙。

3. 痰瘀痹阻证

【证候】痹证日久，肌肉关节刺痛，固定不移，或关节肌肤紫暗、肿胀，按之较硬，肢体顽麻或重着，或关节僵硬变形，屈伸不利，有硬结、瘀斑，面色暗黧，眼睑水肿，或胸闷痰多，舌质紫暗或有瘀斑，舌苔白腻，脉弦涩。

【证机概要】痰瘀互结，留滞肌肤，闭阻经脉。

【治法】化痰行瘀，蠲痹通络。

【方剂】双合汤加减。

【药物组成】桃仁、红花、当归、川芎、白芍、茯苓、半夏、陈皮、白芥子、竹沥、姜汁。

4. 肝肾亏虚证

【证候】痹证日久不愈，关节屈伸不利，肌肉瘦削，腰膝酸软，或畏寒肢冷，阳痿，遗精，或骨蒸劳热，心烦口干，舌质淡红，舌苔薄白或少津，脉沉细弱或细数。

【证机概要】肝肾不足，筋脉失于濡养、温煦。

【治法】培补肝肾，舒筋止痛。

【方剂】独活寄生汤加减。

【药物组成】独活、桑寄生、防风、秦艽、桂枝、细辛、牛膝、杜仲、人参、茯苓、甘草、当归、川芎、生地黄、白芍。

（三）病证鉴别（助理不考）

痹证与痿证　鉴别要点首先在于痛与不痛，痹证以关节疼痛为主，而痿证则以肢体力弱为主，无疼痛症状；其次要观察肢体的活动障碍，痿证是无力运动，痹证是因痛而影响活动；最后，部分痿证病初即有肌肉萎缩，而痹证则是由于疼痛甚或关节僵直不能活动，日久废而不用导致肌肉萎缩。

第三节　痿　证

（一）诊断依据

1. 肢体筋脉弛缓不收，下肢或上肢，一侧或双侧，软弱无力，甚则瘫痪，部分患者伴有肌肉萎缩。

2. 由于肌肉痿软无力，可有睑废、视歧、声嘶低暗、抬头无力等症状，甚则影响呼吸、吞咽。

3. 部分患者发病前有感冒、腹泻病史，有的患者有神经毒性药物接触史或家族遗传史。

（二）证治分类

1. 肺热津伤证

【证候】发病急，病起发热，或热后突然出现肢体软弱无力，可较快发生肌肉瘦削，皮肤干燥，心烦口渴，咳呛少痰，咽干不利，小便黄赤或热痛，大便干燥，舌质红，苔黄，脉细数。

【证机概要】肺燥伤津，五脏失润，筋脉失养。

【治法】清热润燥，养阴生津。

【方剂】清燥救肺汤加减。

【药物组成】北沙参、西洋参、麦冬、生甘草、阿胶、胡麻仁、生石膏、桑叶、苦杏仁、炙枇杷。

2. 湿热浸淫证

【证候】起病较缓，逐渐出现肢体困重，痿软无力，尤以下肢或两足痿弱为甚，兼见微肿，手足麻木，扪及微热，喜凉恶热，或有发热，胸脘痞闷，小便赤涩热痛，舌质红，舌苔黄腻，脉濡数或滑数。

【证机概要】湿热浸渍，壅遏经脉，营卫受阻。

【治法】清热利湿，通利经脉。

【方剂】加味二妙散加减。

【药物组成】苍术、黄柏、萆薢、防己、薏苡仁、蚕沙、木瓜、牛膝、龟甲。

3. 脾胃虚弱证

【证候】起病缓慢，肢体软弱无力逐渐加重，神疲肢倦，肌肉萎缩，少气懒言，纳呆便溏，面色㿠白或萎黄无华，面浮，舌淡苔薄白，脉细弱。

【证机概要】脾虚不健，生化乏源，气血亏虚，筋脉失养。

【治法】补中益气，健脾升清。

【方剂】参苓白术散合补中益气汤加减。

【药物组成】人参、白术、山药、扁豆、莲肉、甘草、大枣、黄芪、当归、薏苡仁、茯苓、砂仁、陈皮、升麻、柴胡、神曲。

4. 肝肾亏损证

【证候】起病缓慢，渐见肢体痿软无力，尤以下肢明显，腰膝酸软，不能久立，甚至步履全废，腿胫大肉渐脱，或伴有眩晕耳鸣，舌咽干燥，遗精或遗尿，或妇女月经不调，舌红少苔，脉细数。

【证机概要】肝肾亏虚，阴精不足，筋脉失养。

【治法】补益肝肾，滋阴清热。

【方剂】虎潜丸加减。

【药物组成】虎骨（用狗骨代）、牛膝、熟地黄、龟甲、知母、黄柏、锁阳、当归、白芍药、陈皮、干姜。

5. 脉络瘀阻证

【证候】久病体虚，四肢痿弱，肌肉瘦削，手足麻木不仁，四肢青筋显露，可伴有肌肉活动时隐痛不适，舌痿不能伸缩，舌质暗淡或有瘀点、瘀斑，脉细涩。

【证机概要】气虚血瘀，阻滞经络，筋脉失养。

【治法】益气养营，活血行瘀。

【方剂】圣愈汤合补阳还五汤加减。

【药物组成】人参、黄芪、当归、川芎、熟地黄、白芍、川牛膝、地龙、桃仁、红花、鸡血藤。

（三）病证鉴别（助理不考）

1. 痿证与偏枯　偏枯亦称半身不遂，是中风症状，病见一侧上下肢偏废不用，常伴有语言謇涩、口眼歪斜，久则患肢肌肉枯瘦，其瘫痪是由于中风而致，二者临床不难鉴别。

2. 痿证与痹证　见本章第二节痹证。

第四节　颤证（助理不考）

（一）诊断依据

1. 头部及肢体颤抖、摇动，不能自制，甚则颤动不止，四肢强急。

2. 常伴动作笨拙，活动减少，多汗流涎，语言缓慢不清，烦躁不寐，神识呆滞等症状。

3. 多发生于中老年人，一般隐袭起病，逐渐加重，不能自行缓解。部分患者发病与情志有关，或继发于脑部病变。

（二）证治分类

1. 风阳内动证

【证候】肢体颤动粗大，程度较重，不能自制，眩晕耳鸣，面赤烦躁，易激动，心情紧张时颤动加重，伴有肢体麻木，口苦而干，语言迟缓不清，流涎，尿赤，大便干，舌质红，苔黄，脉弦。

【证机概要】肝郁阳亢，化火生风，扰动筋脉。

【治法】镇肝息风，舒筋止颤。

【方剂】天麻钩藤饮合镇肝熄风汤加减。

【药物组成】天麻、钩藤、石决明、赭石、生龙骨、生牡蛎、生地黄、白芍、玄参、龟甲、天冬、怀牛膝、杜仲、桑寄生、黄芩、山栀、首乌藤、茯神。

2. 痰热风动证

【证候】头摇不止，肢麻震颤，重则手不能持物，头晕目眩，胸脘痞闷，口苦口黏，甚则口吐痰涎，舌体胖大，有齿痕，舌质红，舌苔黄腻，脉弦滑数。

【证机概要】痰热内蕴，热极生风，筋脉失约。

【治法】清热化痰，平肝息风。

【方剂】导痰汤合羚角钩藤汤加减。

【药物组成】半夏、胆南星、竹茹、川贝母、黄芩、羚羊角（用山羊角代）、桑叶、钩藤、菊花、生地黄、生白芍、甘草、橘红、茯苓、枳实。

3. 气血亏虚证

【证候】头摇肢颤，面色淡白，表情淡漠，神疲乏力，动则气短，心悸健忘，眩晕，纳呆，舌体胖大，舌质淡红，舌苔薄白滑，脉沉濡无力或沉细弱。

【证机概要】气血两虚，筋脉失养，虚风内动。

【治法】益气养血，濡养筋脉。

【方剂】人参养荣汤加减。

【药物组成】熟地黄、当归、白芍、人参、白术、黄芪、茯苓、炙甘草、肉桂、天麻、钩藤、珍珠母、五味子、远志。

4. 髓海不足证

【证候】头摇肢颤，持物不稳，腰膝酸软，失眠心烦，头晕，耳鸣，善忘，老年患者常兼有神呆，舌质红，舌苔薄白，或红绛无苔，脉象细数。

【证机概要】髓海不足，神机失养，肢体筋脉失主。

【治法】填精补髓，育阴息风。

【方剂】龟鹿二仙膏合大定风珠加减。

【药物组成】龟甲、鳖甲、生牡蛎、钩藤、鸡子黄、阿胶、枸杞子、鹿角胶、熟地黄、生地黄、白芍、麦冬、麻仁、人参、山药、茯苓、五味子、甘草。

5. 阳气虚衰证

【证候】头摇肢颤，筋脉拘挛，面色皖白，畏寒肢冷，四肢麻木，心悸懒言，动则气短，自汗，小便清长或自遗，大便溏，舌质淡，舌苔薄白，脉沉迟无力。

【证机概要】阳气虚衰，失于温煦，筋脉不用。

【治法】补肾助阳，温煦筋脉。

【方剂】地黄饮子加减。

【药物组成】附子、肉桂、巴戟天、山萸肉、熟地黄、党参、白术、茯苓、生姜、白芍、甘草。

（三）病证鉴别

颤证与瘛疭　瘛疭即抽搐，多见于急性热病或某些慢性疾病急性发作，抽搐多呈持续性，有时伴短阵性间歇，手足屈伸牵引，弛纵交替，部分患者可有发热、两目上视、神昏等症状。颤证是一种慢性疾病过程，以头颈、手足不自主颤动、振摇为主要症状，手足颤抖动作幅度小，频率较快，而无肢体抽搐牵引和发热、神昏等症状，再结合病史分析，二者不难鉴别。

第五节　腰　　痛

（一）诊断依据

1. 急性腰痛，病程较短，轻微活动即可引起一侧或两侧腰部疼痛加重，脊柱两旁常有明显的按压痛。

2. 慢性腰痛，病程较长，缠绵难愈，腰部多隐痛或酸痛。常因体位不当、劳累过度、天气变化等因素而加重。

3. 本病常有居处潮湿阴冷、涉水冒雨、跌仆挫闪或劳损等相关病史。

（二）证治分类

1. 寒湿腰痛

【证候】腰部冷痛重着，转侧不利，逐渐加重，静卧病痛不减，寒冷和阴雨天则加重，舌质淡，苔白腻，脉沉而迟缓。

【证机概要】寒湿闭阻，滞碍气血，经脉不利。

【治法】散寒行湿，温经通络。

【方剂】甘姜苓术汤加减。

【药物组成】干姜、桂枝、甘草、牛膝、茯苓、白术、杜仲、桑寄生、续断。

2. 湿热腰痛

【证候】腰部疼痛，重着而热，暑湿阴雨天气症状加重，活动后或可减轻，身体困重，小便短赤，苔黄腻，脉濡数或弦数。

【证机概要】湿热壅遏，经气不畅，筋脉失舒。

【治法】清热利湿，舒筋止痛。

【方剂】四妙丸加减。

【药物组成】苍术、黄柏、薏苡仁、木瓜、络石藤、川牛膝。

3. 瘀血腰痛

【证候】腰痛如刺，痛有定处，痛处拒按，日轻夜重，轻者俯仰不便，重则不能转侧。舌质暗紫，或有瘀斑，脉涩。部分患者有跌仆闪挫病史。

【证机概要】瘀血阻滞，经脉痹阻，不通则痛。

【治法】活血化瘀，通络止痛。

【方剂】身痛逐瘀汤加减。

【药物组成】当归、川芎、桃仁、红花、䗪虫、香附、没药、五灵脂、地龙、牛膝。

4. 肾虚腰痛

（1）肾阴虚证

【证候】腰部隐隐作痛，酸软无力，缠绵不愈，心烦少寐，口燥咽干，面色潮红，手足心热，舌红少苔，脉弦细数。

【证机概要】肾阴不足，不能濡养腰脊。

【治法】滋补肾阴，濡养筋脉。

【方剂】左归丸加减。

【药物组成】熟地黄、枸杞子、山萸肉、山药、龟甲胶、菟丝子、鹿角胶、牛膝。

（2）肾阳虚证

【证候】腰部隐隐作痛，酸软无力，缠绵不愈，局部发凉，喜温喜按，遇劳更甚，卧则减轻，常反复发作，少腹拘急，面色㿠白，肢冷畏寒，舌质淡，脉沉细无力。

【证机概要】肾阳不足，不能温煦筋脉。

【治法】补肾壮阳，温煦经脉。

【方剂】右归丸加减。

【药物组成】肉桂、附子、鹿角胶、杜仲、菟丝子、熟地黄、山药、山萸肉、枸杞子。

（三）病证鉴别（助理不考）

1. 腰痛与背痛、尻痛、胯痛　腰痛是指腰背及其两侧部位的疼痛，背痛为背膂以上部位疼痛，尻痛是尻骶部位的疼痛，胯痛是指尻尾以下及两侧胯部的疼痛，疼痛的部位不同，应予区别。

2. 腰痛与肾痹　腰痛是以腰部疼痛为主；肾痹是指腰背强直弯曲、不能屈伸、行动困难而言，多由骨痹日久发展而成。

第二篇　外科病证

第一节　概　　述

外科病证的辨证论治要点，见表2-1。

表2-1　外科病证的辨证论治要点

病　名	证　型	治　法	方　剂
痈	火毒凝结	清热解毒，行瘀活血	仙方活命饮加减
	热胜肉腐	和营清热，透脓托毒	仙方活命饮合五味消毒饮加减
	气血两虚	益气养血，托毒生肌	托里消毒散加减
乳癖	肝郁痰凝	疏肝解郁，化痰散结	逍遥蒌贝散加减
	冲任失调	调摄冲任	二仙汤合四物汤加减
湿疮	湿热蕴肤	清热利湿止痒	龙胆泻肝汤合萆薢渗湿汤加减
	脾虚湿蕴	健脾利湿止痒	除湿胃苓汤加减
	血虚风燥	养血润肤，祛风止痒	当归饮子或四物消风饮加丹参、鸡血藤、乌梢蛇
痔	风热肠燥	清热凉血祛风	凉血地黄汤加减
	湿热下注	清热利湿止血	脏连丸加减
	气滞血瘀	清热利湿，行气活血	止痛如神汤加减
	脾虚气陷	补中益气，升阳举陷	补中益气汤加减
脱疽	寒湿阻络	温阳散寒，活血通络	阳和汤加减
	血脉瘀阻	活血化瘀，通络止痛	桃红四物汤加减
	湿热毒盛	清热利湿，活血化瘀	四妙勇安汤加减
	热毒伤阴	清热解毒，养阴活血	顾步汤加减
	气阴两虚	益气养阴	黄芪鳖甲汤加减
精癃	湿热下注	清热利湿，消癃通闭	八正散加减
	脾肾气虚	补脾益气，温肾利尿	补中益气汤加减
	气滞血瘀	行气活血，通窍利尿	沉香散加减
	肾阴亏虚	滋补肾阴，通窍利尿	知柏地黄丸加丹参、琥珀、王不留行、地龙
	肾阳不足	温补肾阳，通窍利尿	济生肾气丸加减
肠痈	瘀滞证	行气活血，通腑泄热	大黄牡丹汤合红藤煎剂加减
	湿热证	通腑泄热，解毒利湿透脓	复方大柴胡汤加减
	热毒证	通腑排脓，养阴清热	大黄牡丹汤合透脓散加减

第二节 痈

（一）诊断依据

1. 临床表现

（1）可发生于体表的任何部位。初起在患处皮肉之间突然肿胀，光软无头，迅速结块，表皮焮红，少数病例初起皮色不变，到酿脓时才转为红色，灼热疼痛。轻者无全身症状；重者可伴恶寒发热、头痛、泛恶、口渴、舌苔黄腻、脉弦滑或洪数等全身症状。

（2）成脓约在病起后 7 天，即使体质较差者亦不超过 2 周。局部肿势逐渐高突，疼痛加剧，痛如鸡啄。若按之中软有波动感，为脓已成熟，多伴有发热持续不退等全身症状。

（3）溃后脓出多稠厚、色黄白；若为外伤血肿化脓，则可夹杂赤紫色血块。若疮口过小或有袋脓，可致脓流不畅，影响愈合；若气血虚，则脓水稀薄，疮面新肉难生，不易收口。

2. 实验室检查及辅助检查　血常规示白细胞总数可增多，中性粒细胞比例可升高。

（二）证治分类

1. 内治

（1）火毒凝结证

【证候】局部突然肿胀，光软无头，迅速结块，皮肤焮红，灼热疼痛。日后逐渐扩大，变成高肿发硬。重者可有恶寒发热，头痛，泛恶，口渴。舌苔黄腻，脉弦滑或洪数。

【治法】清热解毒，行瘀活血。

【方剂】仙方活命饮加减。

（2）热胜肉腐证

【证候】红热明显，肿势高突，疼痛剧烈，痛如鸡啄，溃后脓出则肿痛消退，舌红，苔黄，脉数。

【治法】和营清热，透脓托毒。

【方剂】仙方活命饮合五味消毒饮加减。

（3）气血两虚证

【证候】脓水稀薄，疮面新肉不生，色淡红而不鲜或暗红，愈合缓慢。伴面色无华，神疲乏力，纳少。舌质淡胖，苔少，脉沉细无力。

【治法】益气养血，托毒生肌。

【方剂】托里消毒散加减。

2. 外治

初起：用金黄膏或金黄散，以冷开水调成糊状外敷。热盛者，可用玉露膏或玉露散外敷，或太乙膏外敷，掺药均可用红灵丹或阳毒内消散。

成脓：宜切开排脓，以得脓为度。

溃后：先用药线蘸八二丹插入疮口，3～5 日后改用九一丹，外盖金黄膏或玉露膏。待肿势消退十之八九时，改用红油膏盖贴。脓腐已尽，见出透明浅色黏液者，改用生肌散、太乙膏或生肌白玉膏或生肌玉红膏盖贴。有袋脓者，可先用垫棉法加压包扎，如无效可扩创引流。

（三）病证鉴别（助理不考）

1. 痈与脂瘤染毒　脂瘤染毒患处平时已有结块，与表皮粘连，但基底部推之可动，其中心皮肤常可见粗大黑色毛孔，挤之有粉刺样物溢出，且有臭味。染毒后红肿较局限，10 天左右化脓，脓出夹有粉渣样物，愈合较为缓慢，全身症状较轻。

2. 痈与有头疽　有头疽多发于项背部肌肉丰厚处。初起有一粟米样疮头，而后肿势逐渐扩大，形成多个脓头，溃后如蜂窝状，范围常超过 10cm，全身症状明显，病程较长。

3. 痈与发　发的临床表现是在皮肤疏松部位突然红肿蔓延成片，灼热疼痛，红肿以中心明显，四周较淡，边界不清，范围较痈大，3～5 天皮肤湿烂，随即腐溃、色黑，或中软而不溃，并伴有明显的全身症状。

第三节 乳　　癖

（一）诊断依据

1. 临床表现　好发年龄在 25～45 岁。乳房疼痛以胀痛为主，也有刺痛或牵拉痛。疼痛常在月经前加剧，经后疼痛减轻，或疼痛随情绪波动而变化，痛甚者不可触碰，行走或活动时也有乳痛。乳痛主要以乳房肿块处为甚，常涉及胸胁部或肩背部。乳房肿块可发生于单侧或双侧，大多位于乳房的外上象限，也可见于其他象限。肿块的质地中等或质硬不坚，表面光滑或呈颗粒状，活动度好，大多伴有压痛。肿块大小不一，一般直径在 1～2cm，大者可超过 3cm。乳房肿块可于经前期增大变硬，经后稍见缩小变软。个别患者还可伴有乳头溢液，溢液呈白色或黄绿色，或呈浆液状。乳房疼痛和乳房肿块可同时出现，也可先后出现或以乳痛为主，或以乳房肿块为主。患者还常伴有月经失调、心烦易怒等症状。

2. 辅助检查　乳房钼靶X线摄片、超声检查及红外线热图像有助于诊断和鉴别诊断。对于肿块较硬或较大者，可考虑做组织病理学检查。

（二）证治分类

1. 内治

（1）肝郁痰凝证

【证候】多见于青壮年妇女。乳房肿块随喜怒消长，伴有胸闷胁胀，善郁易怒，失眠多梦，心烦口苦。苔薄黄，脉弦滑。

【治法】疏肝解郁，化痰散结。

【方剂】逍遥蒌贝散加减。

【药物组成】柴胡、郁金、当归、白芍、茯苓、白术、瓜蒌、半夏、制南星。

（2）冲任失调证

【证候】多见于中年妇女。乳房肿块月经前加重，经后缓减，伴有腰酸乏力，神疲倦怠，月经失调，量少色淡，或闭经。舌淡，苔白，脉沉细。

【治法】调摄冲任。

【方剂】二仙汤合四物汤加减。

【药物组成】淫羊藿、当归、白芍、巴戟天、肉苁蓉、制香附、郁金、天冬、贝母、知母。

2. 外治　可用中药局部外敷于乳房肿块处，多为辅助疗法，如用阳和解凝膏掺黑退消或桂麝散盖贴，或以生白附子或鲜蟾蜍皮外敷，或用大黄粉以醋调敷。对外用药过敏者忌用。

（三）病证鉴别（助理不考）

1. 乳癖与乳岩　乳岩特点为常无意中发现肿块，多无疼痛，逐渐长大，肿块质地坚硬如石，表面高低不平，边缘不整齐，常与皮肤粘连，活动度差，患侧淋巴结可肿大，后期溃破呈菜花样。

2. 乳癖与乳核　乳核多见于20～25岁女性，乳房肿块形如丸卵，质地坚实，表面光滑，边界清楚，活动度好，病程进展缓慢。

第四节　湿　疮

（一）诊断依据

1. 急性湿疮　本病起病较快，皮损常为对称性、原发性和多形性。可发于身体的任何部位，亦可泛发全身，但常以头面、耳后、手足、阴囊、外阴、肛门等处最为多见，多呈对称分布。病变常为片状或弥漫性，无明显边界。皮损为多数密集的粟粒大小的丘疹、丘疱疹，基底潮红，由于搔抓，丘疹、丘疱疹或水疱顶端抓破后流滋、糜烂及结痂，皮损中心较重，外周有散在丘疹、红斑、丘疱疹，故边界不清。如不转化为慢性，1～2个月可脱去痂皮而愈。自觉瘙痒剧烈，搔抓、肥皂热水烫洗、饮酒、食辛辣发物均可使皮损加重，瘙痒加剧，重者影响睡眠。搔抓染毒多致糜烂、渗液、化脓，并可发疖等。

2. 亚急性湿疮　皮损较急性湿疮轻，以丘疹、结痂、鳞屑为主，仅有少量水疱及轻度糜烂。自觉剧烈瘙痒，夜间尤甚。

3. 慢性湿疮　皮损多局限于某一部位，如小腿、手足、肘窝、腘窝、外阴、肛门等处。表现为皮肤肥厚粗糙，触之较硬，色暗红或紫褐色，皮纹显著或呈苔藓样变。皮损表面常附有鳞屑伴抓痕、血痂、色素沉着，部分皮损可出现新的丘疹或水疱，抓破后有少量流滋。发生于手足及关节部位者，常易出现皲裂，自觉疼痛，影响活动。患者自觉瘙痒，呈阵发性，夜间或精神紧张、饮酒、食辛辣发物时瘙痒加剧。病程较长，反复发作，时轻时重。

（二）证治分类

1. 内治

（1）湿热蕴肤证

【证候】发病快，病程短，皮损有潮红、丘疱疹，灼热瘙痒无休，抓破渗液流脂水；伴心烦口渴，身热不扬，大便干，小便短赤；舌红，苔薄白或黄，脉滑或数。

【治法】清热利湿止痒。

【方剂】龙胆泻肝汤合萆薢渗湿汤加减。

【药物组成】龙胆草、栀子、黄芩、黄柏、薏苡仁、萆薢、车前草、牡丹皮、茯苓皮、苍术、苦参、生甘草。

（2）脾虚湿蕴证

【证候】发病较缓，皮损潮红，丘疹，或丘疱疹少，瘙痒，抓后糜烂渗出，可见鳞屑；伴纳少，腹胀便溏，易疲乏；舌淡胖，苔白腻，脉濡缓。

【治法】健脾利湿止痒。

【方剂】除湿胃苓汤加减。

【药物组成】苍术、白术、猪苓、茯苓、山药、生薏苡仁、车前草、泽泻、徐长卿、防风、厚朴、茵陈、陈皮。

（3）血虚风燥证

【证候】病程长，反复发作，皮损色暗或色素沉着，或皮损粗糙肥厚，剧痒难忍，遇热或肥皂水烫洗后瘙痒加重；伴有口干不欲饮，纳差，腹胀；舌淡，苔白，脉弦细。

【治法】养血润肤，祛风止痒。

【方剂】当归饮子或四物消风饮加丹参、鸡血藤、乌梢蛇。

【药物组成】当归、白芍、川芎、生地黄、白蒺藜、防风、荆芥穗、何首乌、白鲜皮、黄芪、蝉蜕。

2. 外治

（1）急性湿疮：初起仅有潮红、丘疹，或少数水疱而无渗液时，外治宜清热安抚，避免刺激，可选用清热止痒的中药苦参、黄柏、地肤子、荆芥等煎汤湿敷，或10%黄柏溶液、炉甘石洗剂外搽。若水疱糜烂、渗出明显，外治宜收敛、消炎，促进表皮恢复，可选用黄柏、生地榆、马齿苋、野菊花等煎汤，或10%黄柏溶液、三黄洗剂等湿敷，或2%~3%硼酸水冷敷，再用青黛散麻油调搽。急性湿疮后期滋水减少时，外治宜保护皮损，避免刺激，促进角质新生，清除残余炎症，可选用黄连软膏、青黛膏外搽。

（2）亚急性湿疮：外治原则为消炎、止痒、干燥、收敛，选用青黛膏、3%黑豆馏油、5%黑豆馏油软膏外搽。

（3）慢性湿疮：外治原则以止痒，抑制表皮细胞增生，促进真皮炎症浸润吸收为主，可选用各种软膏剂、乳剂，根据瘙痒及皮肤肥厚程度加入不同浓度的止痒剂、角质促成和溶解剂，一般可外擦5%硫黄软膏、5%~10%复方松馏油软膏、10%~20%黑豆馏油软膏。

（三）病证鉴别（助理不考）

1. 湿疮与接触性皮炎　接触性皮炎主要与急性湿疮相鉴别。接触性皮炎常有明确的接触史，皮损常限于接触部位，皮疹较单一，有水肿、水疱，境界清楚，去除病因后较快痊愈，不再接触即不复发。

2. 湿疮与牛皮癣　牛皮癣与慢性湿疮相鉴别。牛皮癣好发于颈侧、肘、尾骶部，常不对称，有典型的苔藓样变，皮损倾向干燥，无多形性损害。

第五节　痔

（一）诊断依据

1. 内痔

（1）临床症状

1）便血：是内痔最常见的早期症状。初起多为无痛性便血，血色鲜红，不与粪便相混。可表现为手纸带血、滴血、喷射状出血，便后出血停止。出血呈间歇性。饮酒、疲劳、过食辛辣食物、便秘等诱因常使症状加重。出血严重者可出现继发性贫血。

2）脱出：随着痔核增大，排便时可脱出肛门外。若不及时回纳，可致内痔嵌顿。

3）痔核反复脱出，肛门括约肌松弛，常有分泌物溢于肛门外，故感肛门潮湿；分泌物长期刺激肛周皮肤，易发湿疹、瘙痒不适。

4）疼痛：脱出的内痔发生嵌顿，引起水肿、血栓形成、糜烂坏死，可有剧烈疼痛。

5）便秘：患者常因出血而人为地控制排便，造成习惯性便秘，干燥粪便又极易擦伤痔核表面黏膜而出血，形成恶性循环。

（2）专科检查：指诊检查可触及柔软、表面光滑、无压痛的黏膜隆起，肛门镜下可见齿线上黏膜有半球状隆起，色暗紫或深红，表面可有糜烂或出血点。

（3）分期

Ⅰ期：痔核较小，不脱出，以便血为主。

Ⅱ期：痔核较大，大便时可脱出肛外，便后自行回纳，便血或多或少。

Ⅲ期：痔核更大，大便时痔核脱出肛外，甚者行走、咳嗽、喷嚏、站立时痔核脱出，不能自行回纳，须用手推或平卧、热敷后才能回纳，便血不多或不出血。

Ⅳ期：痔核脱出，未能及时回纳，嵌顿于外，因充血、水肿和血栓形成，以致肿痛、糜烂和坏死，即嵌顿性内痔。

2. 外痔

（1）静脉曲张性外痔：发生在肛管或肛缘皮下，局部有椭圆形或长形肿物，触之柔软。便时或下蹲等致腹压增加时，肿物增大，并呈暗紫色，按之较硬，便后或按摩后肿物缩小变软。一般不疼痛，仅觉肛门部坠胀不适。若便后肿物不缩小，可致周围组织水肿而引起疼痛。有静脉曲张外痔的患者，多伴有内痔。

（2）血栓性外痔：肛门部突然剧烈疼痛，肛缘皮下有一触痛性肿物，排便、坐下、行走甚至咳嗽等动作均可使疼痛加剧。检查时在肛缘皮肤表面有一暗紫色圆形硬结节，界限清楚，触按痛剧。有时经3~5天血块自行吸收，疼痛缓解而自愈。

（3）结缔组织外痔：肛门边缘处赘生皮瓣，逐渐增大，质地柔软，一般无疼痛，不出血，仅觉肛门有异物感，常因染毒而肿胀，自觉疼痛，肿胀消失后，赘皮依然存在。若发生于截石位6点、12点处的外痔，常由肛裂引起，又称哨兵痔或裂痔；若发于3点、7点、11点处的外痔，多伴有内痔；赘皮呈环形或形如花冠状的，多见于经产妇。

3. 混合痔　内痔与外痔相连，无明显分界，括约肌间沟消失。用力排便或负重等致腹压增加，可一并扩大隆起。内痔部分较大者，常可脱出肛门外。

（二）证治分类

1. 内治

（1）风热肠燥证

【证候】大便带血，滴血或喷射状出血，血色鲜红，大便秘结，或有肛门瘙痒，舌质红，苔薄黄，脉数。

【治法】清热凉血祛风。

【方剂】凉血地黄汤加减。

【药物组成】生地黄、黄连、白芍、地榆、槐角、当归、升麻、天花粉、黄芩、荆芥、枳壳。

（2）湿热下注证

【证候】便血色鲜，量较多，肛内肿物外脱，可自行回纳，肛门灼热，重坠不适，苔黄腻，脉弦数。

【治法】清热利湿止血。

【方剂】脏连丸加减。

【药物组成】猪大肠、黄连。

（3）气滞血瘀证

【证候】肛内肿物脱出，甚或嵌顿，肛管紧缩，坠胀疼痛，甚则内有血栓形成，肛缘水肿，触痛明显，舌质红，苔白，脉弦细涩。

【治法】清热利湿，行气活血。

【方剂】止痛如神汤加减。

【药物组成】当归、黄柏、桃仁、槟榔、皂角、苍术、秦艽、防风、泽泻、大黄。

（4）脾虚气陷证

【证候】肛门松弛，内痔脱出不能自行回纳，需用手法还纳，便血色鲜或淡，伴头晕气短，面色少华，神疲自汗，纳少便溏等，舌淡，苔薄白，脉细弱。

【治法】补中益气，升阳举陷。

【方剂】补中益气汤加减。

【药物组成】人参、黄芪、升麻、柴胡、白术、当归、陈皮、炙甘草。

2. 外治

（1）熏洗法：将药物加水煮沸，先熏后洗，或用毛巾蘸药液做湿热敷，具有活血止痛、收敛消肿等作用，常用五倍子汤、苦参汤等。

（2）外敷法：将药物敷于患处，具有消肿止痛、收敛止血、祛腐生肌等作用。应根据不同症状选用油膏、散剂，如消痔膏、五倍子散。

（3）塞药法：将药物制成栓剂，塞入肛内，具有消肿止痛、止血等作用，如痔疮栓。

（4）枯痔法：即将药物如枯痔散、灰皂散敷于Ⅱ期、Ⅲ期能脱出肛外的内痔痔核的表面，具有强度腐蚀作用，能使痔核干枯坏死，达到痔核脱落痊愈的目的。此法目前已少采用。

（三）病证鉴别（助理不考）

1. 痔与直肠息肉　直肠息肉多见于儿童，脱出息肉一般为单个。头圆而有长蒂，表面光滑，质较痔核稍硬，活动度大，容易出血，但多无射血、滴血现象。

2. 痔与肛乳头肥大　肛乳头肥大呈锥形或鼓槌状，灰白色，表面为上皮，一般无便血，常有疼痛或肛门坠胀，过度肥大者，便后可脱出肛门外。

3. 痔与脱肛　脱肛可见直肠黏膜或直肠环状脱出，有螺旋状皱褶，表面光滑，无静脉曲张，一般不出血，脱出后有黏液分泌。

4. 痔与直肠癌　直肠癌多见于中老年人，粪便中混有脓血、黏液、腐臭的分泌物，便意频数，里急后重，晚期大便变细。指检常可触及菜花状肿物，或凹凸不平溃疡，质地坚硬，不能推动，触之易出血。

5. 痔与下消化道出血　下消化道出血可见于溃疡性结肠炎、克罗恩病、直肠血管瘤、憩室病、家族性息肉病等，常有不同程度的便血，需做乙状结肠镜、纤维结肠镜检查或 X 线钡剂灌肠造影才能鉴别。

6. 痔与肛裂　肛裂便鲜血，量较少，肛门疼痛剧烈，呈周期性，多伴有便秘，局部检查可见 6 点或 12 点处肛管有梭形裂口。

第六节　脱疽（助理不考）

（一）诊断依据

1. 临床表现　脱疽涵盖了西医学的血栓闭塞性脉管炎、动脉硬化性闭塞症、糖尿病足等疾病。血栓闭塞性脉管炎多发于寒冷季节，以 20～40 岁男性多见；常先一侧下肢发病，继而累及对侧，少数患者可累及上肢；患者多有受冷、潮湿、嗜烟、外伤等病史。动脉硬化性闭塞症多发于老年人，常伴有高脂血症、高血压和动脉硬化病史，常累及大、中动脉。糖尿病足多伴有糖尿病病史，尿糖、血糖增高，可累及大动脉和微小动脉。根据疾病的发展过程，临床一般可分为 3 期。见表 2-2。

表2-2 脱疽的临床分期

分期	表现
一期（局部缺血期）	患肢末端发凉、怕冷、麻木、酸痛，间歇性跛行，每行走500～1000m后觉患肢小腿或足底有酸胀疼痛感而出现跛行，休息片刻后症状缓解或消失，再行走同样或较短距离时，患肢酸胀疼痛出现。随着病情的加重，行走的距离越来越短。患足可出现轻度肌肉萎缩，皮肤干燥，皮色变灰，皮温稍低于健侧，足背动脉搏动减弱，部分患者小腿可出现游走性红硬条索（游走性血栓性浅静脉炎）
二期（营养障碍期）	患肢发凉、怕冷、麻木、酸胀疼痛，间歇性跛行加重，并出现静息痛，夜间痛甚，难以入寐，患者常抱膝而坐。患足肌肉明显萎缩，皮肤干燥，汗毛脱落，趾甲增厚，且生长缓慢，皮肤苍白或潮红或紫红，患侧足背动脉搏动消失
三期（坏死期或坏疽期）	二期表现进一步加重，足趾紫红肿胀，溃烂坏死，或足趾发黑、干瘪，呈干性坏疽。坏疽可先为一趾或数趾，逐渐向上发展，合并感染时，则红肿明显，患足剧烈疼痛，全身发热。经积极治疗，患足红肿可消退，坏疽局限，溃疡可愈合。若坏疽发展至足背以上，则红肿疼痛难以控制，病程日久，患者可出现疲乏无力、不欲饮食、口干、形体消瘦，甚则壮热神昏

根据肢体坏死的范围，将坏疽分为3级：一级局限于足趾或手指部位，二级局限于足跖部位，三级发展至踝关节及其上方。本病发展缓慢，病程较长，常在寒冷季节加重，治愈后又可复发。

2. 辅助检查　肢体动脉彩色多普勒超声、血流图、甲皱微循环、动脉造影及血脂、血糖等检查，可以明确诊断，有助于鉴别诊断，了解病情严重程度。

（二）证治分类

1. 内治

（1）寒湿阻络证

【证候】患趾（指）喜暖怕冷，麻木，酸胀疼痛，多走疼痛加剧，稍歇痛减，皮肤苍白，触之发凉，趺阳脉搏动减弱；舌淡，苔白腻，脉沉细。

【治法】温阳散寒，活血通络。

【方剂】阳和汤加减。

【药物组成】熟地黄、桂枝、炮姜、白芥子、麻黄、鹿角胶、当归。

（2）血脉瘀阻证

【证候】患趾（指）酸胀疼痛加重，夜难入寐，步履艰难，患趾（指）皮色暗红或紫暗，下垂时更甚，皮肤发凉干燥，肌肉萎缩，趺阳脉搏动消失；舌暗红或有瘀斑，苔薄白，脉弦涩。

【治法】活血化瘀，通络止痛。

【方药】桃红四物汤加减。

【药物组成】桃仁、红花、当归、川芎、赤芍、熟地黄、乳香、没药。

（3）湿热毒蕴证

【证候】患肢剧痛，日轻夜重，局部肿胀，皮肤紫暗，浸淫蔓延，溃破腐烂，肉色不鲜，身热口干，便秘溲赤；舌红，苔黄腻，脉弦数。

【治法】清热利湿，活血化瘀。

【方剂】四妙勇安汤加减。

【药物组成】金银花、当归、玄参、甘草。

（4）热毒伤阴证

【证候】皮肤干燥，毫毛脱落，趾（指）甲增厚变形，肌肉萎缩，趾（指）呈干性坏疽，口干欲饮，便秘溲赤；舌红，苔黄，脉弦细数。

【治法】清热解毒，养阴活血。

【方剂】顾步汤加减。

【药物组成】黄芪、当归、牛膝、紫花地丁、人参、石斛、金银花、蒲公英、菊花。

（5）气阴两虚证

【证候】病程日久，坏死组织脱落后疮面久不愈合，肉芽暗红或淡而不鲜，倦怠乏力，口渴不欲饮，面色无华，形体消瘦，五心烦热；舌淡尖红，少苔，脉细无力。

【治法】益气养阴。

【方剂】黄芪鳖甲汤加减。

【药物组成】人参、黄芪、肉桂、生地黄、桔梗、半夏、鳖甲、秦艽、茯苓、柴胡、地骨皮、知母、紫菀、天冬、桑白皮、炙甘草。

2. 外治

（1）未溃：①选用冲和膏、红灵丹油膏外敷。②用当归15g、独活30g、桑枝30g、威灵仙30g，煎水熏洗，每日1次。③用附子、干姜、吴茱萸各等分研末，蜜调，敷于患足涌泉穴，每日换药1次，如发生药疹即停用。④用红灵酒少许揉擦患肢足背、小腿，每次20分钟，每日2次。

（2）已溃：溃疡面积较小者，可用上述中药熏洗后，外敷生肌玉红膏；溃疡面积较大，坏死组织难以脱落者，可先用冰片锌氧油（冰片2g，氧化锌油98g）软化创面硬结痂皮，按疏松程度，依次清除坏死痂皮，先除软组织，后除腐骨。彻底的清创术必须待炎症完全消退后方可施行。

（三）病证鉴别

1. 3 种脱疽的鉴别 见表 2-3。

表 2-3 3 种脱疽的鉴别

	血栓闭塞性脉管炎	动脉硬化性闭塞症	糖尿病足
发病年龄	20～40 岁	40 岁以上	40 岁以上
浅静脉炎	游走性	无	无
高血压	极少	大部分有	大部分有
冠心病	无	有	可有可无
血脂	基本正常	升高	多数升高
血糖、尿糖	正常	正常	血糖高，尿糖阳性
受累血管	中、小动脉	大、中动脉	大、微血管

2. 脱疽与雷诺病（肢端动脉痉挛症） 雷诺病多见于青年女性；上肢较下肢多见，好发于双手；每因寒冷和精神刺激双手出现发凉苍白，继而发绀、潮红，最后恢复正常的三色变化（雷诺现象），患肢动脉搏动正常，一般不出现肢体坏疽。

第七节 精癃（助理不考）

（一）诊断依据

1. 临床表现 本病多见于 50 岁以上的中老年男性患者，临床表现为逐渐出现的进行性尿频，以夜间为明显，并伴排尿困难，尿线变细。部分患者由于尿液长期不能排尽，致膀胱残余尿增多，出现假性尿失禁。在发病过程中，常因受寒、劳累、憋尿、便秘等，而发生急性尿潴留。严重者可引起肾功能损伤，出现肾功能不全的一系列症状。有些患者可并发尿路感染、膀胱结石、疝气或脱肛等。

2. 辅助检查 直肠指检，前列腺常有不同程度的增大，表面光滑，中等硬度而富有弹性，中央沟变浅或消失。此外，可进行 B 型超声、CT、膀胱尿道造影、膀胱镜及尿流动力学等检查以协助诊断。

（二）证治分类

1. 内治

（1）湿热下注证

【证候】小便频数黄赤，尿道灼热或涩痛，排尿不畅，甚或点滴不通，小腹胀满，或大便干燥，口苦口黏；舌暗红，苔黄腻，脉滑数或弦数。

【治法】清热利湿，消癃通闭。

【方剂】八正散加减。

【药物组成】车前子、木通、萹蓄、瞿麦、山栀、大黄、滑石、甘草、灯心草。

（2）脾肾气虚证

【证候】尿频，滴沥不畅，尿线细甚或夜间遗尿或尿闭不通，神疲乏力，纳谷不香，面色无华，便溏脱肛；舌淡，苔白，脉细无力。

【治法】补脾益气，温肾利尿。

【方剂】补中益气汤加减。

【药物组成】人参、黄芪、升麻、柴胡、白术、当归、陈皮、炙甘草、菟丝子、肉苁蓉、补骨脂、车前子。

（3）气滞血瘀证

【证候】小便不畅，尿线变细或点滴而下，或尿道涩痛，闭塞不通，或小腹胀满隐痛，偶有血尿；舌质暗或有瘀点、瘀斑，苔白或薄黄，脉弦或涩。

【治法】行气活血，通窍利尿。

【方剂】沉香散加减。

【药物组成】沉香、石韦、滑石、王不留行、当归、冬葵子、白芍、陈皮、甘草。

（4）肾阴亏虚证

【证候】小便频数不爽，尿少热赤，或闭塞不通，头晕耳鸣，腰膝酸软，五心烦热，大便秘结；舌红少津，苔少或黄，脉细数。

【治法】滋补肾阴，通窍利尿。

【方剂】知柏地黄丸加丹参、琥珀、王不留行、地龙。

【药物组成】知母、黄柏、熟地黄、山药、山茱萸、牡丹皮、茯苓、泽泻、丹参、琥珀、王不留行、地龙。

（5）肾阳不足证

【证候】小便频数，夜间尤甚，尿线变细，余沥不尽，尿程缩短，或点滴不爽，甚则尿闭不通，精神萎靡，面色无华，畏寒肢冷；舌质淡润，苔薄白，脉沉细。

【治法】温补肾阳，通窍利尿。

【方剂】济生肾气丸加减。

【药物组成】熟地黄、山药、山茱萸、牡丹皮、茯苓、泽泻、牛膝、车前子、附子、肉桂。

2. 外治

（1）脐疗法：①取独头蒜1个，生栀子3枚，食盐少许，捣烂如泥敷脐部。②葱白适量，捣烂如泥，加少许麝香和匀，敷脐部，外用胶布固定。③食盐250g炒热，布包熨脐腹部，冷后再炒再熨。

（2）灌肠法：大黄15g，泽兰、白芷各10g，肉桂6g，煎汤150ml，每日保留灌汤1次。

（三）病证鉴别

1. 精癃与前列腺癌　两者发病年龄相似，且可同时存在。但前列腺癌有早期发生骨骼与肺转移的特点。直肠指诊：前列腺多不对称，表面不光滑，可触及不规则、无弹性的硬结。前列腺特异性抗原（PSA）和酸性磷酸酶增高。盆腔部CT或前列腺穿刺活体组织检查可确定诊断。

2. 精癃与神经源性膀胱　部分脑神经系统疾病、糖尿病患者可引起神经源性膀胱，表现为排尿困难、尿潴留或尿失禁等，多见于老年人，还需注意与前列腺增生鉴别。神经系统检查常有会阴部感觉异常或肛门括约肌松弛等。此外，尿流动力学、膀胱镜检查可协助鉴别。

第八节　肠　痈

（一）诊断依据

1. 临床表现　见表2-4。

表2-4　肠痈临床表现

分期		表现
初期		腹痛多起于脐周或上腹部，数小时后，腹痛转移并固定在右下腹部，疼痛呈持续性、进行性加重。70%~80%患者有转移性右下腹痛的特点，但也有一部分病例发病开始即出现右下腹痛。右下腹压痛是本病常见的重要体征，压痛点通常在麦氏点，可随阑尾位置变异而改变，但压痛点始终在一个固定的位置上。两侧足三里、上巨虚穴附近可有压痛点。一般可伴有轻度发热、恶心、纳差、舌苔白腻、脉弦滑或弦紧等
酿脓期		若病情发展，渐至化脓，则腹痛加剧，右下腹明显压痛、反跳痛，局限性腹皮挛急，或右下腹可触及包块，壮热不退，恶心呕吐，纳呆，口渴，便秘或腹泻，舌红苔黄腻，脉弦数或滑数
溃脓期		腹痛扩展至全腹，腹皮挛急，全腹压痛、反跳痛，恶心呕吐，大便秘结或似痢不爽，壮热自汗，口干唇燥，舌质红或绛，苔黄糙，脉洪数或细数等
变症	慢性肠痈	本病初期腹痛较轻，身无寒热或微热，病情发展缓慢，苔白腻，脉迟紧，或有反复发作病史，为寒湿夹瘀血凝结所致
	腹部包块	本病发病4~5天后，身热不退，腹痛不减，右下腹出现压痛性包块（阑尾周围脓肿），或在腹部其他部位出现压痛性包块（肠间隙、膈下或盆腔脓肿），为湿热瘀结，热毒结聚而成
	湿热黄疸	本病发病过程中，可出现寒战高热、肝大和压痛、黄疸（门静脉炎），延误治疗可发展为肝痈
	内外瘘形成	腹腔脓肿形成后若治疗不当，部分病例脓肿可向小肠或大肠内穿溃，亦可向膀胱、阴道或腹壁穿破，形成各种内瘘或外瘘，脓液从瘘管排出

2. 实验室和其他辅助检查　①血常规检查，初期，多数患者白细胞计数增多及中性粒细胞比例升高，在酿脓期和溃脓期，白细胞计数常升至18×10^9/L以上。②盲肠后位阑尾炎可刺激右侧输尿管，尿中可出现少量红细胞和白细胞。③诊断性腹腔穿刺检查和B型超声检查对诊断有一定帮助。④脓液细菌培养及药敏试验有助于确定致病菌种类，可有针对性地选择抗生素。

（二）证治分类

1. 内治

（1）瘀滞证

【证候】转移性右下腹痛，呈持续性、进行性加剧，右下腹局限性压痛或拒按，伴恶心纳差，可有轻度发热；苔白腻，脉弦滑或弦紧。

【治法】行气活血，通腑泄热。

【方剂】大黄牡丹汤合红藤煎剂加减。

【药物组成】大黄、芒硝、桃仁、牡丹皮、冬瓜仁、红藤、延胡索、乳香、没药。

（2）湿热证

【证候】腹痛加剧，右下腹或全腹压痛、反跳痛，腹皮挛急，右下腹可扪及包块，壮热，纳呆，恶心呕吐，便秘或腹泻；舌红，苔黄腻，脉弦数或滑数。

【治法】通腑泄热，解毒利湿透脓。

【方剂】复方大柴胡汤加减。

【药物组成】柴胡、黄芩、枳壳、川楝子、大黄、延胡索、白芍、蒲公英、木香、丹参、甘草。

（3）热毒证

【证候】腹痛剧烈，全腹压痛、反跳痛，腹皮挛急，高热不退，或恶寒发热，时时汗出，烦渴，恶心呕吐，腹胀，便秘或似痢不爽；舌红绛而干，苔黄厚干燥或黄糙，脉洪数或细数。

【治法】通腑排脓，养阴清热。

【方剂】大黄牡丹汤合透脓散加减。

【药物组成】大黄、牡丹皮、桃仁、冬瓜仁、芒硝、当归、皂角刺、川芎、黄芪、生甘草。

2. 外治

（1）中药外敷：无论脓已成或未成，均可选用金黄散、玉露散或双柏散，用水或蜜调成糊状，外敷右下腹；或用消炎散加黄酒或加醋调敷。阑尾周围脓肿形成后，可先行脓肿穿刺抽脓，注入抗生素（2～3天抽脓1次），用金黄膏或玉露膏外敷。

（2）灌肠：采用通里攻下、清热解毒等中药，如大黄牡丹汤、复方大柴胡汤等煎剂150～200ml，直肠内缓慢滴入（滴入管插入肛门内15cm以上，药液30分钟左右滴完），使药液直达下段肠腔，加速吸收，以达到通腑泄热排毒的目的。

（三）病证鉴别（助理不考）

1. 肠痈与胃、十二指肠溃疡穿孔　胃、十二指肠溃疡穿孔后溢液可沿升结肠旁沟流至右下腹部，很似急性阑尾炎的转移性腹痛。患者既往多有溃疡病史，突发上腹剧痛，迅速蔓延至全腹，除右下腹压痛外，上腹仍具疼痛和压痛，腹肌板状强直，肠鸣音消失，可出现休克。多有肝浊音界消失，X线透视或摄片多有腹腔游离气体。如诊断有困难，可行诊断性腹腔穿刺检查。

2. 肠痈与右侧输尿管结石　两者均有腹痛。右侧输尿管结石的腹痛多在右下腹，为突发性绞痛，并向外生殖器部放射，腹痛剧烈但体征不明显。肾区叩痛，尿液检查有较多红细胞。B型超声检查表现为特殊结石声影和肾积水等。X线摄片约90%在输尿管走行部位可显示结石影。

3. 肠痈与妇产科疾病

（1）异位妊娠破裂：常有急性失血症状和下腹疼痛症状，有停经史，妇科检查阴道内有血液，阴道后穹隆穿刺有血等。

（2）卵巢滤泡或黄体破裂：临床表现与异位妊娠破裂相似。

（3）卵巢囊肿扭转：腹痛突然而剧烈，盆腔检查可发现右侧囊性肿物。

（4）急性输卵管炎：腹部检查时压痛部位较阑尾炎部位低，且左右两侧均有压痛，白带增多或有脓性分泌物，分泌物涂片检查可见革兰阴性双球菌。

第三篇 妇科病证

第一节 概 述

妇科病证的辨证论治要点，见表3-1。

表3-1 妇科病证的辨证论治要点

病名	证型		治法	方剂
崩漏	血热证	虚热	养阴清热，固冲止血	保阴煎
		实热	清热凉血，止血调经	清热固经汤加减
	肾虚证	肾阴虚	滋肾益阴，止血调经	左归丸去牛膝，合二至丸
		肾阳虚	温肾固冲，止血调经	右归丸加黄芪、党参
		肾气虚	补肾益气，固冲止血	加减苁蓉菟丝子丸加党参、黄芪、阿胶
	脾虚证		补气升阳，止血调经	固本止崩汤
	血瘀证		活血化瘀，止血调经	桃红四物汤加三七粉、茜草炭、炒蒲黄
闭经	肾气亏虚		补肾益气调经	加减苁蓉菟丝子丸
	气血虚弱		补气养血调经	人参养营汤或圣愈汤或八珍汤加减
	阴虚血燥		养阴清热调经	加减一阴煎或补肾地黄丸加减
	气滞血瘀		理气活血，祛瘀通经	血府逐瘀汤加减
	痰湿阻滞		豁痰除湿，调气活血通经	苍附导痰丸
痛经	气滞血瘀		理气化瘀止痛	膈下逐瘀汤加减
	寒凝血瘀		温经暖宫，化瘀止痛	少腹逐瘀汤加减
	湿热瘀阻		清热除湿，化瘀止痛	清热调血汤加红藤、败酱草、薏苡仁
	气血虚弱		益气补血止痛	圣愈汤去熟地黄，加白芍、香附、延胡索
	肾气亏虚		补肾益气止痛	益肾调经汤加减
绝经前后诸证	肾阴虚		滋养肾阴，佐以潜阳	左归丸加减
	肾阳虚		温肾扶阳，佐以温中健脾	右归丸加减
	肾阴阳俱虚		补肾扶阳，滋肾养血	二仙汤加减
带下病	带下过多	脾虚	健脾益气，升阳除湿	完带汤加减
		肾虚	温肾培元，固涩止带	内补丸加减
		阴虚夹湿	益肾滋阴，清热止带	知柏地黄汤加芡实、金樱子
		湿热下注	清利湿热	止带方加减
		热毒蕴结	清热解毒	五味消毒饮加白花蛇舌草、椿根白皮、白术
	带下过少	肝肾亏损	滋补肝肾，养精益血	左归丸加知母、肉苁蓉、紫河车、麦冬
		血枯瘀阻	补血益精，活血化瘀	小营煎加丹参、桃仁、牛膝

续　表

病　名	证　型	治　法	方　剂
胎漏、胎动不安	肾虚	固肾安胎，佐以益气	寿胎丸加减
	气血虚弱	补气养血，固肾安胎	胎元饮去当归，加黄芪、阿胶
	血热	滋阴清热，养血安胎	保阴煎加苎麻根
	跌仆伤胎	补气和血，安胎	圣愈汤合寿胎丸
	癥瘕伤胎	祛瘀消癥，固冲安胎	桂枝茯苓丸合寿胎丸
产后发热	感染邪毒	清热解毒，凉血化瘀	五味消毒饮合失笑散或解毒活血汤加减
	外感	养血祛风	荆防四物汤加紫苏叶
	血瘀	活血化瘀	生化汤加丹参、牡丹皮、益母草
	血虚	补益气血	八珍汤去川芎，加黄芪
不孕症	肾虚　肾气虚	补肾益气，温养冲任	毓麟珠
	肾虚　肾阳虚	温肾补气养血，调补冲任	温胞饮或右归丸
	肾虚　肾阴虚	滋阴养血，调冲益精	养精种玉汤加女贞子、墨旱莲
	肝气郁结	疏肝解郁，理血调经	开郁种玉汤加减
	瘀滞胞宫	逐瘀荡胞，调经助孕	少腹逐瘀汤加减
	痰湿内阻	燥湿化痰，理气调经	苍附导痰丸加减
癥瘕	气滞血瘀	行气活血，化瘀消癥	香棱丸或大黄䗪虫丸
	痰湿瘀结	化痰除湿，活血消癥	苍附导痰丸合桂枝茯苓丸
	湿热瘀阻	清热利湿，化瘀消癥	大黄牡丹汤
	肾虚血瘀	补肾活血，消癥散结	补肾祛瘀方或益肾调经汤

第二节　崩　　漏

（一）诊断依据

1. 病史

（1）既往多有月经先期、经期延长、月经过多等病史。

（2）年龄、孕产史、目前采取的避孕措施、激素类药物的使用史。

（3）肝病、血液病、高血压以及甲状腺、肾上腺、脑垂体病史。

2. 症状　月经不按周期而行，出血量多如崩，或量少淋漓漏下不止，或停经数月骤然暴下，继而淋漓不断，或淋漓量少数月又突然暴下如注。

3. 检查

（1）妇科检查：出血来自宫腔。无器质性病变及妊娠迹象。

（2）辅助检查

1）B 超检查：排除妊娠、生殖器官肿瘤或赘生物等。

2）血液检查：可见血红蛋白偏低，无血液病。

3）卵巢功能测定：基础体温呈单相型。

4）诊断性刮宫：病理检查，排除子宫内膜恶性病变。

（二）证治分类

1. 出血期治疗

（1）血热证

1）虚热证

【证候】经血非时而下，量少淋漓，血色鲜红而质稠，心烦潮热，小便黄少，或大便干燥，舌质红，少苔，脉细数。

【治法】养阴清热，固冲止血。

【方剂】保阴煎。

2）实热证

【证候】经血非时暴下，或淋漓不净又时而增多，血色深红或鲜红，质稠，或有血块，唇红目赤，烦热口渴，或大便干结，小便黄，舌红，苔黄，脉滑数。

【治法】清热凉血，止血调经。

【方剂】清热固经汤加减。

（2）肾虚证

1）肾阴虚证

【证候】经乱无期，出血淋漓不净或量多，色鲜红，质稠，头晕耳鸣，腰膝酸软，或心烦，舌质偏红，苔少，脉细数。

【治法】滋肾益阴，止血调经。

【方剂】左归丸去牛膝，合二至丸。

2）肾阳虚证

【证候】经来无期，出血量多或淋漓不尽，色淡质清，畏寒肢冷，面色晦暗，腰腿酸软，小便清长，舌质淡，苔薄白，脉沉细。

【治法】温肾固冲，止血调经。

【方剂】右归丸加黄芪、党参。

3）肾气虚证

【证候】青春期少女或围绝经期妇女，出血量多势急如崩，或淋漓日久，色淡红或暗红，质清稀，面色晦暗，眼眶暗，小腹空坠，腰膝酸软，舌淡暗，苔白润，脉沉细。

【治法】补肾益气，固冲止血。

【方剂】加减苁蓉菟丝子丸加党参、黄芪、阿胶。

（3）脾虚证

【证候】经血非时而至，崩中暴下继而淋漓，血色淡而质薄，气短神疲，面色㿠白，或面浮肢肿，手足不温，舌质淡，苔薄白，脉弱或沉细。

【治法】补气升阳，止血调经。

【方剂】固本止崩汤。

（4）血瘀证

【证候】经血非时而下，时下时止，或淋漓不净，色紫黑有块，或有小腹疼痛，舌质紫暗，苔薄白，脉涩或细弦。

【治法】活血化瘀，止血调经。

【方剂】桃红四物汤加三七粉、茜草炭、炒蒲黄。

2. 血止后治疗

（1）辨证求因，治本调经：一般说来，可在血止后根据患者不同年龄运用中药调整月经周期、促进卵泡发育成熟并排卵，多以调补肝肾佐以理气和血之法，方用大补元煎合寿胎丸、二至丸加减；通过B超监测卵泡发育接近成熟时，佐以活血通络之品，如茺蔚子、红花、路路通、鸡血藤、丹参等，同时酌加巴戟天、肉苁蓉、补骨脂等温补肾阳。如基础体温上升，说明已排卵，此时当温肾暖宫、调肝养血，以维持黄体功能，方用加减苁蓉菟丝子丸化裁。

（2）中药周期疗法：经后期着重补肾调肝养血，促进卵泡发育成熟；经间期着重助阳活血，促进阴阳转化，诱发排卵；经前期着重补肾助阳养肝，维持黄体功能；经行之际，着重活血调经，根据经量多少随证用药。一般连续治疗3~6个周期，可望逐渐建立正常月经周期，并恢复排卵。

（三）病证鉴别（助理不考）

1. 崩漏与月经先期　月经先期表现为月经周期提前，但经期和经量无明显异常表现。

2. 崩漏与经期延长　经期延长仅为经期的延长，月经周期和经量无明显异常表现。

3. 崩漏与月经过多　月经过多仅见月经量明显增多，能自行停止，月经周期和经期无异常。

4. 崩漏月经先后无定期　月经先后无定期表现为月经周期异常，或提前或延后，经期和经量无明显异常。

第三节　闭经（助理不考）

（一）诊断依据

1. 病史　有月经初潮来迟及月经后期病史，反复刮宫史、产后出血史、结核病史和避孕药使用史等。

2. 症状　闭经6个月以上，可伴有体格发育不良，绝经前后诸证，肥胖、多毛、不孕、溢乳等，或有结核病症状。

3. 检查

（1）妇科检查：有内外生殖器先天发育不良者，可见子宫体小、畸形等，同时可伴有第二性征发育及营养状态欠佳。

（2）实验室检查：血清性激素、甲状腺激素、肾上腺激素的测定值可有异常升高或降低。

（3）其他检查

1）B超检查：可见子宫内膜过厚或者过薄以及卵泡发育欠佳。

2）诊断性刮宫、子宫碘油造影以及宫腔镜、腹腔镜等检查：有助于排除子宫内膜结核或非特异性炎症导致的闭经。

3）基础体温、阴道脱落细胞检查、宫颈黏液结晶检查：有助于闭经的病因诊断。

（二）证治分类

1. 肾气亏虚证

【证候】年逾十八尚未行经，或由月经后期量少逐渐发展至闭经，体质虚弱，腰膝酸软，头晕耳鸣，舌淡红，苔少，脉沉弱或细涩。

【治法】补肾益气调经。

【方剂】加减苁蓉菟丝子丸。

2. 气血虚弱证

【证候】月经逐渐延后，量少，经色淡而质薄，继而停闭不行，或头晕目眩，或心悸气短，神疲肢软，或厌食，毛发不泽易脱落，羸瘦萎黄，脉沉缓或虚数，舌淡苔少或薄白。

【治法】补气养血调经。

【方剂】人参养营汤或圣愈汤或八珍汤加减。

3. 阴虚血燥证

【证候】经血由少而渐至停闭，五心烦热，两颧潮红，交睫盗汗，或骨蒸劳热，或咳嗽唾血，舌红苔少，脉细数。

【治法】养阴清热调经。

【方剂】加减一阴煎或补肾地黄丸加减。

4. 气滞血瘀证

【证候】月经数月不行，精神抑郁，烦躁易怒，胸胁胀满，少腹胀痛或拒按，舌边紫暗或有瘀点，脉沉弦或沉涩。

【治法】理气活血，祛瘀通经。

【方剂】血府逐瘀汤加减。

5. 痰湿阻滞证

【证候】月经停闭，形体肥胖，胸胁满闷，呕恶多痰，神疲倦怠，或面浮足肿，或带下量多色白，苔腻，脉滑。

【治法】豁痰除湿，调气活血通经。

【方剂】苍附导痰丸。

（三）病证鉴别

1. 闭经与妊娠　两者均有停经表现。妊娠者月经多由正常而突然停止，早期妊娠往往伴有厌食、择食、恶心呕吐等妊娠反应。子宫增大与停经月份相符，妊娠试验阳性，B 超检查宫腔内可见孕囊、胚芽、胎体及胎心搏动。闭经者停经前大多有月经紊乱，停经后无妊娠征象。

2. 闭经与胎死不下　两者均有停经表现。胎死腹中者，除月经停闭外，尚应有妊娠的征象，但子宫增大多小于停经月份。B 超检查宫腔内可见孕囊、胚芽或胎体，但无胎心搏动。闭经者，停经前大多有月经紊乱，停经后无妊娠征象。

3. 闭经与暗经　两者均有停经表现。暗经者极罕见，是指终身不行经，但能生育者。两者通过月经史、妊娠史、B 超检查等可资鉴别。

第四节　痛　　经

（一）诊断依据

1. 病史　伴随月经周期规律性发作的小腹疼痛病史，或有经量异常、不孕、盆腔炎等病史。

2. 症状　腹痛多发生在经前 1 ~ 2 天，可呈阵发性剧痛，严重者可放射到腰骶部、肛门、阴道、股内侧，甚至可见面色苍白、出冷汗、手足发凉等晕厥之象。但无论疼痛程度如何，一般不伴腹肌紧张或反跳痛。也有少数于经血将净或经净后 1 ~ 2 天始觉腹痛或腰腹痛。

3. 妇科检查　功能性痛经者，妇科检查多无明显病变，部分患者可有子宫体过度屈曲，宫颈口狭窄。子宫内膜异位症者多有痛性结节，子宫粘连，活动受限，或伴有卵巢囊肿；子宫腺肌病者子宫多呈均匀性增大，经期检查时子宫压痛明显；慢性盆腔炎者有盆腔炎症的征象。

4. 其他检查　盆腔 B 超检查对子宫内膜异位症、子宫腺肌病、慢性盆腔炎的诊断有帮助，必要时行腹腔镜检查。

（二）证治分类

1. 气滞血瘀证

【证候】每于经前 1 ~ 2 天或月经期小腹胀痛，拒按，或伴胸胁、乳房作胀，经量小，或经行不畅，经色紫暗有块，血块排除后痛减，经净疼痛消失，舌紫暗或有瘀点，脉弦或弦滑。

【治法】理气化瘀止痛。

【方剂】膈下逐瘀汤加减。

2. 寒凝血瘀证

【证候】经后或经期小腹冷痛拒按，得热痛减，经量少，经色暗而有瘀块，面色青白，肢冷畏寒，舌暗，苔白，脉沉紧。

【治法】温经暖宫，化瘀止痛。

【方剂】少腹逐瘀汤加减。

3. 湿热瘀阻证

【证候】经前小腹疼痛拒按，有灼热感，或伴腰骶胀痛，或平时少腹时痛，经来疼痛加剧，低热起伏，经色暗红，质稠有块，带下黄稠，小便短黄，舌红苔黄而腻，脉弦数或濡数。

【治法】清热除湿，化瘀止痛。

【方剂】清热调血汤加红藤、败酱草、薏苡仁。

4. 气血虚弱证

【证候】经后 1 ~ 2 天或经期小腹隐隐作痛，或小腹及阴部空坠，喜揉按，月经量少色淡质薄，或神疲乏力，或面色不华，或纳少便溏，舌质淡，脉细弱。

【治法】益气补血止痛。

【方剂】圣愈汤去熟地黄，加白芍、香附、延胡索。

5. 肾气亏虚证

【证候】经行后1～2天小腹绵绵作痛，腰部酸胀，经色暗淡，量少，质稀薄，或有潮热，或耳鸣，脉细弱，苔薄白或薄黄。

【治法】补肾益气止痛。

【方剂】益肾调经汤加减。

（三）病证鉴别（助理不考）

1. 痛经与异位妊娠破裂　异位妊娠破裂多有停经史和早孕反应，妊娠试验阳性；妇科检查时，宫颈有抬举痛，腹腔内出血较多时，子宫有漂浮感；盆腔B超检查常可见子宫腔以外有孕囊或包块存在；后穹隆穿刺或腹腔穿刺阳性；内出血严重时，患者可出现休克表现，血红蛋白下降。痛经虽可出现剧烈的小腹痛，但无上述妊娠征象。

2. 痛经与胎动不安　胎动不安也有停经史或早孕反应，妊娠试验阳性；在少量阴道流血和轻微小腹疼痛的同时，可伴有腰酸和小腹下坠感；妇科检查时，子宫体增大如停经月份，宫体变软，盆腔B超可见宫腔内有孕囊和胚芽，或见胎心搏动。痛经无停经史和妊娠反应，妇科检查及盆腔B超检查也无妊娠现象。

第五节　绝经前后诸证

（一）诊断依据

1. 病史　多发于45～55岁的妇女，出现月经紊乱或停闭；或40岁前卵巢功能早退；或有手术切除双侧卵巢及其他因素损伤双侧卵巢功能病史。

2. 症状　月经紊乱或停闭，随之出现烘热汗出、烦躁易怒、潮热面红、眩晕耳鸣、心悸失眠、腰背酸楚、情志不宁等症状。

3. 检查

（1）妇科检查：子宫大小尚正常或偏小。

（2）辅助检查：①血清激素检查。卵泡刺激素（FSH）、黄体生成素（LH）增高，雌二醇（E_2）水平降低，典型者呈现两高（高FSH、LH）一低（低E_2）的内分泌改变。绝经后E_2水平周期性变化消失。②阴道脱落细胞涂片检查。雌激素水平不同程度地低落。

（二）证治分类

1. 肾阴虚证

【证候】头晕耳鸣，头部面颊阵发性烘热、汗出，五心烦热，腰膝酸痛，或月经先期或先后不定，经色鲜红，量或多或少，或皮肤干燥瘙痒，口干，大便干结，尿少色黄，舌红少苔，脉细数。

【治法】滋养肾阴，佐以潜阳。

【方药】左归丸加减。

2. 肾阳虚证

【证候】面色晦暗，精神萎靡，形寒肢冷，腰膝酸冷，纳呆腹胀，大便溏薄，或经行量多，或崩中暴下，色淡或暗，有块，面浮肢肿，夜尿多或尿频失禁，或带下清稀，舌淡或胖嫩，边有齿印，苔薄白，脉沉细无力。

【治法】温肾扶阳，佐以温中健脾。

【方剂】右归丸加减。

3. 肾阴阳俱虚证

【证候】时而畏寒恶风，时而潮热汗出，腰酸乏力，头晕耳鸣，五心烦热，舌淡苔薄，脉沉细。

【治法】补肾扶阳，滋肾养血。

【方剂】二仙汤加减。

（三）病证鉴别（助理不考）

1. 绝经前后诸证与眩晕、心悸、水肿　本病症状表现可与某些内科病如眩晕、心悸、水肿等相类似，要注意鉴别。

2. 绝经前后诸证与癥瘕　绝经前后的年龄为癥瘕好发期，可能出现月经过多或经断复来，或有下腹疼痛，浮肿，或带下五色，气味臭秽，或身体骤然明显消瘦等症状，应详加诊察。

第六节　带　下　病

一、带下过多

（一）诊断依据

1. 病史　有经期、产后余血未净之际，忽视卫生、不禁房事，或妇科手术感染邪毒病史。

2. 症状　带下量多；色白或淡黄，或赤白相兼，或黄绿如脓，或混浊如米泔；质或清稀如水，或稠如脓，或如豆渣凝乳，或如泡沫状，气味无臭，或有臭气，或臭秽难闻；可伴有外阴、阴道灼热瘙痒，坠胀或疼痛等。

3. 检查

（1）妇科检查：可见各类阴道炎、宫颈炎、盆腔炎的炎症体征，也可发现肿瘤。

（2）实验室检查：急性或亚急性盆腔炎，检查白细胞计数增多。阴道炎患者阴道清洁度为三度。阴道分泌物镜检可查到滴虫、真菌及其他特异性或非特异性病原体。

（3）B 超检查：对排除盆腔炎症及盆腔肿瘤有意义。

（二）证治分类

1. 脾虚证

【证候】带下色白或淡黄，质黏稠，无臭气，绵绵不断，面色㿠白或萎黄，四肢不温，精神疲惫，纳少便溏，两足水肿，舌淡苔白或腻，脉缓弱。

【治法】健脾益气，升阳除湿。

【方剂】完带汤加减。

2. 肾虚证

【证候】白带清冷，量多，质稀薄，终日淋漓不断，腰痛如折，小腹有冷感，小便频数清长，夜间尤甚，大便溏薄，舌质淡，苔薄白，脉沉迟。

【治法】温肾培元，固涩止带。

【方剂】内补丸加减。

3. 阴虚夹湿证

【证候】带下赤白，质稍黏无臭，阴部灼热，头目昏眩，或面部烘热，五心烦热，失眠多梦，便艰尿黄，舌红少苔，脉细略数。

【治法】益肾滋阴，清热止带。

【方剂】知柏地黄汤加芡实、金樱子。

4. 湿热下注证

【证候】带下量多，色黄或黄白，质黏稠，有臭气，胸闷口腻，纳食较差，或小腹作痛，或带下色白质黏，如豆腐渣状，阴痒，小便黄少，舌苔黄腻或厚，脉濡略数。

【治法】清利湿热。

【方剂】止带方加减。

5. 热毒蕴结证

【证候】带下量多，或赤白相兼，或五色杂下，质黏腻，或如脓样，有臭气，或腐臭难闻，小腹作痛，烦热口干，大便干结或臭秽，小便黄少，舌红，苔黄干，脉数。

【治法】清热解毒。

【方剂】五味消毒饮加白花蛇舌草、椿根白皮、白术。

（三）病证鉴别（助理不考）

1. 带下过多与白浊　白浊是指尿道流出混浊如脓之物的一种疾病，而带下出自阴道。

2. 带下过多漏下　经血非时而下，量少淋漓不断者为漏下，易与赤带相混。赤带者月经正常，时而从阴道流出一种赤色黏液，似血非血，绵绵不断。

二、带下过少

（一）诊断依据

1. 病史　有卵巢功能早衰、手术切除卵巢、盆腔放疗、盆腔炎症、反复流产、产后大出血或长期服用某些药物抑制卵巢功能等病史。

2. 症状　带下过少甚至全无，阴道干涩、痒痛，甚至阴部萎缩，或伴性欲低下，性交疼痛，烘热汗出，月经错后、稀发，经量偏少，闭经，不孕等。

3. 检查

（1）妇科检查：阴道黏膜皱襞明显减少或消失，或阴道壁菲薄充血，分泌物极少。宫颈、宫体或有萎缩。

（2）实验室检查：性激素测定可见雌二醇明显降低，FSH、LH 升高。

（3）B 超检查：可见双侧卵巢缺如或卵巢变小，或子宫内膜菲薄。

（二）证治分类

1. 肝肾亏损证

【证候】带下过少，甚至全无，阴部干涩灼痛，或伴阴痒，阴部萎缩，性交疼痛，头晕耳鸣，腰膝酸软，烘热汗出，烦热胸闷，夜寐不安，小便黄，大便干结，舌红少苔，脉细数或沉弦细。

【治法】滋补肝肾，养精益血。

【方剂】左归丸加知母、肉苁蓉、紫河车、麦冬。

2. 血枯瘀阻证

【证候】带下过少甚至全无，阴中干涩，阴痒，或面色无华，头晕目眩，神疲乏力，或经行腹痛，经色紫暗，有血块，肌肤甲错，或下腹有包块，舌质暗，边有齿痕、瘀斑，脉细涩。

【治法】补血益精，活血化瘀。

【方剂】小营煎加丹参、桃仁、牛膝。

（三）病证鉴别（助理不考）

1. 带下过少与产后虚劳　产后虚劳是由于产后大出血、休克造成垂体前叶急性坏死，正常分泌功能受损所致。临床表现为产后体质虚弱，面色苍白，无乳汁分泌，闭经，阴部萎缩，性欲减退，并有畏寒、头昏、贫血、毛发脱落等症状；FSH、LH 明显降低，甲状腺功能降低，尿 17-羟皮质类固醇、17-酮皮质类固醇低于正常。

2. 带下过少与脏躁　脏躁表现为精神忧郁，烦躁不宁，无故悲泣，哭笑无常，喜怒无定，呵欠频作，不能自控，常伴有绝经期症状。实验室检查可有 E_2 下降，FSH、LH 升高，可因卵巢功能下降而出现带下过少，少数出现阴道干涩不适等症状。

第七节　胎漏、胎动不安

（一）诊断依据

1. 病史

（1）有停经史，并可有早孕反应。

（2）常有孕后不节房事史，人工流产、自然流产史或宿有癥瘕史。

2. 症状　妊娠期间出现少量阴道出血，而无明显的腰酸、腹痛，脉滑，可诊断为胎漏；若妊娠出现腰酸、腹痛、下坠，或伴有少量阴道出血，脉滑，可诊断为胎动不安。

3. 检查

（1）妇科检查：子宫颈口未开，胎膜未破，子宫大小与停经月份相符合。

（2）辅助检查

1）尿妊娠试验：尿妊娠试验阳性。

2）B超检查：宫内妊娠、胎儿存活。

（二）证治分类

1. 肾虚证

【证候】妊娠期，阴道少量下血，色淡暗，腰酸腹坠痛，或伴头晕耳鸣，小便频数，夜尿多甚至失禁，或曾屡次堕胎，舌淡苔白，脉沉滑尺弱。

【治法】固肾安胎，佐以益气。

【方剂】寿胎丸加减。

2. 气血虚弱证

【证候】妊娠期，阴道少量流血，色淡红，质稀薄，或腰腹胀痛或坠胀，伴神疲肢倦，面色㿠白，心悸气短，舌质淡，苔薄白，脉细滑。

【治法】补气养血，固肾安胎。

【方剂】胎元饮去当归，加黄芪、阿胶。

3. 血热证

【证候】妊娠期，阴道下血，色鲜红，或腰腹坠胀作痛，伴心烦不安，手心烦热，口干咽燥，或有潮热，小便短黄，大便秘结，舌质红，苔黄而干，脉滑数。

【治法】滋阴清热，养血安胎。

【方剂】保阴煎加苎麻根。

4. 跌仆伤胎证

【证候】妊娠外伤，腰酸，腹胀坠，或阴道下血，舌象正常，脉滑无力。

【治法】补气和血，安胎。

【方剂】圣愈汤合寿胎丸。

5. 癥瘕伤胎证

【证候】宿有癥瘕，妊娠期阴道不时少量下血，色红或暗红，胸腹胀满，少腹拘急，甚则腰酸下坠，皮肤粗糙，口干不欲饮，舌暗红或边尖有瘀斑，苔白，脉沉弦或沉涩。

【治法】祛瘀消癥，固冲安胎。

【方剂】桂枝茯苓丸合寿胎丸。

（三）病证鉴别（助理不考）

1. 胎漏

（1）胎漏与激经：激经的出血是有规律的，妊娠期间相当于月经期时，有少量阴道流血，妊娠3个月后自行停止，无损于胎儿的生长发育。

（2）胎漏与胎死不下：胎死不下可伴阴道流血，妊娠中期不见小腹增大，胎动消失。妇科检查子宫小于妊娠月份，B超检查无胎心、胎动，或胎头不规则变形。

2. 胎动不安

（1）胎动不安与妊娠腹痛：妊娠腹痛以妊娠期发生小腹疼痛为主要表现，并无腰酸，也无阴道流血。

（2）胎动不安与胎殒难留：胎动不安可见阴道流血增多，腹痛加重，妇科检查子宫颈口已扩张，有时胚胎组织堵塞于子宫颈口，子宫与停经月份相符或略小。B超检查孕囊变形，或子宫壁与胎膜之间的暗区不断增大，胎囊进入宫颈管内，无胎心搏动。

（3）胎动不安与异位妊娠：异位妊娠可有少量不规则阴道流血、下腹隐痛等症，其破裂时即伴有剧烈的下腹部撕裂样疼痛，多限于一侧，或伴有晕厥或休克。妇科检查、后穹隆穿刺术及B超检查有助于鉴别诊断。

（4）胎动不安与鬼胎：鬼胎常有不规则阴道流血，有时可大量出血，偶尔在血中发现水泡状物。子宫多大于正常妊娠子宫。B超检查可协助诊断。

第八节　产后发热（助理不考）

（一）诊断依据

1. 病史　有妊娠晚期不节房事，或难产、滞产，或产后失血过多，或产后不禁房事，或当风感寒，或冒暑受热，或情志不遂等病史。

2. 症状　产褥期内，发热持续不退，或突然高热寒战，或发热恶寒，或乍寒乍热，或低热缠绵。除发热外，常伴有产后恶露异常和小腹疼痛。

3. 检查

（1）妇科检查：软产道损伤，局部可见红肿化脓。有盆腔炎性改变，恶露秽臭。

（2）辅助检查

1）血常规检查：白细胞总数及中性粒细胞增多。

2）宫腔分泌物或血培养：可找到致病菌。

3）B 超检查：盆腔有液性暗区，提示有炎症或脓肿。

4）彩色多普勒、CT、磁共振等检查：可对感染形成的包块、脓肿及静脉血栓定位和定性。

（二）证治分类

1. 感染邪毒证

【证候】高热寒战，小腹疼痛拒按，恶露量多或少，色紫暗如败酱，有臭气，烦躁口渴，尿少色黄，大便燥结，舌红苔黄，脉数有力。

【治法】清热解毒，凉血化瘀。

【方剂】五味消毒饮合失笑散或解毒活血汤加减。

2. 外感证

【证候】产后恶寒发热，头痛肢体疼痛，无汗或咳嗽流涕，舌苔薄白，脉浮。

【治法】养血祛风。

【方剂】荆防四物汤加紫苏叶。

3. 血瘀证

【证候】寒热时作，恶露不下，或下亦甚少，色暗有块，小腹疼痛拒按，口干不欲饮，舌紫暗有瘀点，脉弦涩。

【治法】活血化瘀。

【方剂】生化汤加丹参、牡丹皮、益母草。

4. 血虚证

【证候】产后失血过多，身有微热，自汗，头晕目眩，心悸少寐，腹痛绵绵，手足麻木，舌淡红，苔薄，脉虚微数。

【治法】补益气血。

【方剂】八珍汤去川芎，加黄芪。

（三）病证鉴别

1. 产后发热与蒸乳发热　蒸乳发热为产后 3 ~ 4 天泌乳期见低热，可自然消失。

2. 产后发热与乳痈发热　乳痈发热表现为发热并伴有乳房胀硬、红肿、热痛，甚则溃腐化脓。

3. 产后发热与产后小便淋痛　产后小便淋痛表现为发热并伴有尿频、尿急、淋漓涩痛、尿黄或赤，尿常规检查见红细胞、白细胞，尿培养可见致病菌。

第九节　不　孕　症

（一）诊断依据

1. 病史　有月经初潮来迟及月经过少、月经后期、闭经、卵巢功能早衰、带下病、宫颈炎、盆腔炎、子宫肌瘤、多囊卵巢综合征、子宫内膜异位症、产后出血等妇产科疾病史；反复人工流产、刮宫等宫腔手术史；结核病、甲状腺疾病等内科病史；避孕药使用史及减肥史等。

2. 症状　女子结婚后夫妇有正常性生活 1 年以上，未采取避孕措施而不孕。可伴有体格及发育不良、畸形，形体消瘦或肥胖、多毛、溢乳，绝经前后诸证，或结核病症状等。

3. 检查

（1）妇科检查：可有内外生殖器先天发育不良，阴道分泌物及宫颈黏液异常，宫颈炎，子宫体小、畸形，双附件包块、粘连，同时可伴有第二性征发育不良。

（2）实验室检查：性激素系列（FSH、LH、PRL、E_2、P）测定值可有异常降低或升高，对于评价卵巢功能及有无排卵具有重要指导意义。

（3）其他检查

1）B 超检查：可见子宫内膜过薄以及卵泡发育欠佳，子宫、卵巢体积小于正常或畸形、炎症、包块等。

2）基础体温测定：呈单相型，或无典型双相表现。

3）宫颈黏液检查：排卵期宫颈黏液镜下未见羊齿植物叶状结晶。

4）输卵管通畅试验：输卵管通液、子宫输卵管造影可见单侧或双侧输卵管堵塞或不畅。

5）宫腔镜、腹腔镜检查：可发现宫腔粘连、黏膜下肌瘤、内膜息肉等影响受孕的病理状况。

（二）证治分类

1. 肾虚证

（1）肾气虚证

【证候】婚久不受孕，月经不调或停闭，经量或多或少，色暗，头晕耳鸣，腰膝酸软，精神疲倦，小便清长，舌淡，苔薄，脉沉细。

【治法】补肾益气，温养冲任。

【方剂】毓麟珠。

（2）肾阳虚证

【证候】婚后不孕，月经后期，量少色淡，或月经稀发、闭经，面色晦暗，腰膝酸软，性欲淡漠，小便清长，大便不实，舌淡苔白，脉沉细或沉弱。

【治法】温肾补气养血，调补冲任。

【方剂】温胞饮或右归丸。

（3）肾阴虚证

【证候】婚后不孕，月经先期，量少色红，无血块，或月经尚正常，但形体消瘦，腰膝酸软，头晕目眩，心悸失眠，口干，五心烦热，午后低热，舌质偏红，苔少，脉细弱。

【治法】滋阴养血，调冲益精。

【方剂】养精种玉汤加女贞子、墨旱莲。

2. 肝气郁结证

【证候】多年不孕，经期先后不定，经来腹痛，行而不畅，量少色暗，有小血块，经前乳房胀痛，精神抑郁，烦躁易怒，舌质正常或暗红，苔薄白，脉弦。

【治法】疏肝解郁，理血调经。

【方剂】开郁种玉汤加减。

3. 瘀滞胞宫证

【证候】婚后久不受孕，月经后期量少，色紫暗，有血块，或痛经，平时少腹作痛，痛时拒按，舌质紫暗或边有紫点，脉细弦。

【治法】逐瘀荡胞，调经助孕。

【方剂】少腹逐瘀汤加减。

4. 痰湿内阻证

【证候】婚后久不受孕，形体肥胖，经行延后，甚或闭经，带下量多，质黏稠，面色㿠白，头晕心悸，胸闷泛恶，苔白腻，脉滑。

【治法】燥湿化痰，理气调经。

【方剂】苍附导痰丸加减。

（三）病证鉴别（助理不考）

不孕症与暗产　暗产是指妊娠早期，胚胎初结而自然流产者。此时孕妇尚未有明显的妊娠反应，一般不易觉察而误认为不孕。通过基础体温监测、早孕试验及病理学检查可明确。

第十节　癥瘕（助理不考）

（一）诊断依据

1. 病史　有情志不舒，经期、产后感受外邪，月经不调及带下异常等病史。

2. 症状　下腹部有包块，或胀或满或痛，或伴月经不调，或伴带下异常等。

3. 检查

（1）妇科检查：盆腔可触及包块。

（2）辅助检查：B超、CT、MRI、腹部X线摄片等影像学检查或腹腔镜检查可发现盆腔肿块。

（3）其他检查：宫颈活组织检查、阴道细胞学检查、诊断性刮宫、红细胞沉降率、甲胎蛋白、碱性磷酸酶、CA125测定、病理检查等，可发现早期恶性病变。

（二）证治分类

1. 气滞血瘀证

【证候】下腹部结块，小腹胀满，触之有形，月经先后不定，经血量多，色暗有块，精神抑郁，胸闷不舒，面色晦暗，肌肤甲错，舌紫暗，或有瘀斑，脉沉弦涩。

【治法】行气活血，化瘀消癥。

【方剂】香棱丸或大黄䗪虫丸。

2. 痰湿瘀结证

【证候】下腹结块，触之不坚，经间带下增多，胸脘痞闷，腰腹疼痛，舌胖大，紫暗，有瘀斑、瘀点，苔白厚腻，脉弦滑或沉涩。

【治法】化痰除湿，活血消癥。

【方剂】苍附导痰丸合桂枝茯苓丸。

3. 湿热瘀阻证

【证候】下腹部肿块，热痛起伏，经期延长，带下量多，色黄如脓，身热口渴，心烦不宁，大便秘结，小便黄赤，舌暗红，有瘀斑，苔黄，脉弦滑数。

【治法】清热利湿，化瘀消癥。

【方剂】大黄牡丹汤。

4. 肾虚血瘀证

【证候】下腹部结块，触痛，经行腹痛较剧，经色紫暗有块，婚久不孕或曾反复流产，腰酸膝软，头晕耳鸣，舌暗，脉弦细。

【治法】补肾活血，消癥散结。

【方剂】补肾祛瘀方或益肾调经汤。

（三）病证鉴别

1. 妇科癥瘕与内外科癥瘕　妇科癥瘕为下腹部有包块，或胀或满或痛，或伴月经不调，或伴带下异常，与内外科癥瘕的区别除包块发生的部位、症状不同外，可通过妇科有关检查鉴别。

2. 妇科癥瘕与妊娠　妊娠有停经史、早孕反应，子宫增大与停经月份相符，质软囊性感，妇科检查、妊娠试验、B超等检查可明确诊断。

3. 妇科癥瘕与癃闭　癃闭为尿液在膀胱内积聚，不能溺出的疾病，虽有小腹膨隆、胀、满、痛等症，但导尿后诸症便可消失。B超检查两者显示不同声像。

第四篇 儿科病证

第一节 概述

儿科病证的辨证论治要点，见表4-1。

表4-1 儿科病证的辨证论治要点

病名	证型	治法	方剂
肺炎喘嗽	风寒闭肺	辛温宣肺，化痰止咳	华盖散加味
	风热闭肺	辛凉宣肺，化痰止咳	麻杏石甘汤加减
	痰热闭肺	清热涤痰，宣肺降逆	麻杏石甘汤合葶苈大枣泻肺汤加减
	毒热闭肺	清热解毒，泻肺开闭	黄连解毒汤合麻杏石甘汤加减
	阴虚肺热	养阴清肺，润肺止咳	沙参麦冬汤加减
	肺脾气虚	补肺益气，健脾化痰	人参五味子汤加减
	心阳虚衰	温补心阳，救逆固脱	参附龙牡救逆汤加减
	邪陷厥阴	平肝息风，清心开窍	羚角钩藤汤合牛黄清心丸加减
小儿泄泻	风寒泻	疏风散寒，化湿和中	藿香正气散加减
	湿热泻	清肠解热，化湿止泻	葛根黄芩黄连汤加味
	伤食泻	消食化滞，和胃止泻	保和丸加减
	脾虚泻	健脾益气，助运止泻	参苓白术散加减
	脾肾阳虚泻	温补脾肾，固涩止泻	附子理中汤合四神丸加减
	肝郁脾虚	疏肝理气，运脾化湿	痛泻要方合四逆散加减
	气阴两伤	益气养阴	人参乌梅汤加减
	阴竭阳脱	回阳固脱	生脉散合参附龙牡救逆汤加减
积滞	乳食内积	消食化积，导滞和中	乳食积滞，消乳丸；食积者，保和丸加减
	脾虚夹积	健脾助运，消食化积	健脾丸加减
鹅口疮	心脾积热	清心泻脾	清热泻脾散加减
	虚火上浮	滋阴降火	知柏地黄丸加减
水痘	邪伤肺卫	疏风清热，利湿解毒	银翘散加减
	邪炽气营	清气凉营，解毒化湿	清胃解毒汤加减
	邪陷心肝	清热解毒，镇惊息风	清瘟败毒饮加减
	邪毒闭肺	清热解毒，开肺化痰	麻杏石甘汤加减
痄腮	邪犯少阳	疏风清热，散结消肿	柴胡葛根汤加减
	热毒壅盛	清热解毒，软坚散结	普济消毒饮加减
	邪陷心肝	清热解毒，息风开窍	清瘟败毒饮加减
	毒窜睾腹	清肝泻火，活血止痛	龙胆泻肝汤加减
手足口病	邪犯肺脾	宣肺解表，清热化湿	甘露消毒丹加减
	湿热蒸盛	清热凉营，解毒祛湿	清瘟败毒饮加减

续 表

病 名	证 型	治 法	方 剂
麻疹	邪犯肺卫（初热期）	辛凉透表，清宣肺卫	宣毒发表汤加减
	邪入肺胃（出疹期）	清凉解毒，透疹达邪	清解透表汤加减
	阴津耗伤（收没期）	养阴益气，清解余邪	沙参麦冬汤加减
	邪毒闭肺	宣肺开闭，清热解毒	麻杏石甘汤加减
	邪毒攻喉	清热解毒，利咽消肿	清咽下痰汤加减
	邪陷心肝	平肝息风，清营解毒	羚角钩藤汤加减
丹痧	邪侵肺卫	辛凉宣透，清热利咽	解肌透痧汤加减
	毒炽气营	清气凉营，泻火解毒	凉营清气汤加减
	疹后阴伤	养阴生津，清热润喉	沙参麦冬汤加减
紫癜	风热伤络	疏风散邪，清热凉血	银翘散加减
	血热妄行	清热解毒，凉血止血	犀角地黄汤加减
	气不摄血	健脾养心，益气摄血	归脾汤加减
	阴虚火旺	滋阴降火，凉血止血	知柏地黄丸加减

第二节 肺炎喘嗽

（一）诊断依据

1. 起病急，有发热、咳嗽、气喘、鼻扇、痰鸣等症。

2. 肺部听诊 可闻及中、细湿啰音。

3. 新生儿患肺炎时，常以不乳、精神萎靡、口吐白沫等症状为主，而无上述典型表现。

4. X线检查 可见小片状、斑片状阴影，或见不均匀的大片状阴影。

5. 血常规检查 ①细菌性肺炎：白细胞总数可增多，中性粒细胞比例升高，C反应蛋白水平升高。②病毒性肺炎：白细胞总数正常或减少。

6. 细菌培养、病毒学检查、肺炎支原体检测等，可获得相应的病原学诊断。

（二）证治分类

1. 常证

（1）风寒闭肺证

【证候】恶寒发热，无汗，鼻塞流清涕，咳嗽气促，痰稀色白，舌淡红，苔薄白，脉浮紧，指纹浮红。

【治法】辛温宣肺，化痰止咳。

【方剂】华盖散加味。

【药物组成】麻黄、苦杏仁、甘草、荆芥、防风、前胡、紫苏叶、桔梗。

（2）风热闭肺证

【证候】发热恶风，鼻塞，流浊涕，咳嗽气促，痰稠色黄，咽红，舌质红，苔薄黄，脉浮数，指纹浮紫。

【治法】辛凉宣肺，化痰止咳。

【方剂】麻杏石甘汤加减。

【药物组成】麻黄、苦杏仁、生石膏、甘草、金银花、连翘、薄荷、桔梗、牛蒡子、芦根。

（3）痰热闭肺证

【证候】壮热烦躁，咳嗽喘憋，气促鼻扇，喉间痰鸣，痰稠色黄，口唇发绀，咽红肿，舌质红，苔黄，脉滑数，指纹紫滞，显于气关。

【治法】清热涤痰，宣肺降逆。

【方剂】麻杏石甘汤合葶苈大枣泻肺汤加减。

【药物组成】麻黄、苦杏仁、生石膏、甘草、葶苈子、桑白皮、紫苏子、前胡、黄芩、百部、海浮石。

（4）毒热闭肺证

【证候】壮热不退，咳嗽剧烈，气急喘憋，鼻翼扇动，鼻孔干燥，面赤唇红，烦躁口渴，或嗜睡，便秘，小便黄少，舌红少津，苔黄燥，脉滑数，指纹紫滞。

【治法】清热解毒，泻肺开闭。

【方剂】黄连解毒汤合麻杏石甘汤加减。

【药物组成】麻黄、苦杏仁、生石膏、甘草、黄芩、黄连、栀子、虎杖、浙贝母。

（5）阴虚肺热证

【证候】病程较长，低热盗汗，干咳少痰，面色潮红，手足心热，口干便秘，舌质红，苔少或花剥，脉细数，指纹淡紫。

【治法】养阴清肺，润肺止咳。

【方剂】沙参麦冬汤加减。

【药物组成】沙参、麦冬、玉竹、天花粉、桑白皮、款冬花、芦根。

（6）肺脾气虚证

【证候】久咳，咳痰无力，痰多，面白少华，神疲乏力，动则汗出，易感冒，纳呆便溏，舌质淡红，苔薄白，脉细无力，指纹淡红。

【治法】补肺益气，健脾化痰。

【方剂】人参五味子汤加减。

【药物组成】党参、白术、茯苓、五味子、麦冬、半夏、橘红、紫菀、甘草。

2. 变证（助理不考）

（1）心阳虚衰证

【证候】呼吸急促，烦躁不安，面色苍白，口唇发绀，四肢厥冷，胁下痞块，小便减少，舌质紫暗，苔白，脉细弱疾数，指纹紫滞，可达命关。

【治法】温补心阳，救逆固脱。

【方剂】参附龙牡救逆汤加减。

【药物组成】人参、附子、龙骨、牡蛎、白芍、丹参、红花。

（2）邪陷厥阴证

【证候】壮热不退，四肢抽搐，神昏谵语，口唇发绀，气促痰鸣，双目上视，舌红，苔黄，脉数，指纹青紫，可达命关。

【治法】平肝息风，清心开窍。

【方剂】羚角钩藤汤合牛黄清心丸加减。

【药物组成】羚羊角（用山羊角代）、钩藤、桑叶、川贝母、生地黄、菊花、茯神、牛黄、黄芩、黄连、栀子、白芍。

（三）病证鉴别（助理不考）

1. 肺炎喘嗽与咳嗽变异性哮喘　咳嗽变异性哮喘以咳嗽为主症，咳嗽持续 1 个月以上，常在夜间和/或清晨及运动后发作或加重，以干咳为主。肺部听诊无啰音。抗生素治疗无效。

2. 肺炎喘嗽与儿童哮喘　儿童哮喘呈反复发作的咳嗽喘息，胸闷气短，喉间痰鸣，发作时双肺可闻及以呼气相为主的哮鸣音，呼气延长，支气管舒张剂有显著疗效。

第三节　小儿泄泻

（一）诊断依据

1. 有乳食不节、饮食不洁及感受时邪的病史。

2. 大便次数增多，粪质稀薄。

3. 重症泄泻，可见小便短少，高热烦渴，神萎倦怠，皮肤干瘪，囟门凹陷，目眶下陷，啼哭无泪，口唇樱红，呼吸深长，腹胀等症。

4. 大便镜检可有脂肪球或少量白细胞、红细胞。

5. 大便病原学检查可有轮状病毒阳性，或致病性大肠埃希菌等细菌培养阳性。

（二）证治分类

1. 常证

（1）风寒泻证

【证候】大便清稀，夹有泡沫，臭气不甚，肠鸣腹痛，或伴恶寒发热，鼻流清涕，舌质淡，苔薄白，脉浮紧，指纹淡红。

【治法】疏风散寒，化湿和中。

【方剂】藿香正气散加减。

【药物组成】藿香、紫苏叶、白芷、半夏、茯苓、陈皮、苍术、厚朴、大腹皮、生姜、甘草。

（2）湿热泻证

【证候】大便水样，泻下急迫，量多次频，气味秽臭，或见少许黏液，肛周红赤，发热，烦躁口渴，恶心呕吐，小便短黄，舌质红，苔黄腻，脉滑数，指纹紫。

【治法】清肠解热，化湿止泻。

【方剂】葛根黄芩黄连汤加味。

【药物组成】葛根、黄芩、黄连、马齿苋、白头翁、车前子。

（3）伤食泻证

【证候】大便稀溏，夹有乳凝块或未消化食物残渣，大便酸臭或如败卵，脘腹胀满，腹痛欲泻，泻后痛减，嗳气酸馊，或有呕吐，不思乳食，夜卧不安，舌苔厚腻，脉滑数，指纹滞。

【治法】消食化滞，和胃止泻。

【方剂】保和丸加减。

【药物组成】山楂、神曲、莱菔子、半夏、茯苓、陈皮、连翘、鸡内金、藿香。

（4）脾虚泻证

【证候】大便稀溏，色淡不臭，多于食后作泻，时轻时重，面色萎黄，厌食，神疲倦怠，舌淡苔白，脉细弱，指纹淡。

【治法】健脾益气，助运止泻。

【方剂】参苓白术散加减。

【药物组成】党参、白术、茯苓、山药、莲子肉、扁豆、薏苡仁、砂仁、桔梗、甘草。

（5）脾肾阳虚泻证

【证候】久泻不愈，大便清稀，澄澈清冷，完谷不化，或伴脱肛，形寒肢冷，面白无华，精神萎靡，舌淡苔白，脉细弱，指纹色淡。

【治法】温补脾肾，固涩止泻。

【方剂】附子理中汤合四神丸加减。

【药物组成】党参、白术、干姜、附子、吴茱萸、补骨脂、肉豆蔻、甘草。

（6）肝郁脾虚证

【证候】大便稀溏或水样，情绪紧张或抑郁恼怒时加重，泻后痛减。

【治法】疏肝理气，运脾化湿。

【方剂】痛泻要方合四逆散加减。

【药物组成】陈皮、白术、干姜、附子、吴茱萸、补骨脂、肉豆蔻、甘草等。

2. 变证（助理不考）

（1）气阴两伤证

【证候】泻下过度，质稀如水，精神萎靡，目眶及囟门凹陷，皮肤干燥，啼哭无泪，口渴引饮，小便短少，甚至无尿，唇红而干，舌红少津，苔少或无苔，脉细数。

【治法】益气养阴。

【方剂】人参乌梅汤加减。

【药物组成】太子参、乌梅、木瓜、山药、莲子、茯苓、甘草。

（2）阴竭阳脱证

【证候】泻下不止，次频量多，精神萎靡，表情淡漠，哭声微弱，面色青灰或苍白，四肢厥冷，尿少无泪，舌淡无津，脉沉细欲绝。

【治法】回阳固脱。

【方剂】生脉散合参附龙牡救逆汤加减。

【药物组成】红参、附子、龙骨、牡蛎、干姜、白术、甘草。

（三）病证鉴别（助理不考）

小儿泄泻与痢疾　痢疾大便为黏液脓血便，腹痛，里急后重。大便常规检查有脓细胞、红细胞和吞噬细胞；大便培养有痢疾杆菌生长。

第四节　积　　滞

（一）诊断依据

1. 有伤乳、伤食史。

2. 以不思乳食，食而不化，脘腹胀满，嗳气酸腐，大便不调为特征。

3. 可伴有烦躁不安，夜间哭闹或呕吐等症。

4. 大便常规可见不消化食物残渣、脂肪滴。

（二）证治分类

1. 乳食内积证

【证候】不思乳食，嗳腐酸馊，或呕吐食物、乳片，脘腹胀满，疼痛拒按，烦躁哭闹，夜寐不安，大便酸臭，舌质红，苔厚，脉弦滑，指纹紫滞。

【治法】消食化积，导滞和中。

【方剂】乳食积滞，消乳丸；食积者，保和丸加减。

【药物组成】山楂、六神曲、莱菔子、半夏、陈皮、茯苓、连翘、甘草。

2. 脾虚夹积证

【证候】不思乳食，稍食即饱，腹满喜按或喜伏卧，大便酸臭或夹有不消化食物残渣，面黄神疲，形体偏瘦，舌质淡，苔白，脉细弱，指纹滞。

【治法】健脾助运，消食化积。

【方剂】健脾丸加减。

【药物组成】人参、白术、陈皮、六神曲、麦芽、山楂、枳实。

（三）病证鉴别（助理不考）

1. 积滞与厌食　厌食以长期食欲减退为主要特征，除不思乳食外，精神尚好，无脘腹胀满、嗳气酸腐等症。

2. 积滞与疳证　疳证以形体消瘦为主要特征，同时伴有明显的脾胃症状和精神症状。

第五节　鹅　口　疮

（一）诊断依据

1. 多见于新生儿、久病体弱儿，或有长期使用抗生素、激素及免疫抑制剂史。

2. 舌上、颊内、牙龈或上唇、上腭散布白屑，可融合成片。重者可向咽喉等处蔓延，影响吮乳或呼吸。

3. 取白屑少许涂片镜检，可见白念珠菌芽孢及菌丝。

（二）证治分类

1. 心脾积热证

【证候】口腔舌面满布白屑，周围焮红较甚，面赤，唇红，烦躁不宁，吮乳多啼，口干或渴，或伴发热，大便干结，小便黄赤，舌质红，苔黄厚，脉滑数，指纹紫滞。

【治法】清心泻脾。

【方剂】清热泻脾散加减。

【药物组成】黄连、栀子、黄芩、生石膏、生地黄、茯苓、灯心草、甘草等。

2. 虚火上浮证

【证候】口腔舌上白屑稀散，周围焮红不甚，形体怯弱，颧红盗汗，手足心热，可伴低热，虚烦不安，舌质嫩红，苔少，脉细数，指纹淡紫。

【治法】滋阴降火。

【方剂】知柏地黄丸加减。

【药物组成】熟地黄、山茱萸、山药、茯苓、泽泻、牡丹皮、知母、黄柏、肉桂等。

（三）病证鉴别（助理不考）

1. 鹅口疮与口疮　口疮可见口舌黏膜上出现黄白色溃疡，周围红赤，不能拭去，拭去后出血，局部灼热疼痛。

2. 鹅口疮与白喉　白喉是由白喉杆菌引起的急性传染病。咽、扁桃体甚则鼻腔、喉部可见灰白色的假膜，坚韧，不易擦去，若强力剥离则易出血。多伴有发热、咽痛、进行性喉梗阻、呼吸困难、疲乏等全身症状，病情严重。

3. 鹅口疮与残留奶块　残留奶块外观与鹅口疮相似，但以棉棒蘸温开水轻轻擦拭，即可除去，其下黏膜正常，易于鉴别。

第六节　水　痘

（一）诊断依据

1. 多在冬春季节发病，患儿有水痘接触史。

2. 出疹前期，可有发热、流涕、咳嗽等肺卫表证。发热1～2天透发皮疹，头、面、发际及全身其他部位出现红色斑丘疹，以躯干较多，四肢较少，皮疹初为红色斑丘疹，很快变为疱疹，大小不等，内含水液，周围红晕，皮薄易破，有痒感，继而干燥结痂，痂盖脱落，不留瘢痕。

3. 皮疹分批出现，在同一时期，丘疹、疱疹、干痂往往同时出见。皮疹呈向心性分布，主要位于躯干，其次为头面部，四肢远端较少。口腔、咽颊部、眼结膜、外阴黏膜亦可见皮疹，且疱疹易破，形成溃疡。

4. 血常规检查　白细胞总数正常或偏多，淋巴细胞相对增多。新鲜疱疹基底物检查，若见多核巨细胞和核内包涵体，可协助诊断。

（二）证治分类

1. 常证

（1）邪伤肺卫证

【证候】发热轻微，或无热，鼻塞流涕，咳嗽，起病后1～2天出皮疹，疹色红润，疱浆清亮，根盘红晕，皮疹瘙痒，分布稀疏，此起彼伏，以躯干为多，舌苔薄白，脉浮数或指纹淡紫。

【治法】疏风清热，利湿解毒。

【方剂】银翘散加减。

【药物组成】金银花、连翘、竹叶、薄荷、荆芥、牛蒡子、桔梗、芦根、车前子。

（2）邪炽气营证

【证候】壮热不退，烦躁不安，口渴欲饮，面红目赤，皮疹分布较密，疹色紫暗，疱浆混浊，大便干结，小便短黄，舌红或绛，苔黄糙而干，脉数有力。

【治法】清气凉营，解毒化湿。

【方剂】清胃解毒汤加减。

【药物组成】升麻、黄连、黄芩、生石膏、牡丹皮、生地黄、紫草、赤芍、栀子、车前草。

2. 变证（助理不考）

（1）邪陷心肝证

【证候】高热不退，头痛呕吐，烦躁不安，或昏迷抽搐，疱稠液浊，疹色紫暗，舌质红绛，舌苔黄厚，脉数有力。

【治法】清热解毒，镇惊息风。

【方剂】清瘟败毒饮加减。

【药物组成】生石膏、知母、黄连、黄芩、连翘、牡丹皮、生地黄、升麻、羚羊角（用山羊角代）、钩藤、全蝎。

（2）邪毒闭肺证

【证候】高热不退，咳嗽气急，喘促鼻扇，喉间痰鸣，张口抬肩，口唇青紫，皮疹稠密，疹色紫暗，口渴喜饮，舌质红，苔黄腻，脉滑数，指纹紫滞。

【治法】清热解毒，开肺化痰。

【方剂】麻杏石甘汤加减。

【药物组成】麻黄、杏仁、生石膏、甘草、桑白皮、葶苈子、苏子、黄连、黄芩、栀子、紫草、牡丹皮、赤芍。

（三）病证鉴别（助理不考）

1. 水痘与脓疱疮　脓疱疮好发于炎热夏季，一般无发热等全身症状，皮疹多见于头面部及肢体暴露部位，病初为疱疹，很快成为脓疱，疱液混浊，经搔抓脓液流溢蔓延而传播。

2. 水痘与手足口病　手足口病由感染手足口病时邪所致，多发生于夏秋季节，以5岁以下小儿多见，口腔黏膜出现散在疱疹，手、足和臀部出现斑丘疹、疱疹，呈离心性分布。疱疹较手足口病稍大，呈向心性分布，躯干、头面多，四肢少，疱壁薄，易破溃结痂，疱疹多呈椭圆形，其长轴与躯体的纵轴垂直，且在同一时期、同一皮损区斑丘疹、疱疹、结痂并见。

第七节　痄腮（助理不考）

（一）诊断依据

1. 发病前2～3周有流行性腮腺炎接触史。

2. 发热　以耳垂为中心的腮部肿痛，边缘不清，触之有弹性感，压痛明显。常一侧先肿大，2～3天后对侧亦可肿大。腮腺管口红肿。青春期患儿可合并睾丸炎、附睾炎或卵巢炎等。合并脑膜脑炎者可见发热、头痛、呕吐、嗜睡、颈项强直，甚至神昏、抽搐等。

3. 血常规检查　白细胞总数正常或稍减少，淋巴细胞比例可相对升高。血清淀粉酶、尿淀粉酶水平升高。

4. 病原学检查　可从患儿唾液、脑脊液、尿液或血中分离出腮腺炎病毒。

（二）证治分类

1. 常证

（1）邪犯少阳证

【证候】轻微发热恶寒，一侧或两侧耳下腮部漫肿疼痛，咀嚼不便，或有头痛，咽红，纳少，舌质红，苔薄白或薄黄，脉浮数。

【治法】疏风清热，散结消肿。

【方剂】柴胡葛根汤加减。

【药物组成】柴胡、葛根、黄芩、连翘、生石膏、升麻、牛蒡子、桔梗、甘草等。

（2）热毒壅盛证

【证候】高热，一侧或两侧耳下腮部肿胀疼痛，坚硬拒按，张口咀嚼困难，或有烦躁不安，口渴欲饮，头痛，咽红肿痛，颌下肿块胀痛，纳少，大便秘结，尿少而黄，舌质红，舌苔黄，脉滑数。

【治法】清热解毒，软坚散结。

【方剂】普济消毒饮加减。

【药物组成】柴胡、黄芩、黄连、连翘、板蓝根、升麻、牛蒡子、马勃、桔梗、玄参、薄荷、陈皮、僵蚕。

2. 变证

（1）邪陷心肝证

【证候】高热，耳下腮部肿痛，坚硬拒按，神昏，嗜睡，项强，反复抽搐，头痛，呕吐，舌红，苔黄，脉弦数。

【治法】清热解毒，息风开窍。

【方剂】清瘟败毒饮加减。

【药物组成】生石膏、知母、栀子、黄连、连翘、水牛角、生地黄、牡丹皮、赤芍、竹叶、玄参、芦根、钩藤、僵蚕、生甘草。

（2）毒窜睾腹证

【证候】腮部肿胀消退后，一侧或双侧睾丸肿胀疼痛，或脘腹、少腹疼痛，痛时拒按，舌红，苔黄，脉数。

【治法】清肝泻火，活血止痛。

【方剂】龙胆泻肝汤加减。

【药物组成】柴胡、龙胆草、栀子、黄芩、车前子、川楝子、荔枝核、桃仁。

（三）病证鉴别

痄腮与发颐（化脓性腮腺炎）　发颐腮腺肿大多为一侧，表皮泛红，疼痛剧烈，拒按，若按压腮部可见口腔内腮腺管口有脓液溢出。发颐无传染性，血常规检查白细胞计数及中性粒细胞增多。

第八节　手足口病

（一）诊断依据

1. 发病前1～2周有手足口病接触史。

2. 多数患儿突然起病，于发病前1～2天或发病的同时出现发热，多在38℃左右，可伴头痛、咳嗽、流涕、口痛、纳差、恶心、呕吐、泄泻等症状。

3. 主要表现为口腔及手足部发生疱疹。口腔疱疹多发生在硬腭、颊部、齿龈、唇内及舌部，破溃后形成小的溃疡，疼痛较剧，年幼儿常表现为烦躁、哭闹、流涎、拒食等。在口腔疱疹出现后1～2天可见皮肤斑丘疹，呈离心性分布，以手足部多见，并很快变为疱疹，疱疹呈圆形或椭圆形扁平凸起，如米粒至豌豆大，质地较硬，多不破溃，内有混浊液体，周围绕以红晕。疱疹长轴与指、趾皮纹走向一致。疱疹一般 7～10 天消退，疹退后无瘢痕及色素沉着。

4. 血常规检查 血白细胞计数正常，淋巴细胞和单核细胞比例相对升高。

（二）证治分类

1. 邪犯肺脾证

【证候】发热轻微，或无发热，或流涕咳嗽、纳差恶心、呕吐泄泻，1～2 天后或同时出现口腔内疱疹，破溃后形成小的溃疡，疼痛流涎，不欲进食。随病情进展，手掌、足跖部出现米粒至豌豆大斑丘疹，并迅速转为疱疹，分布稀疏，疹色红润，根盘红晕不著，疱液清亮，舌质红，苔薄黄腻，脉浮数。

【治法】宣肺解表，清热化湿。

【方剂】甘露消毒丹加减。

【药物组成】滑石、黄芩、茵陈、金银花、连翘、藿香、薄荷、白蔻仁、石菖蒲、板蓝根、射干、浙贝母。

2. 湿热蒸盛证

【证候】身热持续，烦躁口渴，小便黄赤，大便秘结，手、足、口部及四肢、臀部疱疹，痛痒剧烈，甚或拒食，疱疹色泽紫暗，分布稠密，或成簇出现，根盘红晕显著，疱液混浊，舌质红绛，苔黄厚腻或黄燥，脉滑数。

【治法】清热凉营，解毒祛湿。

【方剂】清瘟败毒饮加减。

【药物组成】黄连、黄芩、栀子、连翘、生石膏、知母、生地黄、赤芍、牡丹皮、大青叶、板蓝根、紫草、石菖蒲、茵陈、车前草。

（三）病证鉴别（助理不考）

1. 手足口病与水痘 见本章第六节水痘。

2. 手足口病与疱疹性咽峡炎 疱疹性咽峡炎多见于5岁以下小儿，起病较急，常突发高热、流涕、口腔疼痛甚或拒食，查体可见软腭、悬雍垂、腭舌弓、扁桃体、咽后壁等口腔后部出现灰白色小疱疹，1～2 天内疱疹破溃形成溃疡，颌下淋巴结可肿大，但很少累及颊黏膜、舌、龈及口腔以外部位皮肤，可资鉴别。

第九节 麻 疹

（一）诊断依据

1. 易感儿童，近期有麻疹接触史。

2. 初期发热，流涕，咳嗽，两目畏光多泪，口腔两颊黏膜近臼齿处可见麻疹黏膜斑。

3. 典型皮疹自耳后发际及颈部开始，自上而下，蔓延全身，最后达于手足心。皮疹为玫瑰色斑丘疹，可散在分布，或不同程度融合。疹退后有糠麸样脱屑和棕褐色色素沉着。

4. 实验室检查 血常规检查白细胞总数正常或减少；鼻、咽、眼分泌物涂片可见多核巨细胞。应用荧光标记的特异抗体检测患儿鼻咽分泌物或尿沉渣涂片的麻疹病毒抗原，有助于早期诊断；非典型麻疹可在发病后 1 个月做血清学检查，血清抗体超过发病前 4 倍或抗体>1∶100 时可确诊。

（二）证治分类

1. 顺证

（1）邪犯肺卫证（初热期）

【证候】发热咳嗽，微恶风寒，喷嚏流涕，咽喉肿痛，两目红赤，泪水汪汪，畏光羞明，神烦哭闹，纳减口干，小便短少，大便不调。发热第 2～3 天，口腔两颊黏膜红赤，贴近臼齿处可见麻疹黏膜斑，周围红晕。舌质偏红，苔薄白或薄黄，脉象浮数。

【治法】辛凉透表，清宣肺卫。

【方剂】宣毒发表汤加减。

【药物组成】升麻、葛根、荆芥、防风、薄荷、连翘、前胡、牛蒡子、桔梗、甘草。

（2）邪入肺胃证（出疹期）

【证候】壮热持续，起伏如潮，肤有微汗，烦躁不安，目赤眵多，咳嗽阵作，皮疹布发，疹点由细小稀少而逐渐稠密，疹色先红后暗，皮疹凸起，触之碍手，压之褪色，大便干结，小便短少，舌质红赤，苔黄腻，脉数有力。

【治法】清凉解毒，透疹达邪。

【方剂】清解透表汤加减。

【药物组成】金银花、连翘、桑叶、菊花、葛根、蝉蜕、牛蒡子、板蓝根、紫草。

（3）阴津耗伤证（收没期）

【证候】麻疹出齐，发热渐退，咳嗽减轻，胃纳增加，皮疹依起发顺序渐回，皮肤可见糠麸样脱屑，并有色素沉着，舌红少津，苔薄净，脉细无力或细数。

【治法】养阴益气，清解余邪。

【方剂】沙参麦冬汤加减。

【药物组成】沙参、麦冬、玉竹、天花粉、白扁豆、甘草、桑叶、桑白皮。

2. 逆证

（1）邪毒闭肺证

【证候】高热烦躁，咳嗽气促，鼻翼扇动，喉间痰鸣，疹点紫暗或隐没，甚则面色青灰，口唇发绀，舌质红，苔黄腻，脉数。

【治法】宣肺开闭，清热解毒。

【方剂】麻杏石甘汤加减。

【药物组成】麻黄、杏仁、石膏、黄芩、葶苈子、海浮石、虎杖、前胡、百部、甘草。

（2）邪毒攻喉证

【证候】咽喉肿痛，声音嘶哑，咳声重浊，声如犬吠，喉间痰鸣，甚则吸气困难，胸高胁陷，面唇发绀，烦躁不安，舌质红，苔黄腻，脉滑数。

【治法】清热解毒，利咽消肿。

【方剂】清咽下痰汤加减。

【药物组成】玄参、桔梗、牛蒡子、甘草、浙贝母、瓜蒌、射干、荆芥、马兜铃。

（3）邪陷心肝证

【证候】高热不退，烦躁谵妄，皮肤疹点密集成片，色泽紫暗，甚则神昏、抽搐，舌质红绛起刺，苔黄糙，脉数。

【治法】平肝息风，清营解毒。

【方剂】羚角钩藤汤加减。

【药物组成】羚羊角粉（用山羊角代）、钩藤、桑叶、菊花、茯神、竹茹、浙贝母、鲜生地黄、白芍、甘草。

（三）病证鉴别（助理不考）

1. 麻疹与感冒　感冒一般无明显目赤胞肿、畏光羞明、眼泪汪汪等眼部症状，无麻疹黏膜斑。

2. 麻疹与风疹　风疹可于发热1天左右皮肤出现淡红色斑丘疹，可伴耳后枕部淋巴结肿大。皮疹初见于头面部，迅速向下蔓延，1天内布满躯干和四肢。出疹2～3天后，发热渐退，皮疹逐渐隐没，皮疹消退后，可有皮肤脱屑，但无色素沉着。无畏光、泪水汪汪和麻疹黏膜斑。

3. 麻疹与奶麻　奶麻多见于2岁以下婴幼儿，突然高热，持续3～5天，身热始退或热退稍后即出现玫瑰红色皮疹，以躯干、腰部、臀部为主，面部及肘、膝关节等处较少。全身症状轻微，皮疹出现1～2天后即消退，疹退后无脱屑及色素沉着斑。

4. 麻疹与丹痧　多见于3～15岁儿童，起病急骤，发热数小时到1天内皮肤猩红，伴细小红色丘疹，自颈、胸、腋下、腹股沟处开始，2～3天遍布全身。在出疹时可伴见口周苍白圈、皮肤线状疹、草莓舌等典型症状。

第十节　丹　　痧

（一）诊断依据

1. 有与猩红热患者接触史。

2. 起病急，突然高热，咽部红肿疼痛，并可化脓。

3. 在起病12～36小时内，开始出现皮疹，先于颈、胸、背及腋下、肘弯等处，迅速蔓延全身，其色鲜红细小，并见环口苍白和草莓舌。

4. 皮疹出齐后1～2天，身热、皮疹渐退，伴脱屑或脱皮。

5. 实验室检查　周围血象白细胞总数及中性粒细胞增多，咽拭子细菌培养可分离出A族乙型溶血性链球菌。

（二）证治分类

1. 邪侵肺卫证

【证候】发热骤起，头痛畏寒，肌肤无汗，咽喉红肿疼痛，常影响吞咽，皮肤潮红，痧疹隐隐，舌质红，苔薄白或薄黄，脉浮数有力。

【治法】辛凉宣透，清热利咽。

【方剂】解肌透痧汤加减。

【药物组成】射干、牛蒡子、桔梗、甘草、荆芥、蝉蜕、葛根、浮萍、大青叶、连翘、金银花、僵蚕。

2. 毒炽气营证

【证候】壮热不解，烦躁口渴，咽喉肿痛；伴有糜烂白腐，皮疹密布，色红如丹，甚则色紫如瘀点。疹由颈、胸开始，继而弥漫全身，压之褪色，见疹后的1～2天舌苔黄糙、舌质起红刺，3～4天后舌苔剥脱、舌面光红起刺，状如草莓，脉数有力。

【治法】清气凉营，泻火解毒。

【方剂】凉营清气汤加减。

【药物组成】水牛角、赤芍、生石膏、牡丹皮、黄连、黄芩、栀子、连翘、板蓝根、生地黄、玄参、石斛、芦根。

3. 疹后阴伤证

【证候】丹痧布齐后1～2天，身热渐退，咽部糜烂疼痛减轻，或见低热，唇干口燥，或伴有干咳，厌食，舌红少津，苔剥脱，脉细数。约2周后可见皮肤脱屑、脱皮。

【治法】养阴生津，清热润喉。

【方剂】沙参麦冬汤加减。

【药物组成】麦冬、沙参、玉竹、桑叶、石斛、天花粉、瓜蒌、白扁豆、甘草。

（三）病证鉴别（助理不考）

1. 丹痧与金黄色葡萄球菌感染　金黄色葡萄球菌可产生红疹毒素，引起猩红热样皮疹。其皮疹比猩红热皮疹消退快，而且退疹后无脱皮现象，皮疹消退后全身症状不减轻。咽拭子、血培养可见金黄色葡萄球菌。

2. 丹痧与皮肤黏膜淋巴结综合征（川崎病） 皮肤黏膜淋巴结综合征也可有草莓舌、猩红热样皮疹或多形性红斑皮疹，两者不同点是川崎病婴儿多见持续高热1~3周。表现为眼结膜充血，唇红皲裂。手足出现硬性水肿，掌、跖及指趾端潮红，持续10天左右始退，于甲床皮肤交界处出现特征性指、趾端薄片状或膜状脱皮。有时可引起冠状动脉病变。青霉素治疗无效。

第十一节 紫　　癜

（一）诊断依据

1. 过敏性紫癜　发病前可有上呼吸道感染或服食某些致敏食物、药物等诱因。紫癜多见于下肢伸侧及臀部、关节周围。为高出皮肤的鲜红色至深红色丘疹、红斑或荨麻疹，大小不一，多呈对称性，分批出现，压之不褪色。可伴有腹痛、呕吐、血便等消化道症状，游走性大关节肿痛及血尿、蛋白尿等。血小板计数，出血、凝血时间，血块收缩时间均正常。应注意定期检查尿常规，可有镜下血尿、蛋白尿。

2. 免疫性血小板减少症　皮肤、黏膜见瘀点、瘀斑。瘀点多为针尖样大小，一般不高出皮面，多不对称，可遍及全身，但以四肢及头面部多见。可伴有鼻衄、齿衄、尿血、便血等，严重者可并发颅内出血。血小板计数显著减少，急性型一般低于$20\times10^9/L$，慢性型一般在（30~80）$\times10^9/L$。出血时间延长，血块收缩不良，束臂试验阳性。

（二）证治分类

1. 风热伤络证

【证候】起病较急，全身皮肤紫癜散发，尤以下肢及臀部居多，呈对称分布，色泽鲜红，大小不一，或伴痒感，可有发热、腹痛、关节肿痛、尿血等，舌质红，苔薄黄，脉浮数。

【治法】疏风散邪，清热凉血。

【方剂】银翘散加减。

【药物组成】金银花、连翘、薄荷、防风、牛蒡子、栀子、黄芩、桔梗、当归、芦根、赤芍、红花等。

2. 血热妄行证

【证候】起病较急，皮肤出现瘀点、瘀斑，色泽鲜红，或伴鼻衄、齿衄、便血、尿血，血色鲜红或紫红，同时见心烦、口渴、便秘，或伴腹痛，或有发热，舌红，脉数有力。

【治法】清热解毒，凉血止血。

【方剂】犀角地黄汤加减。

【药物组成】犀角（用水牛角代）、生地黄、牡丹皮、赤芍、紫草、玄参、黄芩、炙甘草等。

3. 气不摄血证

【证候】起病缓慢，病程迁延，紫癜反复出现，瘀斑、瘀点颜色淡紫，常有鼻衄、齿衄，面色苍黄，神疲乏力，厌食，头晕心悸，舌淡苔薄，脉细无力。

【治法】健脾养心，益气摄血。

【方剂】归脾汤加减。

【药物组成】党参、白术、茯苓、甘草、黄芪、当归、远志、酸枣仁、龙眼肉、木香、生姜、大枣等。

4. 阴虚火旺证

【证候】紫癜时发时止，鼻衄、齿衄，血色鲜红，低热盗汗，心烦少寐，大便干燥，小便黄赤，舌光红，苔少，脉细数。

【治法】滋阴降火，凉血止血。

【方剂】知柏地黄丸加减。

【药物组成】熟地黄、龟甲、黄柏、知母、牡丹皮、墨旱莲、女贞子、牛膝等。

（三）病证鉴别（助理不考）

紫癜与急腹症　紫癜患者出现严重腹痛者，应警惕合并急腹症的可能。同时儿童期出现急性腹痛者，应注意排除过敏性紫癜的可能，注意仔细寻找皮肤紫癜，了解腹部情况，必要时考虑胃肠镜检查。

第五篇　骨科病证

第一节　桡骨下端骨折（助理不考）

（一）诊断依据

1. 症状与体征　伤后局部肿胀、疼痛，手腕功能部分或完全丧失。

2. 伸直型骨折

（1）腕部侧面观：骨折远端向背侧移位时，见“餐叉样”畸形。

（2）腕部正面观：骨折远端向桡侧移位时，呈“枪刺样”畸形。

（3）缩短移位时可触及上移的桡骨茎突。

3. 屈曲型骨折　从腕部侧面观，骨折远端向掌侧移位时，有“锅铲样”畸形。

4. 无移位或不完全骨折

（1）肿胀多不明显，仅觉得局部疼痛和压痛。

（2）可有环状压痛和纵轴压痛，腕和指运动不便，握力减弱。

（二）论治方法

1. 手法整复　整复体位：患者取坐位或卧位，老年人平卧为佳，肩外展90°、肘屈曲90°、前臂中立位。具体见表5-1。

表5-1　桡骨下端骨折手法整复方法

骨折分型	整复方法
伸直型骨折	①骨折线未进入关节、骨折端完整者：一助手固定上臂，术者两拇指并列置于骨折远端背侧，其他四指置于其腕部，扣紧大小鱼际肌，先顺势拔伸2～3分钟，待重叠移位完全矫正后，将骨折远端旋前，并利用牵引力，骤然猛抖，同时迅速尺偏、掌屈，使之复位。若仍未完全复位，则由两助手维持牵引，术者用两拇指迫使骨折远端尺偏、掌屈，即可达到解剖对位。②骨折线进入关节或骨折块粉碎者：在助手和术者拔伸牵引纠正重叠移位后，术者双手拇指置于背侧的骨折远端，双手余指置于掌侧的骨折近端，按压远端向掌侧端提近端向背侧，同时使腕掌屈、尺偏，以矫正骨折远端的桡、背侧移位
屈曲型骨折	由两助手拔伸牵引，术者可用两手拇指由掌侧将远端骨折块向背侧推挤，同时用食指、中指、环指3指将近端由背侧向掌侧挤压。然后术者捏住骨折部，牵引手指的助手徐徐将腕关节背伸，使屈肌腱紧张，防止复位的骨折块移位

2. 固定方法　见表5-2。

表5-2　桡骨下端骨折固定方法

骨折分型	固定方法
伸直型骨折	在维持牵引下，先在骨折远端的背侧和近端的掌侧分别放一平垫，然后放置夹板。夹板上端达前臂中、上1/3，桡、背侧夹板下端应超过腕关节，置腕关节于轻度掌屈尺偏位固定，限制腕关节的桡偏和背伸活动。压垫、夹板置妥后，用3条布带捆扎固定，将前臂悬挂胸前，固定4～5周
屈曲型骨折	在维持牵引下，先在骨折远端的掌侧和近端的背侧分别放一平垫，然后放置夹板。桡、掌侧夹板下端应超过腕关节，置关节于轻度背伸尺偏位固定，限制腕关节的桡偏和掌屈活动。压垫、夹板置妥后，用3条布带捆扎固定，将前臂悬挂胸前，固定4～5周

3. 药物治疗

（1）儿童骨折：初期可服用活血祛瘀、消肿镇痛药物，中后期内服药可减免。

（2）中年人骨折：按骨折3期辨证用药。初期（伤后1～2周），以活血祛瘀为主；中期（伤后3～6周），以活血祛瘀、和营生新、接骨续筋为主；后期（伤后7周后），以坚骨壮筋、补养气血肝肾为主。

（3）老年人骨折：中后期着重养气血、壮筋骨、补肝肾。

（4）解除固定后：应用中药熏洗以舒筋活络，

通利关节。

4. 练功活动　固定期间，积极做指间、指掌关节的屈伸锻炼及肩肘部活动。解除固定后，做腕关节屈伸和前臂旋转锻炼。

（三）病证鉴别

1. 无移位或不完全骨折时，需与腕部软组织扭挫伤相鉴别。

2. 伸直型骨折与巴尔通骨折　巴尔通骨折为桡骨远端关节面之背侧缘劈裂骨折。

3. 屈曲型骨折与反巴尔通骨折　反巴尔通骨折为桡骨远端关节面之掌侧缘劈裂骨折。X 线检查可进行鉴别诊断。

第二节　肩　周　炎

（一）诊断要点

1. 主要症状　多数患者呈慢性发病，隐袭进行，少数有外伤史，多见于中老年人。疼痛一般以肩关节的前、外侧部为重，多为酸痛、钝痛或呈刀割样痛，夜间尤甚，影响睡眠；疼痛可牵涉同侧的颈背部、肘部或手部，可因肩臂活动而疼痛加剧。

2. 主要体征　肩部无明显肿胀，肩周肌肉痉挛，病程长者可见肩臂肌肉萎缩，尤以三角肌为明显；压痛部位多在肩峰下滑囊、结节间沟、喙突、大结节等处，亦可常见广泛性压痛而无局限性压痛点；肩关节各方向活动受限，但以外展、外旋、后伸障碍为著，重者出现典型的“扛肩”现象，肩外展试验阳性。

3. 影像学检查　X 线检查：多无阳性发现，但对鉴别诊断有意义，有时可见骨质疏松、冈上肌腱钙化或大结节处有密度增高的阴影。

（二）论治方法

1. 手法治疗　患者端坐位、侧卧位或仰卧位，术者主要是先运用㨰法、揉法、拿捏法作用于肩前、肩后和肩外侧，用右手的拇、食、中 3 指对握三角肌束，做垂直于肌纤维走行方向的拨法，再拨动痛点附近的冈上肌、胸肌以充分放松肌肉；然后术者左手扶住肩部，右手握患手，做牵拉、抖动和旋转活动；最后帮助患肢做外展、内收、前屈、后伸等动作，解除肌腱粘连，帮助功能活动恢复。手法治疗时，会引起不同程度的疼痛，要注意用力适度，切忌简单粗暴，以患者能忍受为度。隔日治疗 1 次，10 次为 1 个疗程。

2. 药物治疗

（1）内服药：治宜补气血、益肝肾、温经络、祛风湿为主。风寒湿阻证，治宜祛风散寒，通经宣痹，方选三痹汤、蠲痹汤加减；气血瘀滞证，治宜活血化瘀，行气止痛，舒筋通络，方选身痛逐瘀汤加减；气血亏虚证，治宜益气养血，舒筋通络，方选黄芪桂枝五物汤加鸡血藤、当归。

（2）外用药：急性期疼痛、触痛敏感，肩关节活动障碍者，可选用海桐皮汤热敷熏洗或寒痛乐热熨，外贴伤湿止痛膏等。

3. 针灸治疗　取肩髃、肩髎、臂臑、巨骨、曲池等穴，并可“以痛为腧”取穴，常用泻法，或结合灸法。每日 1 次。

4. 物理治疗　可采用超短波、微波、低频电疗、磁疗、蜡疗、光疗等。

5. 封闭治疗　对疼痛明显并有固定压痛点者，可作痛点封闭治疗。

6. 练功活动　练功疗法是治疗过程中不可缺少的重要步骤，应鼓励患者做上肢外展、上举、内旋、外旋、前屈、后伸、环转等运动，做“内外运旋”“叉手托上”“手拉滑车”“手指爬墙”“体后拉手”等动作。

（三）病证鉴别（助理不考）

1. 肩周炎与神经根型颈椎病　均可引起肩部疼痛。神经根型颈椎病疼痛与颈神经根的分布相一致，肩关节活动功能正常，椎间孔挤压试验和臂丛神经牵拉试验阳性。

2. 肩周炎与冈上肌腱炎　冈上肌腱炎的疼痛点以肱骨大结节处为主，在肩关节外展 60°～120°时产生疼痛，这种“疼痛弧”现象是冈上肌腱炎的特征。

3. 肩周炎与风湿性关节炎　风湿性关节炎有游走性疼痛，可波及多个关节，肩关节活动多不受限，活动期红细胞沉降率、抗“O”升高。

第三节　颈　椎　病

（一）诊断依据

1. 颈型

（1）症状：颈部肌肉痉挛，肌张力增高，颈项强直，活动受限。

（2）体征：颈项部有广泛压痛，压痛点多在斜方肌、冈上肌、菱形肌、大小圆肌等部位。可触及棘上韧带肿胀、压痛及棘突移位。颈椎间孔挤压试验和臂丛神经牵拉试验多为阴性。

（3）影像学检查：颈椎X线检查见颈椎生理曲度变直、反弓或成角，有轻度的骨质增生。

2. 神经根型

（1）症状：大多数患者逐渐感到颈部单侧局限性疼痛，颈根部呈电击样向肩、上臂、前臂乃至手指放射，且有麻木感，或以疼痛为主，或以麻木为主。疼痛呈酸痛、灼痛或电击样痛，颈部后伸、咳嗽甚至增加腹压时疼痛可加剧。上肢沉重，酸软无力，持物易坠落。部分患者可有头晕、耳鸣、耳痛、握力减弱及肌肉萎缩，此类患者的颈部常无疼痛感觉。

（2）体征：颈部活动受限、僵硬，颈椎横突尖前侧有放射性压痛，患侧肩胛骨内上部也常有压痛点，部分患者可摸到条索状硬结。受压神经根皮肤节段分布区感觉减退，腱反射异常，肌力减弱。颈5～6椎间病变时，刺激颈6神经根引起患侧拇指或拇、食指感觉减退；颈6～7椎间病变时，则刺激颈7神经根而引起食、中指感觉减退。臂丛神经牵拉试验、颈椎间孔挤压试验阳性。

（3）X线检查：颈椎正侧位、斜位或侧位过伸、过屈位片可显示椎体增生，钩椎关节增生，椎间隙变窄，颈椎生理曲度减小、消失或反角，轻度滑脱，项韧带钙化和椎间孔变小等。

3. 脊髓型

（1）症状：缓慢进行性双下肢麻木、发冷、疼痛，走路欠灵活、无力，打软腿，易绊倒，不能跨越障碍物。休息时症状缓解，紧张、劳累时加重，时缓时剧逐步加重。晚期下肢或四肢瘫痪，二便失禁或尿潴留。

（2）体征：颈部活动受限不明显，上肢活动欠灵活。双侧脊髓传导束的感觉与运动障碍，即受压脊髓节段以下感觉障碍、肌张力增高、腱反射亢进、锥体束征阳性。

（3）影像学检查

1）X线检查：显示颈椎生理曲度改变，病变椎间隙狭窄，椎体后缘唇样骨赘，椎间孔变小。

2）CT检查：可见颈椎间盘变性，颈椎增生，椎管前后径缩小，脊髓受压等改变。

3）MRI检查：可显示受压节段脊髓有信号改变，脊髓受压呈波浪样压迹。

4. 椎动脉型

（1）症状：单侧颈枕部或枕顶部发作性头痛、视力减弱、耳鸣、听力下降、眩晕。可见眩晕猝倒发作。

（2）体征：常因头部活动到某一位置时诱发或加重眩晕。头颈旋转时引起眩晕发作，是本病的最大特点。

（3）影像学检查

1）椎动脉血流检测及椎动脉造影：可协助诊断，辨别椎动脉是否正常，有无压迫、迂曲、变细或阻滞。

2）X线检查：可显示椎节不稳及钩椎关节侧方增生。

5. 交感神经型

（1）症状：头痛或偏头痛，有时伴有恶心、呕吐，颈肩部酸困疼痛，上肢发凉发绀，视物模糊，眼窝胀痛，眼睑无力，瞳孔扩大或缩小，常有耳鸣、听力减退或消失。可有心前区持续性压迫痛或钻痛，心律不齐，心跳过速。

（2）体征：头颈部转动时，症状可明显加重。压迫不稳定椎体的棘突，可诱发或加重交感神经状。

（二）论治方法

1. 治疗手法

（1）点压、拿捏、弹拨、滚法：舒筋活血、和络止痛，放松紧张痉挛的肌肉。

（2）颈项旋扳法：患者取稍低坐位，术者站于患者的侧后，以同侧肘弯托住患者下颌，另一手托其后枕部，嘱患者颈部放松，术者将患者头部向头顶方向牵引，然后向本侧旋转，当接近限度时，再以适当的力量使其继续旋转5°～10°，可闻及轻微的关节弹响声，之后再行另一侧的旋扳。

2. 药物治疗　治宜补肝肾、祛风寒、活络止痛，可内服补肾壮筋汤、补肾壮筋丸，或颈痛灵、颈复康、根痛平冲剂等中成药。麻木明显者，可内服全蝎粉，早晚各1.5g，开水调服。眩晕明显者，可服愈风宁心片，亦可静脉滴注丹参注射液。急性发作，颈臂痛较重者，治宜活血舒筋，可内服舒筋汤。

3. 牵引治疗　枕颌带牵引法：枕颌牵引可以缓解肌肉痉挛、扩大椎间隙、流畅气血、减轻压迫刺激症状。患者可取坐位或仰卧位牵引，牵引姿势以头部略向前倾为宜。牵引重量可逐渐增大到6～8kg，隔日或每日1次，每次30分钟。

4. 练功活动　做颈项前屈后伸、左右侧屈、左右旋转及前伸后缩等活动锻炼。还可以做体操、打太极拳、做健美操等运动锻炼。

（三）病证鉴别（助理不考）

1. 颈型颈椎病　应与落枕、颈肩背部肌筋膜炎等疾病鉴别。

2. 神经根型颈椎病　应与尺神经炎、胸廓出口综合征、腕管综合征等疾病鉴别。

3. 脊髓型颈椎病　应与脊髓肿瘤、脊髓空洞症等疾病鉴别。

4. 椎动脉型颈椎病　应除外眼源性、耳源性眩晕及脑部肿瘤等疾病。

5. 单纯交感神经型颈椎病 诊断较为困难，应注意与冠状动脉供血不足、神经症等疾病鉴别。

第四节 腰椎间盘突出症

（一）诊断依据

1. 症状 腰痛和下肢坐骨神经放射痛，少数病例的起始症状是腿痛，而腰痛不甚明显。腰腿疼痛可在咳嗽、打喷嚏、用力排便等腹腔内压升高时加剧，步行、弯腰、伸膝起坐等牵拉神经根的动作也可使疼痛加剧，腰前屈活动受限，屈髋屈膝、卧床休息可使疼痛减轻。重者卧床不起，翻身极感困难。病程较长者，其下肢放射痛部位感觉麻木、发凉、无力。中央型突出压迫马尾神经，其症状为会阴部麻木、刺痛，二便功能障碍，阳痿或双下肢不全瘫痪。

2. 体征

（1）腰部畸形，腰肌紧张、痉挛。

（2）腰部压痛和叩痛。

（3）腰部活动受限。

（4）皮肤感觉障碍。

（5）肌力减退或肌萎缩。

（6）腱反射减弱或消失。

（7）特殊检查：直腿抬高试验、加强试验、屈颈试验、仰卧挺腹试验、颈静脉压迫试验、股神经牵拉试验均为阳性。

3. 影像学检查

（1）X线：正位片可显示腰椎侧凸，椎间隙变窄或左右不等，患侧间隙较宽；侧位片显示腰椎前凸消失，甚至反张后凸，椎间隙前后等宽或前窄后宽。椎体可见许莫氏结节等改变，或有椎体缘唇样增生等退行性改变。

（2）脊髓造影检查：椎间盘造影，能显示椎间盘突出的具体情况。蛛网膜下隙造影，可观察蛛网膜下隙充盈情况，能较准确地反映硬脊膜受压程度和受压部位，以及椎间盘突出的部位和程度。硬膜外造影，可显示硬脊膜外腔轮廓和神经根的走向，反映神经根受压的状况。

（3）CT、MRI：可显示椎管形态、髓核突出的解剖位置和硬膜囊、神经根受压的情况，可明确诊断。

（二）论治方法

1. 治疗手法 见表5-3。

表5-3 腰椎间盘突出症治疗手法

治疗手法	具体操作
按摩法	患者俯卧，术者用两手拇指或掌部自上而下按摩脊柱两侧膀胱经，至患肢承扶处改用揉捏法，下抵殷门、委中、承山
推压法	术者两手交叉，右手在上，左手在下，手掌向下用力推压脊柱，从胸椎推至骶椎
㨰法	从背、腰至臀腿部，着重于腰部，以缓解、调理腰臀部的肌肉痉挛
俯卧推髋扳肩	术者一手固定对侧髋部，另一手自对侧肩外上方缓缓扳起，使腰部后伸旋转到最大限度时，再适当推扳1～3次。另侧相同
俯卧推腰扳腿	术者一手掌按住对侧患椎以上腰部，另一手自膝上方外侧将腿缓缓扳起，直到最大限度时，再适当推扳1～3次。另侧相同
侧卧推髋扳肩	上面下肢屈曲，贴床的下肢伸直，术者一手扶患者肩部，另一手同时推髋部向前，两手同时向相反方向用力斜扳，使腰部扭转，可闻及或感觉到“咔嗒”响声。换体位做另一侧
侧卧推腰扳腿	术者一手按住患处，另一手自外侧握住膝部（或握踝上，使之屈膝），进行推腰扳腿，做腰髋过伸动作1～3次。换体位做另一侧
牵抖法	患者俯卧、两手抓住床头，术者双手握住患者两踝，用力牵抖并上下抖动下肢，带动腰部，再行按摩下腰部
滚摇法	患者仰卧，双髋膝屈曲，术者一手扶两踝，另一手扶双膝，将腰部旋转滚动1～2分钟

2. 药物治疗 急性期或初期，治宜活血舒筋，方选舒筋活血汤加减。慢性期或病程久者，体质多虚，治宜补养肝肾、宣痹活络，方选补肾壮筋汤。兼有风寒湿者，宜温经通络，方选大活络丹。

3. 牵引治疗 骨盆牵引法：患者仰卧床上，在腰髋部缚好骨盆牵引带后，单侧各用10～15kg重量作牵引，并抬高床尾增加对抗牵引的力量。每日牵引1次，每次30分钟，10次为1个疗程。

4. 练功活动 腰腿痛症状减轻后，采用飞燕点水、五点支撑练功，经常后伸、旋转腰部，做直腿抬高或压腿等动作，以增强腰腿部肌力，有利于腰椎的平衡稳定。

（三）病证鉴别（助理不考）

1. 腰椎间盘突出症与腰椎椎管狭窄症　均可引起腰腿痛。腰椎椎管狭窄症兼有典型的间歇性跛行，卧床休息后症状可明显减轻或消失，腰部后伸受限，并引起小腿疼痛，其症状和体征往往不一致。X线片显示椎体、小关节突增生肥大，椎间隙狭窄，椎板增厚，椎管前后径变小。

2. 腰椎间盘突出症与腰椎结核　均有腰部疼痛。腰椎结核有时夜间痛醒，活动时加重，伴有乏力、消瘦、低热、盗汗等结核症状，腰肌痉挛，脊柱活动受限，可有后凸畸形和寒性脓肿。X线片显示椎间隙变窄，椎体边缘模糊不清，有骨质破坏，寒性脓肿时可见腰肌阴影增宽。

3. 腰椎间盘突出症与腰椎骨关节炎　腰椎骨关节炎为腰部钝痛，劳累或阴雨天时加重，晨起时腰部僵硬，脊柱伸屈受限，稍活动后疼痛减轻，活动过多或劳累后疼痛加重。X线片显示椎间隙变窄，椎体边缘唇状增生。

4. 腰椎间盘突出症与强直性脊柱炎　强直性脊柱炎为腰背部疼痛，不因休息而减轻，脊柱僵硬不灵活，脊柱各方向活动均受限，直至强直，可出现驼背畸形。X线片显示早期骶髂关节和小关节突间隙模糊，后期脊柱可呈竹节状改变。

5. 腰椎间盘突出症与脊柱转移肿瘤　脊柱转移肿瘤疼痛剧烈，夜间尤甚，有时可出现放射性疼痛，可见消瘦、贫血，红细胞沉降率加快。X线片显示椎体破坏变扁，椎间隙尚完整。

经典试题

1.（2023）黄某，女，38岁，已婚，职员。2020年6月15日初诊。患者于3个月前过度焦虑后出现心悸不安，心前区偶有针刺样疼痛，未治疗，1天前因上述症状加重就诊。现症：心悸不安，心胸憋闷，心痛时作，痛如针刺，唇甲青紫，舌质紫暗、有瘀斑，脉结代。

请与奔豚相鉴别。

答题要求：根据上述摘要，在答题卡上完成书面分析。

【参考答案】

中医疾病诊断：心悸。

中医证候诊断：瘀阻心脉证。

中医辨病辨证依据：患者过度焦虑后出现心悸不安3个月，辨病为心悸。焦虑过度，心血亏耗，心失所养，故出现心悸不安；心脉瘀阻，不通则痛，故出现心痛时作，痛如针刺；瘀阻心脉，气血运行不畅，故见唇甲青紫；舌质紫暗、有瘀斑，脉结代均为心脉瘀阻之象。辨证为瘀阻心脉证。

中医病证鉴别（助理不考）：奔豚发作之时，亦觉心胸躁动不安。鉴别要点在于心悸为心中剧烈跳动，发自于心；奔豚乃上下冲逆，发自少腹。

治法：活血化瘀，理气通络。

方剂：桃仁红花煎加减。

药物组成、剂量及煎服方法：桃仁15g、红花15g、丹参12g、赤芍12g、川芎9g、延胡索9g、香附9g、青皮9g、生地黄9g、当归6g、桂枝6g、甘草6g、龙骨（先煎）9g、牡蛎（先煎）9g。3剂，水煎服。日1剂，早晚分服。

2.（2023）王某，男，28岁，未婚，工人。2021年5月28日初诊。患者于2天前出现一侧胁肋部灼痛，口干口苦，急躁易怒。平素喜嗜辛辣。现症：胁肋灼热疼痛，痛有定处，触痛明显，口苦口黏，胸闷纳呆，恶心呕吐，小便黄赤，大便不爽，身目发黄，舌红苔黄腻，脉弦滑数。

请与悬饮相鉴别。

答题要求：根据上述摘要，在答题卡上完成书面分析。

【参考答案】

中医疾病诊断：胁痛。

中医证候诊断：肝胆湿热证。

中医辨病辨证依据：患者胁肋部灼痛2天，辨病为胁痛。平素嗜辛辣、肥甘厚味，酿成湿热，湿热蕴结肝胆，肝络失和，气血运行不畅，不通则痛，故胁肋灼热疼痛，痛有定处，触痛明显；湿热内蕴，故口苦口黏；湿热中阻，脾胃升降失常，故胸闷纳呆，恶心呕吐；湿热蕴结下焦，故小便黄赤，大便不爽；湿热熏蒸，发于肌表，故身目发黄；舌红苔黄腻，脉弦滑数均为肝胆湿热之象。辨证为肝胆湿热证。

中医病证鉴别（助理不考）：胁痛发病与情志不遂、过食肥甘、跌仆损伤、劳欲体虚等有关，病机为肝络失和，主要为一侧或两侧胁肋部疼痛。悬饮多因素体虚弱，时邪外袭，肺失宣通，饮停胸胁，而致络气不和；表现为咳唾引痛胸胁，呼吸或转侧加重，患侧肋间饱满，叩诊呈浊音，或兼见发热。

治法：清热利湿。

方剂：龙胆泻肝汤加减。

药物组成、剂量及煎服方法：龙胆草9g、山栀9g、黄芩10g、川楝子9g、枳壳10g、延胡索10g、泽泻10g、车前子（包煎）15g。3剂，水煎服。日1剂，早晚分服。

3.（2023）李某，女，36岁，已婚，教师。2022年3月23日初诊。患者头痛5年，时作时止，痛有定处，夜晚痛甚，自行服药后缓解，2天前加重。现症：头痛经久不愈，痛处固定不移，痛如针刺，日轻夜重，舌紫暗、有瘀斑，苔薄白，脉细涩。

请与眩晕相鉴别。

答题要求：根据上述摘要，在答题卡上完成书面分析。

【参考答案】

中医疾病诊断：头痛。

中医证候诊断：瘀血头痛。

中医辨病辨证依据：患者头痛5年，辨病为头痛。头痛经久不愈，由于瘀血阻窍，络脉滞涩，不通则痛，故头痛痛处固定不移，痛如锥刺，日轻夜重；舌紫暗、有瘀斑，苔薄白，脉细涩均为瘀血阻滞之征象。辨证为瘀血头痛。

中医病证鉴别（助理不考）：头痛与眩晕可单独出现，也可同时出现，二者对比，头痛之病因有外感与内伤两方面，眩晕则以内伤为主。头痛的临床表现以疼痛为主，实证较多；而眩晕则以昏眩为主，虚证较多。

治法：活血化瘀，通窍止痛。

方剂：通窍活血汤加减。

药物组成、剂量及煎服方法：川芎15g、赤芍12g、桃仁10g、益母草10g、当归10g、白芷10g、细辛10g、凌霄花10g。3剂，水煎服。日1剂，早晚分服。

4.（2023）薛某，女，65岁，已婚，退休人员。2020年6月15日初诊。患者5天前外出受寒后出现咳嗽、咳痰。现症：咳嗽声重，气急，咽痒，咳痰稀薄色白，鼻塞，流清涕，头痛，肢体酸楚，苔薄白，脉浮紧。

请与喘证相鉴别。

答题要求：根据上述摘要，在答题卡上完成书面分析。

【参考答案】

中医疾病诊断：咳嗽。

中医证候诊断：风寒袭肺证。

中医辨病辨证依据：患者咳嗽5天，辨病为咳嗽。风寒袭肺，肺气壅塞不得宣通，故咳而声重、气急；风寒上受，肺气不利，则鼻塞流涕，咽喉作痒；寒邪郁肺，气不布津，凝聚为痰，故咳痰稀薄色白；风寒束表则恶寒、发热、无汗，邪阻经络则头痛；苔薄白，脉浮紧均为风寒在表之象。辨证为风寒袭肺证。

中医病证鉴别（助理不考）：咳嗽与喘证均为肺气上逆之病证，临床上也常见咳、喘并见，但咳嗽以气逆有声，咳吐痰液为主，喘证以呼吸困难，甚则不能平卧为临床特征。

治法：疏风散寒，宣肺止咳。

方剂：三拗汤合止嗽散加减。

药物组成、剂量及煎服方法：麻黄6g、杏仁6g、甘草6g、桔梗12g、紫苑12g、百部12g、白前12g、前胡10g、陈皮6g、荆芥6g。3剂，水煎服。日1剂，早晚分服。

5.（2023）杨某，女，32岁，已婚，干部。2021年5月12日初诊。患者婚后3年，至今未孕，自诉有正常性生活，未采取避孕措施。现症：月经常提前，经量少，行经时间延长，经色较鲜红，形体消瘦，腰膝酸软，五心烦热，失眠多梦，肌肤失润；舌质稍红、略干，苔少，脉细数。

请与暗产相鉴别。

答题要求：根据上述摘要，在答题卡上完成书面分析。

【参考答案】

中医疾病诊断：不孕症。

中医证候诊断：肾阴虚证。

中医辨病辨证依据：患者婚后有正常性生活3年，未采取避孕措施而不孕，辨病为不孕症。肾阴亏虚，精血不足，冲任血海匮乏，故月经量少甚至闭经；阴虚血少，不能摄精，则婚久不孕；若阴虚生内热，冲任胞宫蕴热，不能摄精凝孕，亦不孕；热迫血行，故月经常提前、行经期延长；精血不足，则肌肤失去濡养而失润；阴虚生内热，热扰神明，故出现失眠多梦；腰膝酸软，五心烦热，舌质稍红、略干，苔少，脉细数均为肾阴虚之象。辨证为肾阴虚证。

中医病证鉴别（助理不考）：暗产是指妊娠早期，胚胎初结而自然流产。此时孕妇尚未有明显的妊娠反应，一般不易觉察而误认为不孕。通过基础体温监测、早孕试验及病理学检查可明确。

治法：滋阴养血，调冲益精。

方剂：养精种玉汤加女贞子、墨旱莲。

药物组成、剂量及煎服方法：当归15g、白芍15g、熟地黄15g、山茱萸15g、女贞子9g、墨旱莲9g、龟甲（先煎）15g、地骨皮12g、黄柏9g、牡丹皮9g。3剂，水煎服。日1剂，早晚分服。

6.（2023）李某，男，65岁，已婚，退休人员。2022年7月18日初诊。患者2天前无明显诱因出现头部摇晃颤抖，不能控制，遂来就诊。现症：头摇肢颤，面色淡白，表情淡漠，神疲乏力，动则气短，心悸健忘，眩晕，纳呆，舌体胖大，舌质淡红，苔薄白滑，脉沉濡无力。

请与瘛疭相鉴别。

答题要求：根据上述摘要，在答题卡上完成书面分析。

【参考答案】

中医疾病诊断：颤证（助理不考）。

中医证候诊断：气血亏虚证。

中医辨病辨证依据：患者65岁，头摇肢颤，不能自制，辨病为颤证。由于气血两虚，气血不能上荣头面，故面色淡白，表情淡漠，眩晕；气虚则推动无力，故神疲乏力，动则气短；气血亏虚，心失濡养，则心悸健忘；脾气亏虚，脾失健运，故出现纳呆、舌体胖大；气血两虚，筋脉失养，虚风内动，故出现头摇肢颤，不能控制；舌质淡红，苔薄白滑，脉沉濡无力均为气血亏虚之象。辨证为气血亏虚证。

请与瘛疭相鉴别。

中医病证鉴别：瘛疭即抽搐，多见于急性热病或某些慢性疾病急性发作，抽搐多呈持续性，有时伴短阵性间歇，手足屈伸牵引，弛纵交替，部分患者可有发热、两目上视、神昏等症状。颤证是一种慢性疾病过程，以头颈、手足不自主颤动、振摇为主要症状，手足颤抖动作幅度小，频率较快，而无肢体抽搐牵引和发热、神昏等症状，再结合病史分析，二者不难鉴别。

治法：益气养血，濡养筋脉。

方剂：人参养荣汤加减。

药物组成、剂量及煎服方法：熟地黄12g、当归10g、白芍10g、人参9g、白术9g、黄芪10g、茯苓10g、炙甘草9g、肉桂10g、天麻9g、钩藤（后下）10g、珍珠母（先煎）9g、五味子12g、远志12g。3剂，水煎服。日1剂，早晚分服。

7.（2023）李某，女，35岁，已婚，职员。2022年3月10日初诊。患者于3天前因妇科手术后感染邪毒而出现带下量多，质稠，有臭味。现症：带下量多，赤白相兼，质黏腻，臭秽难闻，小腹疼痛，腰骶酸痛，烦热头晕，口苦咽干，小便短赤，大便干结；舌红，苔黄，脉滑数。

请与漏下相鉴别。

答题要求：根据上述摘要，在答题卡上完成书面分析。

【参考答案】

中医疾病诊断：带下病-带下过多。

中医证候诊断：热毒蕴结证。

中医辨病辨证依据：患者35岁，以带下量多，赤白相兼，质黏稠，气味腐臭难闻为主症，辨病为带下病（带下过多）。患者因妇科手术后感染邪毒，热毒炽盛，损伤任带，使任脉失约，带脉不固，故出现带下量多，赤白相间，质黏腻，有时如脓样，气味腐臭难闻；热毒炽盛，煎灼津液，故出现烦热口干，小便短赤，大便干结；舌红，苔黄干，脉滑数均是热毒蕴结之象。辨证为热毒蕴结证。

中医病证鉴别（助理不考）：漏下是经血非时而下，量少淋漓不尽者为漏下，无正常月经周期可言；而赤带者，月经周期正常，时而从阴道中流出一种赤色黏液，似血非血，绵绵不断。

治法：清热解毒。

方剂：五味消毒饮加白花蛇舌草、椿根白皮、白术。

药物组成、剂量及煎服方法：蒲公英15g、金银花15g、紫花地丁12g、天葵子12g、野菊花12g、土茯苓12g、鱼腥草12g、椿根白皮12g、白花蛇舌草10g、白术15g。3剂，水煎服。日1剂，早晚分服。

8.（2023）王某，女孩，1岁。2021年7月8日初诊。患儿于1天前无明显诱因出现啼哭不安，口舌满布白屑。现症：口腔满布白屑，面赤唇红，烦躁不宁，吮乳哭啼，口干，大便干结，小便短黄，舌红，苔薄黄，脉滑数，指纹紫滞。

请与口疮相鉴别。

答题要求：根据上述摘要，在答题卡上完成书面分析。

【参考答案】

中医疾病诊断：鹅口疮。

中医证候诊断：心脾积热证。

中医辨病辨证依据：患儿啼哭不安，口舌满布白屑1日，辨病为鹅口疮。心脾积热，火热循经上攻，熏灼口舌，故口舌满布白屑，周围焮红，面赤唇红；热扰心神，故烦躁不宁，吮乳多啼；心脾燥热，津液失布，故口干，大便干结，小便黄赤；舌质红，苔薄黄，脉滑数，指纹紫滞，均为心脾积热之象。辨证为心脾积热证。

中医病证鉴别（助理不考）：口疮可见口舌黏膜上出现黄白色溃疡，周围红赤，不能拭去，拭去后出血，局部灼热疼痛；鹅口疮可见舌上、颊内、牙龈或上唇、上腭散布白屑，可融合成片，重者可向咽喉等处蔓延，影响吮乳或呼吸。

治法：清心泻脾。

方剂：清热泻脾散加减。

药物组成、剂量及煎服方法：栀子 9g、生石膏（先煎）15g、黄连 3g、黄芩 9g、茯苓 9g、灯心草 3g、生地黄 6g、甘草 6g。3 剂，水煎服。日 1 剂，早晚分服。

9.（2023）陈某，女，23 岁，未婚，大学生。2022 年 7 月 17 日初诊。患者 15 岁月经初潮，每次月经前均有小腹疼痛，尤以经行头两天为重，伴腰腹酸痛，近 2 个月上述症状加重，遂就诊。现症：少腹部胀痛，经行腰腹疼痛加重，经血量多有块，瘀块排出则痛减，带下量多，经行情志抑郁，乳房胀痛，舌体紫暗，有瘀点、瘀斑，苔薄，脉弦涩。

请与胎动不安相鉴别。

答题要求：根据上述摘要，在答题卡上完成书面分析。

【参考答案】

中医疾病诊断：痛经。

中医证候诊断：气滞血瘀证。

中医辨病辨证依据：患者以经行小腹疼痛，每于经前一二日和月经期小腹胀痛为主症，辨病为痛经。患者因情志不畅，肝失条达，故出现经行情志抑郁，乳房胀痛，少腹部胀痛；气血滞于胞宫，冲任瘀阻，不通则痛，故出现腰腹疼痛加重，瘀块排出则痛减；冲任不固，故带下量多；舌体紫暗，有瘀点、瘀斑，苔薄，脉弦涩均为气滞血瘀之象。辨证为气滞血瘀证。

中医病证鉴别（助理不考）：胎动不安有停经史或早孕反应，妊娠试验阳性；在少量阴道流血和轻微小腹疼痛的同时，可伴有腰酸和小腹下坠感；妇科检查时，子宫体增大如停经月份，宫体变软，盆腔 B 超检查可见宫腔内有妊娠囊和胚芽，或见胎心搏动。痛经时，无停经史和妊娠反应，妇科检查及盆腔 B 超检查也无妊娠现象。

治法：理气化瘀止痛。

方剂：膈下逐瘀汤加减。

药物组成、剂量及煎服方法：五灵脂 6g、当归 9g、川芎 6g、桃仁 9g、牡丹皮 6g、赤芍 6g、乌药 6g、延胡索 3g、甘草 9g、香附 4.5g、红花 9g、枳壳 4.5g。3 剂，水煎服。日 1 剂，早晚分服。

10.（2023）陈某，女，23 岁，未婚，职员。2022 年 8 月 7 日初诊。患者左乳房肿块伴疼痛半年，肿块和疼痛随喜怒消长。现症：左乳房触及片块样肿块，有压痛，伴有胸闷胁痛，情志抑郁，心烦易怒，失眠多梦，苔薄黄，脉弦滑。

请与乳岩相鉴别。

答题要求：根据上述摘要，在答题卡上完成书面分析。

【参考答案】

中医疾病诊断：乳癖。

中医证候诊断：肝郁痰凝证。

中医辨病辨证依据：患者乳房肿块伴疼痛半年，肿块和疼痛随喜怒消长，辨病为乳癖。肝气郁结于胸胁，不通则痛，故胸闷胁痛，善郁易怒；肝气郁久化热，热扰心神，故失眠多梦，心烦；热灼津液为痰，聚于乳房，故乳房触及肿块，有压痛；苔薄黄，脉弦滑均为肝郁痰凝之象。辨证为肝郁痰凝证。

中医病证鉴别（助理不考）：乳岩常无意中发现肿块，多无疼痛，逐渐长大，肿块质地坚硬如石，表面高低不平，边缘不整齐，常与皮肤粘连，活动度差，患侧淋巴结可肿大，后期溃破呈菜花样。

治法：疏肝解郁，化痰散结。

方剂：逍遥蒌贝散加减。

药物组成、剂量及煎服方法：柴胡 15g、郁金 15g、当归 10g、白芍 10g、茯苓 10g、白术 15g、瓜蒌 10g、半夏 6g、制南星 6g。3 剂，水煎服。日 1 剂，早晚分服。

11.（2023）李某，男，50 岁，已婚，农民。2022 年 7 月 16 日初诊。患者有哮病史 20 年，喉中有明显哮鸣声，呼吸困难，不能平卧。现症：喉中痰鸣如吼，喘而气粗，痰黄黏稠，咳吐不利，烦闷不安，面赤汗出，舌红，苔黄腻，脉弦滑。

请与喘证相鉴别。

答题要求：根据上述摘要，在答题卡上完成书面分析。

【参考答案】

中医疾病诊断：哮病。

中医证候诊断：热哮证。

中医辨病辨证依据：患者有哮病史 20 年，喉中有明显哮鸣声，呼吸困难，不能平卧，辨病为哮病。痰热蕴肺，壅阻气道，肺失清肃，气道挛急，故喉中哮鸣声如吼，喘而气粗；痰热蕴肺，肺失宣降，气机不利，故呼吸困难、不能平卧；热灼痰津，痰黄质稠，故咳吐不利；舌红苔黄腻，脉弦滑均为痰热蕴肺之象。辨证为热哮证。

中医病证鉴别（助理不考）：哮病和喘证都有呼吸急促、困难的表现。哮必兼喘，但喘未必兼哮。哮指声响言，喉中哮鸣有声，是一种反复发作的独立性疾病；喘指气息言，为呼吸气促困难，是多种肺系急慢性疾病的一个症状。

治法：清热宣肺，化痰定喘。

方剂：定喘汤或越婢加半夏汤加减。

药物组成、剂量及煎服方法：麻黄9g、黄芩4.5g、桑白皮9g、杏仁4.5g、半夏9g、款冬9g、苏子6g、白果9g、甘草3g。3剂，水煎服。日1剂，早晚分服。

12.（2023）金某，女，76岁，已婚，退休人员。2021年7月2日初诊。患者自述便秘10余年，4～6日一行，大便干，排出困难，为求诊治，遂来就诊。现症：大便艰涩，排出无力，小便清长，腰膝酸软，畏寒肢冷，舌淡苔白，脉沉细。

请与肠结相鉴别。

答题要求：根据上述摘要，在答题卡上完成书面分析。

【参考答案】

中医疾病诊断：便秘。

中医证候诊断：阳虚秘。

中医辨病辨证依据：患者便秘10余年，4～6日一行，便干，排出困难，辨病为便秘。患者年老体衰，肾阳亏虚，命门火衰，阴寒凝结，故四肢不温，畏寒肢冷，腰膝酸软，小便清长；气虚推动无力，故大便排出困难；舌淡苔白，脉沉细均为肾阳虚损之象。辨证为阳虚秘。

中医病证鉴别（助理不考）：肠结与便秘，两者皆为大便秘结不通，但肠结多为急病，因大肠通降受阻所致，表现为腹部疼痛拒按，大便完全不通，且无矢气和肠鸣音，严重者可吐出粪便。便秘多为慢性久病，因大肠传导失常所致，表现为腹部胀满，大便干结艰行，可有矢气和肠鸣音，或有恶心欲吐，食纳减少。

治法：温阳通便。

方剂：济川煎加减。

药物组成、剂量及煎服方法：肉苁蓉15g、牛膝15g、当归12g、升麻12g、泽泻10g、枳壳10g。3剂，水煎服。日1剂，早晚分服。

13.（2023）陈某，女，26岁，未婚，职员。近2个月来因工作压力较大，精神紧张，夜间经常失眠。现症：入睡困难，入睡后易惊醒，心悸多梦，伴头晕耳鸣，腰膝酸软，五心烦热，潮热盗汗，口干咽燥，月经不调，舌红少苔，脉细数。

请与一时性失眠相鉴别。

答题要求：根据上述摘要，在答题卡上完成书面分析。

【参考答案】

中医疾病诊断：不寐。

中医证候诊断：心肾不交证。

中医辨病辨证依据：患者入睡困难，入睡后易惊醒2个月，辨病为不寐。肾水亏虚，不能上济于心，心火炽盛，故心烦不寐，心悸多梦；肾精亏耗，髓海失养，故头晕耳鸣，腰膝酸软；肾精亏耗，不能濡养冲任，故月经不调；虚火内灼，迫津外泄，故五心烦热，潮热盗汗；舌红少苔，脉细数均为阴虚火旺、心肾不交之象。辨证为心肾不交证。

中医病证鉴别（助理不考）：不寐单纯以失眠为主症，表现为持续的、严重的睡眠困难。因一时性情志影响或生活环境改变引起的暂时性失眠不属病态。

治法：滋阴降火，交通心肾。

方剂：六味地黄丸合交泰丸加减。

药物组成、剂量及煎服方法：熟地黄30g、山萸肉5g、山药30g、牡丹皮10g、茯苓15g、泽泻10g、黄连6g、肉桂5g。3剂，水煎服。日1剂，早晚分服。

14.（2023）李某，男，35岁，已婚，干部。患者长期因工作而焦虑，自觉心中悸动不安，不能自制7天，为求诊治，遂来就诊。现症：心悸不宁，急躁易怒，失眠多梦，头晕目眩，手足心热，潮热盗汗，耳鸣腰痛，舌红少苔，脉细数。

请与奔豚相鉴别。

答题要求：根据上述摘要，在答题卡上完成书面分析。

【参考答案】

中医疾病诊断：心悸。

中医证候诊断：阴虚火旺证。

中医辨病辨证依据：患者自觉心中悸动不安，不能自制，辨病为心悸。患者长期焦虑工作，心气郁结，郁而化火，从而扰动心神，故急躁易怒，失眠多梦；火灼阴液，导致肝肾阴虚，水不济火，故五心烦热，潮热盗汗；肾精亏虚，髓海不足，故出现耳鸣腰痛；舌红少苔，脉细数均为阴虚火旺之象。辨证为阴虚火旺证。

中医病证鉴别（助理不考）：奔豚发作之时，亦觉心胸躁动不安，奔豚乃上下冲逆，发自少腹；而心悸为心中剧烈跳动，发自于心。

治法：滋阴清火，养心安神。

方剂：天王补心丹合朱砂安神丸加减。

药物组成、剂量及煎服方法：生地黄15g、麦冬15g、五味子6g、桔梗10g、当归10g、远志5g、柏子仁10g、丹参15g、茯苓10g、酸枣仁10g、天冬10g、人参10g（另煎兑服）、玄参10g、朱砂0.5g（冲服）、甘草15g、黄连15g。3剂，水煎服。日1剂，早晚分服。

15.（2023）陈某，女，40岁，已婚，职员。2022年2月19日初诊。患者平素抑郁，情志不遂，发现带下过少，阴中干涩，阴痒5天。现症：带下量少，阴中干涩，阴痒，伴面色无华，头晕目眩，心悸失眠，神疲乏力，经行腹痛，经色紫暗、有血块，肌肤甲错；舌质暗，边有齿痕、瘀斑，脉细涩。

请与产后虚劳相鉴别。

答题要求：根据上述摘要，在答题卡上完成书面分析。

【参考答案】

中医疾病诊断：带下病-带下过少。

中医证候诊断：血枯瘀阻证。

中医辨病辨证依据：患者40岁，带下过少，阴中干涩，阴痒5天，辨病为带下病-带下过少。患者平素情志不舒，久而气滞血瘀，瘀血内停，瘀阻冲任，阴液不能运达阴股，不能润泽阴窍，故出现带下过少，阴中干涩，阴痒；瘀血停滞，不能上荣头面，故出现面色无华，头晕目眩，神疲乏力；心血不足，则心悸失眠；不通则痛，故出现经行腹痛，经色紫暗、有血块；血瘀日久，肌肤失养，故出现肌肤甲错；舌质暗，边有齿痕、瘀斑，脉细涩均为血枯瘀阻之象。辨证为血枯瘀阻证。

中医病证鉴别（助理不考）：产后虚劳是由于产后大出血、休克造成垂体前叶急性坏死，正常分泌功能受损而引起。临床表现为产后体质虚弱，面色苍白，无乳汁分泌，闭经，阴部萎缩，性欲减退，并有畏寒、头晕、贫血、毛发脱落等；卵泡刺激素（FSH）、黄体生成素（LH）明显降低，甲状腺功能减退，尿17-羟、17-酮皮质类固醇低于正常。

治法：补血益精，活血化瘀。

方剂：小营煎加丹参、桃仁、牛膝。

药物组成、剂量及煎服方法：当归6g、熟地黄6g、白芍药6g、山药6g、枸杞子6g、炙甘草3g、丹参6g、桃仁6g、牛膝6g。3剂，水煎服。日1剂，早晚分服。

16.（2023、2022）陈某，女，31岁，已婚，离职。2020年3月7日初诊。患者平素月经正常，于2020年3月2日因“胎位不正”行剖宫产，术中出血不多。2天前突然出现寒战高热，小腹疼痛拒按，肛门坠胀，恶露量少，色紫暗如败酱，有臭气，心烦口渴，尿少色黄，大便燥结，舌红，苔黄而干，脉数有力。

请与产后小便淋痛相鉴别。

答题要求：根据上述摘要，在答题卡上完成书面分析。

【参考答案】

中医疾病诊断：产后发热。

中医证型诊断：感染邪毒证。

中医辨病辨证依据：患者平素月经正常，行剖宫产术后2天寒战高热，辨病为产后发热。新产血室正开，百脉俱虚，邪毒乘虚内侵，正邪交争，故高热寒战；邪毒与血搏结成瘀，胞脉阻滞，故小腹疼痛拒按，恶露量少，色紫暗；热毒熏蒸，故恶露质如败酱，其气臭秽；热邪扰及心神，灼伤津液，故心烦口渴，小便短赤，大便燥结；舌红，苔黄而干，脉数有力均为毒热内盛之象。辨证为感染邪毒证。

中医病证鉴别（助理不考）：产后小便淋痛除发热外，并伴有尿频、尿急、淋漓涩痛、尿黄或赤，尿常规检查见红细胞、白细胞，尿培养可见致病菌。而产后发热不伴有泌尿系症状。

治法：清热解毒，凉血化瘀。

方剂：五味消毒饮合解毒活血汤加减。

药物组成、剂量及煎服方法：金银花12g、野菊花12g、蒲公英12g、紫花地丁15g、天葵子9g、连翘9g、葛根9g、柴胡6g、当归9g、赤芍9g、生地黄9g、红花6g、枳壳6g、桃仁9g、甘草6g。3剂，水煎服。日1剂，早晚分服。

17.（2023、2022）钱某，女，48岁，已婚，干部。2019年4月10日初诊。患者双手湿疮十余年，皮损反复发作，剧痒难忍，双手皮肤局部暗红斑块，粗糙肥厚，色素沉着，遇热或肥皂水烫洗后瘙痒加重，近日口干不欲饮，纳差，腹胀，舌淡，苔白，脉弦细，月经史无异常。

请与牛皮癣相鉴别。

答题要求：根据上述摘要，在答题卡上完成书面分析。

【参考答案】

中医疾病诊断：湿疮。

中医证型诊断：血虚风燥证。

中医辨病辨证依据：患者双手湿疮十余年，皮损反复发作，辨病为湿疮。血虚日久则肌肤失养，化燥生风，风气搏于肌肤，故皮损反复迁延日久，瘙痒难忍，遇热或肥皂水烫洗后瘙痒加重，日久则皮损局部粗糙肥厚，色素沉着；津血同源，血虚亦致阴血不足，虚火内生，故伴口干不欲饮；舌淡，苔白，脉细均为血虚风燥之象。辨证为血虚风燥证。

中医病证鉴别（助理不考）：牛皮癣好发于颈侧、肘、尾骶部，常不对称，有典型的苔藓样变，皮损倾向干燥，无多形性损害。

治法：养血润肤，祛风止痒。

方剂：四物消风饮加丹参、鸡血藤、乌梢蛇。

药物组成、剂量及煎服方法：当归9g、白芍9g、川芎6g、生地黄12g、白蒺藜6g、防风6g、荆芥穗6g、白鲜皮6g、黄芪6g、蝉蜕3g、薄荷3g（后下）、丹参6g、鸡血藤3g、乌梢蛇3g。3剂，水煎服。日1剂，早晚分服。

18.（2023、2022）患儿，女，5岁。2021年2月27日初诊。发热咳嗽3天。现症：发热烦躁，咳嗽喘促，气急鼻扇，咳痰黄稠，喉间痰鸣，咽红肿痛，面色红赤，口渴欲饮，大便干结，小便短黄，舌质红，苔黄，脉滑数。

请与儿童哮喘相鉴别。

答题要求：根据上述摘要，在答题卡上完成书面分析。

【参考答案】

中医疾病诊断：肺炎喘嗽。

中医证型诊断：常证（痰热闭肺证）。

中医辨病辨证依据：患儿发热咳嗽3天，伴喘促气急，辨病为肺炎喘嗽。痰热胶结，闭阻于肺，故发热咳嗽，气急鼻扇，喉间痰鸣，咽红肿痛；肺热壅盛，故面色红赤，口渴欲饮，咳痰黄稠；肺热下移，津液耗伤，故大便干结，小便短黄；舌质红，苔黄，脉滑数均为痰热内盛之象。辨证为常证（痰热闭肺证）。

中医病证鉴别（助理不考）：儿童哮喘呈反复发作的咳嗽喘息，胸闷气短，喉间痰鸣，发作时双肺可闻及以呼气相为主的哮鸣音，呼气延长，支气管舒张剂有显著疗效。

治法：清热涤痰，开肺定喘。

方剂：麻杏石甘汤合葶苈大枣泻肺汤加减。

药物组成、剂量及煎服方法：麻黄3g、苦杏仁2g、生石膏8g（先煎）、甘草2g、葶苈子3g、桑白皮2g、紫苏子2g、前胡2g、黄芩3g、百部2g、海浮石3g（先煎）。3剂，水煎服。日1剂，早晚分服。

19.（2023、2022）谭某，男，40岁，已婚，领导。2021年6月12日初诊。患者午后突然出现呕吐，多为清水痰涎，脘闷不食，不思饮食，饮水则吐，头眩心悸，舌淡，苔白腻，脉滑。

请与噎膈相鉴别。

答题要求：根据上述摘要，在答题卡上完成书面分析。

【参考答案】

中医疾病诊断：呕吐。

中医证型诊断：痰饮中阻证。

中医辨病辨证依据：患者午后突然出现呕吐清水痰涎，辨病为呕吐。痰饮内停，胃气不降，故呕吐清水痰涎；痰饮阻于中焦，气机不畅，故脘闷痞满；胃气上逆，故饮水则吐；清阳不升，水饮上犯，故头眩，心悸。苔白腻，脉滑均为痰饮内停之象。辨证为痰饮中阻证。

中医病证鉴别（助理不考）：呕吐与噎膈，皆有呕吐的症状。然呕吐之病，进食顺畅，吐无定时。噎膈之病，进食硬噎不顺或食不得入，或食入即吐，甚则因噎废食。呕吐大多病情较轻，病程较短，预后尚好。而噎膈多因内伤所致，病情深重，病程较长，预后欠佳。

治法：温中化饮，和胃降逆。

方剂：小半夏汤合苓桂术甘汤加减。

药物组成、剂量及煎服方法：半夏6g、生姜9g、茯苓12g、白术9g、甘草6g、桂枝9g。3剂，水煎服。日1剂，早晚分服。

20.（2023、2022、2021）王某，男，47岁，已婚，农民。2020年6月5日初诊。患者半月前颈旁左侧起一结块，光软无头，红肿疼痛，伴发热，经治疗后未好转。现症：结块破溃，脓水稀薄，疮面新肉不生，色淡红而不鲜，愈合缓慢。伴面色无华，神疲乏力，纳少。舌淡，苔少，脉细无力。

请与有头疽相鉴别。

答题要求：根据上述摘要，在答题卡上完成书面分析。

【参考答案】

中医疾病诊断：痈。

中医证候诊断：气血两虚证。

中医辨病辨证依据：患者颈旁左侧结块，光软无头，红肿疼痛，辨病为痈。气虚，脏腑机能减退，故神疲乏力，纳少；血液亏虚，故面色无华，疮面淡红而不鲜；气血不足，无力鼓邪外出，故脓水稀薄，疮面新肉不生，愈合缓慢；舌淡，苔少，脉细无力均为气血两虚之象。辨证为气血两虚证。

中医病证鉴别（助理不考）：有头疽多发于项背

部肌肉丰厚处。初起有一粟米样疮头，而后肿势逐渐扩大，形成多个脓头，红肿范围大，溃后如蜂窝状，全身症状明显，病程较长。

治法：益气养血，托毒生肌。

方剂：托里消毒散加减。

药物组成、剂量及煎服方法：黄芪 15g、人参 12g、川芎 12g、白芍 9g、白术 9g、茯苓 9g、当归 12g、金银花 9g、白芷 6g、甘草 6g。3 剂，水煎服。日 1 剂，早晚分服。

21.（2023、2022、2021、2020、2019、2018）周某，男，73 岁，已婚，干部。2017 年 10 月 8 日初诊。患者半年前始出现大便点滴下血，色淡红，有肿物自肛门脱出，不能自行还纳，需用手法还纳，伴头晕气短，面色无华、神疲自汗、纳少、便溏。查体：截石位肛门 7 点、11 点处齿线上可触及柔软光滑之团块，无压痛，肛门松弛。舌淡，苔薄白，脉细弱。

请与脱肛相鉴别。

答题要求：根据上述摘要，在答题卡上完成书面分析。

【参考答案】

中医疾病诊断：痔（内痔）。

中医证候诊断：脾虚气陷证。

中医辨病辨证依据：患者便血，有肿物自肛门脱出，不能自行还纳半年，查体示截石位肛门 7 点、11 点处齿状线上可触及柔软光滑的团块，辨病为痔（内痔）。脾气虚弱，无力升举，故有肿物自肛门脱出；脾虚统血无权，血不归经而外溢，故见便血；气血生化乏源，故血色淡红；清阳之气不升，故气短、头晕；气陷而机体缺少营精的充养，故神疲；气虚不能固护肌表，故自汗；脾气亏虚，运化失司，故纳少便溏；舌淡，苔薄白，脉细弱均为脾虚之象。辨证为脾虚气陷证。

中医病证鉴别（助理不考）：内痔可见便血，痔核脱出，肛周潮湿、瘙痒，疼痛，便秘，指诊检查可触及柔软、表面光滑、无压痛的黏膜隆起，肛门镜下可见齿线上黏膜有半球状隆起，色暗紫或深红，表面可有糜烂或出血点。脱肛直肠黏膜或直肠环状脱出，有螺旋状皱褶，表面光滑，无静脉曲张，一般不出血，脱出后有黏液分泌。

治法：补中益气，升阳举陷。

方剂：补中益气汤加减。

药物组成、剂量及煎服方法：黄芪 18g、甘草 9g、人参 9g、当归身 3g、橘皮 6g、升麻 6g、柴胡 6g、白术 9g、川芎 6g、白芍药 9g、熟地黄 15g。3 剂，水煎服。日 1 剂，早晚分服。

22.（2023、2022、2021、2020、2019、2018）周某，男，33 岁，未婚，厨师。2018 年 1 月 5 日初诊。患者 2 天前因过食辛辣海鲜出现全身泛发性皮损，皮损处潮红、丘疱疹，灼热瘙痒无休，抓破渗液流脂水，伴心烦口渴，身热不扬，大便干，小便短赤，舌红，苔薄黄，脉滑。

请与接触性皮炎相鉴别。

答题要求：根据上述摘要，在答题卡上完成书面分析。

【参考答案】

中医疾病诊断：湿疮。

中医证候诊断：湿热蕴肤证。

中医辨病辨证依据：患者过食辛辣海鲜，出现泛发性皮损 2 天，皮损处潮红、丘疱疹，抓破渗液流脂水，辨病为湿疮。过食辛辣刺激之品，酿成湿热，郁于肌腠而发病。湿邪内蕴，故身热不扬；热扰心神，故心烦；热邪耗伤津液，故口渴，大便干，小便短赤；舌红，苔薄黄，脉滑均为湿热之象。辨证为湿热蕴肤证。

中医病证鉴别（助理不考）：接触性皮炎常有明确的接触史，皮损常限于接触部位，皮疹较单一，有水肿、水疱，境界清楚，去除病因后较快痊愈，不再接触即不复发。

治法：清热利湿止痒。

方剂：龙胆泻肝汤合萆薢渗湿汤加减。

药物组成、剂量及煎服方法：龙胆草 6g、黄芩 9g、栀子 9g、泽泻 12g、木通 6g、当归 3g、生地黄 9g、柴胡 6g、生甘草 6g、车前子（包煎）9g、萆薢 30g、薏苡仁 30g，赤茯苓 15g、黄柏 15g、牡丹皮 15g、泽泻 15g，滑石（先煎）30g，通草 6g、土茯苓 15g、鱼腥草 15g、紫荆皮 15g、地肤子 9g、白鲜皮 9g。3 剂，水煎服。日 1 剂，早晚分服。

23.（2023、2022、2021、2020、2019、2018）周某，男，18 岁，未婚，学生。2017 年 9 月 19 日初诊。患者昨晨起出现上腹部疼痛，6 小时后疼痛转移至右下腹痛，呈持续性，恶心欲吐，纳差，二便正常。查体：体温 38.1℃，右下腹麦氏点压痛阳性，腹肌紧张，舌苔白腻，脉弦紧。血常规白细胞 $14.3\times10^9/L$，中性粒细胞 0.81。

请与右侧输尿管结石相鉴别。

答题要求：根据上述摘要，在答题卡上完成书面分析。

【参考答案】

中医疾病诊断：肠痈。

中医证候诊断：瘀滞证。

中医辨病辨证依据：患者转移性右下腹痛，伴恶心欲吐，发热，查体示右下腹麦氏点压痛阳性，腹肌紧张，白细胞及中性粒细胞数均增多，辨病为肠痈。气机瘀滞不通，故腹部疼痛；脾胃气机不畅，运行失常，故恶心欲吐，纳差；邪郁化热，故发热；舌苔白腻，脉弦紧均为气机瘀滞之象。辨证为瘀滞证。

中医病证鉴别（助理不考）：右侧输尿管结石腹痛多在右下腹，为突发性绞痛，并向外生殖器部放射，腹痛剧烈但体征不明显。肾区叩痛，尿液检查有较多红细胞。B型超声检查表现为特殊结石声影和肾积水等。X线摄片约90%在输尿管走行部位可显示结石影。

治法：行气活血，通腑泄热。

方剂：大黄牡丹汤合红藤煎剂加减。

药物组成、剂量及煎服方法：大黄17g、牡丹皮9g、桃仁9g、冬瓜仁30g、芒硝（溶服）9g、红藤6g、地丁草3g、乳香9g、没药3g、连翘12g、玄胡6g、甘草3g、金银花12g、姜半夏6g、竹茹6g。3剂，水煎服。日1剂，早晚分服。

24.（2023、2022、2021、2020、2019、2018、2016）郑某，女，20岁，未婚，学生。2015年8月18日初诊。患者右下腹痛36小时，伴发热12小时。纳呆，恶心，呕吐1次，为胃内容物，二便正常，月经史无异常，末次月经8月1日。查体：体温38.3℃，右下腹压痛、反跳痛、腹皮挛急。舌红，苔黄腻，脉滑数。血常规：WBC $15\times10^{9}/L$，中性粒细胞0.85，尿常规正常。

请与异位妊娠破裂相鉴别。

答题要求：根据上述摘要，在答题卡上完成书面分析。

【参考答案】

中医疾病诊断：肠痈。

中医证型诊断：湿热证。

中医辨病辨证依据：患者右下腹痛36小时，伴发热12小时，纳呆，恶心，呕吐，查体示右下腹压痛、反跳痛，腹皮挛急，白细胞计数增多，中性粒细胞比例升高，辨病为肠痈。肠道功能失调，糟粕积滞，湿热内生，积结肠道，壅阻气机，故下腹部疼痛；热蕴于里，故发热；湿热蕴结脾胃，气机阻滞，升降失常，故纳呆，恶心，呕吐；舌红，苔黄腻，脉滑数均为湿热内蕴之象。辨证为湿热证。

中医病证鉴别（助理不考）：异位妊娠破裂常有急性失血症状和下腹疼痛症状，有停经史，妇科检查阴道内有血液，阴道后穹隆穿刺有血等。

治法：通腑泄热，解毒利湿透脓。

方剂：复方大柴胡汤加减。

药物组成、剂量及煎服方法：柴胡24g、黄芩9g、枳壳9g、川楝子6g、大黄（后下）6g、延胡索6g、白芍9g、蒲公英6g、木香6g、丹参6g、甘草5g。3剂，水煎服。日1剂，早晚分服。

25.（2023、2022、2021、2020、2018、2016）姚某，男，40岁，已婚，工人。2016年4月30日初诊。患者平素嗜食辛辣厚味。1个月前出现便血，未引起重视。昨日饮酒后便血症状加重，血色鲜红，量较多，肛门内有肿物脱出，可自行回纳，肛门灼热感，重坠不适。现症：肛门灼热，重坠不适，苔黄腻，脉弦数。

请与直肠脱垂相鉴别。

答题要求：根据上述摘要，在答题卡上完成书面分析。

【参考答案】

中医疾病诊断：痔（内痔）。

中医证候诊断：湿热下注证。

中医辨病辨证依据：患者便血1个月，便时肛内有肿物脱出，肛门灼热，重坠不适，辨病为痔（内痔）。患者平素嗜食辛辣，酿成湿热。湿热熏灼肠道，脉络损伤，故便血，色鲜红，量较多；湿热下注肠道，大肠传导失常，故肛门灼热，重坠不适；舌苔黄腻，脉弦数均为湿热内蕴之象。辨证为湿热下注证。

中医病证鉴别（助理不考）：直肠黏膜或直肠环状脱出，有螺旋状皱褶，表面光滑，无静脉曲张，一般不出血，脱出后有黏液分泌。而痔是肛门齿状线以上，直肠末端黏膜下的痔内静脉丛扩大曲张和充血所形成的柔软静脉团。是肛门直肠病中最常见的疾病。其特点是便血，痔核脱出，肛门不适感。

治法：清热利湿止血。

方剂：脏连丸加减。

药物组成、剂量及煎服方法：黄连12g、黄芩9g、生地黄20g、赤芍15g、当归12g、荆芥穗12g、槐花9g、地榆30g、仙鹤草30g、猪大肠1段。炼蜜为丸。每服9g，晨饭前空腹以白开水送下，1日1次。

26.（2023、2022、2021、2020、2017、2016）杨某，女，35岁，已婚，设计师。2016年4月25日初诊。患者平素工作压力大，情绪较为抑郁，且不注意饮食。1个月前出现带下量多，色淡黄。现症：带下色淡黄，质黏稠，无臭气，绵绵不断，面色㿠白，四肢不温，精神疲惫，纳少便溏，两足浮肿，舌淡苔白，脉缓弱。

请与经间期出血相鉴别。

答题要求：根据上述摘要，在答题卡上完成书面分析。

【参考答案】

中医疾病诊断：带下病（带下过多）。

中医证候诊断：脾虚证。

中医辨病辨证依据：患者带下量多，色淡黄1个月，辨病为带下病（带下过多）。脾气虚弱，运化失司，湿邪下注，损伤任带，带脉失约，故带下量多，色淡黄，质黏稠，无臭气，绵绵不断；脾虚中阳不振，故面色㿠白，精神疲惫；阳虚温煦失司，故四肢不温；脾失健运，故纳少便溏；水湿泛溢肌肤，故两足浮肿；舌淡苔白，脉缓弱均为脾虚湿阻之象。辨证为脾虚证。

中医病证鉴别（助理不考）：经间期出血是指月经周期正常，在2次月经之间出现周期性出血，一般持续3～7天，能自行停止。赤带者，其出现无周期性，且月经周期正常。

治法：健脾益气，升阳除湿。

方剂：完带汤加减。

药物组成、剂量及煎服方法：苍术15g、白术15g、白芍12g、甘草6g、山药20g、荆芥10g、陈皮6g、车前子（包煎）15g、柴胡10g、党参20g。3剂，水煎服。日1剂，早晚分服。

27.（2023、2022、2021、2019、2014）陈某，男，39岁，已婚，工人。2014年6月3日初诊。患者半年来头晕目眩，头重，吐痰量多。现症：眩晕，头重昏蒙，伴视物旋转，胸闷恶心，呕吐痰涎，食少多寐，舌苔白腻，脉濡滑。

请与中风相鉴别。

答题要求：根据上述摘要，在答题卡上完成书面分析。

【参考答案】

中医疾病诊断：眩晕。

中医证型诊断：痰浊上蒙证。

中医辨病辨证依据：患者头晕目眩，头重，吐痰量多半年，辨病为眩晕。痰浊上蒙清窍，故眩晕，头重昏蒙，视物旋转；痰浊中阻，气机运行不畅，故胸闷恶心；痰浊中阻，水液运化失常，故呕吐痰涎；痰浊中阻，脾失健运，故食少；痰浊上扰心神，故多寐；舌苔白腻，脉濡滑均为痰浊内阻之象。辨证为痰浊上蒙证。

中医病证鉴别（助理不考）：中风以猝然昏仆，不省人事，口舌歪斜，半身不遂，失语，或不经昏仆，仅以歪僻不遂为特征。中风昏仆与眩晕之甚者相似，眩晕之甚者亦可仆倒，晕倒者记忆空白，瞬间即醒，但无半身不遂及不省人事，口眼歪斜诸症。也有部分中风患者，以眩晕、头痛为其先兆表现，故临证当注意中风与眩晕的区别与联系。

治法：化痰祛湿，健脾和胃。

方剂：半夏白术天麻汤加减。

药物组成、剂量及煎服方法：半夏9g、白术15g、陈皮10g、薏苡仁20g、茯苓15g、天麻10g。3剂，水煎服。日1剂，早晚分服。

28.（2023、2022、2020）张某，男孩，10岁，学生。2019年5月16日初诊。患者2天前颈旁左侧起一结块，肿胀疼痛，伴恶寒，头痛，纳差。既往史：1周前患龋齿到口腔科治疗后好转。查体：体温37.8℃，心率96次/分。颈旁左侧结块形如鸡卵，皮色不变，肿胀灼热，无波动感，有轻微触痛。舌质红，苔黄腻，脉滑数。

请与脂瘤染毒相鉴别。

答题要求：根据上述摘要，在答题卡上完成书面分析。

【参考答案】

中医疾病诊断：痈。

中医证候诊断：火毒凝结证。

中医辨病辨证依据：患者患龋齿1周，颈旁左侧起一结块，肿胀疼痛2天，伴发热，辨病为痈。邪毒湿浊留阻肌肤，郁结不散，气血凝滞，经络壅遏，化火成毒，故颈旁左侧结块形如鸡卵，皮色不变，肿胀灼热，无波动感，有轻微触痛；营卫不和，故恶寒，头痛，发热；舌质红，苔黄腻，脉滑数均为火毒蕴结之象。辨证为火毒凝结证。

中医病证鉴别（助理不考）：脂瘤染毒患处平时已有结块，与表皮粘连，但基底部推之可动，其中心皮肤常可见粗大黑色毛孔，挤之有粉刺样物溢出，且有臭味。染毒后红肿较局限，10天左右化脓，脓出夹有粉渣样物，愈合较为缓慢，全身症状较轻。

治法：清热解毒，行瘀活血。

方剂：仙方活命饮加减。

药物组成、剂量及煎服方法：白芷6g、贝母6g、防风6g、赤芍药6g、当归尾6g、甘草6g、皂角刺6g、天花粉6g、乳香6g、没药6g、金银花9g、陈皮9g、牛蒡子6g、野菊花9g。3剂，水煎服。日1剂，早晚分服。

29.（2023、2022、2020、2019、2018）周某，男，73岁，已婚，干部。2017年11月10日初诊。患者有哮喘病史20年。3天前因受寒发生痰鸣气喘。

现症：喉中痰鸣有声，胸膈烦闷，呼吸急促，喘咳气逆，咳痰不爽，痰黏色黄，烦躁，口干欲饮，大便偏干，发热，恶寒，无汗，身痛，舌边尖红，苔白腻，脉弦紧。

请与喘证相鉴别。

答题要求：根据上述摘要，在答题卡上完成书面分析。

【参考答案】

中医疾病诊断：哮病。

中医证候诊断：寒包热哮证。

中医辨病辨证依据：患者有哮喘病史20年，因受寒发生痰鸣气喘3天，辨病为哮病。痰热壅肺，灼伤津液，故喉中痰鸣有声，咳痰不爽，痰黏色黄，口干欲饮，大便偏干；复感风寒，寒性凝滞，寒邪伤于肌表，故发热，恶寒，无汗，身痛；客寒包火，肺失宣降，故胸膈烦闷，呼吸急促，喘咳气逆；舌边尖红，苔白腻，脉弦紧均为外寒内热之象。辨证为寒包热哮证。

中医病证鉴别（助理不考）：哮病和喘证都有呼吸急促、困难的表现。哮必兼喘，但喘未必兼哮。哮指声响言，喉中哮鸣有声，是一种反复发作的独立性疾病；喘指气息言，为呼吸气促困难，是多种肺系急慢性疾病的一个症状。

治法：解表散寒，清化痰热。

方剂：小青龙加石膏汤加减。

药物组成、剂量及煎服方法：麻黄9g、芍药9g、细辛3g、干姜6g、甘草6g、桂枝9g、五味子9g、半夏9g、石膏（先煎）9g、射干9g、葶苈子（包煎）9g、苏子9g、黄芩9g、前胡9g、瓜蒌皮9g。3剂，水煎服。日1剂，早晚分服。

30.（2023、2022、2020、2019、2011、2010）路某，女，64岁，已婚，退休工人。2010年8月2日初诊。患者半年前出现口渴多饮，尿频量多。现症：口渴多饮，口舌干燥，烦热多汗，舌边尖红，苔薄黄，脉洪数。

请与瘿病相鉴别。

答题要求：根据上述摘要，在答题卡上完成书面分析。

【参考答案】

中医疾病诊断：消渴。

中医证型诊断：上消（肺热津伤证）。

中医辨病辨证依据：患者口渴多饮，尿量频多半年，辨病为消渴。肺脏燥热，津液失布，故口渴多饮，口干舌燥，尿量频多；燥热内扰心神，故烦热；热邪迫津外出，故多汗；舌边尖红，苔薄黄，脉洪数均为肺热津伤之象。辨证为上消（肺热津伤证）。

中医病证鉴别（助理不考）：消渴与瘿病，两者均可见多食易饥，消瘦症状。瘿病中气郁化火、阴虚火旺的类型，以情绪激动，多食易饥，形体消瘦，心悸、眼突，颈部一侧或两侧肿大为特征。其中的多食易饥、消瘦，类似消渴病的中消，但眼球突出，颈前瘿肿有形则与消渴有别，且无消渴病的多饮、多尿、尿甜等症。

治法：清热润肺，生津止渴。

方剂：消渴方加减。

药物组成、剂量及煎服方法：天花粉15g、葛根12g、麦冬12g、生地黄10g、藕汁15g、黄连9g、黄芩6g、知母9g。3剂，水煎服。日1剂，早晚分服。

31.（2023、2022、2020、2018）王某，女，50岁，已婚，教师。2018年2月11日初诊。患者既往月经正常，3年前无明显原因出现月经紊乱，经乱无期，周期15～90天，经期7～20天，时而量多如注，时而量少淋漓，色鲜红，质稠，伴头晕耳鸣，腰腿酸软，心烦失眠，五心烦热。末次月经：2018年2月1日，量时多时少，色鲜红，质稠，至今未净。舌质偏红，苔少，脉细数。

请与经期延长相鉴别。

答题要求：根据上述摘要，在答题卡上完成书面分析。

【参考答案】

中医疾病诊断：崩漏。

中医证候诊断：肾阴虚证。

中医辨病辨证依据：患者月经紊乱，经乱无期，量时多时少3年，辨病为崩漏。肾阴亏虚，阴虚失守，封藏失司，冲任不固，故月经紊乱，经量多或量少淋漓；阴虚生内热，热灼阴血，故血色鲜红，质稠，五心烦热；阴血不足，不能上荣于脑，故头晕耳鸣；阴精亏虚，外府不荣，作强无力，故腰膝酸软；水不济火，故心烦失眠；舌质偏红，苔少，脉细数均为肾阴亏虚之象。辨证为肾阴虚证。

中医病证鉴别（助理不考）：崩漏为月经的周期、经期及经量发生严重紊乱的疾病，表现为周期、经期紊乱，或暴下不止，或淋漓不净。经期延长仅为经期的延长，月经周期和经量无明显异常表现。

治法：滋肾益阴，止血调经。

方剂：左归丸去牛膝，合二至丸。

药物组成、剂量及煎服方法：熟地黄24g、山药12g、枸杞子12g、山茱萸12g、鹿角胶（烊化兑服）12g、龟甲胶（先煎）12g、菟丝子12g、附子（先煎）30g、桂心 30g、补骨脂 30g、杜仲 30g、青盐 15g。7 剂，水煎服。日 1 剂，早晚分服。

32.（2023、2022、2020、2015）赵某，男，40 岁，已婚，工人。2015 年 4 月 30 日初诊。患者平素嗜食肥甘厚味，近来头痛昏蒙，胸闷。现症：头痛昏蒙，胸脘满闷，纳呆呕恶，舌苔白腻，脉滑。

请与眩晕相鉴别。

答题要求：根据上述摘要，在答题卡上完成书面分析。

【参考答案】

中医疾病诊断：头痛（内伤头痛）。

中医证型诊断：痰浊头痛。

中医辨病辨证依据：患者头痛昏蒙，辨病为头痛（内伤头痛）。患者平素嗜食肥甘厚味，损伤脾胃，脾失健运，痰浊中阻，上蒙清窍，故头痛昏蒙；痰浊中阻，气机阻滞，故胸脘满闷；脾胃运化失司，故纳呆呕恶；舌苔白腻，脉滑均为痰浊内阻之象。辨证为痰浊头痛。

中医病证鉴别（助理不考）：头痛与眩晕可单独出现，也可同时出现，二者对比，头痛之病因有外感与内伤两方面，眩晕则以内伤为主。头痛以疼痛为主，实证较多；而眩晕则以昏眩为主，虚证较多。

治法：健脾燥湿，化痰降逆。

方剂：半夏白术天麻汤加减。

药物组成、剂量及煎服方法：半夏 9g、陈皮 10g、甘草 6g、白术 15g、茯苓 10g、天麻 9g、白蒺藜 6g、蔓荆子 9g。3 剂，水煎服。日 1 剂，早晚分服。

33.（2023、2022、2020、2011）郑某，女，22 岁，未婚，学生。2011 年 1 月 5 日初诊。患者 2 小时前受凉，胃痛暴作。现症：恶寒喜暖，得温则减，遇寒加重，口淡不渴，舌淡苔薄白，脉弦紧。

请与胁痛相鉴别。

答题要求：根据上述摘要，在答题卡上完成书面分析。

【参考答案】

中医疾病诊断：胃痛。

中医证型诊断：寒邪客胃证。

中医辨病辨证依据：患者受凉后胃痛暴作 2 小时，辨病为胃痛。寒凝胃脘，阳气被遏，气机阻滞，故胃痛暴作；寒为阴邪，易伤阳气，故恶寒喜暖，得温痛减，遇寒加重；寒邪阻滞气机，津不上乘，而津液耗伤不甚，口淡不渴；舌淡苔薄白，脉弦紧均为寒邪内阻之象。辨证为寒邪客胃证。

中医病证鉴别（助理不考）：胁痛是以胁肋部疼痛为主症，可伴发热恶寒，或目黄肤黄，或胸闷太息，极少伴嘈杂泛酸、嗳气吞腐。肝气犯胃的胃痛有时亦可攻痛连胁，但仍以胃脘部疼痛为主症。

治法：温胃散寒，行气止痛。

方剂：香苏散合良附丸加减。

药物组成、剂量及煎服方法：高良姜 15g、香附子 9g、紫苏 9g、甘草 3g、陈皮 6g。米饮加生姜汁一匙，盐一撮为丸服。1 日 2 次。

34.（2023、2022、2019、2014）吴某，女，37 岁，已婚，农民。2014 年 2 月 15 日初诊。患者近 1 周不明原因出现皮肤青紫斑块。现症：皮肤出现青紫斑点，伴有鼻衄、齿衄、便血、尿血，口渴，便秘，舌质红，苔黄，脉弦数。

请与丹毒相鉴别。

答题要求：根据上述摘要，在答题卡上完成书面分析。

【参考答案】

中医疾病诊断：血证（紫斑）。

中医证型诊断：血热妄行证。

中医辨病辨证依据：患者皮肤出现青紫斑块 1 周，辨病为血证（紫斑）。热壅经络，迫血妄行，血溢脉外，故皮肤出现青紫斑块，伴鼻衄，齿衄，便血，尿血；热邪炽盛，灼伤津液，故口渴，便秘；舌质红，苔黄，脉弦数均为热邪壅盛之象。辨证为血热妄行证。

中医病证鉴别（助理不考）：丹毒属外科疾病，以皮肤色红如丹得名，轻者压之褪色，重者压之不褪色，但其局部皮肤灼热肿痛，与紫斑有别。

治法：清热解毒，凉血止血。

方剂：十灰散加减。

药物组成、剂量及煎服方法：大蓟 15g、小蓟 15g、侧柏叶 15g、茜草根 15g、白茅根 30g、棕榈皮 10g、栀子 10g、大黄 6g、牡丹皮 15g。3 剂，水煎服。日 1 剂，早晚分服。

35.（2023、2022、2016）王某，男婴，5 个月。2016 年 4 月 17 日初诊。患者昨日进食母乳，今晨出现大便次数增多，粪质稀薄，啼哭不安。现症：大便稀溏，夹有乳凝块，大便酸臭，脘腹胀满，不思乳食，舌苔厚腻，脉滑数，指纹滞。

请与细菌性痢疾相鉴别。

答题要求：根据上述摘要，在答题卡上完成书面分析。

【参考答案】

中医疾病诊断：小儿泄泻。

中医证候诊断：伤食泻证。

中医辨病辨证依据：患儿大便次数增多，粪质稀溏，辨病为小儿泄泻。患儿有乳食不节史，乳食内停，壅滞肠胃，故大便稀溏，夹有乳凝块，气味酸臭；乳食内停，气机受阻，故脘腹胀满；舌苔厚腻，脉滑数，指纹滞均为乳食积滞之象。辨证为伤食泻证。

中医病证鉴别（助理不考）：痢疾大便为黏液脓血便，腹痛，里急后重。大便常规检查有脓细胞、红细胞和吞噬细胞；大便培养有痢疾杆菌生长。泄泻是由多种病因引起的以大便次数增多，粪质稀薄或如水样为特征的一种小儿常见的脾胃系病。

治法：消食化滞，和胃止泻。

方剂：保和丸加减。

药物组成、剂量及煎服方法：山楂10g、神曲10g、莱菔子6g、半夏3g、茯苓6g、陈皮3g、连翘6g、鸡内金6g、藿香6g。3剂，水煎服。日1剂，早晚分服。

36.（2023、2022、2016）张某，女，25岁，未婚，职员。2016年1月10日初诊。患者14岁月经初潮，每次月经前均有小腹疼痛，尤以经行头1天为重，得热痛减，常自服止痛药止痛。1周前外出受寒，昨日经行腹痛难忍，伴面色苍白、出冷汗、四肢不温。现症：经期或经后小腹冷痛，喜按，得热则舒，经量少，经色暗淡，腰腿酸软，舌质暗，苔白，脉沉紧。

请与慢性盆腔炎相鉴别。

答题要求：根据上述摘要，在答题卡上完成书面分析。

【参考答案】

中医疾病诊断：痛经。

中医证候诊断：寒凝血瘀证。

中医辨病辨证依据：患者经行腹痛难忍，伴面色苍白，出冷汗，四肢不温，辨病为痛经。寒客胞宫，血为寒凝，瘀滞冲任，血行不畅，故经前或经期小腹冷痛；寒得热化，瘀滞暂通，故得热则舒；寒凝血瘀，冲任失畅，故经量少，经色暗淡，腰腿酸软；寒邪内盛，阻遏阳气，故面色苍白，出冷汗，四肢不温；舌质暗，苔白，脉沉紧均为寒凝血瘀之象。辨证为寒凝血瘀证。

中医病证鉴别（助理不考）：慢性盆腔炎平素腰骶部及小腹坠痛，劳累后加重。白带量增多，有异味，月经提前，量多，甚至经期延长，妇科检查有慢性盆腔炎的体征。而痛经腹痛随月经周期而发，每次月经来潮均有小腹疼痛，经净症状逐渐消失，但呈进行性加重。

治法：温经暖宫，化瘀止痛。

方剂：少腹逐瘀汤加减。

药物组成、剂量及煎服方法：干姜6g、小茴香10g、川芎10g、五灵脂（包煎）10g、肉桂（后下）10g、炒白术20g、鸡内金10g、赤芍12g、延胡索15g、当归12g、白芍12g、党参12g。7剂，水煎服。日1剂，早晚分服。

37.（2023、2022、2016、2013、2012）李某，女，28岁，已婚，职员。2015年7月28日初诊。患者昨日午后于烈日下行走多时，昨日夜间出现咳嗽、咳痰。现症：咳嗽频剧，咳声嘶哑，喉燥咽痛，咳痰不爽，痰黏稠，咳时汗出，鼻流黄涕，口渴、头痛、身楚，舌苔薄黄、脉浮数。

请与喘证相鉴别。

答题要求：根据上述摘要，在答题卡上完成书面分析。

【参考答案】

中医疾病诊断：咳嗽。

中医证候诊断：风热犯肺证。

中医辨病辨证依据：患者午后于烈日下行走多时，夜间出现咳嗽、咳痰，辨病为咳嗽。风热犯肺，肺失清肃，故咳嗽频剧，咳声嘶哑，喉燥咽痛；热盛炼液成痰，故咳痰不爽，痰黏稠；风热袭表，卫表不和，故鼻流黄涕，头痛，身楚；热邪灼伤津液，故口渴；舌苔薄黄，脉浮数均为风热犯肺之象。辨证为风热犯肺证。

中医病证鉴别（助理不考）：咳嗽与喘证均为肺气上逆之病证，临床上也常见咳、喘并见，但咳嗽以气逆有声，咳吐痰液为主，喘证以呼吸困难，甚则不能平卧为临床特征。

治法：疏风清热，宣肺止咳。

方剂：桑菊饮加减。

药物组成、剂量及煎服方法：桑叶7.5g、菊花3g、薄荷（后下）2.5g、连翘5g、前胡3g、牛蒡子3g、杏仁6g、桔梗6g、大贝母6g、枇杷叶3g。3剂，水煎服。日1剂，早晚分服。

38.（2023、2022、2015、2013、2012、2010）常某，女，79岁，已婚，农民。2015年1月21日初诊。患者平素头晕头痛，2小时前暴怒后突然出现口眼歪斜，半身不遂，语言謇涩。现症：口眼歪斜，舌强语謇，半身不遂，舌质红苔黄，脉弦。

请与痉证相鉴别。

答题要求：根据上述摘要，在答题卡上完成书面分析。

【参考答案】

中医疾病诊断：中风。

中医证型诊断：中经络（风阳上扰证）。

中医辨病辨证依据：患者平素头晕头痛，2 小时前暴怒后出现口眼歪斜，半身不遂，语言謇涩，辨病为中风。虽有半身不遂，口眼歪斜，但意识清楚者为中经络。肝火偏旺，阳亢化风，横窜络脉，故口眼歪斜，舌强语謇，半身不遂；舌质红苔黄，脉弦均为风阳上扰之象。辨证为中经络（风阳上扰证）。

中医病证鉴别（助理不考）：痉证以四肢抽搐、项背强直甚至角弓反张为主症，发病时也可伴有神昏，需与中风闭证相鉴别。但痉证之神昏多出现在抽搐之后，而中风多在起病时即有神昏，而后可以出现抽搐。痉证抽搐时间长，中风抽搐时间短。痉证患者无半身不遂、口眼歪斜等症状。

治法：平肝潜阳，活血通络。

方剂：天麻钩藤饮加减。

药物组成、剂量及煎服方法：天麻 9g、钩藤（后下）12g、石决明 15g、珍珠母（先煎）15g、山栀 9g、黄芩 10g、菊花 10g、桑叶 9g、牛膝 10g。3 剂，水煎服。日 1 剂，早晚分服。

39.（2023、2021）王某，男，36 岁，已婚，工人。2020 年 8 月 16 日初诊。患者右下腹痛 12 小时，疼痛剧烈，高热不退，烦渴，恶心呕吐，腹胀便秘。查体：体温 39.1℃，麦氏点压痛，腹皮挛急，舌红绛而干，苔黄厚干燥，脉洪数。血常规：白细胞 $15.4\times10^9/L$，中性粒细胞 0.84。

请与十二指肠穿孔相鉴别。

答题要求：根据上述摘要，在答题卡上完成书面分析。

【参考答案】

中医疾病诊断：肠痈。

中医证候诊断：热毒证。

中医辨病辨证依据：患者右下腹痛 12 小时，麦氏点压痛，腹皮挛急，白细胞计数增多，中性粒细胞比例升高，诊断为肠痈。热毒壅盛，故高热不退，恶心呕吐，腹胀；热灼津液，故烦渴，便秘；舌红绛而干，苔黄厚干燥，脉洪数均为火热毒邪炽盛之象。辨证为热毒证。

中医病证鉴别（助理不考）：十二指肠溃疡穿孔后溢液可沿升结肠旁沟流至右下腹部，很似急性阑尾炎的转移性腹痛。患者既往多有溃疡病史，除右下腹压痛外，上腹仍具疼痛和压痛，腹肌板状强直，肠鸣音消失，可出现休克。多有肝浊音界消失，X 线透视或摄片多有腹腔游离气体。如诊断有困难，可行诊断性腹腔穿刺检查。

治法：通腑排脓，养阴清热。

方剂：大黄牡丹汤合透脓散加减。

药物组成、剂量及煎服方法：大黄（后下）9g、牡丹皮 9g、桃仁 9g、冬瓜仁 9g、芒硝（后下）6g、当归 9g、皂角刺 6g、川芎 12g、黄芪 12g、生甘草 9g。3 剂，水煎服。日 1 剂，早晚分服。

40.（2023、2021、2020、2019、2017）冯某，男孩，8 岁。2019 年 1 月 20 日初诊。患儿 2 周前有流行性腮腺炎接触史。3 天前出现发热，右侧耳下腮部肿胀疼痛。经用链霉素、鱼腥草等治疗后症状未见缓解。现症：高热，两侧耳下腮部肿胀疼痛，坚硬拒按，张口咀嚼困难，口渴欲饮，头痛，咽红肿痛，颌下肿块胀痛，纳少，大便秘结，尿少而黄。舌质红，舌苔黄，脉滑数。血常规：白细胞 $4.5\times10^9/L$，淋巴细胞 0.60。

请与发颐相鉴别。

答题要求：根据上述摘要，在答题卡上完成书面分析。

【参考答案】

中医疾病诊断：痄腮。

中医证候诊断：热毒壅盛证。

中医辨病辨证依据：患儿 2 周前有流行性腮腺炎接触史，发热，右侧耳下腮部肿胀疼痛 3 天，血常规示白细胞总数正常，淋巴细胞比例升高，辨病为痄腮。热毒壅盛于少阳经脉，气血凝滞不通，故两侧腮部肿胀疼痛，坚硬拒按，张口咀嚼困难；邪毒炽盛，故高热，口渴欲饮，大便秘结，尿少而黄；热毒上扰清阳，故头痛；热毒上乘咽颌部，故咽红肿痛，颌下肿块胀痛；热毒扰胃，胃纳失常，故纳少；舌质红，舌苔黄，脉滑数为热毒内蕴之象。辨证为热毒壅盛证。

中医病证鉴别（助理不考）：发颐腮腺肿大多为一侧，表皮泛红，疼痛剧烈，拒按，若按压腮部可见口腔内腮腺管口有脓液溢出。发颐无传染性，血常规检查白细胞计数增多，中性粒细胞比例升高。

治法：清热解毒，软坚散结。

方剂：普济消毒饮加减。

药物组成、剂量及煎服方法：黄芩 15g、黄连 15g、人参 9g、橘红 6g、玄参 6g、生甘草 6g、连翘 3g、牛蒡子 3g、板蓝根 3g、马勃 3g、白僵蚕 2g、升麻 2g、柴胡 6g、桔梗 6g。3 剂，水煎服。日 1 剂，早晚分服。

41.（2023、2021、2020、2018、2013）王某，女

孩，8岁。2017年5月12日就诊。患儿发热4天，皮疹2天。症见：4天前出现壮热不退，烦躁易惊，口渴喜饮冷水，面红目赤，2天后颜面及躯干皮肤出现皮疹，现丘疹、疱疹、结痂等多种疹形同时存在，分布密集，疹色紫暗，疱液混浊，大便3日一行，呈球状，排便困难，小便短赤，舌质红绛，舌苔黄糙而干，脉数有力。

请与脓疱疮相鉴别。

答题要求：根据上述摘要，在答题卡上完成书面分析。

【参考答案】

中医疾病诊断：水痘。

中医证候诊断：邪炽气营证。

中医辨病辨证依据：患儿发热4天，颜面及躯干皮肤出现皮疹2天，现丘疹、疱疹、结痂等多种疹形同时存在，辨病为水痘。感受水痘时邪较重，正胜邪实，邪毒炽盛，内传气营。气分热盛，故壮热不退，烦躁易惊，口渴喜饮冷水，面红目赤；毒传营分，与内湿相搏外透肌表，故皮疹分布密集，疹色紫暗，疱液混浊；邪毒炽盛，煎灼津液，故大便干结，排便困难，小便短赤；舌红绛，苔黄糙而干，脉数有力均为邪炽气营之象。辨证为邪炽气营证。

中医病证鉴别（助理不考）：脓疱疮好发于炎热夏季，一般无发热等全身症状，皮疹多见于头面部及四肢暴露部位，病初为疱疹，很快成为脓疱，疱液混浊，经搔抓脓液流溢蔓延而传播。

治法：清气凉营，解毒化湿。

方剂：清胃解毒汤加减。

药物组成、剂量及煎服方法：黄芩9g、黄连5g、生地黄10g、栀子10g、车前草10g、紫草10g、生石膏（先煎）30g、升麻6g、牡丹皮10g、赤芍药10g。3剂，水煎服。日1剂，早晚分服。

42.（2023、2021、2020、2016）王某，女，32岁，已婚，职员。2016年2月18日初诊。患者3年前加班频繁，时常劳累后便自觉心中悸动不安，心搏异常，伴神情紧张。自行服药症状未见明显缓解。现症：心悸气短，头晕目眩，失眠健忘，面色无华，倦怠乏力，纳呆食少，舌淡红，脉细弱。

请与奔豚相鉴别。

答题要求：根据上述摘要，在答题卡上完成书面分析。

【参考答案】

中医疾病诊断：心悸。

中医证候诊断：心血不足证。

中医辨病辨证依据：患者自觉心中悸动不安，心搏异常，伴神情紧张3年，辨病为心悸。心血亏耗，心失所养，故心悸气短；心血不足，心神不宁，故失眠健忘；心血不足，脉络空虚，形体组织缺乏濡养，故头晕目眩，面色无华，倦怠乏力，纳呆食少；舌淡红，脉细弱均为心血不足之象。辨证为心血不足证。

中医病证鉴别（助理不考）：奔豚发作之时，亦觉心胸躁动不安。鉴别要点在于心悸为心中剧烈跳动，发自于心；奔豚乃上下冲逆，发自少腹。

治法：补血养心，益气安神。

方剂：归脾汤加减。

药物组成、剂量及煎服方法：黄芪30g、人参15g、白术15g、炙甘草6g、熟地黄15g、当归20g、龙眼肉15g、茯神15g、远志10g、酸枣仁30g、木香6g。3剂，水煎服。日1剂，早晚分服。

43.（2023、2021、2019、2016）高某，男，25岁，未婚，记者。2015年6月14日初诊。患者家族有痫病史。患者1个月前外出后突然晕倒，项背强直，四肢抽搐，口吐涎沫，约1分钟后抽搐停止。于当地医院诊断为“痫病”，给予抗癫痫药物治疗，效果尚可。1日前因与人争执再次出现痫病发作，表现为突然晕倒，继而四肢抽搐，伴口吐涎沫。数分钟后症状缓解，逐渐苏醒。为根除疾病，遂来医院就诊。现症：急躁易怒，咳痰不爽，口苦咽干，病发后，症情加重，彻夜难眠，目赤，舌红，苔黄腻，脉弦滑而数。

请与厥证相鉴别。

答题要求：根据上述摘要，在答题卡上完成书面分析。

【参考答案】

中医疾病诊断：痫病。

中医证候诊断：痰火扰神证。

中医辨病辨证依据：患者有痫病家族史，突然昏倒，继而四肢抽搐，伴口吐涎沫，辨病为痫病。肝火偏亢，痰浊蕴结，痰火相伍，阻扰脑神而发痫病。肝火偏亢，故急躁易怒；痰浊壅盛，故口吐涎沫；肝火偏亢，耗伤津液，故咳痰不爽，咽干；肝胆火盛，故口苦；扰动心神，故彻夜难眠；肝火上炎，故目赤；舌红，苔黄腻，脉弦滑而数均为肝火痰热之象。辨证为痰火扰神证。

中医病证鉴别（助理不考）：厥证除见突然仆倒、昏不知人主症外，还有面色苍白，四肢厥冷，或见口噤，握拳，手指拘急，而无口吐涎沫，两目上视，四肢抽搐和病作怪叫之见症，临床上不难区别。

治法：清肝泻火，化痰开窍。

方剂：龙胆泻肝汤合涤痰汤加减。

药物组成、剂量及煎服方法：龙胆草10g、青黛10g、芦荟10g、大黄10g、黄芩10g、栀子10g、姜半夏10g、胆南星10g、木香10g、枳实10g、茯苓20g、橘红10g、钩藤（后下）15g、石菖蒲10g、麝香10g、当归20g。7剂，水煎服。日1剂，早晚分服。

44.（2023、2021、2019、2013）赵某，男，79岁，已婚，退休干部。2013年1月18日初诊。患者下肢水肿10余年，近来肿势加重，按之凹陷不易恢复，皮肤出现瘀斑。现症：水肿延久不退，肿势轻重不一，四肢浮肿，以下肢为主，皮肤瘀斑，腰部刺痛，舌紫暗，苔白，脉沉细涩。

请与鼓胀相鉴别。

答题要求：根据上述摘要，在答题卡上完成书面分析。

【参考答案】

中医疾病诊断：水肿。

中医证型诊断：阴水（瘀水互结证）。

中医辨病辨证依据：患者下肢水肿10余年，近来肿势加重，辨病为水肿。水肿按之凹陷不易恢复者为阴水。水停湿阻，湿性黏滞，故水肿延久不退，肿势轻重不一，四肢水肿；湿性重浊，故以下肢为主；水湿内阻，三焦气化不利，气滞血瘀，故皮肤瘀斑，腰部刺痛；舌紫暗，苔白，脉沉细涩均为瘀水互结之象。辨证为阴水（瘀水互结证）。

中医病证鉴别（助理不考）：二病均可见肢体水肿，腹部膨隆。鼓胀的主症是单腹胀大，面色苍黄，腹壁青筋暴露，四肢多不肿，反见瘦削，后期或可伴见轻度肢体浮肿。而水肿则头面或下肢先肿，继及全身，严重时出现腹水，腹部膨隆，面色㿠白，但无腹壁青筋暴露。鼓胀是由于肝、脾、肾功能失调，导致气滞、血瘀、水湿积于腹中。水肿乃肺、脾、肾三脏气化失调，而导致水液泛滥肌肤。

治法：活血化瘀，化气行水。

方剂：桃红四物汤合五苓散加减。

药物组成、剂量及煎服方法：当归15g、赤芍15g、川芎10g、丹参15g、益母草15g、红花9g、凌霄花10g、路路通9g、桃仁10g、桂枝10g、附子（先煎）6g、茯苓15g、泽泻15g、车前子（包煎）15g。3剂，水煎服。日1剂，早晚分服。

45.（2023、2021、2018、2013）梁某，男，57岁，已婚，工人。2013年2月3日初诊。患者头痛病史5年，昨日劳累后头痛隐隐，时有昏晕。现症：头痛隐隐，时时昏晕，心悸失眠，面色少华，神疲乏力，遇劳加重，舌质淡，苔薄白，脉细弱。

请与真头痛相鉴别。

答题要求：根据上述摘要，在答题卡上完成书面分析。

【参考答案】

中医疾病诊断：头痛（内伤头痛）。

中医证型诊断：血虚头痛。

中医辨病辨证依据：患者头痛病史5年，头痛隐隐，时有昏晕1天，辨病为头痛（内伤头痛）。营血不足，不能上荣，窍络失养，故头痛隐隐，时时昏晕，面色少华；血虚失养，心神不宁，故心悸失眠，神疲乏力；舌质淡，苔薄白，脉细弱均为血虚之象。辨证为血虚头痛。

中医病证鉴别（助理不考）：真头痛为头痛的一种特殊重症，其特点为起病急骤，多表现为突发的剧烈头痛，持续不解，阵发加重，手足逆冷至肘膝，甚至呕吐如喷，肢厥抽搐。

治法：养血滋阴，和络止痛。

方剂：加味四物汤加减。

药物组成、剂量及煎服方法：当归15g、生地黄15g、白芍15g、首乌20g、川芎10g、菊花9g、蔓荆子9g、五味子5g、远志10g、炒枣仁15g。3剂，水煎服。日1剂，早晚分服。

46.（2023、2021、2016）丁某，男，58岁，已婚，农民。2016年5月10日初诊。患者平素嗜食辛辣。1天前出现小便频数短涩、淋漓刺痛伴小腹拘急，痛引腰腹。现症：排尿时突然中断，尿道窘迫疼痛，少腹拘急，左侧腰腹绞痛难忍，舌红，苔薄黄，脉弦。

请与癃闭相鉴别。

答题要求：根据上述摘要，在答题卡上完成书面分析。

【参考答案】

中医疾病诊断：淋证。

中医证型诊断：石淋。

中医辨病辨证依据：患者小便频数短涩、淋漓刺痛伴小腹拘急引痛1天，辨病为淋证。平素嗜食辛辣，酿成湿热，下注膀胱，尿液受其煎熬，尿中杂质结为砂石，不能随尿排出，阻滞气机，故少腹拘急，左侧腰腹绞痛难忍；水道不利，故小便短涩；砂石阻塞尿路，故排尿突然中断，尿道窘迫疼痛；舌红，苔薄黄，脉弦均为湿热之象。辨证为石淋。

中医病证鉴别（助理不考）：二者都有小便量少，排尿困难之症状，但淋证尿频而尿痛，且每日排尿总量多为正常，癃闭则无尿痛，每日排尿量少于正常，严重时甚至无尿。但癃闭复感湿热，常可并发淋证，而淋证日久不愈，亦可发展成癃闭。

治法：清热利湿，排石通淋。

方剂：石韦散加减。

药物组成、剂量及煎服方法：瞿麦30g、萹蓄30g、通草30g、滑石（先煎）150g、金钱草30g、海金沙（包煎）30g、鸡内金30g、石韦30g、虎杖30g、王不留行30g、牛膝30g、青皮30g、乌药30g、沉香（后下）30g。3剂，水煎服。日1剂，早晚分服。

47.（2023、2020、2019、2014、2012）钱某，女，23岁，未婚，学生。2014年6月5日初诊。患者1天前受凉后出现发热，鼻塞，流涕，头昏胀痛。现症：身热，微恶风，汗少，肢体酸重，头昏重胀痛，咳嗽痰黏，鼻流浊涕，心烦口渴，渴不多饮，胸闷脘痞，泛恶，腹胀，大便溏，小便短赤，舌苔薄黄而腻，脉濡数。

请与时行感冒相鉴别。

答题要求：根据上述摘要，在答题卡上完成书面分析。

【参考答案】

中医疾病诊断：感冒。

中医证型诊断：暑湿感冒。

中医辨病辨证依据：患者发热，鼻塞，流涕，头昏胀痛1天，辨病为感冒。暑湿遏表，表卫不和，故身热，微恶风，汗少；湿性重浊，故肢体酸重；暑湿困遏清阳，清阳不升，故头昏重胀痛；湿热内蕴，肺失宣肃，故咳嗽痰黏，鼻流浊涕；暑性升散，易扰心神，故心烦；热邪灼伤津液，故口渴，小便短赤；湿邪内阻，故渴不多饮；气机不畅，故胸闷脘痞；湿热伤中，运化失司，故腹胀，便溏；舌苔薄黄而腻，脉濡数均为暑湿侵袭之象。辨证为暑湿感冒。

中医病证鉴别（助理不考）：普通感冒病情较轻，全身症状不重，少有传变。在气候变化时发病率可以升高，但无明显流行特点。若感冒1周以上不愈，发热不退或反见加重，应考虑感冒继发他病，传变入里。时行感冒病情较重，发病急，全身症状显著，可以发生传变，化热入里，继发或合并他病，具有广泛的传染性、流行性。

治法：清暑祛湿解表。

方剂：新加香薷饮加减。

药物组成、剂量及煎服方法：金银花15g、连翘10g、鲜荷叶20g、鲜芦根30g、香薷6g、厚朴10g、扁豆花15g。3剂，水煎服。日1剂，早晚分服。

48.（2023、2020、2018）王某，女，53岁，营销员。2017年10月5日初诊。患者平素心悸不安，胸闷不舒，时有心痛如针刺，未系统诊治。今日晨起，症状加重，来院就诊。现症：心悸不安，胸闷不舒，心痛时作，痛如针刺，唇甲青紫。舌质紫暗，脉涩。

请与奔豚相鉴别。

答题要求：根据上述摘要，在答题卡上完成书面分析。

【参考答案】

中医疾病诊断：心悸。

中医证候诊断：瘀阻心脉证。

中医辨病辨证依据：患者心悸不安，胸闷不舒，心痛时作，痛如针刺，辨病为心悸。心脉瘀阻，心阳被遏，心失所养，故心悸不安；血瘀气滞，故胸闷不舒；瘀血内积，气血运行受阻，不通则痛，故心痛时作，痛如针刺；血行瘀滞，则血色变紫变黑，故唇甲青紫；舌质紫暗，脉涩均为血瘀之象。辨证为瘀阻心脉证。

中医病证鉴别（助理不考）：奔豚发作之时，亦觉心胸躁动不安。鉴别要点在于心悸为心中剧烈跳动，发自于心；奔豚乃上下冲逆，发自少腹。

治法：活血化瘀，理气通络。

方剂：桃仁红花煎加减。

药物组成、剂量及煎服方法：当归12g、白芍10g、川芎10g、熟地黄12g、红花10g、桃仁10g、丹参15g、延胡索10g、香附10g、青皮10g、桂枝15g、炙甘草30g、牡蛎（先煎）30g、龙骨（先煎）30g。3剂，水煎服。日1剂，早晚分服。

49.（2023、2020、2016、2012）陈某，男，85岁，已婚，农民。2016年4月3日初诊。患者有头痛病史10年。1年前无明显诱因突然昏仆、半身不遂、口眼歪斜，言语謇涩。现症：肢软无力，面色萎黄，舌质有瘀斑，苔薄白，脉细涩。

请与口僻相鉴别。

答题要求：根据上述摘要，在答题卡上完成书面分析。

【参考答案】

中医疾病诊断：中风。

中医证候诊断：恢复期和后遗症期（气虚络瘀证）。

中医辨病辨证依据：患者有头痛病史10年，突然昏仆，半身不遂，口眼歪斜，语言謇涩，辨病为中风。气虚血瘀，脉阻络痹，故半身不遂，口舌歪斜，语言謇涩；气虚致脏腑功能减退，故肢软无力；气虚无力推动血行，面失其养，故面色萎黄；舌质有瘀斑，苔薄白，脉细涩均为气虚血瘀之象。辨证为恢复期和后遗症期（气虚络瘀证）。

中医病证鉴别（助理不考）：口僻俗称吊线风，主要症状是口眼歪斜，但常伴耳后疼痛，口角流涎，言语不清，而无半身不遂或神志障碍等表现，多因正气不足，风邪入脉络，气血痹阻所致，不同年龄均可罹患。

治法：益气养血，化瘀通络。

方剂：补阳还五汤加减。

药物组成、剂量及煎服方法：黄芪 30g、桃仁 3g、红花 3g、赤芍 5g、归尾 6g、川芎 3g、地龙 3g、牛膝 3g。7 剂，水煎服。日 1 剂，早晚分服。

50.（2023、2020、2015）孙某，女，45 岁，已婚，职员。2015 年 2 月 7 日初诊。患者 3 个月以来白带过多，质稠，有气味。现症：带下量多，色赤白相兼，质稠，有气味，阴部瘙痒；腰酸腿软，头晕耳鸣，五心烦热，舌质红，苔少黄腻，脉细数。

请与白浊相鉴别。

答题要求：根据上述摘要，在答题卡上完成书面分析。

【参考答案】

中医疾病诊断：带下病（带下过多）。

中医证型诊断：阴虚夹湿证。

中医辨病辨证依据：患者带下过多 3 个月，辨病为带下病（带下过多）。肾阴不足，相火偏旺，损伤血络，复感湿热之邪，伤及任带二脉，故带下量多，色赤白相兼，质稠，有气味，阴部瘙痒；腰为肾之府，肾阴虚，故腰酸腿软；阴虚内热，上扰清窍，故头晕耳鸣，五心烦热；舌质红，苔少黄腻，脉细数均为阴虚夹湿热之象。辨证为阴虚夹湿证。

中医病证鉴别（助理不考）：白浊是指尿道流出混浊如脓之物的一种疾病，而带下自阴道流出。

治法：益肾滋阴，清热止带。

方剂：知柏地黄汤加芡实、金樱子。

药物组成、剂量及煎服方法：熟地黄 24g、山茱萸 12g、干山药 12g、泽泻 9g、茯苓 9g、牡丹皮 9g、知母 24g、黄柏 24g、芡实 12g、金樱子 10g。3 剂，水煎服。日 1 剂，早晚分服。

51.（2023、2020、2012）刘某，女，44 岁，已婚，教师。2012 年 2 月 13 日初诊。患者 1 年前腹部疼痛，痛势隐隐，反复发作。现症：腹痛绵绵，时作时止，喜温喜按，形寒肢冷，神疲乏力，气短懒言，胃纳不佳，面色无华，大便溏薄，舌质淡，苔薄白，脉沉细。

请与其他内科疾病中的腹痛症状鉴别。

答题要求：根据上述摘要，在答题卡上完成书面分析。

【参考答案】

中医疾病诊断：腹痛。

中医证型诊断：中虚脏寒证。

中医辨病辨证依据：患者腹部疼痛反复发作 1 年，辨病为腹痛。中阳不振，气血不足，失于温养，故腹痛绵绵，时作时止；阳虚则寒，寒为阴邪，故喜温喜按；阳气不足，机体失于温煦，故形寒肢冷；阳虚则机体功能减退，故神疲乏力，气短懒言；中焦虚寒，脾胃运化失司，故胃纳不佳，大便溏薄；阳虚无力运行气血，故面色无华；舌质淡，苔薄白，脉沉细均为中虚脏寒之象。辨证为中虚脏寒证。

中医病证鉴别（助理不考）：许多内科疾病常见腹痛的表现，此时的腹痛只是该病症状。如痢疾之腹痛，伴有里急后重，下痢赤白脓血；积聚之腹痛，以腹中包块为特征等。而腹痛病证，当以腹部疼痛为主要表现。

治法：温中补虚，缓急止痛。

方剂：小建中汤加减。

药物组成、剂量及煎服方法：桂枝 9g、生姜 9g、饴糖 30g、大枣 6 枚、芍药 18g、炙甘草 6g。3 剂，水煎服。日 1 剂，早晚分服。

52.（2023、2019、2018）周某，男，53 岁，已婚，教师。2017 年 12 月 6 日初诊。患者反复头痛 3 年。近 1 个月连续加班，睡眠较少，头痛复发，头痛且空，腰膝酸软，神疲乏力，时有眩晕耳鸣，舌红少苔，脉细无力。

请与眩晕相鉴别。

答题要求：根据上述摘要，在答题卡上完成书面分析。

【参考答案】

中医疾病诊断：头痛（内伤头痛）。

中医证候诊断：肾虚头痛。

中医辨病辨证依据：患者反复头痛 3 年，近 1 个月连续加班，睡眠较少，头痛复发，辨病为头痛（内伤头痛）。肾精亏虚，髓海不足，脑窍失荣，故头痛且空，眩晕耳鸣；肾虚精亏，外府不荣，故腰膝酸软；肾阳不足，精神失养，故神疲乏力；舌红少苔，脉细数均为肾阴不足之象。辨证为肾虚头痛。

中医病证鉴别（助理不考）：头痛与眩晕可单独出现，也可同时出现，二者对比，头痛之病因有外感与内伤两方面，眩晕则以内伤为主。临床表现，头痛以疼痛为主，实证较多，而眩晕则以昏眩为主，虚证较多。

治法：养阴补肾，填精生髓。

方剂：大补元煎加减。

药物组成、剂量及煎服方法：人参10g、山药15g、熟地黄15g、杜仲15g、枸杞子15g、当归15g、女贞子12g、白芍15g、续断15g、龟甲（先煎）15g、山萸肉12g。3剂，水煎服。日1剂，早晚分服。

53.（2023、2019、2018、2016）王某，男，45岁，已婚，工人。2015年6月4日初诊。患者有与肺痨患者接触史。1周前出现呛咳气急，痰少质黏，疲劳乏力、干咳、厌食，形体逐渐消瘦。现症：时时咯血，血色鲜红，混有泡沫痰涎，午后潮热，骨蒸颧红，五心烦热，盗汗量多，口渴心烦，失眠，性情急躁易怒，遗精。舌干而红，苔薄黄而剥，脉细数。

请与肺痿相鉴别。

答题要求：根据上述摘要，在答题卡上完成书面分析。

【参考答案】

中医疾病诊断：肺痨。

中医证型诊断：虚火灼肺证。

中医辨病辨证依据：患者有与肺痨患者的接触史，呛咳气急，干咳，厌食，形体逐渐消瘦1周，辨病为肺痨。肺肾阴伤，水亏火旺，燥热内灼，络损血溢，故时时咯血，血色鲜红；肺虚则肾失资生之源，相火灼金，上耗母气，肺肾两虚，故咳嗽、咳痰；肾虚不能养肝，肝火偏旺，木火刑金，故见呛咳气急，痰少质黏，性情急躁易怒；肺肾阴虚，心火上炎，故心烦，失眠；午后潮热，骨蒸颧红，五心烦热，盗汗量多，舌干而红，苔薄黄而剥，脉细数均为阴虚之象。辨证为虚火灼肺证。

中医病证鉴别（助理不考）：肺痨与肺痿均为病位在肺的慢性虚损性疾病，但肺痿是肺部多种慢性疾病后期转归而成，如肺痈、肺痨、久嗽等导致肺叶痿弱不用，俱可成痿。肺痨后期亦可以转成肺痿。但必须明确肺痨并不等于就是肺痿，两者有因果、轻重的不同。若肺痨的晚期，出现干咳、咳吐涎沫等症者，即已转属肺痿之候。在临床上肺痿是以咳吐浊唾涎沫为主症，而肺痨是以咳嗽、咯血、潮热、盗汗为特征。

治法：滋阴降火。

方剂：百合固金汤合秦艽鳖甲散加减。

药物组成、剂量及煎服方法：南沙参3g、北沙参3g、麦冬6g、玉竹6g、百合6g、百部6g、白及6g、生地黄9g、五味子6g、玄参6g、阿胶（烊化）6g、龟甲（先煎）6g。3剂，水煎服。日1剂，早晚分服。

54.（2023、2016）杨某，女，32岁，已婚，职员。2016年4月15日初诊。患者平素月经正常，近3个月来，经期小腹隐隐作痛，空坠不适，喜揉按，经量少，色淡稀薄，平时神疲乏力，头晕心悸，面色不华，纳少便溏。末次月经：2016年4月2日，来诊时月经已净，舌淡苔薄，脉细弱。

请与异位妊娠破裂相鉴别。

答题要求：根据上述摘要，在答题卡上完成书面分析。

【参考答案】

中医疾病诊断：痛经。

中医证型诊断：气血虚弱证。

中医辨病辨证依据：患者经期小腹隐隐作痛3个月，辨病为痛经。气血不足，冲任亦虚，经行之后，血海更虚，胞宫、冲任失于濡养，故经期小腹隐隐作痛，空坠不适，喜揉按；气血两虚，血海未满而溢，故经量少，色淡稀薄；气虚中阳不振，故神疲乏力，纳少便溏；血虚则无以养心神、荣头面，故头晕心悸，面色不华；舌淡苔薄，脉细弱均为气血两虚之象。辨证为气血虚弱证。

中医病证鉴别（助理不考）：异位妊娠破裂多有停经史和早孕反应，妊娠试验阳性；妇科检查时，宫颈有抬举痛，腹腔内出血较多时，子宫有漂浮感；盆腔B超检查常可见子宫腔以外有孕囊或包块存在；后穹隆穿刺或腹腔穿刺阳性；内出血严重时，患者可出现休克表现，血红蛋白下降。痛经虽可出现剧烈的小腹痛，但无上述妊娠征象。

治法：益气补血止痛。

方剂：圣愈汤去熟地黄，加白芍、香附、延胡索。

药物组成、剂量及煎服方法：白芍15g、川芎8g、人参15g、当归15g、黄芪15g、香附9g、延胡索9g。3剂，水煎服。日1剂，早晚分服。

55.（2023、2016）唐某，男，33岁，已婚，工人。2015年8月29日初诊。患者2天前出差，次日出现干咳，连声作呛，喉痒，咽喉干痛，唇鼻干燥，痰少而黏，不易咳出，口干，伴恶风，发热，舌质红干而少津，苔薄白，脉浮数。

请与喘证相鉴别。

答题要求：根据上述摘要，在答题卡上完成书面分析。

【参考答案】

中医疾病诊断：咳嗽。

中医证型诊断：风燥伤肺证。

中医辨病辨证依据：患者干咳，连声作呛1天，辨病为咳嗽。燥邪袭肺，肺气失宣，故干咳，连声作呛，喉痒；燥性干涩，津伤失润，故咽喉干痛，唇鼻干燥，口干；肺气失宣，津液不布，故痰少而黏，不易咳出；邪犯卫表，卫气被遏，故恶风，发热；舌质红干而少津，苔薄白，脉浮数均为风燥袭肺之象。辨证为风燥伤肺证。

中医病证鉴别（助理不考）：咳嗽与喘证均为肺气上逆之病证，临床上也常见咳、喘并见，但咳嗽以气逆有声，咳吐痰液为主，喘证以呼吸困难，甚则不能平卧为临床特征。

治法：疏风清肺，润燥止咳。

方剂：桑杏汤加减。

药物组成、剂量及煎服方法：桑叶3g、薄荷（后下）3g、淡豆豉3g、杏仁4.5g、前胡3g、牛蒡子3g、南沙参6g、浙贝母3g、天花粉3g、梨皮3g、芦根3g。3剂，水煎服。日1剂，早晚分服。

56.（2022）陈某，女，31岁，已婚，职员。2021年5月29日初诊。患者昨日携孩子在海边游玩着凉，晚11时左右出现发热恶寒。现症：发热，微恶寒，汗出不畅，头胀痛，咽喉肿痛，咳嗽，鼻塞，流涕，口干渴，舌边尖红，苔薄白微黄，脉浮数。

请与时行感冒相鉴别。

答题要求：根据上述摘要，在答题卡上完成书面分析。

【参考答案】

中医疾病诊断：感冒。

中医证候诊断：风热感冒。

中医辨病辨证依据：患者发热恶寒，汗出不畅，鼻塞流涕，咳嗽咽痛，辨病为感冒。外邪侵袭，风热犯表，故发热，微恶寒；热郁肌腠，卫表失和，故汗出不畅；头为诸阳之会，足膀胱经受邪，故头胀痛；肺失清肃，连及肺系，故咳嗽咽痛，鼻塞流涕，口干欲饮；舌边尖红，苔薄白微黄，脉浮数均为风热犯表之象。辨证为风热感冒。

中医病证鉴别（助理不考）：普通感冒病情较轻，全身症状不重，少有传变。在气候变化时发病率可以升高，但无明显流行特点。若感冒1周以上不愈，发热不退或反见加重，应考虑感冒继发他病，传变入里。时行感冒病情较重，发病急，全身症状显著，可以发生传变，化热入里，继发或合并他病，具有广泛的传染性、流行性。

治法：辛凉解表。

方剂：银翘散加减。

药物组成、剂量及煎服方法：金银花9g、连翘9g、栀子9g、淡豆豉9g、薄荷6g（后下）、荆芥9g、淡竹叶9g、芦根9g、牛蒡子9g、桔梗6g、甘草6g。3剂，水煎服。日1剂，早晚分服。

57.（2022）宋某，女，29岁，未婚，职员。2020年12月19日初诊。患者10天前因着凉，出现恶寒、咳嗽、鼻塞等症状，未吃药，1周自行好转。3天前无明显诱因出现眼睑水肿，继而四肢及全身水肿，肿处皮色光亮，小便不利，伴恶风发热、咳嗽咽痒、肢体酸重，苔薄白，脉浮。

请与鼓胀相鉴别。

答题要求：根据上述摘要，在答题卡上完成书面分析。

【参考答案】

中医疾病诊断：水肿。

中医证候诊断：阳水（风水相搏证）。

中医辨病辨证依据：患者3天前无明显诱因出现眼睑水肿，继而全身水肿，辨病为水肿。肿处皮肤光亮，即为阳水。风邪袭表，肺气闭塞，故恶风发热、咳嗽咽痒；通调失职，风遏水阻，故全身水肿，肢体酸重，小便不利；苔薄白，脉浮均为风邪侵犯肺卫之象。辨证为阳水（风水相搏证）。

中医病证鉴别（助理不考）：水肿与鼓胀，二病均可见肢体水肿，腹部膨隆。鼓胀的主症是单腹胀大，面色苍黄，腹壁青筋暴露，四肢多不肿，反见瘦削，后期或可伴见轻度肢体水肿。而水肿则头面或下肢先肿，继及全身，严重时出现腹水，腹部膨隆，面色㿠白，但无腹壁青筋暴露。鼓胀是由于肝、脾、肾功能失调，导致气滞、血瘀、水湿聚于腹中。水肿乃肺、脾、肾三脏气化失调，而导致水液泛滥肌肤。

治法：疏风清热，宣肺行水。

方剂：越婢加术汤加减。

药物组成、剂量及煎服方法：麻黄6g、杏仁9g、防风9g、浮萍9g、白术12g、茯苓12g、泽泻9g、车前子9g、石膏9g、桑白皮9g、黄芩6g。3剂，水煎服。日1剂，早晚分服。

58.（2022）杨某，男，45岁，已婚，职工。2021年9月18日初诊。患者近日因工作压力，情绪激动易怒。5天前出现咳嗽、咳痰。现症：阵发性咳嗽，咳时面赤，咽干口苦，痰滞咽喉而咳之难出，量少质黏，咳时牵引胸部作痛，症状可随情绪波动而增减，舌红，苔薄黄少津，脉弦数。

请与喘证相鉴别。

答题要求：根据上述摘要，在答题卡上完成书面分析。

【参考答案】

中医疾病诊断：咳嗽。

中医证型诊断：肝火犯肺证。

中医辨病辨证依据：患者咳嗽、咳痰5天，辨病为咳嗽。情绪易怒，肝火上炎，上逆侮肺，肺失宣降，故上气咳逆阵作，咳时面赤，随情绪波动而增减；木火刑金，炼液成痰，肺热津亏，故痰滞咽喉而咳之难出，量少质黏；肝气不舒，阻滞脉络，故咳时牵引胸部作痛；舌红，舌苔薄黄少津，脉弦数均为肝火上炎、肺热津伤之象。辨证为肝火犯肺证。

中医病证鉴别（助理不考）：咳嗽与喘证均为肺气上逆之病证，临床上也常见咳、喘并见，但咳嗽以气逆有声，咳吐痰液为主，喘证以呼吸困难，甚则不能平卧为临床特征。

治法：清肺泻肝，顺气降火。

方剂：黛蛤散合黄芩泻白散加减。

药物组成、剂量及煎服方法：桑白皮9g、地骨皮9g、黄芩6g、山栀6g、牡丹皮9g、青黛9g、海蛤壳15g（先煎）、粳米9g、苏子6g、竹茹6g、枇杷叶6g、甘草3g。3剂，水煎服。日1剂，早晚分服。

59.（2022）林某，女，28岁，未婚，教师。2021年1月9日初诊。患者为一中学高三班主任，自担任半年以来进食不规律，久之常感脘腹胀气。3个月前脐部出现泛发性皮损，继则小臂、小腿内侧等部位，自行购买脱敏药，效果不明显。现症：上述部位皮损新发处潮红、丘疹，抓后糜烂渗出，可见鳞屑，旧处皮肤粗糙较硬，色暗红，伴厌食，腹胀便溏，神困易乏，舌淡胖，苔白腻，脉濡缓。

请与牛皮癣相鉴别。

答题要求：根据上述摘要，在答题卡上完成书面分析。

【参考答案】

中医疾病诊断：湿疮。

中医证型诊断：脾虚湿蕴证。

中医辨病辨证依据：患者3个月前脐部出现泛发性皮损，皮损新发处潮红、丘疹，辨病为湿疮。饮食不节，脾胃受损，故厌食，脘腹胀气；脾虚失于运化，湿从内生，蕴于肌肤，故见皮损潮红、丘疹，抓后糜烂渗出，可见鳞屑；脾虚湿盛，湿困中焦，故大便溏薄，神疲易乏；舌淡胖，苔白腻，脉濡缓均为脾虚湿蕴之象。辨证为脾虚湿蕴证。

中医病证鉴别（助理不考）：牛皮癣好发于颈侧、肘、尾骶部，常不对称，有典型的苔藓样变，皮损倾向干燥，无多形性损害。

治法：健脾利湿止痒。

方剂：除湿胃苓汤加减。

药物组成、剂量及煎服方法：苍术9g、白术12g、猪苓9g、茯苓12g、山药20g、生薏苡仁20g、车前草12g、泽泻6g、徐长卿6g、防风9g、厚朴9g、茵陈9g、陈皮9g。3剂，水煎服。日1剂，早晚分服。

60.（2022）孙某，女，22岁，未婚，学生。2019年1月30日初诊。患者14岁月经初潮，近半年出现月经周期紊乱，时而半月一行，时而2个月一行，有时量多如崩，有时量少淋漓，持续10～30天不等，经色淡，质清稀，面色苍白，口唇色淡，神疲乏力，倦怠懒言，肢体、面目浮肿，大便稀溏，舌淡苔白，边有齿痕，脉弱。末次月经：2019年1月11日，持续至今。

请与月经先后无定期相鉴别。

答题要求：根据上述摘要，在答题卡上完成书面分析。

【参考答案】

中医疾病诊断：崩漏。

中医证型诊断：脾虚证。

中医辨病辨证依据：患者近半年出现月经周期紊乱，时而半月一行，时而2个月一行，有时量多如崩，有时量少淋漓，持续10～30天不等，末次月经淋漓不止，辨病为崩漏。脾气虚弱，冲任不固，经血失约，故经期长短不一，经量不定；气虚火衰，不能化血为赤，故经色淡，质清稀，面色苍白，口唇色淡；脾虚失运，阳气不布，水湿泛溢，故肢体面目浮肿；脾虚湿盛，湿困中焦，故神疲易乏，倦怠懒言，大便稀溏；舌淡苔白，边有齿痕，脉弱均为脾虚之象。辨证为脾虚证。

中医病证鉴别（助理不考）：崩漏为月经的周期、经期及经量发生严重紊乱的疾病，表现为周期、经期紊乱，或暴下不止，或淋漓不断。月经先后无定期表现为月经周期异常，或提前或推后，经期和经量无明显异常。

治法：补气升阳，止血调经。

方剂：固本止崩汤加减。

药物组成、剂量及煎服方法：熟地黄12g、白术12g、黄芪9g、当归9g、黑姜6g、生晒参6g、炙甘草6g。3剂，水煎服。日1剂，早晚分服。

61.（2022）汤某，女，26岁，已婚，护士。2021年4月17日初诊。患者素来月经规律，现停经49天，阴道不规则出血3天。末次月经2021年2月27日。停经后有明显的早孕反应，3天前阴道有少量出血，色淡红，质稀薄，曾服肾上腺色腙片效果不明显。现症：停经49天，阴道少量出血，小腹空坠隐痛，腰酸，神疲肢倦，心悸气短，面色㿠白，舌质淡，苔薄白，脉细滑无力。辅助检查：尿妊娠试验阳性。B超示宫内妊娠，胚胎存活。

请与异位妊娠相鉴别。

答题要求：根据上述摘要，在答题卡上完成书面分析。

【参考答案】

中医疾病诊断：胎动不安。

中医证型诊断：气血虚弱证。

中医辨病辨证依据：患者素来月经规律，现停经49天，阴道不规则出血3天，腰酸腹痛，末次月经2021年2月27日，停经后有明显的早孕反应，尿妊娠试验阳性，B超示宫内妊娠，胚胎存活，辨病为胎动不安。素体或妊娠后气血虚弱，故阴道出血量少色淡稀薄，神疲肢倦，心悸气短，面色㿠白；气虚不摄，血虚失养，冲任失调，胎元不固，故阴道少量出血，小腹空坠隐痛，腰酸；舌质淡，苔薄白，脉细滑无力均为气血两虚之象。辨证为气血虚弱证。

中医病证鉴别（助理不考）：胎动不安是妊娠期间仅有腰酸腹痛或下腹坠胀，或伴有少量阴道出血。异位妊娠可有少量不规则阴道流血、下腹隐痛等症，其破裂时即伴有剧烈的下腹部撕裂样疼痛，多限于一侧，或伴有晕厥或休克。妇科检查、后穹隆穿刺术及B超检查有助于诊断。

治法：补气养血，固肾安胎。

方剂：胎元饮去当归，加黄芪、阿胶。

药物组成、剂量及煎服方法：人参9g、杜仲9g、芍药6g、熟地黄9g、白术9g、陈皮6g、炙甘草6g、黄芪9g、阿胶6g（烊化）。3剂，水煎服。日1剂，早晚分服。

62.（2022）陈某，男，41岁，已婚，职工。2020年10月24日初诊。患者反复发作喘鸣气急10年余，半小时前因外出感寒后，又出现喉中痰鸣如吼，喘而气粗息涌，咳痰色黄，黏浊稠厚，咳吐不利，恶寒无汗，口渴喜饮，身热烦闷，舌苔黄腻，质红，脉浮滑数。

请与哮病相鉴别。

答题要求：根据上述摘要，在答题卡上完成书面分析。

【参考答案】

中医疾病诊断：喘证。

中医证型诊断：表寒肺热证。

中医辨病辨证依据：患者反复发作喘鸣气急10年余，半小时前因外出感寒后，又出现喉中痰鸣如吼，喘而气粗息涌，辨病为喘证。外寒袭肺，腠理闭塞，故恶寒无汗；邪壅阻肺，宣降不利，故喉中痰鸣如吼，喘而气粗息涌；肺热壅盛，煎灼痰液，故咳痰色黄，黏浊稠厚，咳吐不利；热盛于内，故口渴喜饮，身热烦闷；舌苔黄腻，质红，脉浮滑数均为外邪侵袭，内热壅盛之象。辨证为表寒肺热。

中医病证鉴别（助理不考）：喘证和哮病都有呼吸急促、困难的表现。喘指气息而言，为呼吸气促困难，甚则张口抬肩，摇身撷肚，是多种肺系疾病的一个症状；哮指声响而言，必见喉中哮鸣有声，亦伴呼吸困难，是一种反复发作的独立性疾病。喘未必兼哮，而哮必兼喘。

治法：解表清里，化痰平喘。

方剂：麻杏石甘汤加味。

药物组成、剂量及煎服方法：麻黄9g、杏仁6g、石膏24g（先煎）、甘草6g、黄芩9g、桑白皮6g、苏子6g、半夏6g、款冬花6g。3剂，水煎服。日1剂，早晚分服。

63.（2022）温某，男，48岁，已婚，职工。2021年1月16日初诊。患者平素喜食冷饮，3个月前因一次和朋友聚餐进食海鲜自助之后，当晚出现大便次数增多，进而下痢3月余，痢下赤白清稀，无腥臭，或有白冻，腹部隐痛，里急后重，喜温喜按，食少神疲，四肢不温，舌淡，苔薄白，脉沉细弱。

请与泄泻相鉴别。

答题要求：根据上述摘要，在答题卡上完成书面分析。

【参考答案】

中医疾病诊断：痢疾。

中医证型诊断：虚寒痢。

中医辨病辨证依据：患者下痢3月余，痢下赤白清稀，或有白冻，辨病为痢疾。脾肾阳虚，寒湿凝滞肠中，故痢下赤薄白冻；阳虚胃肠失于温养，腑气不通，故腹部隐痛，里急后重，喜温喜按；脾阳虚衰，健运失司，故食少神疲，四肢不温；舌淡，苔薄白，脉沉细弱均为阳虚内寒之象。辨证为虚寒痢。

中医病证鉴别（助理不考）：痢疾与泄泻均多发于夏秋季节，病变部位在胃肠，病因亦有相同之处，症状都有腹痛、大便次数增多。但痢疾大便次数虽多而量少，排赤白脓血便，腹痛伴里急后重感明显。而泄泻大便溏薄，粪便清稀，或如水样，或完谷不化，而无赤白脓血便，腹痛多伴肠鸣，少有里急后重感。

治法：温补脾肾，收涩固脱。

方剂：桃花汤合真人养脏汤。

药物组成、剂量及煎服方法：人参9g、白术12g、干姜9g、肉桂9g（后下）、粳米9g、炙甘草6g、诃子6g、罂粟壳3g、肉豆蔻6g、赤石脂9g（先煎）、当归6g、白芍12g、木香6g。3剂，水煎服。日1剂，早晚分服。

64.（2022）齐某，女，42岁，已婚，干部。2021年9月4日初诊。患者自述便秘20余年，3～5日一行，为求系统治疗，特来门诊。现症：面色少华，皮肤干燥，头晕目眩，失眠健忘，口唇色淡，大便燥结，舌淡苔少，脉细。

请与肠结相鉴别。

答题要求：根据上述摘要，在答题卡上完成书面分析。

【参考答案】

中医疾病诊断：便秘。

中医证型诊断：血虚秘。

中医辨病辨证依据：患者便秘20余年，大便3～5日一行，辨病为便秘。血虚津少，不能下润大肠，故大便秘结，排出困难；不能上荣头目，故面色无华，头晕目眩，口唇色淡，失眠健忘；不能濡养皮肤，则皮肤干燥；舌淡苔少，脉细均为阴血不足之象。辨证为血虚秘。

中医病证鉴别（助理不考）：便秘与肠结，两者皆为大便秘结不通。但肠结多为急病，因大肠通降受阻所致，表现为腹部疼痛拒按，大便完全不通，且无矢气和肠鸣音，严重者可吐出粪便。便秘多为慢性久病，因大肠传导失常所致，表现为腹部胀满，大便干结艰行，可有矢气和肠鸣音，或有恶心欲吐，食纳减少。

治法：养血润燥。

方剂：润肠丸加减。

药物组成、剂量及煎服方法：当归12g、生地黄12g、火麻仁9g、桃仁9g、枸杞子6g。3剂，水煎服。日1剂，早晚分服。

65.（2022）许某，男孩，5岁。2020年8月8日初诊。患儿1天前进食较杂，继之发热，泻下稀薄如水注，粪色深黄臭秽，夹有少量黏液，肛周红赤，腹部时感疼痛，恶心欲吐，口渴引饮，小便色黄量少，舌红，苔黄腻，脉滑数，指纹紫滞，现于风关。

请与痢疾（细菌性痢疾）相鉴别。

答题要求：根据上述摘要，在答题卡上完成书面分析。

【参考答案】

中医疾病诊断：小儿泄泻。

中医证型诊断：湿热泻。

中医辨病辨证依据：患儿泻下稀薄1天，辨病为小儿泄泻。湿热之邪，蕴结脾胃，下注大肠，传化失职，故见泻下稀薄如水注，腹部时感疼痛。湿性黏腻，热性急迫，湿热交蒸，壅遏肠胃，故见泻下色黄臭秽，夹有少量黏液，肛周红赤；湿热之邪壅阻中焦，热重于湿，故见但热不寒，恶心呕吐，口渴引饮，小便色黄量少；舌红，苔黄腻，脉滑数，指纹紫滞，现于风关均为湿热蕴结之象。辨证为湿热泻。

中医病证鉴别（助理不考）：细菌性痢疾大便为黏液脓血便，腹痛，里急后重。大便常规检查有脓细胞、红细胞和吞噬细胞；大便培养有痢疾杆菌生长。

治法：清肠解热，化湿止泻。

方剂：葛根黄芩黄连汤加味。

药物组成、剂量及煎服方法：葛根6g、炙甘草2g、黄芩3g、黄连3g、芦根3g、佩兰2g、竹茹2g。3剂，水煎服。日1剂，早晚分服。

66.（2022）张某，男，67岁，已婚，退休。2019年11月30日初诊。患者左脚足趾紫红，下垂时更甚，抬高则减轻，足背毫毛脱落，皮肤发凉干燥，肌肉萎缩，趺阳脉搏动消失，患肢持久性静止痛，尤以夜间较甚，舌紫暗，苔薄白，脉弦涩。

请与雷诺病（肢端动脉痉挛症）相鉴别。

答题要求：根据上述摘要，在答题卡上完成书面分析。

【参考答案】

中医疾病诊断：脱疽。

中医证型诊断：血脉瘀阻证。

中医辨病辨证依据：患者左脚足趾紫红、冷痛，趺阳脉搏动消失，辨病为脱疽。瘀血阻于血脉，血液运行不畅，故左脚足趾紫红，趺阳脉搏动消失；瘀血不去，新血不生，故足背毫毛脱落，皮肤发凉干燥，肌肉萎缩；不通则痛，故患肢持久性静止痛，尤以夜间较甚；舌紫暗，苔薄白，脉弦涩为血脉瘀阻之象。辨证为血脉瘀阻证。

中医病证鉴别（助理不考）：雷诺病多见于青年女性；上肢较下肢多见，好发于双手；每因寒冷和精神刺激双手出现发凉苍白，继而发绀、潮红，最后恢复正常的三色变化（雷诺现象），患肢动脉搏动正常，一般不出现肢体坏疽。

治法：活血化瘀，通络止痛。

方剂：桃红四物汤加减。

药物组成、剂量及煎服方法：桃仁9g、红花6g、当归9g、川芎6g、赤芍9g、白芍9g、熟地黄9g、乳香6g、没药6g、细辛3g、木通6g、甘草3g。3剂，水煎服。日 1 剂，早晚分服。

67.（2022）洪某，男，56 岁，已婚，保安。2020 年 10 月 24 日初诊。患者水肿 3 月，下肢为甚，按之凹陷不易恢复。现症：面色㿠白，心悸气促，腰部冷痛，面浮身肿，腰以下甚，尿少，四肢厥冷，舌质淡胖，苔白，脉沉迟。

请与鼓胀相鉴别。

答题要求：根据上述摘要，在答题卡上完成书面分析。

【参考答案】

中医疾病诊断：水肿

中医证型诊断：阴水（肾阳衰微证）。

中医辨病辨证依据：患者水肿 3 月，辨病为水肿。下肢为甚，按之凹陷不易恢复，即为阴水。腰膝以下，肾气主之，肾阳虚衰，化气失司，水湿下聚，故面浮身肿，腰以下甚，按之凹陷不易恢复；水气上凌心肺，故心悸气促；腰为肾之府，水气内盛，故腰部冷痛；肾与膀胱相表里，肾阳不足，膀胱气化不行，故尿少；命门火衰，不能温阳，故面色㿠白，四肢逆冷；舌质淡胖，苔白，脉沉迟均为肾阳衰微，水寒内聚之象。辨证为阴水（肾阳衰微证）。

中医病证鉴别（助理不考）：水肿与鼓胀，二病均可见肢体水肿，腹部膨隆。鼓胀的主症是单腹胀大，面色苍黄，腹壁青筋暴露，四肢多不肿，反见瘦削，后期或可伴见轻度肢体浮肿。而水肿则头面或下肢先肿，继及全身，严重时出现腹水，腹部膨隆，面色㿠白，但无腹壁青筋暴露。鼓胀是由于肝、脾、肾功能失调，导致气滞、血瘀、水湿聚于腹中。水肿乃肺、脾、肾三脏气化失调，而导致水液泛滥肌肤。

治法：温肾助阳，化气行水。

方剂：济生肾气丸合真武汤加减。

药物组成、剂量及煎服方法：制附子 9g、肉桂（后下）9g、巴戟天 15g、白术 12g、茯苓 15g、泽泻 10g、车前子 15g、怀牛膝 12g、熟地黄 12g、生姜 9g、芍药 6g、甘草 6g。3 剂，水煎服。日 1 剂，早晚分服。

68.（2022）初某，男孩，1 岁。2021 年 7 月 17 日初诊。患儿发热，咳嗽，喘憋 2 天，经治疗后病情未见好转，傍晚突然呼吸急促，烦躁不安，面色苍白，口唇发绀，四肢厥冷，按之右胁下痞块迅速增大，尿少，舌质紫暗，苔白，脉微弱而数，指纹紫滞，可达命关。

请与儿童哮喘相鉴别。

答题要求：根据上述摘要，在答题卡上完成书面分析。

【参考答案】

中医疾病诊断：肺炎喘嗽。

中医证型诊断：变证（心阳虚衰证）。

中医辨病辨证依据：患儿发热，咳嗽，喘憋 2 天，辨病为肺炎喘嗽。傍晚突然呼吸急促，口唇发绀，肝脏迅速增大，即为变证。肺为邪闭，气机不利，故发热，咳嗽，喘憋；气滞则血瘀，心血运行不畅，心失所养，心阳不能运行敷布，故面色苍白，口唇青紫，四肢厥冷；肝血瘀阻，故右胁下出现痞块；舌质紫暗，苔白，脉微弱而数，指纹紫滞，可达命关，均为心阳虚衰之象。辨证为心阳虚衰证。

中医病证鉴别（助理不考）：儿童哮喘呈反复发作的咳嗽喘息，胸闷气短，喉间痰鸣，发作时双肺可闻及以呼气相为主的哮鸣音，呼气延长，支气管舒张剂有显著疗效。

治法：温补心阳，救逆固脱。

方剂：参附龙牡救逆汤加减。

药物组成、剂量及煎服方法：人参 3g、炮附子（先煎）2g、煅龙骨 6g（先煎）、煅牡蛎 6g（先煎）、白芍 3g、丹参 2g、红花 2g、炙甘草 2g。3 剂，水煎服。日 1 剂，早晚分服。

69.（2022）牛某，男孩，7 岁。2020 年 10 月 10 日初诊。患儿诊断肺炎喘嗽已半月，经治疗症状好转。现症：低热起伏，喉中低微痰鸣，面白少华，动辄汗出，咳嗽无力，纳差，便溏，舌淡红，苔薄白，脉细无力，指纹淡。

请与咳嗽变异性哮喘相鉴别。

答题要求：根据上述摘要，在答题卡上完成书面分析。

【参考答案】

中医疾病诊断：肺炎喘嗽。

中医证型诊断：常证（肺脾气虚证）。

中医辨病辨证依据：患儿诊断肺炎喘嗽已半月，辨病为肺炎喘嗽。小儿稚阴稚阳，感受外邪后易累及于脾，导致病情迁延不愈。若病程中肺气耗伤太过，正虚未复，余邪留恋，故发热起伏不定；肺虚气无所主，故咳嗽无力；营卫失和，卫表失固，故动辄汗出；脾虚失运，痰湿内生，故喉中痰鸣，纳差便溏；肺脾气虚，气血生化乏源，故面色无华；舌淡红，苔薄白，脉细无力，均为肺脾气虚之象。辨证为肺脾气虚证。

中医病证鉴别（助理不考）：咳嗽变异性哮喘以咳嗽为主症，咳嗽持续 1 个月以上，常在夜间和/或清晨及运动后发作或加重，以干咳为主。肺部听诊无啰音。抗生素治疗无效。

治法：补肺益气，健脾化痰。

方剂：人参五味子汤加减。

药物组成、剂量及煎服方法：党参6g、白术6g、茯苓6g、五味子3g、麦冬3g、半夏3g、橘红3g、紫菀2g、甘草2g等。3剂，水煎服。日1剂，早晚分服。

70.（2022）于某，男孩，1岁。2021年8月14日初诊。患儿形体偏瘦，面色萎黄，困倦无力，不思乳食，食则饱胀，喜伏卧，大便溏薄酸臭，舌质淡，苔白，脉细弱，指纹淡滞。

请与厌食相鉴别。

答题要求：根据上述摘要，在答题卡上完成书面分析。

【参考答案】

中医疾病诊断：积滞。

中医证型诊断：脾虚夹积证。

中医辨病辨证依据：患儿不思乳食，食则饱胀，辨病为积滞。脾胃虚弱，气血不充，故面色萎黄，形体消瘦，神疲肢倦。脾失健运，乳食停积，故不思乳食，食则饱胀，喜伏卧，大便溏薄酸臭；舌质淡、苔白、脉细弱、指纹淡滞均为脾虚夹积之象。辨证为脾虚夹积证。

中医病证鉴别（助理不考）：厌食是以长期食欲不佳为主要特征，除不思乳食外，精神尚好，无脘腹胀满、嗳气酸腐等症。

治法：健脾助运，消食化积。

方剂：健脾丸加减。

药物组成、剂量及煎服方法：人参3g、白术3g、陈皮2g、六神曲2g、炒麦芽2g、焦山楂2g、枳实2g、甘草2g。3剂，水煎服。日1剂，早晚分服。

71.（2022）田某，男，50岁，已婚，工人。2021年9月4日初诊。患者两周前因工作劳累过度，出现形体倦怠，头晕泛恶，纳食不佳，厌食油腻，过一周后两目黄染，随后皮肤亦黄，黄色尚鲜明，伴胁痛，腹胀，头重身困，小便短黄，大便稀溏，舌红，苔黄腻，脉濡数。

请与萎黄相鉴别。

答题要求：根据上述摘要，在答题卡上完成书面分析。

【参考答案】

中医疾病诊断：黄疸。

中医证型诊断：阳黄（湿重于热证）。

中医辨病辨证依据：患者两目、皮肤黄染，小便黄近一周，辨病为黄疸。黄色鲜明，即为阳黄。湿热蕴结脾胃，肝胆疏泄失常，胆汁外溢，则胁痛，两目、皮肤发黄，小便黄，黄色鲜明；邪阻中焦，脾胃运化、升降失常，故头晕体倦，头身困重，泛恶腹胀，纳食不佳，厌食油腻，大便稀溏；舌红，苔黄腻均为湿热之象。辨证为阳黄（湿重于热证）。

中医病证鉴别（助理不考）：黄疸与萎黄均可出现身黄，但黄疸发病与感受外邪、饮食劳倦或病后有关；其病机为湿滞脾胃，肝胆失疏，胆汁外溢；其主症为身黄、目黄、小便黄。萎黄之病因与饥饱劳倦、食滞虫积或病后失血有关；其病机为脾胃虚弱，气血不足，肌肤失养；其主症为肌肤萎黄不泽，目睛及小便不黄，常伴头昏倦怠、心悸少寐、纳少便溏等症状。

治法：利湿化浊运脾，佐以清热。

方剂：茵陈五苓散合甘露消毒丹加减。

药物组成、剂量及煎服方法：滑石粉12g（包煎）、藿香6g、白蔻仁3g、陈皮6g、茵陈蒿9g、车前子9g、茯苓9g、薏苡仁9g、黄芩9g、连翘6g、甘草3g、木通3g、薄荷3g（后下）。3剂，水煎服。日1剂，早晚分服。

72.（2022）赵某，男，53岁，已婚，干部。2021年4月10日初诊。高血压病史12年。2天前因情绪起伏，出现半身不遂，口角流涎，语言不利，无神志障碍，意识清楚，伴头晕、头痛，手脚拘挛，舌质紫暗有瘀斑，苔薄白，脉弦涩。

请与口僻相鉴别。

答题要求：根据上述摘要，在答题卡上完成书面分析。

【参考答案】

中医疾病诊断：中风。

中医证型诊断：中经络（风痰瘀阻证）。

中医辨病辨证依据：患者2天前因情绪起伏，出现半身不遂，语言不利，辨病为中风。无神志障碍，意识清楚，即为中经络。痰浊、瘀血滞于经络，致局部气血不利，故口角流涎，语言不利；痰浊、瘀血蒙蔽清窍，故头晕目眩；痰浊、瘀血内停，筋脉失于濡养，故半身不遂，肢体麻木或拘挛；舌质紫暗有瘀斑，苔薄白，脉弦涩均为痰浊内盛，瘀血阻滞之象。辨证为中经络（风痰瘀阻证）。

中医病证鉴别（助理不考）：口僻俗称吊线风，主要症状是口舌歪斜，但常伴耳后疼痛，口角流涎，言语不清，而无半身不遂或神志障碍等表现，多因正气不足，风邪入脉络，气血痹阻所致，不同年龄均可罹患。

治法：息风化痰，活血通络。

方剂：半夏白术天麻汤合桃仁红花煎加减。

药物组成、剂量及煎服方法：半夏9g、茯苓9g、陈皮6g、白术15g、天麻6g、桃仁6g、红花6g、香附6g、延胡索6g、豨莶草6g、甘草3g。3剂，水煎服。日1剂，早晚分服。

73.（2022）章某，男，72岁，已婚，退休工人。2019年8月17日初诊。患者3个月前开始出现小便不利，频数不爽，淋漓不尽，尿少热赤，夜尿明显，伴有形体消瘦，头晕耳鸣，五心烦热，腰膝酸软，咽干口燥，舌红，苔薄黄，脉细数。查体：直肠指检示前列腺如鹅卵大，质硬有弹性，中央消失。

请与前列腺癌相鉴别。

答题要求：根据上述摘要，在答题卡上完成书面分析。

【参考答案】

中医疾病诊断：精癃。

中医证型诊断：肾阴亏虚证。

中医辨病辨证依据：患者中老年男性，3个月前逐渐出现小便不利，频数不爽，夜尿明显，结合辅助检查，辨病为精癃。老年肾气渐衰，膀胱水液气化不利，则排尿不利，频数不爽，淋漓不尽；真阴不足，相火偏亢，故头晕耳鸣，五心烦热，腰膝酸软，咽干口燥，尿少热赤；舌红，苔薄黄，脉细数均为肾阴不足之象。辨证为肾阴亏虚证。

中医病证鉴别（助理不考）：精癃与前列腺癌，两者发病年龄相似，且可同时存在。但前列腺癌有早期发生骨骼与肺转移的特点。直肠指诊前列腺多不对称，表面不光滑，可触及不规则、无弹性的硬结。前列腺特异抗原（PSA）和酸性磷酸酶增高。盆腔部B超、CT、MRI或前列腺穿刺活体组织检查可帮助鉴别诊断。

治法：滋补肾阴，通窍利尿。

方剂：知柏地黄丸加丹参、琥珀、王不留行、地龙。

药物组成、剂量及煎服方法：知母6g、黄柏6g、熟地黄15g、山药12g、山茱萸9g、牡丹皮9g、茯苓9g、泽泻6g、丹参6g、琥珀2g（冲服）、王不留行6g、地龙6g。3剂，水煎服。日1剂，早晚分服。

74.（2022）刘某，男，29岁，已婚，文职。患者昨日吃过午饭后出现呕吐吞酸频作，口苦，嗳气嘈杂，胸胁闷痛，舌边红，苔薄微黄，脉弦。

请与反胃相鉴别。

答题要求：根据上述摘要，在答题卡上完成书面分析。

【参考答案】

中医疾病诊断：呕吐。

中医证型诊断：肝气犯胃证。

中医辨病辨证依据：患者呕吐吞酸频作1天，辨病为呕吐。肝气不舒，横逆犯胃，胃失和降，故呕吐，泛酸口苦，嗳气嘈杂；足厥阴肝经布两胁，肝气失于条达，阻于胸胁，故胸胁闷痛不适，舌边红、苔薄微黄，脉弦均为肝气犯胃之象。辨证为肝气犯胃证。

中医病证鉴别（助理不考）：呕吐与反胃，同属胃部的病变，其病机都是胃失和降，气逆于上，而且都有呕吐的临床表现。但反胃系脾胃虚寒，胃中无火，难以腐熟食入之谷物，朝食暮吐，暮食朝吐，吐出物多为未消化之宿食，呕吐量较多，吐后即感舒适。呕吐有感受外邪、饮食不节、情志失调和胃虚失和的不同，往往吐无定时，或轻或重，吐出物为食物或痰涎清水，呕吐量或多或少。

治法：疏肝理气，和胃降逆。

方剂：四七汤加减。

药物组成、剂量及煎服方法：半夏9g、紫苏叶6g、厚朴9g、生姜12g、茯苓12g。3剂，水煎服。日1剂，早晚分服。

75.（2022）杨某，男，21岁，未婚，学生。患者齿衄3天，血色鲜红，每日晨起晚上刷牙时渗血明显，齿龈红肿疼痛，头痛，口臭，大便干结，小便短黄，舌红，苔黄，脉洪数。

请与舌衄相鉴别。

答题要求：根据上述摘要，在答题卡上完成书面分析。

【参考答案】

中医疾病诊断：血证（齿衄）。

中医证型诊断：胃火炽盛证。

中医辨病辨证依据：患者齿衄3天，辨病为血证（齿衄）。胃火内炽，循经上犯，灼伤血络，上龈属足阳明经，下龈属手阳明经，胃肠热盛，循阳明经脉而上，故齿龈红肿疼痛；络损血溢，故齿龈出血；胃热上蒸，故头痛，口臭；热结阳明，故大便秘结；苔黄，脉洪数均为阳明热盛之象。辨证为胃火炽盛证。

中医病证鉴别（助理不考）：齿衄为血自齿缝、牙龈溢出；舌衄为血出自舌面，舌面上常有如针眼样出血点。

治法：清胃泻火，凉血止血。

方剂：加味清胃散合泻心汤加减。

药物组成、剂量及煎服方法：生地黄9g、牡丹皮

9g、水牛角18g（先煎）、大黄9g（后下）、黄连6g、黄芩6g、连翘6g、当归6g、甘草3g、白茅根6g、大蓟6g、小蓟6g、藕节6g。3剂，水煎服。日1剂，早晚分服。

76.（2022、2021）胡某，女，30岁，已婚，教师。2020年11月18日初诊。患者产后1年，3个月前月经量明显增多，10余日方净。末次月经2020年10月7日，量多，夹有血块。1周前妇科检查：子宫增大，腹部包块坚硬不移，痛而拒按。现症：胞中积块固定不移，精神抑郁，胸闷不舒，面色晦暗，舌边有瘀点，脉沉弦涩。

请与妊娠相鉴别。

答题要求：根据上述摘要，在答题卡上完成书面分析。

【参考答案】

中医疾病诊断：癥瘕。

中医证候诊断：气滞血瘀证。

中医辨病辨证依据：患者腹部包块坚硬不移，痛而拒按，经量多，夹有血块，辨病为癥瘕。气血瘀阻，故经期延长，经量多，夹有血块；血行障碍，不能濡养肌肤，故面色晦暗；气机不畅，故精神抑郁，胸闷不舒。舌边有瘀点，脉沉弦涩均为气滞血瘀之象。辨证为气滞血瘀证。

中医病证鉴别（助理不考）：妊娠有停经史、早孕反应，子宫增大与停经月份相符，质软囊性感，妇科检查、妊娠试验、B超等检查可明确诊断。

治法：行气活血，化瘀消癥。

方剂：大黄䗪虫丸。

药物组成、剂量及煎服方法：大黄（后下）9g、䗪虫6g、甘草9g、黄芩6g、桃仁6g、杏仁6g、水蛭6g、虻虫6g、蛴螬6g、白芍9g、地黄12g、干漆6g。炼蜜为丸，每服1丸。

77.（2022、2021）张某，男孩，6岁。2020年10月19日初诊。患儿1天前发热，继而皮肤出现瘀点、瘀斑，压之不褪色，色泽鲜红，伴有尿血，血色鲜红，心烦，口渴，便秘，舌红，脉数有力。

请与丹痧相鉴别。

答题要求：根据上述摘要，在答题卡上完成书面分析。

【参考答案】

中医疾病诊断：紫癜。

中医证候诊断：血热妄行证。

中医辨病辨证依据：患儿皮肤出现瘀点、瘀斑，压之不褪色，色泽鲜红，辨病为紫癜。热毒内伏，灼伤血络，迫血妄行，血液不循常道，外渗肌肤，故皮肤出现瘀点、瘀斑，压之不褪色，色泽鲜红；热毒下入膀胱，故尿血；热毒伤阴，故口渴，便秘；热扰心神，故心烦；舌红，脉数有力均为血热炽盛之象。辨证为血热妄行证。

中医病证鉴别（助理不考）：紫癜以血液溢于皮肤、黏膜之下，出现瘀点瘀斑、压之不褪色为临床特征，常伴鼻衄、齿衄，甚则呕血、便血、尿血。丹痧以发热，咽喉肿痛或伴腐烂，全身布发猩红色皮疹，疹后脱屑脱皮为特征。

方剂：犀角地黄汤加减。

药物组成、剂量及煎服方法：犀角（用水牛角代）30g、生地黄24g、牡丹皮12g、赤芍9g、紫草9g、玄参6g、黄芩9g、炙甘草9g。3剂，水煎服。日1剂，早晚分服。

78.（2022、2021、2020）陈某，女孩，8个月。2019年6月20日初诊。患儿近3个月来反复感冒，时有发热、泄泻，5天前因发热、咳嗽又用抗生素、地塞米松治疗，渐热退咳减。现症：口腔内白屑散在，周围红晕不著，神疲颧红，手足心热，低热，虚烦不安，口干不渴，舌嫩红，苔少，脉细数，指纹淡紫。

请与残留奶块相鉴别。

答题要求：根据上述摘要，在答题卡上完成书面分析。

【参考答案】

中医疾病诊断：鹅口疮。

中医证候诊断：虚火上浮证。

中医辨病辨证依据：患儿反复感冒3个月，有使用抗生素史，口腔内白屑散在，辨病为鹅口疮。久病体质虚弱，津液耗伤，阴虚阳亢，水不制火，虚火上浮，熏蒸口舌，故口腔内白屑散在，周围红晕不甚；津不上乘，而津液耗伤不甚，口干不渴；神疲颧红，手足心热，低热，虚烦不安，舌红少苔，脉细数均为虚火上浮之象。辨证为虚火上浮证。

中医病证鉴别（助理不考）：残留奶块外观与鹅口疮相似，但以棉棒蘸温开水轻轻擦拭，即可除去，其下黏膜正常，易于鉴别。

治法：滋阴降火。

方剂：知柏地黄丸加减。

药物组成、剂量及煎服方法：知母2g、黄柏2g、熟地黄8g、山茱萸4g、山药4g、茯苓3g、牡丹皮3g、泽泻3g。3剂，水煎服。日1剂，早晚分服。

79.（2022、2021、2020、2013、2012、2011）郑某，男，23岁，未婚，学生。2013年1月24日初

诊。患者1日前出现小便涩痛，尿色深红。现症：小便热涩刺痛，尿色深红，心烦，舌尖红，苔黄，脉滑数。

请与尿血相鉴别。

答题要求：根据上述摘要，在答题卡上完成书面分析。

【参考答案】

中医疾病诊断：淋证。

中医证型诊断：血淋。

中医辨病辨证依据：患者小便涩痛，尿色深红，辨病为淋证。湿热下注膀胱，热甚灼络，迫血妄行，故小便热涩刺痛，尿色深红；热扰心神，故心烦；舌尖红，苔黄，脉滑数均为湿热之象。辨证为血淋。

中医病证鉴别（助理不考）：血淋与尿血都有小便出血，尿色红赤，甚至溺出纯血等症状，其鉴别的要点是有无尿痛。尿血多无疼痛之感，虽亦间有轻微的胀痛或热痛，但终不若血淋的小便滴沥而疼痛难忍，故一般以痛者为血淋，不痛者为尿血。

治法：清热通淋，凉血止血。

方剂：小蓟饮子加减。

药物组成、剂量及煎服方法：小蓟15g、生地黄15g、白茅根30g、墨旱莲9g、木通6g、生甘草梢6g、滑石（包煎）15g、山栀10g、当归10g、蒲黄（包煎）10g、土大黄10g、马鞭草10g。3剂，水煎服。日1剂，早晚分服。

80.（2022、2021、2019、2018、2012）周某，男孩，4岁。2017年10月12日初诊。患儿腹泻1个月，1个月前因饮食过饱而出现腹泻，每日10余次，经治疗好转，但目前大便仍清稀，色淡无味，每日4～5次，常于食后作泻，时轻时重，面色萎黄，不思饮食，身疲易困。舌淡苔白，脉细弱。

请与痢疾（细菌性痢疾）相鉴别。

答题要求：根据上述摘要，在答题卡上完成书面分析。

【参考答案】

中医疾病诊断：小儿泄泻。

中医证型诊断：脾虚泻证。

中医辨病辨证依据：患儿腹泻1个月，每日泻10余次，辨病为小儿泄泻。饮食不节，损伤脾胃，脾胃虚弱，运化失职，故大便清稀，色淡无味，每日4～5次；脾虚运纳无权，故食后作泻，时轻时重，不思饮食；脾失健运，气血生化不足，肢体、肌肉、颜面失养，故面色萎黄，身疲易困；舌淡苔白，脉细弱均为脾虚之象。辨证为脾虚泻证。

中医病证鉴别（助理不考）：痢疾大便为黏液脓血便，腹痛，里急后重。大便常规检查有脓细胞、红细胞和吞噬细胞；大便培养有痢疾杆菌生长。

治法：健脾益气，助运止泻。

方剂名称：参苓白术散加减。

药物组成、剂量及煎服方法：党参15g、白术15g、茯苓15g、山药15g、莲子肉9g、扁豆12g、薏苡仁9g、砂仁（后下）6g、桔梗6g、甘草10g。3剂，水煎服。日1剂，早晚分服。

81.（2022、2021、2019、2018、2013、2012、2011）向某，男，42岁，已婚，公司经理。2012年1月13日初诊。患者1个月前出现小便频数，淋漓涩痛，小腹拘急，痛引腰腹。现症：小便频数短涩，灼热刺痛，溺色黄赤，少腹拘急胀痛，口苦，腰痛拒按，大便秘结，苔黄腻，脉滑数。

请与癃闭鉴别。

答题要求：根据上述摘要，在答题卡上完成书面分析。

【参考答案】

中医疾病诊断：淋证。

中医证型诊断：热淋。

中医辨病辨证依据：患者小便频数，淋漓涩痛，小腹拘急，痛引腰腹1个月，辨病为淋证。湿热蕴结下焦，膀胱气化失司，故小便频数短涩；湿热下注，蕴结不散，故尿道灼热刺痛，少腹拘急胀痛，腰痛拒按；热邪炽盛，故溺色黄赤，口苦，大便秘结；苔黄腻，脉滑数均为湿热之象。辨证为热淋。

中医病证鉴别（助理不考）：二者都有小便量少，排尿困难等症状，淋证有尿频而尿痛，且每日排尿总量多为正常，癃闭则无尿痛，每日排尿量少于正常，严重时甚至无尿。但癃闭复感湿热，常可并发淋证，而淋证日久不愈，亦可发展成癃闭。

治法：清热利湿通淋。

方剂：八正散加减。

药物组成、剂量及煎服方法：瞿麦9g、萹蓄9g、车前子（包煎）9g、大黄9g、滑石（包煎）9g、萆薢9g、黄柏9g、蒲公英9g、紫花地丁9g。3剂，水煎服。日1剂，早晚分服。

82.（2022、2021、2019、2016、2014）王某，女，50岁，已婚，教师。2018年2月11日初诊。患者既往月经正常，3年前无明显原因出现月经紊乱，经乱无期，周期15～90天，经期7～20天，时而量多如注，时而量少淋漓，色鲜红，质稠，伴头晕耳鸣，腰腿酸软，烘热汗出，心烦失眠，五心烦热，尿少色黄，大便干燥，末次月经：2018年2月1日，至今未净，舌质偏红，苔少，脉细数。

请与癥瘕相鉴别。

答题要求：根据上述摘要，在答题卡上完成书面分析。

【参考答案】

中医疾病诊断：绝经前后诸证。

中医证型诊断：肾阴虚证。

中医辨病辨证依据：患者50岁，既往月经正常，3年前无明显原因出现月经紊乱，经乱无期，时而量多如注，时而量少淋漓，伴头晕耳鸣，腰腿酸软，烘热汗出，心烦失眠，五心烦热，辨病为绝经前后诸证。肾主骨生髓，脑为髓之海，腰为肾之府，绝经前后，天癸渐竭，肾阴不足，精亏血少，故头晕耳鸣，腰酸腿软；阴不维阳，虚阳上越，故烘热汗出，心烦失眠；阴虚内热，津液不足，故五心烦热，尿少色黄，大便干燥，月经质稠；冲任失调，血海蓄溢失常，故月经紊乱，经乱无期，量或多或少，色鲜红；舌红少苔，脉细数，均为肾阴虚之象。辨证为肾阴虚证。

中医病证鉴别（助理不考）：癥瘕的好发之期是经断前后的年龄，可能出现月经过多或经断复来，或有下腹疼痛，浮肿，或带下五色，气味臭秽，或身体骤然明显消瘦等症状。

治法：滋养肾阴，佐以潜阳。

方剂：左归丸加减。

药物组成、剂量及煎服方法：山药15g、熟地黄12g、山茱萸9g、枸杞子9g、菟丝子9g、女贞子9g、墨旱莲9g、制首乌9g、龟甲（先煎）9g、鳖甲（先煎）9g、炙甘草6g。3剂，水煎服。日1剂，早晚分服。

83.（2022、2021、2019、2014、2012）患者，男，47岁，已婚，教师。2014年4月13日初诊。患者1日前淋雨后头痛如裹。现症：头痛如裹，肢体困重，胸闷纳呆，大便溏，舌苔白腻，脉濡。

请与眩晕相鉴别。

答题要求：根据上述摘要，在答题卡上完成书面分析。

【参考答案】

中医疾病诊断：头痛（外感头痛）。

中医证型诊断：风湿头痛。

中医辨病辨证依据：患者淋雨后头痛如裹1天，辨病为头痛（外感头痛）。风湿之邪，上蒙头窍，困遏清阳，故头痛如裹；湿邪内蕴，阻滞气机，故胸闷；湿邪困于中焦，运化失司，故纳呆，大便溏；舌苔白腻，脉濡均为风湿之象。辨证为风湿头痛。

中医病证鉴别（助理不考）：头痛与眩晕可单独出现，也可同时出现，二者对比，头痛之病因有外感与内伤两方面，眩晕则以内伤为主。头痛以疼痛为主，实证较多；而眩晕则以昏眩为主，虚证较多。

治法：祛风胜湿通窍。

方剂名称：羌活胜湿汤加减。

药物组成、剂量及煎服方法：羌活9g、独活9g、藁本9g、白芷9g、防风9g、细辛3g、蔓荆子9g、川芎10g。3剂，水煎服。日1剂，早晚分服。

84.（2022、2021、2019、2011、2010）王某，女，70岁，已婚，职员。2011年2月1日初诊。患者久病，素体虚弱，肢体软弱无力，肌肉萎缩。现症：肢体软弱无力，神疲肢倦，肌肉萎缩，少气懒言，纳呆便溏，面色萎黄无华，面浮，舌淡苔薄白，脉细弱。

请与痹证相鉴别。

答题要求：根据上述摘要，在答题卡上完成书面分析。

【参考答案】

中医疾病诊断：痿证。

中医证型诊断：脾胃虚弱证。

中医辨病辨证依据：患者肢体软弱无力，肌肉萎缩，辨病为痿证。久病体虚，脾失健运，生化乏源，气血亏虚，而致机体、筋脉失养，故肢体软弱无力，神疲肢倦，肌肉萎缩，少气懒言；脾胃运化失司，故纳呆便溏；气血不足，不能上荣于面，故面色萎黄少华；脾虚不运，水液运化失常，故面浮；舌淡苔薄白，脉细弱均为气血不足之象。辨证为脾胃虚弱证。

中医病证鉴别（助理不考）：痹证后期，由于肢体关节疼痛，不能运动，肢体长期失用，亦有类似痿证瘦削枯萎者。但痿证肢体关节一般不痛，痹证则均有疼痛，其病因病机、治法也不相同，应予鉴别。

治法：补中益气，健脾升清。

方剂：参苓白术散合补中益气汤加减。

药物组成、剂量及煎服方法：人参15g、白术15g、山药15g、扁豆12g、莲子9g、甘草10g、大枣6枚、黄芪10g、当归10g、薏苡仁9g、茯苓15g、砂仁（后下）6g、陈皮6g、升麻9g、柴胡9g、神曲6g。3剂，水煎服。日1剂，早晚分服。

85.（2022、2021、2018、2016、2014、2013、2012、2011）李某，男，29岁，已婚，自由职业。2015年8月25日初诊。患者2天前饮食不节，旋即出现大便次数增多、腹痛、里急后重等症。现症：泻下赤白脓血，黏稠如胶冻，腥臭，腹部疼痛，肛门灼热，小便短赤，舌苔黄腻，脉滑数。

请与泄泻相鉴别。

答题要求：根据上述摘要，在答题卡上完成书面分析。

【参考答案】

中医疾病诊断：痢疾。

中医证型诊断：湿热痢。

中医辨病辨证依据：患者腹痛，里急后重，泻下赤白脓血便2天，辨病为痢疾。湿热蒸迫肠道，肠道气机阻滞，故里急后重；湿热熏灼肠道，脉络损伤，血腐成脓，故泻下赤白脓血，黏稠如胶冻，腥臭；湿热侵袭大肠，壅阻气机，故腹部疼痛；湿热内迫肠道，大肠传导失常，故肛门灼热；热蕴灼伤津液，故小便短赤；舌苔黄腻，脉滑数均为湿热内蕴之象。辨证为湿热痢。

中医病证鉴别（助理不考）：两者均多发于夏秋季节，病变部位在胃肠，病因亦有相同之处，症状都有大便次数增多、粪质稀薄。但痢疾大便次数虽多而量少，排赤白脓血便，腹痛伴里急后重感明显。而泄泻大便溏薄，粪便清稀，或如水样，或完谷不化，而无赤白脓血便，少有里急后重感。

治法：清肠化湿，调气和血。

方剂：芍药汤加减。

药物组成、剂量及煎服方法：芍药30g、当归15g、甘草6g、木香6g、槟榔6g、大黄9g、黄芩15g、黄连15g、肉桂（后下）5g、金银花9g。3剂，水煎服。日1剂，早晚分服。

86.（2022、2021、2018、2015）汪某，男，43岁，已婚，工人。2015年1月23日初诊。患者2个月前淋雨后，出现下肢水肿，肿处皮肤绷急光亮，按之没指，伴胸闷，纳呆。现症：全身水肿，下肢明显，按之没指，小便短少，身体困重，胸闷，纳呆，泛恶，苔白腻，脉沉缓。

请与鼓胀相鉴别。

答题要求：根据上述摘要，在答题卡上完成书面分析。

【参考答案】

中医疾病诊断：水肿。

中医证型诊断：阳水（水湿浸渍证）。

中医辨病辨证依据：患者下肢水肿2个月，辨病为水肿。肿处皮肤绷直光亮者为阳水。水湿之邪泛溢肌肤，故全身水肿，按之凹陷；湿性趋下，易袭阴位，故以下肢明显；水湿内侵，脾气受困，脾阳不振，故身体困重，纳呆，泛恶；湿浊下注膀胱，故小便短少；苔白腻，脉沉缓均为水湿内停之象。辨证为阳水（水湿浸渍证）。

中医病证鉴别（助理不考）：二病均可见肢体水肿，腹部膨隆。鼓胀的主症是单腹胀大，面色苍黄，腹壁青筋暴露，四肢多不肿，反见瘦削，后期或可伴见轻度肢体浮肿。而水肿则头面或下肢先肿，继及全身，严重时出现腹水，腹部膨隆，面色㿠白，但无腹壁青筋暴露。鼓胀是由于肝、脾、肾功能失调，导致气滞、血瘀、水湿积于腹中。水肿乃肺、脾、肾三脏气化失调，而导致水液泛滥肌肤。

治法：运脾化湿，通阳利水。

方剂：五皮饮合胃苓汤加减。

药物组成、剂量及煎服方法：桑白皮9g、陈皮9g、大腹皮9g、茯苓皮15g、生姜皮6g、苍术9g、厚朴10g、草果6g、桂枝9g、白术10g、茯苓10g、猪苓9g、泽泻10g。3剂，水煎服。日1剂，早晚分服。

87.（2022、2020）董某，男，45岁，已婚，工人。2019年4月19日初诊。患者3天前于家中饮酒数升。昨日腹大胀满，崩急如鼓，皮色苍黄，脉络显露，遂来就诊。现症：腹大胀满，按之如囊裹水，脘腹痞胀，精神困倦，怯寒懒动，小便少，大便溏，舌苔白腻，脉缓。

请与水肿相鉴别。

答题要求：根据上述摘要，在答题卡上完成书面分析。

【参考答案】

中医疾病诊断：鼓胀。

中医证候诊断：水湿困脾证。

中医辨病辨证依据：患者腹大胀满，崩急如鼓，皮色苍黄，脉络显露1天，辨病为鼓胀。湿邪困遏，脾阳不振，寒水内停，故腹大胀满，按之如囊裹水；脾失健运，水谷不化，故脘腹痞胀；湿邪重着，寒湿困脾，遏郁清阳，故精神困倦，怯寒懒动；水湿不化，故小便少；水湿下渗，则大便溏；舌苔白腻，脉缓均为水湿内盛之象。辨证为水湿困脾证。

中医病证鉴别（助理不考）：二病均可见肢体水肿，腹部膨隆。鼓胀的主症是单腹胀大，面色苍黄，腹壁青筋暴露，四肢多不肿，反见瘦削，后期或可伴见轻度肢体浮肿。而水肿则头面或下肢先肿，继及全身，严重时出现腹水，腹部膨隆，面色㿠白，但无腹壁青筋暴露。鼓胀是由于肝、脾、肾功能失调，导致气滞、血瘀、水湿积于腹中。水肿乃肺、脾、肾三脏气化失调，而导致水液泛滥肌肤。

治法：温中健脾，行气利水。

方剂：实脾饮加减。

药物组成、剂量及煎服方法：厚朴30g、白术30g、木瓜30g、木香30g、草果仁30g、大腹子30g、附子（先煎）30g、白茯苓30g、干姜30g、甘草15g、山药15g、生姜5片、大枣1枚。3剂，水煎服。日1剂，早晚分服。

88.（2022、2020）霍某，女，46岁，已婚，职员。2019年6月25日初诊。患者1天前无明显诱因出现头部摇动颤抖，不能自制，遂来就诊。现症：头摇不止，肢麻震颤，头晕目眩，胸脘痞闷，口苦口黏，吐痰涎，舌体胖大，有齿痕，舌质红，舌苔黄腻，脉弦滑数。

请与瘛疭相鉴别。

答题要求：根据上述摘要，在答题卡上完成书面分析。

【参考答案】

中医疾病诊断：颤证。

中医证候诊断：痰热风动证。

中医辨病辨证依据：患者头部摇动颤抖，不能自制1天，辨病为颤证。痰热内蕴，热极生风，筋脉失约，故头摇不止，肢麻震颤；肝风上逆，故头晕目眩；痰热壅阻气机，故胸脘痞闷；肝火上炎，故口苦；痰湿内盛，故口黏；肝风夹痰上逆，故吐痰涎；舌体胖大，有齿痕，舌质红，舌苔黄腻，脉弦滑数均为痰热风动之象。辨证为痰热风动证。

中医病证鉴别（助理不考）：瘛疭即抽搐，多见于急性热病或某些慢性疾病急性发作，抽搐多呈持续性，有时伴短阵性间歇，手足屈伸牵引，弛纵交替，部分患者可有发热、两目上视、神昏等症状。颤证是一种慢性疾病过程，以头颈、手足不自主颤动、振摇为主要症状，手足颤抖动作幅度小，频率较快，而无肢体抽搐牵引和发热、神昏等症状。

治法：清热化痰，平肝息风。

方剂：导痰汤合羚角钩藤汤加减。

药物组成、剂量及煎服方法：半夏12g、天南星3g、枳实3g、橘红3g、赤茯苓3g、生姜10片、羚羊角片（用山羊角代）4.5g、霜桑叶6g、京川贝12g、鲜生地黄15g、双钩藤9g、滁菊花9g、茯神木9g、生白芍9g、生甘草3g、淡竹茹15g、皂角3g、厚朴3g。3剂，水煎服。日1剂，早晚分服。

89.（2022、2020）李某，女，33岁，已婚，职员。2017年7月11日初诊。患者有月经过少史。婚后有正常性生活3年，未采取避孕措施，至今未孕。月经2~3个月一行，量少色淡质稀，面色晦暗，腰膝酸冷，性欲淡漠，小便清长，大便溏薄，舌淡苔白，脉沉细。

请与暗产相鉴别。

答题要求：根据上述摘要，在答题卡上完成书面分析。

【参考答案】

中医疾病诊断：不孕症。

中医证候诊断：肾阳虚证。

中医辨病辨证依据：患者有月经过少史。婚后有正常性生活3年，未采取避孕措施而未孕，辨病为不孕症。肾阳不足，冲任虚寒，胞宫失煦，故婚久不孕；阳虚内寒，冲任血海空虚，故经期延后；肾阳虚，外府失煦，故腰膝酸冷，火衰故性欲淡漠；火不暖土，脾阳不足，故大便溏薄；膀胱失约，故小便清长；肾阳虚衰，血失温养，故面色晦暗，经少色淡质稀；舌淡苔白，脉沉细均为肾阳虚之象。辨证为肾阳虚证。

中医病证鉴别（助理不考）：暗产是指妊娠早期，胚胎初结而自然流产者。此时孕妇尚未有明显的妊娠反应，一般不易觉察而误认为不孕。通过基础体温监测、早孕试验及病理学检查可明确。

治法：温肾补气养血，调补冲任。

方剂：右归丸加减。

药物组成、剂量及煎服方法：熟地黄24g、山药12g、山茱萸9g、枸杞子12g、菟丝子12g、鹿角胶（烊化兑服）12g、杜仲12g、肉桂（后下）6g、当归9g、制附子（先煎）6g。3剂，水煎服。日1剂，早晚分服。

90.（2022、2020、2019、2018）王某，女，53岁，已婚，工人。2018年1月2日出诊。患者平素工作压力较大。2个月前开始出现情绪不宁，胸部满闷。现症：精神恍惚，心神不宁，多疑易惊，悲忧善哭，喜怒无常，时有手舞足蹈，舌质淡，脉弦。

请与癫证相鉴别。

答题要求：根据上述摘要，在答题卡上完成书面分析。

【参考答案】

中医疾病诊断：郁证。

中医证候诊断：心神失养证。

中医辨病辨证依据：患者平素工作压力较大，情绪不宁，胸部满闷2个月，辨病为郁证。营阴暗耗，心神失养，故心神不宁，多疑易惊，悲忧善哭，喜怒无常，时有手舞足蹈；情志不舒，故胸部满闷；舌质淡，脉弦均为心神失养之象。辨证为心神失养证。

中医病证鉴别（助理不考）：两者均与五志过极、七情内伤有关，临床表现都有心神失常症状。脏躁多发于青中年妇女，在精神因素的刺激下呈间歇性发作，在不发作时可如常人。而癫证则多发于青壮年，男女发病率无显著差别，病程迁延，主要表现为精神错乱，失去自控能力，心神失常的症状极少自行缓解。

治法：甘润缓急，养心安神。

方剂：甘麦大枣汤加减。

药物组成、剂量及煎服方法：甘草 9g、小麦 15g、大枣 10 枚、郁金 9g、合欢花 9g、酸枣仁 10g、柏子仁 10g。3 剂，水煎服。日 1 剂，早晚分服。

91.（2022、2020、2019、2018、2012）张某，女，53 岁，已婚，教师。2012 年 1 月 13 日初诊。患者 1 个月前大怒后胸部感闷痛，呼吸不畅，伴心悸、自汗，反复发作。现症：心痛如绞、心痛彻背，喘不得卧，手足不温，冷汗自出，胸闷气短，心悸，面色苍白，苔薄白，脉沉紧。

请与真心痛鉴别。

答题要求：根据上述摘要，在答题卡上完成书面分析。

【参考答案】

中医疾病诊断：胸痹。

中医证型诊断：寒凝心脉证。

中医辨病辨证依据：患者胸部闷痛，呼吸不畅，伴心悸，自汗 1 个月，辨病为胸痹。阴寒凝滞，心脉痹阻，心阳不振，故心痛如绞，胸痛彻背，心悸；寒为阴邪，易伤阳气，失于温煦，故手足不温，冷汗自出；寒邪阻滞气机，气血运行不畅，故胸闷气短，面色苍白；苔薄白，脉沉紧均为寒邪内盛之象。辨证为寒凝心脉证。

中医病证鉴别（助理不考）：真心痛乃胸痹的进一步发展，症见胸痛剧烈，甚则持续不解，伴有汗出、肢冷、面白、唇紫、手足青至节、脉微或结代等危重急症。

治法：辛温散寒，宣通心阳。

方剂：枳实薤白桂枝汤合当归四逆汤加减。

药物组成、剂量及煎服方法：桂枝 6g、薤白 9g、细辛 3g、瓜蒌 15g、当归 9g、芍药 9g、炙甘草 6g、枳实 12g、厚朴 12g、大枣 5 枚。3 剂，水煎服。日 1 剂，早晚分服。

92.（2022、2020、2019、2016）高某，男，44 岁，干部。2015 年 7 月 20 日初诊。患者大便稀溏 1 年余，每日 3 次，病情时轻时重，每因抑郁恼怒而加重。现症：泄泻，腹部攻窜作痛，大便稀溏，伴见体倦乏力，胸胁胀闷。舌淡红，苔薄白，脉弦。

请与痢疾相鉴别。

答题要求：根据上述摘要，在答题卡上完成书面分析。

【参考答案】

中医疾病诊断：泄泻。

中医证型诊断：肝气乘脾证。

中医辨病辨证依据：患者大便稀溏 1 年余，每日 3 次，辨病为泄泻。肝气不舒，横逆犯脾，脾失健运，故泄泻；经气郁滞，故腹部攻窜作痛；脾失健运，水谷不化，气滞湿阻，故大便稀溏；肝失疏泄，故体倦乏力，胸胁胀闷；舌淡红，苔薄白，脉弦均为肝气乘脾之象。辨证为肝气乘脾证。

中医病证鉴别（助理不考）：两者均为大便次数增多、粪质稀薄的病证。泄泻以大便次数增多，粪质稀溏，甚则如水样，或完谷不化为主症，大便不带脓血，也无里急后重，或无腹痛。而痢疾以腹痛、里急后重、便下赤白脓血为特征。

治法：抑肝扶脾。

方剂：痛泻要方加减。

药物组成、剂量及煎服方法：白芍 6g、白术 9g、陈皮 4.5g、防风 3g、柴胡 3g、茯苓 10g、鸡内金 3g、升麻 18g。3 剂，水煎服。日 1 剂，早晚分服。

93.（2022、2020、2014）李某，男，67 岁，已婚，自由职业。2013 年 8 月 5 日初诊。患者 3 个月前淋雨后出现咳嗽、发热，近 1 个月患者下肢痿软无力。现症：肢体困重，痿软无力，尤以下肢痿弱为甚，兼见微肿，手足麻木，扪及微热，喜凉恶热，胸脘痞闷，小便赤涩热痛，舌质红，舌苔黄腻，脉濡数。

请与痹证相鉴别。

答题要求：根据上述摘要，在答题卡上完成书面分析。

【参考答案】

中医疾病诊断：痿证。

中医证型诊断：湿热浸淫证。

中医辨病辨证依据：患者下肢痿软无力 1 个月，辨病为痿证。湿热浸渍，壅遏经脉，故肢体困重，痿软无力，手足麻木；湿性重浊，故以下肢痿软为甚；湿邪泛溢肌肤，故下肢微肿；热郁于内，故手足可扪及微热；湿热浸渍，营卫受阻，故喜凉恶热；湿热内蕴，气机受阻，故胸胁痞闷；湿热下注膀胱，故小便赤涩热痛；舌质红，舌苔黄腻，脉濡数均为湿热之象。辨证为湿热浸淫证。

中医病证鉴别（助理不考）：痹症后期，由于肢体关节疼痛，不能运动，肢体长期失用，亦有类似痿证之瘦削枯萎者。但痿证肢体关节一般不痛，痹症则均有疼痛，其病因病机、治法也不相同，应于鉴别。

治法：清热利湿，通利经脉。

方剂：加味二妙丸加减。

药物组成、剂量及煎服方法：苍术12g、黄柏6g、牛膝3g、防己3g、当归3g、川萆薢3g、龟甲（先煎）3g、熟地黄3g。酒糊为丸，每服100丸，空心盐酒送下。

94.（2022、2020、2014）陆某，男，46岁，已婚，农民。2014年5月14日初诊。患者患胃病3年，近1个月来胃部隐痛、嘈杂。现症：胃脘隐隐灼痛，似饥而不欲食，口燥咽干，五心烦热，消瘦乏力，口渴思饮，大便干结，舌红少津，脉细数。

请与真心痛相鉴别。

答题要求：根据上述摘要，在答题卡上完成书面分析。

【参考答案】

中医疾病诊断：胃痛。

中医证型诊断：胃阴亏耗证。

中医辨病辨证依据：患者有胃病史3年，胃部隐痛，嘈杂1个月，辨病为胃痛。胃阴亏耗，胃失濡养，故胃脘隐隐灼痛，似饥而不欲食；阴虚内热，耗伤津液，故口燥咽干，口渴思饮，大便干结；五心烦热，消瘦乏力，舌红少津，脉细数均为阴虚之象。辨证为胃阴亏耗证。

中医病证鉴别（助理不考）：真心痛是心经病变所引起的心痛证，多见于老年人，为当胸而痛，其多绞痛、闷痛，动辄加重，痛引肩背，常伴心悸气短，汗出肢冷，病情危急。而胃痛多表现为胀痛、隐痛、刺痛，有反复发作史，一般无放射痛，伴有嗳气、泛酸、嘈杂等脾胃症候。

治法：养阴益胃，和中止痛。

方剂：一贯煎合芍药甘草汤加减。

药物组成、剂量及煎服方法：沙参9g、麦冬12g、生地黄15g、枸杞子10g、当归10g、川楝子9g、芍药10g、甘草6g。3剂，水煎服。日1剂，早晚分服。

95.（2022、2019、2018、2016）刘某，男孩，5岁。2016年3月20日初诊。患者3日前曾接触患水痘儿童。随后出现身热、流涕。昨日头面、发际及全身出现红色斑丘疹，今转为大小不等、内含水液的疱疹，周围红晕，皮薄，有痒感。现症：发热轻微，鼻塞流涕，咳嗽，疹色红润，疱浆清亮，根盘红晕，皮疹瘙痒，分布稀疏，此起彼伏，以躯干为多，舌苔薄白，脉浮数。

请与脓疱疮相鉴别。

答题要求：根据上述摘要，在答题卡上完成书面分析。

【参考答案】

中医疾病诊断：水痘。

中医证候诊断：邪伤肺卫证。

中医辨病辨证依据：患儿3日前有水痘接触史，发热，流涕，咳嗽，头面、发际及全身见红色斑丘疹，辨病为水痘。水痘时邪从口鼻而入，蕴郁于肺脾，肺卫失宣，故有发热，鼻塞流涕，咳嗽等肺卫表证；脾失健运，内湿与时邪相搏，透于肌表，故皮肤出现红色斑丘疹；正盛邪轻，故疹色红润，疱浆清亮，根盘红润，分布稀疏；舌苔薄白，脉浮数均为邪伤肺卫之象。辨证为邪伤肺卫证。

中医病证鉴别（助理不考）：脓疱疮好发于炎热夏季，一般无发热等全身症状，皮疹多见于头面部及肢体暴露部位，病初为疱疹，很快成为脓疱，疱液混浊，经搔抓脓液流溢蔓延而传播。

治法：疏风清热，利湿解毒。

方剂：银翘散加减。

药物组成、剂量及煎服方法：金银花10g、连翘10g、竹叶10g、薄荷（后下）10g、荆芥10g、牛蒡子6g、桔梗6g、芦根6g、车前子（包煎）6g、蝉衣3g。5剂，水煎服。日1剂，早晚分服。

96.（2022、2019、2018、2011）姜某，男，40岁，已婚，工人。2010年6月11日初诊。患者1年前出差外地，3天前突发高热，次日出现皮肤、眼发黄，颜色鲜明。现症：身目黄色迅速加深，其色如金，皮肤瘙痒，高热口渴，胁痛腹满，神昏谵语，烦躁抽搐，齿衄，肌肤瘀斑，舌质绛红，苔黄而燥，脉弦滑数。

请与萎黄相鉴别。

答题要求：根据上述摘要，在答题卡上完成书面分析。

【参考答案】

中医疾病诊断：黄疸。

中医证候诊断：阳黄（疫毒炽盛证）。

中医辨病辨证依据：患者高热3天，皮肤、眼发黄2天，辨病为黄疸。黄色鲜明者为阳黄。疫毒炽盛，深入营血，故身目黄色迅速加深，皮肤瘙痒；热毒炽盛，耗伤津液，故高热口渴；疫毒炽盛，内陷心肝，扰动心神，故神昏谵语，烦躁抽搐，胁痛腹满；毒热炽盛，迫血妄行，血溢脉外，故齿衄，肌肤瘀斑；舌质红绛，苔黄而燥，脉弦滑数均为疫毒炽盛之象。辨证为阳黄（疫毒炽盛证）。

中医病证鉴别（助理不考）：黄疸与萎黄均可出现身黄，但黄疸发病与感受外邪、饮食劳倦或病后有关；其病机为湿滞脾胃，肝胆失疏，胆汁外溢；其主症为身黄、目黄、小便黄。萎黄之病因与饥饱劳倦、食滞虫积或病后失血有关；其病机为脾胃虚弱，气血不足，肌肤失养；其主症为肌肤萎黄不泽，目睛及小便不黄，常伴头昏倦怠、心悸少寐、纳少便溏等症状。

治法：清热解毒，凉血开窍。

方剂：《千金》犀角散加味。

药物组成、剂量及煎服方法：水牛角（先煎）6g、黄连9g、栀子9g、大黄12g、板蓝根9g、生地黄9g、玄参9g、牡丹皮9g、茵陈9g、土茯苓6g。3剂，水煎服。日1剂，早晚分服。

97.（2022、2019、2011）于某，男，49岁，已婚，工人。2010年12月11初诊。患者2个月前出现干咳，咳声短促。现症：痰少黏白，声音逐渐嘶哑，口干咽燥，颧红，盗汗，日渐消瘦，神疲，舌质红少苔，脉细数。

请与喘证相鉴别。

答题要求：根据上述摘要，在答题卡上完成书面分析。

【参考答案】

中医疾病诊断：咳嗽。

中医证型诊断：肺阴亏耗证。

中医辨病辨证依据：患者干咳，咳声短促2个月，辨病为咳嗽。肺阴亏虚，虚热内灼，肺失润降，故干咳，咳声短促，痰少黏白，声音逐渐嘶哑；阴虚郁热，故颧红；热灼津液，故口干咽燥，盗汗；阴液亏少，机体失于濡养，故日渐消瘦，神疲；舌质红少苔，脉细数均为阴虚之象。辨证为肺阴亏耗证。

中医病证鉴别（助理不考）：咳嗽与喘证均为肺气上逆之病证，临床上也常见咳、喘并见，但咳嗽以气逆有声，咳吐痰液为主，喘证以呼吸困难，甚则不能平卧为临床特征。

治法：滋阴润肺，化痰止咳。

方剂：沙参麦冬汤加减。

药物组成、剂量及煎服方法：沙参15g、麦冬10g、天花粉6g、玉竹9g、百合12g、川贝母6g、甜杏仁6g、桑白皮12g、地骨皮12g、甘草6g。3剂，水煎服。日1剂，早晚分服。

98.（2022、2019、2011）韩某，男孩，1岁。2011年3月24日初诊。患儿因受凉出现鼻流清涕，恶寒、发热，今晨啼哭不安，泻下水样便4次。现症：大便清稀，夹有泡沫，臭气不甚，伴恶寒发热，鼻流清涕，舌质淡，苔薄白，脉浮紧，指纹淡红。

请与细菌性痢疾相鉴别。

答题要求：根据上述摘要，在答题卡上完成书面分析。

【参考答案】

中医疾病诊断：小儿泄泻。

中医证候诊断：风寒泻证。

中医辨病辨证依据：患儿今晨泻下水样便4次，辨病为小儿泄泻。风寒客于脾胃，故大便清稀，夹有泡沫，臭味不甚；外感风寒，寒邪阻滞，故恶寒发热，鼻流清涕；舌质淡，苔薄白，脉浮紧，指纹淡红均为风寒郁阻之象。辨证为风寒泻证。

中医病证鉴别（助理不考）：细菌性痢疾大便为黏液脓血便，腹痛，里急后重。大便常规检查有脓细胞、红细胞和吞噬细胞；大便培养有痢疾杆菌生长。泄泻是以大便次数增多，粪质稀薄或如水样为特征的一种小儿常见的脾胃系病。

治法：疏风散寒，化湿和中。

方剂：藿香正气散加减。

药物组成、剂量及煎服方法：藿香9g、紫苏叶3g、白芷3g、半夏6g、茯苓3g、陈皮6g、苍术6g、厚朴6g、大腹皮3g、生姜3g、甘草6g。3剂，水煎服。日1剂，早晚分服。

99.（2022、2018、2015、2012、2010）贾某，女，69岁，已婚，农民。2015年1月15日初诊。患者平素脾气暴躁，3天前暴怒后出现头晕耳鸣，头目胀痛。现症：眩晕，耳鸣，头目胀痛，口苦，失眠多梦，遇烦劳郁怒而加重，颜面潮红，急躁易怒，肢麻震颤，舌红苔黄，脉弦。

请与中风相鉴别。

答题要求：根据上述摘要，在答题卡上完成书面分析。

【参考答案】

中医疾病诊断：眩晕。

中医证型诊断：肝阳上亢证。

中医辨病辨证依据：患者平素脾气暴躁，头晕耳鸣，头目胀痛3天，辨病为眩晕。肝阳风火，上扰清窍，故眩晕，耳鸣；火热炽盛，内扰于肝，气火上逆，故头目胀痛，颜面潮红；肝胆失于疏泄，故口苦；肝火上亢，扰动心神，故失眠多梦，遇烦劳郁怒而加重；肝火亢盛，故急躁易怒；肝阳上亢，亢则化风，故肢麻震颤；舌红苔黄，脉弦均为肝阳亢盛之象。辨证为肝阳上亢证。

中医病证鉴别（助理不考）：中风以猝然昏倒不省人事，口舌歪斜，半身不遂，失语，或不经昏仆，仅以歪僻不遂为特征。中风昏仆与眩晕之甚者相似，眩晕之甚者亦可仆倒，晕倒者记忆空白，瞬间即醒，但无半身不遂及不省人事，口眼歪斜诸症。也有部分中风患者，以眩晕、头痛为其先兆表现，当注意中风与眩晕的区别与联系。

治法：平肝潜阳，清火息风。

方剂：天麻钩藤饮加减。

药物组成、剂量及煎服方法：天麻9g、钩藤（后下）12g、石决明15g、山栀9g、黄芩10g、菊花10g、桑寄生15g、杜仲15g、牛膝10g、白芍15g。3剂，水煎服。日1剂，早晚分服。

100.（2022、2018、2011）何某，男，55岁，已婚，农民。2010年8月14日初诊。患者半个月前出现遍体浮肿，皮肤绷急光亮。现症：胸脘痞闷，烦热口渴，小便短赤，大便干结，舌红，苔黄腻，脉濡数。

请与鼓胀相鉴别。

答题要求：根据上述摘要，在答题卡上完成书面分析。

【参考答案】

中医疾病诊断：水肿。

中医证型诊断：阳水（湿热壅盛证）。

中医辨病辨证依据：患者遍体浮肿半个月，辨病为水肿。皮肤绷急光亮者为阳水。湿热蕴结，气机不畅，故胸脘痞闷；热扰心神，故烦热；热邪灼伤津液，故口渴；湿热下注膀胱，故小便短赤；热邪迫于大肠，故大便干结；舌红，苔黄腻，脉濡数均为湿热之象。辨证为阳水（湿热蒸盛证）。

中医病证鉴别（助理不考）：水肿与鼓胀，二病均可见肢体水肿，腹部膨隆。鼓胀的主症是单腹胀大，面色苍黄，腹壁青筋暴露，四肢多不肿，反见瘦削，后期或可伴见轻度肢体浮肿。而水肿则头面或下肢先肿，继及全身，严重时出现腹水，腹部膨隆，面色㿠白，但无腹壁青筋暴露。鼓胀是由于肝、脾、肾功能失调，导致气滞、血瘀、水湿聚集于腹中。水肿乃肺、脾、肾三脏气化失调，而导致水液泛溢肌肤。

治法：分利湿热。

方剂：疏凿饮子加减。

药物组成、剂量及煎服方法：羌活10g、秦艽12g、防风10g、大腹皮12g、茯苓皮9g、生姜皮9g、猪苓12g、茯苓10g、泽泻10g、椒目6g、赤小豆6g、黄柏12g、商陆6g、槟榔6g、生大黄6g。3剂，水煎服。日1剂，早晚分服。

101.（2022、2016）安某，男，18岁，未婚，学生。2016年2月23日初诊。患者有慢性腹痛病史2年。每因着凉而引发腹痛，得温痛减。昨日受寒后突然出现腹痛，坐立不安，自觉腹中拘急，形寒肢冷。现症：腹痛拘急，遇寒痛甚，得温痛减，口淡不渴，形寒肢冷，小便清长，大便清稀，舌质淡，苔白腻，脉沉紧。

请与胃痛相鉴别。

答题要求：根据上述摘要，在答题卡上完成书面分析。

【参考答案】

中医疾病诊断：腹痛。

中医证候诊断：寒邪内阻证。

中医辨病辨证依据：患者有慢性腹痛病史2年，受寒后出现腹痛1天，辨病为腹痛。寒性凝滞，感寒为病，脉络拘急，故腹部拘急疼痛，遇寒痛甚，得温痛减；寒为阴邪，易伤阳气，故形寒肢冷；寒凝水湿不化，水饮内停，故口淡不渴，小便清长；水走肠间，故大便清稀；舌质淡，苔白腻，脉沉紧均为寒邪内阻之象。辨证为寒邪内阻证。

中医病证鉴别（助理不考）：胃处腹中，与肠相连，腹痛常伴有胃痛的症状，胃痛亦时有腹痛的表现，常需鉴别。胃痛部位在心下胃脘之处，常伴有恶心、嗳气等胃病见症，腹痛部位在胃脘以下，上述症状在腹痛中较少见。

治法：散寒温里，理气止痛。

方剂：良附丸合正气天香散加减。

药物组成、剂量及煎服方法：高良姜15g、干姜5g、紫苏10g、乌药10g、香附10g、陈皮15g。3剂，水煎服。日1剂，早晚分服。

102.（2022、2016）刘某，男，72岁，已婚，农民。2016年4月28日初诊。患者年老体虚，平素畏寒。半年前感两侧腰部疼痛，缠绵不愈。现症：腰部冷痛，缠绵不愈，局部发凉，喜温喜按，遇劳更甚，卧则减轻，常反复发作，少腹拘急，面色㿠白，肢冷畏寒，舌质淡，脉沉细无力。

请与肾痹相鉴别。

答题要求：根据上述摘要，在答题卡上完成书面分析。

【参考答案】

中医疾病诊断：腰痛。

中医证候诊断：肾虚腰痛（肾阳虚证）。

中医辨病辨证依据：患者两侧腰部疼痛半年，辨病为腰痛。肾阳不足，不能温煦筋脉，故腰部冷痛，缠绵不愈；元阳不足，失于温煦，故局部发凉，喜温喜按，少腹拘急，肢冷畏寒；劳则气耗，故遇劳更甚，卧则减轻；阳虚无力运行气血，血络不充，故面色皖白；舌质淡，脉沉细无力均为肾阳不足之象。辨证为肾虚腰痛（肾阳虚证）。

中医病证鉴别（助理不考）：腰痛是以腰部疼痛为主；肾痹是指腰背强直弯曲，不能屈伸，行动困难而言，多由骨痹日久发展而成。

治法：补肾壮阳，温煦经脉。

方剂：右归丸加减。

药物组成、剂量及煎服方法：肉桂（后下）6g、附子（先煎）6g、鹿角胶（烊化兑服）12g、杜仲12g、菟丝子12g、熟地黄24g、山药12g、山萸肉9g、枸杞子12g。3剂，水煎服。日1剂，早晚分服。

103.（2022、2015、2012、2010）郑某，女，32岁，已婚，教师。2015年3月12日初诊。患者1周前患风热感冒，感冒痊愈后喉痒咳嗽、痰中带血。现症：喉痒咳嗽，痰中带血，口干鼻燥，舌质红，少津，苔薄黄，脉数。

请与吐血相鉴别。

答题要求：根据上述摘要，在答题卡上完成书面分析。

【参考答案】

中医疾病诊断：血证（咯血）。

中医证型诊断：燥热伤肺证。

中医辨病辨证依据：患者喉痒咳嗽，痰中带血，辨病为血证（咯血）。燥热伤肺，肺失清肃，故喉痒咳嗽；肺络受损，血溢脉外，故痰中带血；燥热之邪，耗伤津液，故口干鼻燥；舌质红，少津，苔薄黄，脉数均为燥热内扰之象。辨证为燥邪伤肺证。

中医病证鉴别（助理不考）：吐血与咯血血液均经口出，但两者截然不同。咯血是血由肺来，经气道随咳嗽而出，血色多为鲜红，经常混有痰液，咯血之前多有咳嗽、胸闷、喉痒等症状，大量咯血后，可见痰中带血数天，大便一般不呈黑色。吐血是血自胃来，经呕吐而出，血色紫暗，常夹有食物残渣，吐血之前多有胃脘不适或胃痛、恶心等症状，吐血之后无痰中带血，但大便多呈黑色。

治法：清热润肺，宁络止血。

方剂：桑杏汤加减。

药物组成、剂量及煎服方法：桑叶9g、栀子9g、淡豆豉10g、沙参15g、梨皮15g、贝母10g、杏仁9g、白茅根20g、茜草15g、藕节15g、侧柏叶15g。3剂，水煎服。日1剂，早晚分服。

104.（2021）王某，女，45岁，已婚，工人。2020年9月13日初诊。患者平素神疲体弱，反复易感。1天前因外出受凉而发热。现症：发热，恶寒较甚，无汗，头痛身楚，咳嗽，痰白，咳痰无力，气短懒言，舌淡苔白，脉浮而无力。

请与时行感冒相鉴别。

答题要求：根据上述摘要，在答题卡上完成书面分析。

【参考答案】

中医疾病诊断：感冒。

中医证候诊断：气虚感冒。

中医辨病辨证依据：患者发热恶寒，无汗，头痛身楚，咳嗽，痰白，辨病为感冒。表虚卫弱，故平素神疲体弱，反复易感；风寒乘袭，故咳嗽，痰白；气虚无力达邪，故咳痰无力，气短懒言；舌淡苔白，脉浮而无力均为气虚之象。辨证为气虚感冒。

中医病证鉴别（助理不考）：普通感冒与时行感冒都有全身症状。普通感冒病情较轻，全身症状不重，少有传变，无明显流行特点。时行感冒病情较重，发病急，全身症状显著，可发生传变，具有广泛的传染性、流行性。

治法：益气解表。

方剂：参苏饮加减。

药物组成、剂量及煎服方法：党参12g、甘草6g、茯苓9g、紫苏叶9g、葛根9g、前胡6g、半夏6g、陈皮9g、枳壳9g、桔梗9g。3剂，水煎服。日1剂，早晚分服。

105.（2021）赵某，女，32岁，已婚，工人。2020年7月20日初诊。患者自诉“下午低热3年”。现症：午后发热，口燥咽干，但不多饮，躯干有固定痛处，面色萎黄，舌质有瘀点、瘀斑，脉弦。

请与外感发热相鉴别。

答题要求：根据上述摘要，在答题卡上完成书面分析。

【参考答案】

中医疾病诊断：内伤发热。

中医证候诊断：血瘀发热。

中医辨病辨证依据：患者“下午低热3年”，辨病为内伤发热。血脉瘀滞，不通则痛，故躯干有固定痛处；头面气血运行不畅，故面色萎黄；瘀久化热，故午后发热；热邪伤阴，故口燥咽干；瘀血内阻，故渴不多饮；舌质有瘀点、瘀斑，脉弦均为血瘀之象。辨证为血瘀发热证。

中医病证鉴别（助理不考）：内伤发热起病缓慢，病程较长，多为低热，或自觉发热而体温并不升高，表现为高热者较少。不恶寒，或虽有怯冷，但得衣被则温。常兼见头晕、神疲、自汗、盗汗、脉弱等症。外感发热因感受外邪而起，起病较急，病程较短，发热初期大多伴有恶寒，其恶寒得衣被而不减。发热的热度大多较高，发热的类型随病种的不同而有所差异。初起常兼有头身疼痛、鼻塞、流涕、咳嗽、脉浮等表证，属实证者居多。

治法：活血化瘀。

方剂：血府逐瘀汤加减。

药物组成、剂量及煎服方法：当归9g、川芎6g、赤芍6g、地黄9g、桃仁12g、红花9g、牛膝9g、柴胡3g、枳壳6g、桔梗6g、甘草6g。3剂，水煎服。日1剂，早晚分服。

106.（2021、2020、2019、2018、2017）周某，男，73岁，已婚，工人。2018年1月16日初诊。患者半年前始出现右小腿发凉，近1个月来出现行走后右小腿疼痛，有间歇性跛行。既往有吸烟史，糖尿病病史。查体：右小腿及右足皮肤苍白，皮温低，右侧足背动脉搏动减弱。舌淡，苔白腻，脉沉细。辅助检查：超声多普勒肢体血流检查提示右下肢动脉狭窄。

请与雷诺病相鉴别。

答题要求：根据上述摘要，在答题卡上完成书面分析。

【参考答案】

中医疾病诊断：脱疽。

中医证候诊断：寒湿阻络证。

中医辨病辨证依据：患者右小腿发麻半年，行走后右小腿疼痛，有间歇性跛行1个月，辨病为脱疽。寒湿之邪阻滞经络关节，阳气不得布达，故右小腿发麻；寒邪伤人，气血凝滞不通，不通则痛，故右小腿疼痛，间歇性跛行，右侧足背动脉搏动减弱；阳气受损，失其温煦，故右小腿及右足皮肤苍白，皮温低；舌淡，苔白腻，脉沉细均为寒湿之象。辨证为寒湿阻络证。

中医病证鉴别（助理不考）：雷诺病多见于青年女性，上肢较下肢多见，好发于双手；每因寒冷和精神刺激双手出现发凉苍白，继而发绀、潮红，最后恢复正常的三色变化（雷诺现象），患肢动脉搏动正常，一般不出现肢体坏疽。

治法：温阳散寒，活血通络。

方剂：阳和汤加减。

药物组成、剂量及煎服方法：熟地黄30g、麻黄2g、鹿角胶（烊化兑服）9g、白芥子6g、肉桂（后下）3g、生甘草3g、炮姜2g、牛膝9g。3剂，水煎服。日1剂，早晚分服。

107.（2021、2020、2015）钱某，女，38岁，已婚，职员。2015年4月23日初诊。患者长期久坐，以致大便干结，欲便不得出。现症：大便干结，欲便不得出，肠鸣矢气，腹中胀痛，嗳气频作，纳食减少，胸胁痞满，舌苔薄腻，脉弦。

请与肠结相鉴别。

答题要求：根据上述摘要，在答题卡上完成书面分析。

【参考答案】

中医疾病诊断：便秘。

中医证型诊断：气秘。

中医辨病辨证依据：患者大便干结，欲便不得出，辨病为便秘。肝脾气滞，腑气不通，故大便干结，欲便不得出；肝气不舒，气机不畅，故肠鸣矢气，嗳气频作；肝失疏泄，气机阻滞，故腹中胀痛，胸胁痞满；肝气横逆犯脾，脾失健运，故纳食减少；舌苔薄腻，脉弦均为气机郁滞之象。辨证为气秘。

中医病证鉴别（助理不考）：便秘与肠结，两者皆为大便秘结不通。但肠结多为急病，因大肠通降受阻所致，表现为腹部疼痛拒按，大便完全不通，且无矢气和肠鸣音，严重者可吐出粪便。便秘多为慢性久病，因大肠传导失常所致，表现为腹部胀满，大便干结艰行，可有矢气和肠鸣音，或有恶心欲吐，食纳减少。

治法：顺气导滞。

方剂名称：六磨汤加减。

药物组成、剂量及煎服方法：木香6g、乌药9g、沉香（后下）4g、大黄（后下）6g、槟榔10g、枳实10g。3剂，水煎服。日1剂，早晚分服。

108.（2021、2020、2013）王某，女，39岁，已婚，职员。2012年12月24日初诊。患者停经半年，2周前来月经，出血量增多，血出如崩，色紫暗。现症：经血时下时止，淋漓不净，色紫黑有块，舌质紫暗，苔薄白，脉涩。

请与经间期出血鉴别。

答题要求：根据上述摘要，在答题卡上完成书面分析。

【参考答案】

中医疾病诊断：崩漏。

中医证型诊断：血瘀证。

中医辨病辨证依据：患者停经半年，2周前来月经，出血量多，血出如崩，色紫暗，辨病为崩漏。胞脉瘀滞，旧血不去，新血难安，故月经紊乱，离经之血时停时流，经血时来时止，淋漓不净；瘀血阻滞，气血运行不畅，故色紫黑有块；舌质紫暗，苔薄白，脉涩均为瘀血内阻之象。辨证为血瘀证。

中医病证鉴别（助理不考）：崩漏与经间期出血都是非时而下，但经间期出血发生在2次月经中间，颇有规律，且出血时间仅2～3天，不超过7天自然停止；而崩漏是周期、经期、经量的严重失调，出血不能自止。

治法：活血化瘀，止血调经。

方剂：桃红四物汤加三七粉、茜草炭、炒蒲黄。

药物组成、剂量及煎服方法：桃仁9g、红花6g、熟地黄15g、当归9g、白芍9g、川芎6g、三七粉6g、茜草炭6g、炒蒲黄（包煎）6g。3剂，水煎服。日1剂，早晚分服。

109.（2021、2018、2015）王某，男，68岁，已婚，退休。2015年1月11日初诊。患者久病体虚，日久出现四肢痿弱，肌肉瘦削。现症：四肢痿弱，肌肉瘦削，肌肤麻木不仁，四肢青筋显露，肌肉活动时隐痛不适，舌痿不能伸缩，舌质暗淡，脉细涩。

请与痹证相鉴别。

答题要求：根据上述摘要，在答题卡上完成书面分析。

【参考答案】

中医疾病诊断：痿证。

中医证型诊断：脉络瘀阻证。

中医辨病辨证依据：患者四肢痿弱，肌肉瘦削，辨病为痿证。久病体虚，气虚血瘀，阻滞经络，筋脉失养，故四肢痿弱，肌肉瘦削；血行障碍，气血不能濡养肌肤，故肌肤麻木不仁；脉络瘀阻，故四肢青筋显露；气血阻滞，不能荣养肌肉关节，故肌肉活动时隐痛不适；舌痿不能伸缩，舌质暗淡，脉细涩均为脉络瘀阻之象。辨证为脉络瘀阻证。

中医病证鉴别（助理不考）：痹证后期，由于肢体关节疼痛，不能运动，肢体长期失用，亦有类似痿证之瘦削枯萎者，但痿证肢体关节一般不痛，痹证则均有疼痛，其病因病机、治法也不相同，应予鉴别。

治法：益气养营，活血行瘀。

方剂：圣愈汤合补阳还五汤加减。

药物组成、剂量及煎服方法：人参20g、黄芪18g、当归15g、川芎8g、熟地黄20g、白芍15g、川牛膝9g、地龙3g、桃仁3g、红花3g、鸡血藤3g。3剂，水煎服。日1剂，早晚分服。

110.（2021、2018、2015）陈某，男，39岁，已婚，农民。2015年1月23日初诊。患者患痢疾多年，迁延不愈，1日前下地劳动后复发，大便次数增多，夹有脓血。现症：下痢时发时止，迁延不愈，常因饮食不当、受凉、劳累而发，发时大便次数增多。夹有赤白黏冻，腹胀食少，倦怠嗜卧，舌质淡苔腻，脉濡软。

请与泄泻相鉴别。

答题要求：根据上述摘要，在答题卡上完成书面分析。

【参考答案】

中医疾病诊断：痢疾。

中医证型诊断：休息痢。

中医辨病辨证依据：患者患痢疾多年，迁延不愈，1日前下地劳动后复发，辨病为痢疾。病久正伤，邪恋肠腑，传导不利，故下痢时发时止，迁延不愈，发时大便次数增多；寒湿内蕴，故可见便时夹有赤白黏冻；湿邪蕴于中焦脾胃，气机阻滞，脾胃失于健运，故腹胀食少，倦怠嗜卧；舌质淡苔腻，脉濡软均为湿邪内蕴之象。辨证为休息痢。

中医病证鉴别（助理不考）：两者均多发于夏秋季节，病变部位在胃肠，病因亦有相同之处，症状都有大便次数增多、粪质稀薄。但痢疾大便次数虽多而量少，排赤白脓血便，腹痛伴里急后重感明显。而泄泻大便溏薄，粪便清稀，或如水样，或完谷不化，而无赤白脓血便，少有里急后重感。

治法：温中清肠，调气化滞。

方剂：连理汤加减。

药物组成、剂量及煎服方法：人参30g、白术15g、干姜6g、茯苓10g、甘草3g、黄连3g、枳实10g、木香6g、槟榔6g。3剂，水煎服。日1剂，早晚分服。

111.（2021、2018、2014、2012、2010）江某，男，68岁，已婚，退休干部。2014年4月13日初诊。患者6个月前出现尿多，口渴，形体消瘦。现症：尿频量多，混浊如脂膏，腰膝酸软，乏力，头晕耳鸣，口干唇燥，皮肤干燥，瘙痒，舌红苔少，脉细数。

请与瘿病相鉴别。

答题要求：根据上述摘要，在答题卡上完成书面分析。

【参考答案】

中医疾病诊断：消渴。

中医证型诊断：下消（肾阴亏虚证）。

中医辨病辨证依据：患者多尿，口渴，形体消瘦6个月，辨病为消渴。多尿症状较突出者为下消。肾阴亏虚，虚热内扰，耗伤津液，故尿频量多，口干唇燥，皮肤干燥，瘙痒；肾阴亏虚，失于滋养，故腰膝酸软，乏力，头晕耳鸣；舌红少苔，脉细数均为肾阴亏虚之象。辨证为下消（肾阴亏虚证）。

中医病证鉴别（助理不考）：两者都可见多食易饥，消瘦等症状。瘿病中气郁化火、阴虚火旺的类型，以情绪激动，多食易饥，形体日渐消瘦，心悸，眼突，颈部一侧或两侧肿大为特征。其中的多食易饥、消瘦，类似消渴病的中消，但眼球突出，颈前瘿肿有形则与消渴有别，且无消渴病的多饮、多尿、尿甜等症。

治法：滋阴固肾。

方剂：六味地黄丸加减。

药物组成、剂量及煎服方法：熟地黄20g、山萸肉9g、怀山药30g、枸杞子15g、五味子5g、泽泻15g、茯苓15g、牡丹皮15g。3剂，水煎服。日1剂，早晚分服。

112.（2021、2016）廖某，男，27岁，已婚，工人。2016年5月3日初诊。患者半年前由于工作劳累出现入睡困难，服用养心安神药物症状有所改善。近来入睡困难之症加重。现症：入睡困难，睡后易醒，多梦，胸闷纳差，时感恶心，白日头昏不适。舌质红，苔黄腻，脉滑数。

请与一时性失眠相鉴别。

答题要求：根据上述摘要，在答题卡上完成书面分析。

【参考答案】

中医疾病诊断：不寐。

中医证候诊断：痰热扰心证。

中医辨病辨证依据：患者入睡困难半年，辨病为不寐。水湿痰饮内停，痰郁化热，痰热上扰，故入睡困难，睡后易醒，多梦；痰阻中焦，脾虚运化失职，故胸闷纳差，时感恶心；痰浊上扰清窍，故头昏不适；舌质红，苔黄腻，脉滑数均为痰热内扰之象。辨证为痰热扰心证。

中医病证鉴别（助理不考）：不寐是指单纯以失眠为主症，表现为持续的、严重的睡眠困难。因一时性情志影响或生活环境改变引起的暂时性失眠不属病态。

治法：清化热痰，和中安神。

方剂：黄连温胆汤加减。

药物组成、剂量及煎服方法：黄连6g、竹茹10g、夏枯草15g、合欢皮15g、胆南星10g、生姜6g、珍珠母（先煎）30g、首乌藤20g、远志10g、枳壳10g、茯苓15g、茯神15g、半夏10g、白蒺藜20g。3剂，水煎服。日1剂，早晚分服。

113.（2021、2016）陈某，女，50岁，已婚，农民。2015年8月26日初诊。患者3天前同家人争吵后出现胸部闷痛，伴有心悸、气短、自汗。现症：心胸满闷，隐痛阵发，痛有定处，时欲太息，胸闷遇情志不遂时加重，兼有胃脘胀闷，得嗳气则舒，苔薄腻，脉细弦。

请与胃脘痛相鉴别。

答题要求：根据上述摘要，在答题卡上完成书面分析。

【参考答案】

中医疾病诊断：胸痹。

中医证型诊断：气滞心胸证。

中医辨病辨证依据：患者胸部闷痛，伴有心悸，气短，自汗3天，辨病为胸痹。肝气不舒，气机郁滞，心脉不和，故心胸满闷，隐痛阵发，痛有定处；肝为刚脏，主疏泄，喜条达，肝气不舒，故时欲太息，胸闷遇情志不遂时加重；肝木克脾，脾虚中焦不运，故胃脘胀闷，得嗳气则舒；苔薄腻，脉细弦均为肝气不舒之象。辨证为气滞心胸证。

中医病证鉴别（助理不考）：心在脘上，脘在心下，其部位相近，故有胃脘当心而痛之称。胸痹之不典型者，其疼痛可在胃脘部，极易混淆。但胸痹以闷痛为主，为时极短，虽与饮食有关，但休息、服药后常可缓解。胃脘痛与饮食相关，以胀痛为主，局部有压痛，持续时间较长，常伴有泛酸、嘈杂、嗳气、呃逆等胃部症状。

治法：疏肝理气，活血通络。

方剂：柴胡疏肝散加减。

药物组成、剂量及煎服方法：柴胡6g、枳壳4.5g、香附4.5g、陈皮6g、川芎4.5g、赤芍4.5g。3剂，水煎服。日1剂，早晚分服。

114.（2021、2016、2015）钱某，男，70岁，已婚，农民。2016年4月14日初诊。患者平素嗜食肥甘厚腻，有咳嗽病史。昨日劳累后出现喘促短气，呼吸困难，不能平卧。现症：喘而胸满闷塞，胸盈仰息，咳嗽，痰多黏腻色白，咳吐不利，呕恶，食少，口黏不渴，舌苔白腻，脉滑。

请与哮病相鉴别。

答题要求：根据上述摘要，在答题卡上完成书面分析。

【参考答案】

中医疾病诊断：喘证。

中医证型诊断：痰浊阻肺证。

中医辨病辨证依据：患者有咳嗽病史，喘促短气，呼吸困难，不能平卧1天，辨病为喘证。平素嗜食肥甘厚腻，致中阳不运，积湿生痰，痰浊壅肺，宣降失司，肺气上逆，故喘而胸满闷塞；肺失宣降，聚液为痰，故痰多黏腻色白，咳吐不利；痰浊中阻，脾胃失司，故呕恶，食少；口黏不渴，舌苔白腻，脉滑均为痰浊内盛之象。辨证为痰浊阻肺证。

中医病证鉴别（助理不考）：喘证和哮病都有呼吸急促、困难的表现。喘指气息而言，为呼吸气促困难，甚则张口抬肩，摇身撷肚，是多种肺系疾病的一个症状；哮指声响而言，必见喉中哮鸣有声，亦伴呼吸困难，是一种反复发作的独立性疾病。喘未必兼哮，而哮必兼喘。

治法：祛痰降逆，宣肺平喘。

方剂：二陈汤合三子养亲汤加减。

药物组成、剂量及煎服方法：半夏15g、陈皮15g、茯苓9g、苏子9g、白芥子9g、莱菔子9g、杏仁9g、紫菀9g、旋覆花（包煎）9g。3剂，水煎服。日1剂，早晚分服。

115.（2021、2015、2013）王某，男，69岁，已婚，工人。2015年2月16日初诊。患者长期咳嗽无痰，近来咳嗽痰中带血，甚则咯血。现症：咳嗽痰少，痰中带血，血色鲜红，口干咽燥，颧红，潮热盗汗，舌质红，脉细数。

请与吐血相鉴别。

答题要求：根据上述摘要，在答题卡上完成书面分析。

【参考答案】

中医疾病诊断：血证（咯血）。

中医证型诊断：阴虚肺热证。

中医辨病辨证依据：患者咳嗽痰中带血，辨病为血证（咯血）。虚火灼肺，肺失宣肃，故咳嗽痰少；肺络受损，血溢脉外，故痰中带血，血色鲜红；阴虚郁热，灼伤津液，故口干咽燥；颧红，潮热盗汗，舌质红，脉细数均为阴虚之象。辨证为阴虚肺热证。

中医病证鉴别（助理不考）：吐血与咯血血液均经口出，但两者截然不同。咯血是血由肺来，经气道随咳嗽而出，血色多为鲜红，经常混有痰液，咯血之前多有咳嗽、胸闷、喉痒等症状，大量咯血后，可见痰中带血数天，大便一般不呈黑色。吐血是血自胃来，经呕吐而出，血色紫暗，常夹有食物残渣，吐血之前多有胃脘不适或胃痛、恶心等症状，吐血之后无痰中带血，但大便多呈黑色。

治法：滋阴润肺，宁络止血。

方剂：百合固金汤加减。

药物组成、剂量及煎服方法：百合10g、麦冬15g、玄参15g、生地黄15g、熟地黄10g、当归10g、白芍10g、贝母9g、甘草6g、白及9g、藕节15g、白茅根20g、茜草15g。3剂，水煎服。日1剂，早晚分服。

116.（2020）林某，男，67岁，已婚，农民。2019年8月15日初诊。患者有咳嗽病史5年。3天前烈日当空时外出劳作，当晚出现胸部膨满，憋闷如塞，喘息上气，痰多，动则加剧。现症：咳逆，喘息气粗，胸部膨满，烦躁，痰黄，黏稠难咳，身热，口渴欲饮，溲赤便干，舌边尖红，苔黄腻，脉滑数。

请与喘证相鉴别。

答题要求：根据上述摘要，在答题卡上完成书面分析。

【参考答案】

中医疾病诊断：肺胀。

中医证候诊断：痰热郁肺证。

中医辨病辨证依据：患者有咳嗽病史，胸部膨满，憋闷如塞，喘息上气，痰多，动则加剧3天，辨病为肺胀。痰热郁肺，肺失清肃，气逆于上，故咳逆，喘息气粗；肺热蕴郁，胸中气机不利，故胸部膨满；邪热扰心，故烦躁；痰热交结，随气而逆，故痰黄，稠黏难咳；里热蒸腾，阳盛则热，故身热；内热伤津，故口渴欲饮，溲赤便干；舌红苔黄腻，脉滑数均为痰热内蕴之象。辨证为痰热郁肺证。

中医病证鉴别（助理不考）：肺胀与喘证均以咳而上气、喘满为主症。肺胀是多种慢性肺系疾病日久积渐而成，除咳喘外，尚有胸部膨满、心悸、唇甲发绀、腹胀肢肿等症。喘证是多种急慢性疾病的一个症状，以呼吸气促困难为主要表现。肺胀可隶属于喘证的范畴，喘证经久不愈又可发展为肺胀。

治法：清肺化痰，降逆平喘。

方剂：越婢加半夏汤加减。

药物组成、剂量及煎服方法：麻黄18g、石膏（先煎）24g、生姜9g、甘草6g、大枣5枚、半夏9g、鱼腥草15g、金荞麦15g、瓜蒌皮6g。3剂，水煎服。日1剂，早晚分服。

117.（2020、2019、2018、2011）汪某，男孩，5岁。2011年5月30日初诊。患儿2日前曾接触流行性腮腺炎患者，昨日左侧腮部发热、肿大，腮腺管口红肿。现症：轻微发热恶寒。一侧耳下腮部漫肿疼痛，咀嚼不便，咽红，纳少，舌质红，苔薄黄，脉浮数。

请与发颐相鉴别。

答题要求：根据上述摘要，在答题卡上完成书面分析。

【参考答案】

中医疾病诊断：痄腮。

中医证候诊断：邪犯少阳证。

中医辨病辨证依据：患儿2天前有流行性腮腺炎接触史，左侧腮腺部发热，肿大1天，辨病为痄腮。时邪侵犯足少阳胆经，与气血相搏，循经上攻，凝滞于耳下腮部，故耳下腮部漫肿疼痛；邪毒郁于肌表，故发热恶寒；邪毒郁阻经脉，关节不利，故咀嚼不便，咽红，纳少；舌质红，苔薄黄，脉浮数均为邪犯少阳之象。辨证为邪犯少阳证。

中医病证鉴别（助理不考）：发颐腮腺肿大多为一侧，表皮泛红，疼痛剧烈，拒按，若按压腮部可见口腔内腮腺管口有脓液溢出。发颐无传染性，血常规检查白细胞总数及中性粒细胞增多。

治法：疏风清热，散结消肿。

方剂：柴胡葛根汤加减。

药物组成、剂量及煎服方法：柴胡6g、葛根9g、黄芩6g、连翘3g、生石膏（先煎）3g、升麻3g、牛蒡子3g、桔梗3g、甘草3g。3剂，水煎服。日1剂，早晚分服。

118.（2020、2019、2017）李某，男，30岁，已婚，工人。2017年5月10日初诊。患者5天前感寒后，突发恶寒发热，肘膝关节疼痛，活动不利，疼痛游走，经外院治疗后症状减轻，但发热不退。现症：双侧膝关节红肿灼热疼痛，得冷稍舒，痛不可触，间皮肤红斑，发热口渴，烦躁不安，尿少色黄，舌苔黄腻，脉滑数。

请与痿证相鉴别。

答题要求：根据上述摘要，在答题卡上完成书面分析。

【参考答案】

中医疾病诊断：痹证。

中医证候诊断：风湿热痹。

中医辨病辨证依据：患者受寒后出现肘膝关节疼痛，活动不利，疼痛游走，经治疗缓解，现双侧膝关节红肿灼热疼痛，辨病为痹证。湿邪兼夹风热，留滞经脉，痹阻气血，故双侧膝关节红肿灼热疼痛，痛不可触；热为阳邪，故疼痛得冷稍舒；热邪炽盛，迫血妄行，血溢脉外，故皮肤出现红斑；热邪炽盛，耗伤津液，故发热口渴，尿少色黄；热扰心神，故烦躁不安；舌苔黄腻，脉滑数均为湿热之象。辨证为风湿热痹。

中医病证鉴别（助理不考）：痹证是由风、寒、湿、热之邪流注经络，痹阻不通而致。鉴别要点首先在于痛与不痛，痹证以关节疼痛为主，而痿证则为肢体力弱，无疼痛症状；其次要观察肢体的活动障碍，痿证是无力运动，痹证是因痛而影响活动；最后，部分痿证病初即有肌肉萎缩，而痹证则是由于疼痛甚或关节僵直不能活动，日久失用导致肌肉萎缩。

治法：清热通络，祛风除湿。

方剂：宣痹汤加减。

药物组成、剂量及煎服方法：石膏（先煎）50g、知母18g、桂枝9g、连翘9g、山栀9g、半夏9g、防己15g、杏仁15g、薏苡仁15g、滑石（先煎）15g、赤小豆9g、蚕沙（包煎）9g、姜黄6g、海桐皮6g。3剂，水煎服。日1剂，早晚分服。

119.（2020、2018）周某，男，53岁，已婚，干部。2017年5月5日初诊。患者血脂偏高史3年。半年来经常在劳累后出现胸骨后闷痛，严重时向颈部或左肩放射。休息可缓解，一般持续5分钟左右，间断服用复方丹参片、麝香保心丸等，症状时轻时重。现症：心胸隐痛，时作时休，伴心悸气短，倦怠乏力，口干，手足心热，声息低微，面色㿠白，动则易汗。舌体胖，质淡红，边有齿痕，苔少，脉虚细。

请与真心痛相鉴别。

答题要求：根据上述摘要，在答题卡上完成书面分析。

【参考答案】

中医疾病诊断：胸痹。

中医证候诊断：气阴两虚证。

中医辨病辨证依据：患者血脂偏高史3年，劳累后胸骨后闷痛半年，辨病为胸痹。久病，元气虚耗，心气不足，鼓动无力，故心胸隐痛，时作时休；宗气衰少，功能减退，故心悸气短，倦怠乏力，声息低微；阴血亏耗，故口干；阴虚则热，故手足心热；气虚不能推动营血上荣，故面色㿠白；气虚卫外不固，故动则自汗；舌体胖，质淡红，边有齿痕，苔少，脉虚细均为气血不足之象。辨证为气阴两虚证。

中医病证鉴别（助理不考）：真心痛乃胸痹的进一步发展，症见心痛剧烈，甚则持续不解，伴有汗出、肢冷、面白、唇紫、手足青至节、脉微或结代等的危重急症。

治法：益气养阴，活血通脉。

方剂：生脉散合人参养荣汤加减。

药物组成、剂量及煎服方法：麦冬15g、五味子6g、玉竹10g、人参30g、当归15g、炙甘草6g、黄芪30g、肉桂（后下）3g、丹参15g。3剂，水煎服。日1剂，早晚分服。

120.（2020、2018）王某，女，53岁，已婚，职

员。2017年8月15日初诊。患者平素性情忧思抑郁，近日因情志刺激诱发突然呼吸短促，息粗气憋，胸闷胸痛，咽中如窒，但喉中痰鸣不著，伴失眠，心悸，苔薄，脉弦。

请与哮病相鉴别。

答题要求：根据上述摘要，在答题卡上完成书面分析。

【参考答案】

中医疾病诊断：喘证。

中医证候诊断：肺气郁痹证。

中医辨病辨证依据：患者平素性情忧思抑郁，因情志刺激诱发呼吸短促，息粗气憋，胸闷胸痛，辨病为喘证。肝郁气逆，上冲犯肺，肺气不降，故呼吸短促，息粗气憋；胸中气机郁结不通，故胸闷胸痛，咽中如窒；气机逆乱，上扰心神，故失眠，心悸；苔薄，脉弦均为气机受阻之象。辨证为肺气郁痹证。

中医病证鉴别（助理不考）：喘证和哮病都有呼吸急促、困难的表现。喘指气息而言，为呼吸气促困难，甚则张口抬肩，摇身撷肚，是多种肺系疾病的一个症状；哮指声响而言，必见喉中哮鸣有声，亦伴呼吸困难，是一种反复发作的独立性疾病。喘未必兼哮，而哮必兼喘。

治法：开郁降气平喘。

方剂：五磨饮子加减。

药物组成、剂量及煎服方法：沉香（后下）3g、木香6g、厚朴花9g、枳壳9g、苏子9g、金沸草9g、赭石（先煎）9g、杏仁9g、柴胡9g、郁金9g、青皮9g、百合9g、合欢皮9g、酸枣仁12g、远志9g。3剂，水煎服。日1剂，早晚分服。

121.（2020、2018、2014、2010）赵某，女，27岁，已婚，农民。2014年4月5日初诊。患者半年前出现少腹疼痛，痛势较剧。现症：腹痛较剧，痛如针刺，痛处固定，经久不愈，舌质紫暗，脉细涩。

请与胃痛相鉴别。

答题要求：根据上述摘要，在答题卡上完成书面分析。

【参考答案】

中医疾病诊断：腹痛。

中医证型诊断：瘀血内停证。

中医辨病辨证依据：患者少腹疼痛半年，辨病为腹痛。瘀血内积，气血运行受阻，不通则痛，故腹痛较剧，痛如针刺，痛处固定，经久不愈。舌质紫暗，脉细涩均为血瘀之象。辨证为瘀血内停证。

中医病证鉴别（助理不考）：胃处腹中，与肠相连，腹痛常伴有胃痛的症状，胃痛亦时有腹痛的表现，常需鉴别。胃痛部位在心下胃脘之处，常伴有恶心、嗳气等胃病见症，腹痛部位在胃脘以下，耻骨毛际以上，常伴便秘、腹泻或尿频、尿急等症。

治法：活血化瘀，和络止痛。

方剂：少腹逐瘀汤加减。

药物组成、剂量及煎服方法：桃仁10g、红花10g、川芎9g、牛膝15g、赤芍10g、当归15g、生地黄15g、甘草6g、柴胡6g、枳壳10g、桔梗10g。3剂，水煎服。日1剂，早晚分服。

122.（2020、2018、2011）杨某，女，30岁，已婚，职员。2011年5月27日初诊。患者因长期工作压力大情绪压抑，睡眠质量较差。1周前出现头晕目眩，视物旋转，伴头痛，面色苍白。现症：眩晕动则加剧，劳累即发，面色㿠白，神疲乏力，倦怠懒言，唇甲不华，发色不泽，心悸少寐，纳少腹胀，舌淡苔薄白，脉细弱。

请与中风相鉴别。

答题要求：根据上述摘要，在答题卡上完成书面分析。

【参考答案】

中医疾病诊断：眩晕。

中医证候诊断：气血亏虚证。

中医辨病辨证依据：患者头晕目眩，视物旋转，伴头痛，面色苍白1周，辨病为眩晕。气血不足，清阳不展，脑失所养，故头晕目眩，视物旋转；劳则耗气，故动则加剧，劳累即发；气虚则机体功能活动减退，故神疲乏力，倦怠懒言；血虚不能充盈脉络，故唇甲不华，发色不泽；血不养心，故心悸少寐；脾虚不运，故纳少腹胀；舌淡苔薄白，脉细弱均为气血亏虚之象。辨证为气血亏虚证。

中医病证鉴别（助理不考）：中风以猝然昏仆，不省人事，口舌歪斜，半身不遂，失语，或不经昏仆，仅以歪僻不遂为特征。中风昏仆与眩晕之甚者相似，眩晕之甚者亦可仆倒，晕倒者记忆空白，瞬间即醒，但无半身不遂及不省人事、口舌歪斜诸症。也有部分中风患者，以眩晕、头痛为其先兆表现，故临证当注意中风与眩晕的区别与联系。

治法：补益气血，调养心脾。

方剂：归脾汤加减。

药物组成、剂量及煎服方法：党参9g、白术18g、黄芪18g、当归3g、熟地黄9g、龙眼肉18g、大枣1枚、茯苓9g、炒扁豆9g、远志3g、枣仁18g。3剂，水煎服。日1剂，早晚分服。

123.（2020、2017）钱某，女，35岁，已婚，职

员。2016年10月15日初诊。患者平素月经紊乱，末次月经为2016年4月1日，持续5天，至今未潮，曾做B超显示子宫内膜过厚。近来精神抑郁，烦躁易怒，胸胁胀满，少腹胀痛拒按，舌边紫暗，脉沉弦。

请与胎死不下相鉴别。

答题要求：根据上述摘要，在答题卡上完成书面分析。

【参考答案】

中医疾病诊断：闭经。

中医证候诊断：气滞血瘀证。

中医辨病辨证依据：患者月经停闭6个月，B超示子宫内膜过厚，辨病为闭经。气机郁滞，气滞血瘀，冲任瘀阻，血海不能满溢，故月经停闭不行；气机不畅，肝气不舒，故精神抑郁，烦躁易怒；瘀阻胞脉，故胸胁胀满，少腹胀痛拒按；舌边紫暗，脉沉弦均为气滞血瘀之象。辨证为气滞血瘀证。

中医病证鉴别（助理不考）：胎死腹中者，除月经停闭外，尚应有妊娠的征象，但子宫增大多小于停经月份。B超检查宫腔内可见孕囊、胚芽或胎体，但无胎心搏动。闭经者，停经前大多有月经紊乱，停经后无妊娠征象。

治法：理气活血，祛瘀通经。

方剂：血府逐瘀汤加减。

药物组成、剂量及煎服方法：桃仁12g、红花9g、当归9g、生地黄9g、川芎4.5g、赤芍6g、牛膝9g、桔梗4.5g、柴胡3g、枳壳6g、甘草6g、柴胡6g、郁金6g、栀子6g。3剂，水煎服。日1剂，早晚分服。

124.（2020、2016、2012）何某，男，37岁，已婚，工人。2016年4月3日初诊。患者1个月前出现尿频量多，口渴多饮，逐渐消瘦。现症：小便频数，混浊如膏，甚至饮一溲一，面容憔悴，耳轮干枯，腰膝酸软，四肢欠温，畏寒肢冷，阳痿，苔淡白而干，脉沉细无力。

请与瘿病相鉴别。

答题要求：根据上述摘要，在答题卡上完成书面分析。

【参考答案】

中医疾病诊断：消渴。

中医证候诊断：下消（阴阳两虚证）。

中医辨病辨证依据：患者尿频量多，口渴多饮，逐渐消瘦1个月，辨病为消渴。以多尿症状较明显者为下消。元阴虚惫，命门火衰，真气独沉，故小便频数，混浊如膏，甚至饮一溲一；真阴虚衰，外窍不养，故面容憔悴，耳轮干枯；阳虚内寒，故腰膝酸软，四肢欠温，畏寒肢冷，阳痿；舌淡白而干，脉沉细无力均为阳虚命门火衰之象。辨证为下消（阴阳两虚证）。

中医病证鉴别（助理不考）：两者都可见多食易饥，消瘦症状。瘿病中气郁化火、阴虚火旺的类型，以情绪激动，多食易饥，形体日渐消瘦，心悸，眼突，颈部一侧或两侧肿大为特征。其中的多食易饥、消瘦，类似消渴病的中消，但眼球突出，颈前瘿肿有形则与消渴有别，且无消渴病的多饮、多尿、尿甜等症。

治法：滋阴温阳，补肾固涩。

方剂：金匮肾气丸加减。

药物组成、剂量及煎服方法：熟地黄24g、山萸肉12g、枸杞子12g、五味子12g、怀山药12g、茯苓9g、附子（先煎）3g、肉桂（后下）3g。3剂，水煎服。日1剂，早晚分服。

125.（2020、2016、2015）朱某，女，30岁，已婚，公务员。2015年8月23日初诊。患者1天前于白天午后外出，当晚出现头胀如裂，发热，口渴喜饮。现症：头痛而胀，恶风，面红目赤，大便不畅，溲赤，舌尖红，苔薄黄，脉浮数。

请与眩晕相鉴别。

答题要求：根据上述摘要，在答题卡上完成书面分析。

【参考答案】

中医疾病诊断：头痛（外感头痛）。

中医证型诊断：风热头痛。

中医辨病辨证依据：患者外出后头痛而胀，头痛如裂，辨病为头痛（外感头痛）。风热外袭，上扰清窍，故头痛而胀；风热上扰，故面红耳赤；风热袭表，故恶风；热邪炽盛，耗伤津液，故发热，口渴喜饮，溲赤，大便不畅；舌尖红，苔薄黄，脉浮数均为风热袭表之象。辨证为风热头痛。

中医病证鉴别（助理不考）：头痛与眩晕可单独出现，也可同时出现，二者对比，头痛之病因有外感与内伤两方面，眩晕则以内伤为主。头痛以疼痛为主，实证较多，而眩晕则以昏眩为主，虚证较多。

治法：疏风清热和络。

方剂：芎芷石膏汤加减。

药物组成、剂量及煎服方法：菊花3g、桑叶10g、薄荷（后下）10g、蔓荆子10g、川芎10g、白芷10g、羌活10g、生石膏（先煎）15g、黄芩10g。3剂，水煎服。日1剂，早晚分服。

126.（2020、2015）何某，女，23岁，未婚，职

员。2015 年 2 月 13 日初诊。患者平素嗜食生冷，1 日前饮冷饮后出现腹痛，里急后重，泻下赤白脓血便。现症：痢下赤白黏冻，白多赤少，腹痛拘急，里急后重，口淡乏味，脘胀腹闷，头身困重，舌质淡，舌苔白腻，脉濡缓。

请与泄泻相鉴别。

答题要求：根据上述摘要，在答题卡上完成书面分析。

【参考答案】

中医疾病诊断：痢疾。

中医证型诊断：寒湿痢。

中医辨病辨证依据：患者腹痛，里急后重，泻下赤白脓血便 1 天，辨病为痢疾。患者平素嗜食生冷，寒湿客肠，气血凝滞，故腹痛拘急，痢下赤白黏冻，白多赤少；寒湿阴邪，内困脾土，脾失健运，邪留肠中，气机阻滞，故里急后重，脘腹痞胀，头身困重；脾胃虚弱，故口淡乏味；舌质淡，舌苔白腻，脉濡缓均为寒湿内阻之象。辨证为寒湿痢。

中医病证鉴别（助理不考）：痢疾与泄泻中，两者均多发于夏秋季节，病变部位在胃肠，病因亦有相同之处，症状都有大便次数增多、粪质稀薄。但痢疾大便次数虽多而量少，排赤白脓血便，腹痛伴里急后重感明显。而泄泻大便溏薄，粪便清稀，或如水样，或完谷不化，而无赤白脓血便，腹痛多伴肠鸣，少有里急后重感。

治法：温中燥湿，调气和血。

方剂：不换金正气散加减。

药物组成、剂量及煎服方法：藿香 10g、苍术 10g、半夏 9g、厚朴 10g、炮姜 6g、桂枝 9g、陈皮 10g、大枣 10g、甘草 6g、木香 6g、枳实 9g。3 剂，水煎服。日 1 剂，早晚分服。

127.（2020、2015）吴某，19 岁，未婚，学生。2015 年 4 月 15 日初诊。患者 1 天前出现眼睑浮肿，皮肤光亮，按之凹陷即起。现症：眼睑浮肿，延及全身，皮肤光亮，尿少色赤，身发疮痍，恶风发热，舌质红，苔薄黄，脉滑数。

请与鼓胀相鉴别。

答题要求：根据上述摘要，在答题卡上完成书面分析。

【参考答案】

中医疾病诊断：水肿。

中医证型诊断：阳水（湿毒浸淫证）。

中医辨病辨证依据：患者眼睑浮肿，皮肤光亮 1 天，辨病为水肿。按之凹陷即起者为阳水。肺主皮毛，脾主肌肉，肌肤疮痍，湿毒未能及时清解消散，内归肺脾，致肺不能通调水道，脾不能运化水湿而小便不利。风为百病之长，故病之初起，多兼风邪，是以肿起眼睑，延及周身，有恶风发热之象。舌质红，苔薄黄，脉滑数均为水湿内停之象。辨证为阳水（湿毒浸淫证）。

中医病证鉴别（助理不考）：二病均可见肢体水肿，腹部膨隆。鼓胀的主症是单腹胀大，面色苍黄，腹壁青筋暴露，四肢多不肿，反见瘦削，后期或可伴见轻度肢体浮肿。而水肿则头面或下肢先肿，继及全身，严重时出现腹水，腹部膨隆，面色㿠白，但无腹壁青筋暴露。鼓胀是由于肝、脾、肾功能失调，导致气滞、血瘀、水湿积于腹中。水肿乃肺、脾、肾三脏气化失调，而导致水液泛滥肌肤。

治法：宣肺解毒，利湿消肿。

方剂：麻黄连翘赤小豆汤合五味消毒饮加减。

药物组成、剂量及煎服方法：麻黄 9g、杏仁 9g、桑白皮 10g、赤小豆 10g、银花 9g、野菊花 15g、蒲公英 9g、紫花地丁 15g、紫背天葵 10g。3 剂，水煎服。日 1 剂，早晚分服。

128.（2020、2014）张某，男，21 岁，未婚，学生。2014 年 1 月 24 日初诊。患者哮喘病史 15 年，1 日前劳累后出现呼吸困难，不能平卧，喉中有哮鸣声。现症：短气息促，动则为甚，吸气不利，咳痰质黏起沫，脑转耳鸣，腰酸腿软，心悸，不耐劳累，畏寒肢冷，面色苍白，舌淡苔白质胖，脉沉细。

请与喘证相鉴别。

答题要求：根据上述摘要，在答题卡上完成书面分析。

【参考答案】

中医疾病诊断：哮病。

中医证型诊断：肺肾两虚证。

中医辨病辨证依据：患者有哮喘病史 15 年，劳累后出现呼吸困难，不能平卧，喉中有哮鸣声 1 天，辨病为哮病。哮病久发，精气亏乏，肺肾摄纳失常，故短气息促，吸气不利；劳则气耗，故动则为甚；肺失宣肃，故咳痰质黏起沫；肾精匮乏，故脑转耳鸣，腰酸腿软；水不制火，故心悸；阳气亏虚，温煦失司，故畏寒肢冷，面色苍白；舌淡苔白质胖，脉沉细均为阳虚之象。辨证为肺肾两虚证。

中医病证鉴别（助理不考）：哮病和喘证都有呼吸急促、困难的表现。哮必兼喘，但喘未必兼哮。哮指声响言，喉中哮鸣有声，是一种反复发作的独立性疾病；喘指气息言，为呼吸气促困难，是多种肺系急慢性疾病的一个症状。

治法：补肺益肾。

方剂：生脉地黄汤合金水六君煎加减。

药物组成、剂量及煎服方法：熟地黄15g、山萸肉5g、胡桃肉10g、当归15g、人参30g、麦冬15g、五味子5g、茯苓10g、半夏9g、陈皮10g、甘草6g。3剂，水煎服。日1剂，早晚分服。

129.（2020、2014）卫某，男，52岁，已婚，工人。2014年1月31日初诊。患者20年前淋雨后出现腰痛，1日前阴雨天，腰痛复发，腰部冷痛。现症：腰部冷痛重着，转侧不利，逐渐加重，静卧病痛不减，舌质淡，苔白腻，脉沉而迟缓。

请与肾痹相鉴别。

答题要求：根据上述摘要，在答题卡上完成书面分析。

【参考答案】

中医疾病诊断：腰痛。

中医证型诊断：寒湿腰痛。

中医辨病辨证依据：患者腰痛复发1天，腰部冷痛，辨病为腰痛。寒湿闭阻，滞碍气血，经脉不利，故腰部冷痛重浊，转侧不利，逐渐加重，静卧病痛不减；舌质淡，苔白腻，脉沉而迟缓均为寒湿之象。辨证为寒湿腰痛。

中医病证鉴别（助理不考）：腰痛是以腰部疼痛为主；肾痹是指腰背强直弯曲，不能屈伸，行动困难而言，多由骨痹日久发展而成。

治法：散寒行湿，温经通络。

方剂：甘姜苓术汤加减。

药物组成、剂量及煎服方法：干姜6g、桂枝9g、甘草6g、牛膝10g、茯苓15g、白术15g、杜仲15g、桑寄生15g、续断15g。3剂，水煎服。日1剂，早晚分服。

130.（2020、2011）张某，女，56岁，已婚，农民。2011年4月12日初诊。患者10年开始出现咳嗽气喘，逐年加重，甚至张口抬肩，每因受凉后发作。2个月前因受凉后发作，并加重。现症：喘促短气，气怯声低，喉有鼾声，咳声低弱，痰吐稀薄，自汗畏风，舌质淡红，脉软弱。

请与哮病相鉴别。

答题要求：根据上述摘要，在答题卡上完成书面分析。

【参考答案】

中医疾病诊断：喘证。

中医证候诊断：肺气虚耗证。

中医辨病辨证依据：患者咳嗽气喘，甚至张口抬肩10年，加重2个月，辨病为喘证。肺气亏虚，气失所主，肺失宣降，故喘促短气，喉有鼾声；气虚则脏腑功能衰退，故气怯声低；肺气虚耗，故咳声低弱，痰吐稀薄；气虚卫外不固，故自汗；肺气亏虚，卫表失和，故畏风；舌质淡红，脉软弱均为肺气亏虚之象。辨证为肺气虚耗证。

中医病证鉴别（助理不考）：喘证和哮病都有呼吸急促、困难的表现。喘指气息而言，为呼吸气促困难，甚则张口抬肩，摇身撷肚，是多种肺系疾病的一个症状；哮指声响而言，必见喉中哮鸣有声，亦伴呼吸困难，是一种反复发作的独立性疾病。喘未必兼哮，而哮必兼喘。

治法：补肺益气养阴。

方剂：生脉散合补肺汤加减。

药物组成、剂量及煎服方法：党参9g、黄芪9g、冬虫夏草9g、五味子6g、炙甘草6g。3剂，水煎服。日1剂，早晚分服。

131.（2020、2011）吴某，男，56岁，已婚，农民。2011年3月7日初诊。患者平素身体较虚。1周前进食生冷食物后出现呕吐，伴大便溏。现症：饮食稍多即吐，时作时止，面色㿠白，倦怠乏力，喜暖恶寒，四肢不温，大便溏薄，舌质淡，脉濡弱。

请与噎膈相鉴别。

答题要求：根据上述摘要，在答题卡上完成书面分析。

【参考答案】

中医疾病诊断：呕吐。

中医证候诊断：脾胃阳虚证。

中医辨病辨证依据：患者呕吐，伴大便溏1周，辨病为呕吐。脾胃虚寒，失于温煦，运化失职，故饮食稍多即吐，时作时止；阳虚无力运行气血，血络不充，故面色㿠白；阳虚则机体功能减退，故倦怠乏力；阳虚则寒，失于温煦，故喜暖恶寒，四肢不温；脾失健运，水谷不化，故大便溏薄；舌质淡，脉濡弱均为阳气亏虚之象。辨证为脾胃阳虚证。

中医病证鉴别（助理不考）：呕吐与噎膈，皆有呕吐的症状。然呕吐之病，进食顺畅，吐无定时。噎膈之病，进食哽噎不顺或食不得入，或食入即吐，甚则因噎废食。呕吐大多病情较轻，病程较短，预后尚好。而噎膈多因内伤所致，病情深重，病程较长，预后欠佳。

治法：温中健脾，和胃降逆。

方剂：理中汤加减。

药物组成、剂量及煎服方法：人参9g、白术9g、干姜9g、甘草9g。3剂，水煎服。日1剂，早晚分服。

132.（2019、2018、2016、2014、2013）孙某，男，38 岁，已婚，工人。2016 年 1 月 15 日初诊。患者 3 日前受寒后出现身目黄染，颜色晦暗，伴脘腹痞胀，纳谷减少。现症：身目俱黄，黄色晦暗，大便不实，神疲畏寒，口淡不渴，舌淡苔腻，脉濡缓。

请与萎黄相鉴别。

答题要求：根据上述摘要，在答题卡上完成书面分析。

【参考答案】

中医疾病诊断：黄疸。

中医证型诊断：阴黄（寒湿阻遏证）。

中医辨病辨证依据：患者身目发黄，伴脘腹痞胀，纳谷减少 3 天，辨病为黄疸。黄色晦暗者为阴黄。外感寒湿之邪，肝胆失于疏泄，胆汁外溢而发黄。寒湿阻遏脾胃，胃纳脾运失职，故脘腹痞胀，纳谷减少；水湿浸渍肠间，故大便不实；脾主肌肉四肢，脾阳不振，温煦失职，故神疲畏寒；寒凝水湿不化，水饮内停，故口淡不渴；舌淡苔腻，脉濡缓均为寒湿内阻之象。辨证为阴黄（寒湿阻遏证）。

中医病证鉴别（助理不考）：黄疸与萎黄均可出现身黄，但黄疸发病与感受外邪、饮食劳倦或病后有关；其病机为湿滞脾胃，肝胆失疏，胆汁外溢；其主症为身黄、目黄、小便黄。萎黄之病因与饥饱劳倦、食滞虫积或病后失血有关；其病机为脾胃虚弱，气血不足，肌肤失养；其主症为肌肤萎黄不泽，目睛及小便不黄，常伴头昏倦怠、心悸少寐、纳少便溏等症状。

治法：温中化湿，健脾和胃。

方剂：茵陈术附汤加减。

药物组成、剂量及煎服方法：附子（先煎）1.5g、白术 6g、干姜 1.5g、茵陈 9g、茯苓 6g、泽泻 6g、猪苓 6g。3 剂，水煎服。日 1 剂，早晚分服。

133.（2019、2018、2013、2010）王某，男，34 岁，已婚，农民。2013 年 2 月 27 日初诊。患者 1 日前饮酒后出现胃脘疼痛，脘痞腹胀。现症：胃脘疼痛，痛势急迫，脘闷灼热，口干口苦，口渴而不欲饮，纳呆恶心，小便色黄，大便不畅，舌红，苔黄腻，脉滑数。

请与胁痛相鉴别。

答题要求：根据上述摘要，在答题卡上完成书面分析。

【参考答案】

中医疾病诊断：胃痛。

中医证型诊断：湿热中阻证。

中医辨病辨证依据：患者胃脘疼痛，脘痞腹胀 1 天，辨病为胃痛。饮酒过度，酿成湿热，损伤脾胃。湿热蕴结中焦脾胃，故胃脘疼痛，痛势急迫；湿热蕴结，气机阻滞，故脘闷灼热；热邪灼伤津液，故口干口苦，小便色黄，大便不畅；水饮内停，水液运化、输布失常，故口渴不欲饮；脾胃运化失司，故纳呆恶心；舌红，苔黄腻，脉滑数均为湿热内阻之象。辨证为湿热中阻证。

中医病证鉴别（助理不考）：胁痛是以胁肋部疼痛为主症，可伴发热恶寒，或目黄肤黄，或胸闷太息，极少伴嘈杂泛酸、嗳气吞腐。肝气犯胃的胃痛有时亦可攻痛连胁，但仍以胃脘部疼痛为主症。

治法：清化湿热，理气和胃。

方剂：清中汤加减。

药物组成、剂量及煎服方法：黄连 3g、栀子 9g、制半夏 6g、茯苓 10g、草豆蔻 6g、陈皮 10g、甘草 3g。3 剂，水煎服。日 1 剂，早晚分服。

134.（2019、2018、2011）周某，男，60 岁，已婚，职员。2010 年 9 月 6 日初诊。患者久病多年，伴有多食易饥，口渴引饮、消瘦等症状。现症：口渴引饮与便溏并见，精神不振，四肢乏力，体瘦，舌质淡红，苔白而干，脉弱。

请与瘿病相鉴别。

答题要求：根据上述摘要，在答题卡上完成书面分析。

【参考答案】

中医疾病诊断：消渴。

中医证型诊断：中消（气阴两虚证）。

中医辨病辨证依据：患者久病多年，伴有多食易饥，口渴引饮，消瘦等症状，辨病为消渴。多食症状较为突出者为中消。气阴不足，脾失健运，故口渴引饮，大便溏薄；脾主四肢、肌肉，脾气亏虚，故四肢乏力，体瘦；舌质淡红，苔白而干，脉弱均为气阴两虚之象。辨证为中消（气阴两虚证）。

中医病证鉴别（助理不考）：两者都可见多食易饥，消瘦症状，瘿病中气郁化火、阴虚火旺的类型，以情绪激动，多食易饥，形体日渐消瘦，心悸，眼突，颈部一侧或两侧肿大为特征。其中的多食易饥，消瘦，类似消渴病的中消，但眼球突出，颈前瘿肿有形则与消渴有别，且无消渴病的多饮、多尿、尿甜的症状。

治法：益气健脾，生津止渴。

方剂：七味白术散加减。

药物组成、剂量及煎服方法：黄芪 12g、党参

6g、白术12g、茯苓12g、怀山药9g、甘草3g、木香6g、藿香12g、葛根12g、天冬9g、麦冬9g。3剂，水煎服。日1剂，早晚分服。

135.（2019、2017）李某，男孩，1岁半。2016年12月6日初诊。患儿为人工喂养。近2个月来腹泻时轻时重，大便清稀，每日3～4次，完谷不化，便后脱肛，形寒肢冷，精神萎靡，睡时露睛，舌质淡，苔白，脉细弱，指纹色淡。

请与痢疾相鉴别。

答题要求：根据上述摘要，在答题卡上完成书面分析。

【参考答案】

中医疾病诊断：小儿泄泻。

中医证候诊断：脾肾阳虚泻证。

中医辨病辨证依据：患儿腹泻时轻时重，大便清稀2个月，每日3～4次，完谷不化，辨病为小儿泄泻。脾肾阳虚，命火不足，脾失温煦，故久泻不止，完谷不化；脾虚气陷，故便后脱肛；命门火衰，阴寒内生，故形寒肢冷，精神萎靡，睡时露睛；舌质淡，苔白，脉细弱，指纹色淡均为脾肾阳虚之象。辨证为脾肾阳虚泻。

中医病证鉴别（助理不考）：痢疾大便为黏液脓血便，腹痛，里急后重。大便常规检查有脓细胞、红细胞和吞噬细胞；大便培养有痢疾杆菌生长。

治法：温补脾肾，固涩止泻。

方剂：附子理中汤合四神丸加减。

药物组成、剂量及煎服方法：炮附子（先煎）9g、人参9g、干姜9g、白术9g、肉豆蔻6g、补骨脂12g、五味子6g、吴茱萸3g、生姜24g、大枣10枚。3剂，水煎服。日1剂，早晚分服。

136.（2019、2016、2015、2013、2012）李某，男，30岁，已婚，摄影师。2016年3月23日初诊。患者近2年来因工作劳累，情志不畅出现两侧胁肋部疼痛，影响生活质量。自行服药未见好转。现症：胁肋隐痛，悠悠不休，遇劳加重，口干咽燥，心中烦热，头晕目眩，舌红少苔，脉细弦而数。

请与胃脘痛相鉴别。

答题要求：根据上述摘要，在答题卡上完成书面分析。

【参考答案】

中医疾病诊断：胁痛。

中医证候诊断：肝络失养证。

中医辨病辨证依据：患者两侧胁肋部疼痛2年，辨病为胁痛。肝为刚脏，体阴而用阳，主疏泄，喜条达，肝气不舒，肝郁化火伤阴，肝络失于濡养，故胁肋隐痛，悠悠不休；劳则血气更耗，故遇劳加重；阴血亏虚，内生虚热，故口干咽燥，心中烦热；精血亏损，不能上荣，故头晕目眩；舌红少苔，脉细弦而数均为肝阴不足，虚热内生之象。辨证为肝络失养证。

中医病证鉴别（助理不考）：胁痛与胃脘痛的病证中皆有肝郁的病机。但胃脘痛病位在胃脘，兼有嗳气频作、吞酸嘈杂等胃失和降的症状。而胁痛病位在胁肋部，伴有目眩、口苦、胸闷、喜太息的症状。

治法：养阴柔肝。

方剂：一贯煎加减。

药物组成、剂量及煎服方法：生地黄18g、枸杞子9g、黄精9g、沙参9g、麦冬9g、当归9g、白芍6g、炙甘草6g、川楝子6g、延胡索6g。3剂，水煎服。日1剂，早晚分服。

137.（2019、2015、2012）唐某，男，68岁，已婚，工人。2015年1月29日初诊。患者平素体弱怕冷，近来食冷后出现便血，血色紫暗。现症：便血紫暗，甚则黑色，腹部隐痛，喜热饮，面色不华，神倦懒言，便溏，舌质淡，脉细。

请与痔疮相鉴别。

答题要求：根据上述摘要，在答题卡上完成书面分析。

【参考答案】

中医疾病诊断：血证（便血）。

中医证型诊断：脾胃虚寒证。

中医辨病辨证依据：患者食冷后出现便血，血色紫暗，辨病为血证（便血）。患者阳气素虚，又过食生冷，损伤阳气，以致阳气虚衰，虚寒内生。中焦虚寒，统血无力，血溢胃肠，故便血；寒性收引，故血色紫暗，甚则黑色；中焦虚寒，气机受阻，故腹部隐痛；寒为阴邪，故喜热饮；气血运行受阻，机体组织失于濡养，故面色少华，神倦懒言；脾胃虚寒，运化失司，故便溏；舌质淡，脉细均为虚寒之象。辨证为脾胃虚寒证。

中医病证鉴别（助理不考）：痔疮属外科疾病，其大便下血特点为便时或便后出血，常伴有肛门异物感或疼痛，做肛门直肠检查时，可发现内痔或外痔，与内科所论之便血不难鉴别。

治法：健脾温中，养血止血。

方剂：黄土汤加减。

药物组成、剂量及煎服方法：灶心土（包煎）30g、炮姜9g、白术10g、附子（先煎）10g、甘草6g、地黄10g、阿胶（烊化）10g、黄芩9g、白及10g、乌贼骨（先煎）15g、三七10g、花蕊石（包煎）15g。3 剂，水煎服。日 1 剂，早晚分服。

138.（2019、2013）吴某，女，25 岁，已婚，职员。2013 年 3 月 12 日初诊。患者 1 个月前出现心悸不宁，善惊易恐，坐卧不安。现症：不寐多梦而易惊醒，恶闻声响，食少纳呆，舌苔薄白，脉细略数。

请与奔豚相鉴别。

答题要求：根据上述摘要，在答题卡上完成书面分析。

【参考答案】

中医疾病诊断：心悸。

中医证型诊断：心虚胆怯证。

中医辨病辨证依据：患者心悸不宁，善惊易恐，坐卧不安 1 个月，辨病为心悸。心胆虚怯，心神失养，神魂不安，故不寐多梦而易惊醒，恶闻声响；宗气衰少，脏腑功能减退，故食少纳呆；舌苔薄白，脉细略数均为心胆气虚之象。辨证为心虚胆怯证。

中医病证鉴别（助理不考）：奔豚发作时，亦觉心胸躁动不安。鉴别要点在于心悸为心中剧烈跳动，发自于心；奔豚乃上下冲逆，发自少腹。

治法：镇惊定志，养心安神。

方剂：安神定志丸加减。

药物组成、剂量及煎服方法：人参 21g、远志 3g、茯神 21g、龙齿（先煎）21g、枣仁 3g、当归 3g、琥珀 9g、朱砂（水飞）9g、麦冬 15g、金箔 10 张、银箔 10 张、甘草 2g、天竺黄 15g、生地黄 5g。炼蜜为丸，每服 3 丸，灯心草汤化下。

139.（2018、2011）廖某，女，69 岁，已婚，退休工人。2011 年 5 月 22 日初诊。患者久病体虚。昨日午后突然出现昏仆，不省人事，伴四肢发冷，家人急送往医院治疗。现症：不省人事，目合口张，鼻鼾息微，手撒肢冷，汗多，大小便自遗，肢体软瘫，舌痿，脉微欲绝。

请与痉证相鉴别。

答题要求：根据上述摘要，在答题卡上完成书面分析。

【参考答案】

中医疾病诊断：中风。

中医证候诊断：中脏腑脱证（阴竭阳亡）。

中医辨病辨证依据：患者突然昏仆，不省人事，伴四肢发冷，辨病为中风。昏不知人，伴肢体软瘫者为中脏腑。患者久病体虚，正不胜邪，元气衰微，阴阳欲绝，故不省人事，目合口开，肢体软瘫；劳伤过度，阳气消耗过多，失却温煦、固摄、推动之能，故鼻鼾息微，手撒肢冷，汗多，大小便自遗；舌痿，脉微欲绝均为阴竭阳亡之象。辨证为中脏腑脱证（阴竭阳亡）。

中医病证鉴别（助理不考）：痉证以四肢抽搐、项背强直甚至角弓反张为主症，发病时也可伴有神昏，需与中风闭证相鉴别。但痉证之神昏多出现在抽搐之后，而中风患者多在起病时即有神昏，而后可以出现抽搐。痉证抽搐时间长，中风抽搐时间短。痉证患者无半身不遂、口眼歪斜等症状。

治法：回阳救阴，益气固脱。

方剂：参附汤合生脉散加味。

药物组成、剂量及煎服方法：人参 9g、附子（先煎）9g、麦冬 9g、五味子 6g、山萸肉 6g。7 剂，水煎服。日 1 剂，早晚分服。

140.（2017）朱某，女，48 岁，已婚，职员。2016 年 2 月 23 日初诊。患者昨天外出未注意保暖，回家后即出现头痛。现症：头痛连及项背，有拘急收紧感，恶风畏寒，遇风头痛尤剧，口不渴，苔薄白，脉浮紧。

请与眩晕相鉴别。

答题要求：根据上述摘要，在答题卡上完成书面分析。

【参考答案】

中医疾病诊断：头痛（外感头痛）。

中医证候诊断：风寒头痛。

中医辨病辨证依据：患者外出受寒后出现疼痛，辨病为头痛（外感头痛）。风寒外袭，上扰清窍，故头痛连及项背；寒邪伤人，可致气机收敛，故有拘急收紧感；风寒袭于肌表，卫阳被遏，故恶风畏寒，遇风头痛尤剧；口不渴，苔薄白，脉浮紧均为风寒外袭之象。辨证为风寒头痛。

中医病证鉴别（助理不考）：头痛与眩晕可单独出现，也可同时出现，二者对比，头痛之病因有外感与内伤两方面，眩晕则以内伤为主。临床表现，头痛以疼痛为主，实证较多；而眩晕则以昏眩为主，虚证较多。

治法：疏风散寒止痛。

方剂：川芎茶调散加减。

药物组成、剂量及煎服方法：川芎 12g、荆芥 12g、白芷 6g、羌活 6g、甘草 6g、细辛 3g、防风 4.5g、薄荷叶 12g、麻黄 6g、桂枝 6g、制川乌（先煎）1.5g。3 剂，水煎服。日 1 剂，早晚分服。

141.（2016）周某，男，65 岁，已婚，退休。2015 年 6 月 30 日初诊。患者平素嗜饮酒，1 年来夜尿次数增多，近来无明显诱因出现排尿困难，尿线变细。现症：小便频数黄赤，尿道灼热，排尿不畅，小腹胀满，口苦口黏，舌暗红，苔黄腻，脉滑数。

请与膀胱癌相鉴别。

答题要求：根据上述摘要，在答题卡上完成书面分析。

【参考答案】

中医疾病诊断：精癃。

中医证候诊断：湿热下注证。

中医辨病辨证依据：患者夜尿次数增多，排尿困难，尿线变细，辨病为精癃。患者为65岁老年男性，肾之气阴已衰，无力鼓舞膀胱气化，故夜尿频多，排尿困难，尿线变细；复因饮酒，聚湿生热，致湿热下注，蕴结不散，故小便频数黄赤，尿道灼热，小腹胀满；湿热内蕴，故口苦口黏；舌暗红，苔黄腻，脉滑数均为湿热蕴结之象。辨证为湿热下注证。

中医病证鉴别（助理不考）：膀胱癌是发生于膀胱三角区尿道出口附近的膀胱肿瘤，可出现下尿道梗阻症状，常有无痛性、伴血块的严重血尿特点。肛门直肠指检：前列腺质地较硬，前列腺特异性抗原水平常升高。而精癃是以排尿困难，余沥不尽，甚或尿闭为主要表现的常见的老年男性泌尿生殖系疾病。

治法：清热利湿，消癃通闭。

方剂：八正散加减。

药物组成、剂量及煎服方法：车前子（包煎）15g、木通10g、萹蓄10g、瞿麦6g、山栀10g、大黄10g、滑石（先煎）10g、甘草10g、灯心草20g。3剂，水煎服。日1剂，早晚分服。

142.（2016）兰某，女，27岁，已婚，职员。2015年8月21日初诊。患者停经4个月，阴道少量出血伴小腹下坠1周。既往子宫肌瘤4年，末次月经：2015年4月21日，停经后无明显不适，2个月前B超提示宫内早孕，子宫肌瘤（4.2cm×3.6cm）。近1周少量阴道流血，色暗红，自觉腰酸下坠，口干不欲饮，舌暗红，舌边有瘀斑，脉沉弦。

请与异位妊娠相鉴别。

答题要求：根据上述摘要，在答题卡上完成书面分析。

【参考答案】

中医疾病诊断：胎动不安。

中医证型诊断：癥瘕伤胎证。

中医辨病辨证依据：患者有子宫肌瘤4年，妊娠期间阴道少量出血，小腹下坠1周，辨病为胎动不安。癥积占据胞宫，致血离经，瘀血阻滞冲任胞脉，气血壅滞不通，故自觉腰酸下坠；血不归经，故阴道少量出血，色暗红；瘀血内阻，气化不利，津液输布异常，故口干；体内津液本不匮乏，故不欲饮；舌暗红，舌边有瘀斑，脉沉弦均为瘀血之象。辨证为癥瘕伤胎证。

中医病证鉴别（助理不考）：异位妊娠可有少量不规则阴道流血、下腹隐痛等症，其破裂时即伴有剧烈的下腹部撕裂样疼痛，多限于一侧，或伴有晕厥或休克。妇科检查、后穹隆穿刺术及B超检查有助于诊断。

治法：祛瘀消癥，固冲安胎。

方剂：桂枝茯苓丸合寿胎丸加减。

药物组成、剂量及煎服方法：桂枝6g、茯苓6g、芍药6g、牡丹皮6g、桃仁6g、菟丝子6g、桑寄生6g、续断6g、阿胶（烊化）6g。桂枝茯苓丸炼蜜和丸，每日服3～5g；亦可作汤剂，水煎服。寿胎丸水化阿胶为丸，每服20丸，开水送下，1日2次。

143.（2016）朱某，男，49岁，已婚，农民。2016年4月19日初诊。患者平素性情急躁易怒。3天前与家人吵架后，出现头部胀痛，无呕吐，无意识障碍，遂来就诊。现症：头昏胀痛，两侧为重，面红口苦，心烦易怒，夜寐不宁，舌红苔黄，脉弦数。

请与眩晕相鉴别。

答题要求：根据上述摘要，在答题卡上完成书面分析。

【参考答案】

中医疾病诊断：头痛（内伤头痛）。

中医证型诊断：肝阳头痛。

中医辨病辨证依据：患者头部胀痛3天，辨病为头痛（内伤头痛）。患者平素性情急躁易怒，肝阳偏亢，上扰清窍，故头昏胀痛，面红；颞侧为肝经循行部位，气机不利，故以两侧头痛为重；肝胆失于疏泄，故口苦；肝火亢盛，扰动心神，故心烦易怒，夜寐不宁；舌红苔黄，脉弦数均为肝阳上亢之象。辨证为肝阳头痛。

中医病证鉴别（助理不考）：头痛与眩晕可单独出现，也可同时出现，二者对比，头痛之病因有外感与内伤两方面，眩晕则以内伤为主。临床表现，头痛以疼痛为主，实证较多；而眩晕则以昏眩为主，虚证较多。

治法：平肝潜阳息风。

方剂：天麻钩藤饮加减。

药物组成、剂量及煎服方法：天麻9g、钩藤（后下）12g、石决明18g、山栀9g、黄芩9g、牡丹皮9g、桑寄生9g、杜仲9g、牛膝12g、益母草9g、白芍9g、首乌藤9g、茯神9g。3剂，水煎服。日1剂，早晚分服。

144.（2016、2015）宫某，女，22 岁，未婚，学生。2016 年 3 月 24 日初诊。患者平素性情急躁。3 天前见忧郁不畅、情绪不宁、胸胁胀满疼痛。现症：情绪不宁，急躁易怒，胸胁胀满，口苦而干，目赤，耳鸣，大便秘结，舌质红，苔黄，脉弦数。

请与癫证相鉴别。

答题要求：根据上述摘要，在答题卡上完成书面分析。

【参考答案】

中医疾病诊断：郁证。

中医证型诊断：气郁化火证。

中医辨病辨证依据：患者平素性情急躁，忧郁不畅，情绪不宁，胸胁胀满疼痛 3 天，辨病为郁证。患者肝气不舒，郁而化火，肝火上炎，故情绪不宁，急躁易怒，目赤，耳鸣；肝络失和，故胸胁胀满；肝胆火热伤津，故口苦而干，大便秘结；舌质红，苔黄，脉弦数均为肝郁化火之象。辨证为气郁化火证。

中医病证鉴别（助理不考）：两者均与五志过极、七情内伤有关，临床表现都有心神失常症状。郁证以心情抑郁、情绪不宁、胸部满闷、胁肋胀痛，或易怒喜哭，或咽中如有异物梗塞等症为主要临床表现。癫证多发于青壮年，男女发病率无显著差别，病程迁延，主要表现为精神错乱，失去自控能力，心神失常的症状极少自行缓解。

治法：疏肝解郁，清肝泻火。

方剂：丹栀逍遥散加减。

药物组成、剂量及煎服方法：柴胡 9g、薄荷（后下）6g、郁金 6g、制香附 6g、当归 9g、白芍 9g、白术 9g、茯苓 9g、牡丹皮 6g、栀子 6g。3 剂，水煎服。日 1 剂，早晚分服。

第二站

中医临证

第六篇　中 医 操 作

第一节　中医望、闻、脉诊技术的操作

考点点拨

一、望诊

（一）全身望诊

全身望诊操作见表6-1。

表6-1　全身望诊操作

望诊	操　　作
望神	①观察眼的明亮度，即目光是明亮有泽还是晦暗无光。②观察眼球的运动度，即眼球运动灵活还是运动不灵。具体操作时医者可将食指竖立在患者眼前，并嘱患者眼随医者的食指做上下左右移动。若患者眼球移动灵活是有神的表现，反之，若移动迟钝或不能移动均为失神的表现。③观察患者思维意识是否正常，有无神志不清或模糊、昏迷或昏厥等。④观察患者精神状态是否正常，有无精神不振、萎靡、烦躁、错乱等。⑤观察患者面部表情是丰富自然还是淡漠无情，有无痛苦、呆钝等表现。最后得出患者得神、少神、失神或假神等结论
望色	①观察患者面部气色有无异常，是否荣润含蓄、有无少华、无华、晦暗、枯槁、暴露等。②观察面部呈现何种颜色（淡红、淡白、红、绛、青、紫），有无局部的色泽异常
望形体	①观察患者体型、体质、营养、发育状况，有无体胖、体瘦、虚弱等。重点观察体型，矮胖、瘦长还是适中，有无畸形。②头型偏圆、偏长还是居中。颈项粗短、细长还是适中。肩部宽大、窄小还是适中。胸廓宽厚、薄平还是适中
望姿态	①观察患者行走坐卧姿势有无异常改变，体位、步态、运动是否自如，有无蜷卧、躁动不安、强迫体征等。②坐形要观察是坐而仰首还是坐而俯首，是端坐还是屈曲抱腹或抱头。③卧式要观察卧时面部朝里还是朝外，仰卧还是俯卧，平卧、斜卧还是侧卧等。④立姿要观察端正直立还是弯腰屈背，有无站立不稳或不耐久站或扶物支撑的情况。⑤行态要观察行走时是否以手护腰，行走之际有无突然停步以手护心或行走时身体震动不定的情况。⑥异常动作要注意有无睑、唇、面、指（趾）的颤动，有无颈项强直、四肢抽搐、角弓反张的情况，有无猝然昏倒、不省人事、口眼歪斜、半身不遂的情况，有无恶寒战栗、肢体软弱的情况，有无关节拘挛、屈伸不利的情况。⑦儿童还应注意有无挤眉眨眼，努嘴伸舌的情况

（二）局部望诊

1. 望头面　见表6-2。

表6-2　望头面操作

头面	操　　作
头颅	了解其大小和形状，其大小是以头部通过眉间和枕骨粗隆的横向周长来衡量的。一般新生儿为34cm，半岁为42cm，1岁为45cm，2岁为47cm，3岁为48.5cm。明显超过这个范围为头颅过大，反之为头颅过小
囟门	重在观察前囟有无突起（小儿哭泣时除外）、凹陷或迟闭的情况。前囟位于头顶前部中央呈菱形，在出生后12~18个月闭合
头发	观察头发颜色、疏密、光泽以及有无脱落等情况，其中光泽是头发望诊的重点
面部	观察有无面肿、腮肿、面削颧耸或口眼歪斜，有无特殊面容，如惊怖貌、苦笑貌等

2. 望五官　见表6-3。

表6-3　望五官操作

五官		操作
目	目色	①观察目眶周围的肤色有无发黑、发青等。②白睛的颜色有无变红、黄染、蓝斑、出血等。③目内外眦脉络的颜色有无变浅及变红等，眼睑结膜颜色是否变浅或变红
	目形	①观察眼睑是否浮肿、下垂，有无针眼、眼丹。②眼窝有无凹陷、眼球有无突出
	目态	①观察其眼睑的闭合、睁开是否自如、到位，有无眼睑的拘挛，有无不能闭合或昏睡露睛等。②眼球是否可灵活转动，有无瞪目直视、戴眼、横目斜视等。③两眼的瞳孔是否等大等圆，对光反射是否存在，以及有无瞳孔缩小、瞳孔散大
耳	耳郭	①观望耳郭的色泽、大小、厚薄，以辨别是否出现耳轮淡白、青黑及红肿、干枯焦黑、甲错等。②对于发热小儿，观察其耳背有无红络出现，以辨别是否麻疹将出
	耳道	观望耳道内有无分泌物、耳痔、耳疖及异物
鼻		①观察鼻部的色泽、形状及动态等，以辨别是否出现鼻部红肿或生疮、酒渣鼻、鼻部色青及鼻翼扇动等。②观察鼻道内有无分泌物及其质地、颜色等
口与唇	口唇	①观察口唇的颜色、形状、润燥及动态的情况，以辨别口唇的色泽是否有淡白、深红、青紫等改变。②口唇是否出现肿胀、干裂、渗血、脱皮、水疱、糜烂、结痂等。③口角有无流涎。④口开合是否自如及有无口噤、口撮、口僻、口振、口动、口张等
	口腔	观察口腔内有无破溃、出血及黄白腐点等，以辨别有无口疮、鹅口疮及糜烂
齿与龈	牙齿	观察牙齿的形质、润燥及动态，以辨别是否存在牙齿干燥、牙齿稀疏松动、齿根外露及牙关紧闭等
	牙龈	观察牙龈的色泽、形质等，以辨别是否存在牙龈色淡、红肿、溢脓、出血及黑线、萎缩
咽喉		①观察咽喉部的色泽、外形等，以辨别咽喉部色泽有无加深变红、出现假膜，喉核有无肥大、红肿、溃烂及脓液。②如有假膜应观察其颜色、形状、分布范围及擦除的难易程度

3. 望躯体　见表6-4。

表6-4　望躯体操作

躯体		操作
颈项		①观察颈项部是否对称，活动是否自如，生理前曲是否正常，有无平直或局限性后凸、侧弯、扭转等畸形，局部肌肉有无痉挛或短缩，有无项强及项软等。②观察颈项部有否包块，并结合按诊辨别是否存在瘿瘤、瘰疬、外伤以及颈脉搏动、颈脉怒张等
胸胁	胸廓形态	观察胸廓形态是否正常、对称，注意有无桶状胸、扁平胸、鸡胸、漏斗胸、肋如串珠等
	呼吸	观察胸式呼吸是否均匀，节律是否规整，胸廓起伏是否左右对称、均匀协调，吸气时肋间隙及锁骨上窝有无凹陷等
	乳房	观察两侧乳房、乳头的大小、形状、位置、对称性、皮肤及乳晕颜色、有无凹陷、有无异常泌乳及分泌物。男性有无乳房增生等
腹部		①观察腹部是否平坦，注意有无胀大、凹陷及局部膨隆。②观察腹式呼吸是否存在或有无异常。观察腹壁有无青筋暴露、怒张及突起等
腰背部		①观测腰背部两侧是否对称，脊柱是否居中，注意颈、胸、腰、骶段之生理弯曲是否正常。②注意有无脊柱侧弯、龟背或驼背、背屈肩随及脊疳等。观察腰部活动是否自如，有无局部的拘挛、活动受限等

4. 望四肢　见表6-5。

表6-5　望四肢操作

四肢	操　作
手足	注意观察肢体有无萎缩、肿胀的情况，四肢各个关节有无肿大、变形，小腿有无青筋暴露，下肢有无畸形，肢体有无运动不灵，手足有无颤动、蠕动、拘急及抽搐的情况，高热神昏的患者还应观察其有无扬手掷足的情况。对于病重神昏的患者，还应注意观察有无循衣摸床、撮空理线等异常动作
手掌	注意观察手掌的厚薄、润燥以及有无脱屑、水疱、皲裂的情况
鱼际	观察患者鱼际（大指本节后丰满处）是丰满还是瘦削，颜色有无发青、红赤等情况
指趾	①观察手指有无挛急、变形，脚趾皮肤有无变黑、溃烂，趾节有无脱落。②注意爪甲颜色是粉红（正常）还是淡白、鲜红、深红、青紫或紫黑。③为观察气血运行是否流畅，医者可用拇指、食指按压患者手指爪甲，并随即放手，观察其甲色变化情况及速度。若按之色白，放手即红，说明气血流畅，其病较轻；反之，按之色白，放之不即红者为气血不畅之象，病情较重

5. 望二阴　见表6-6。

表6-6　望二阴操作

二阴	操　作
前阴	观察男性的阴茎、阴囊和睾丸有无肿胀、内缩及其他异常的形色改变。观察女性的外阴部有无肿胀、溃疡、肿瘤、畸形及分泌物等
后阴	观察肛门及其周围有无肿物、脱出物以及红肿、分泌物等，注意有无肛痈、肛裂、痔瘘、脱肛等

6. 望皮肤　观察皮肤的色泽、润燥、形质等，注意有无肌肤颜色的异常，是否出现肌肤干燥、甲错，以及有无斑、疹、水疱、疮疡等。

7. 望排出物　观察患者的痰、涎、涕、唾、月经、带下、大便、小便、呕吐物等分泌物、排泄物、病理产物的形、色、质、量等。望排出物总的规律是色白质稀者属虚寒，色黄质稠者属实热。

8. 望小儿食指络脉　医生用左手拇指和食指握住小儿食指末端，以右手拇指在小儿食指掌侧前缘从指尖向指根部推擦数次，即从命关向气关、风关直推，络脉愈推愈明显，直至医者可以看清络脉为止，注意用力要适中，以络脉可以显见为宜。病重患儿，络脉十分显著，不推即可观察。观察络脉显现部位的浅深（浮沉）及所在食指的位置，络脉的形状（络脉支数的多少、络脉的粗细等）、色泽（红、紫、青、黑）及淡滞（浅淡、浓滞）。正常小儿食指络脉的表现：浅红微黄，隐现于风关之内，既不明显浮露，也不超出风关。对小儿异常食指络脉的观察，应注意其沉浮、颜色、长短、形状4个方面的变化。

9. 望舌

（1）望舌方法

1）望舌时，医者的姿势可略高于患者，保证视野平面略高于患者的舌面，以便俯视舌面。

2）望舌时，注意光线必须直接照射于舌面，使舌面明亮，以便于正确进行观察。

3）先察舌质，再察舌苔。察舌质时先察舌色，再察舌形，次察舌态。察舌苔时，先察苔色，再察苔质，次察舌苔分布。对舌分部观察时，先看舌尖，再看舌中舌边，最后观察舌根部。

4）望舌时做到迅速敏捷，全面准确，时间不可太长，一般不宜超过30秒。若一次望舌判断不准确，可让患者休息3～5分钟后重新望舌。

5）对患者伸舌时不符合要求的姿势，医生应予以纠正，如伸舌时过分用力；患者伸舌时，用牙齿刮舌面；伸舌时，口未充分张开，只露出舌尖；舌体伸出时舌边、舌尖上卷，或舌肌紧缩，或舌体上翘，或左右歪斜等，影响舌面充分暴露。

6）当舌苔过厚，或者出现与病情不相符合的苔质、苔色，为了确定其有根、无根，或是否染苔等，可结合揩舌或刮舌方法，也可直接询问患者在望舌前的饮食、服用药物等情况，以便正确判断。①揩舌：医生用消毒纱布缠绕右手食指2圈，蘸少许清洁水，力量适中，从舌根向舌尖揩抹3～5次。②刮舌：医生用消毒的压舌板边缘，以适中的力量，在舌面上从舌根向舌尖刮3～5次。

7）望舌过程中还可穿插对舌部味觉、感觉等情况的询问，以便全面掌握舌诊资料。

8）观察舌下络脉时，应按照下述方法进行：①嘱患者尽量张口，舌尖向上腭方向翘起并轻轻抵于上腭，舌体自然放松，勿用力太过，使舌下络脉充分暴露，便于观察。②首先观察舌系带两侧大络脉的颜色、长短、粗细，有无怒张、弯曲等异常改变，然后观察周围细小络脉的颜色和形态有无异常。

（2）望舌内容

1）望舌质：见表6-7。

表6-7　望舌质临床意义

类别	名称	临床意义
舌神	荣舌（有神舌）	阴阳气血精神皆足，生机乃旺，虽病也是善候，预后较好
	枯舌（无神舌）	阴阳气血精神皆衰，生机已微，预后较差
舌色	淡红舌	见于健康之人；或外感初起，病情轻浅，气血内脏未伤
	淡白舌	主气血两虚，阳虚
	红舌	主实热，阴虚
	绛舌	主里热亢盛，阴虚火旺
	青紫舌	主血行不畅
舌形	老舌	主实证
	嫩舌	主虚证
	胖大舌	主水湿内停，痰湿热毒上泛
	瘦薄舌	主气血阴液不足
	点、刺舌	提示脏腑热极，或血分热盛
	裂纹舌	主阴血亏虚
	齿痕舌	主脾虚，水湿内停证
舌态	强硬舌	热入心包；或高热伤津；或风痰阻络
	痿软舌	伤阴，或气血俱虚
	颤动舌	肝风内动
	歪斜舌	中风，喑痱，或中风先兆
	吐弄舌	心、脾二经有热，或疫毒攻心，或正气已绝，或为动风先兆，或小儿智力发育不全
	短缩舌	寒凝筋脉，气血俱虚，痰浊内蕴，热盛伤津

2）望舌下络脉：见表6-8。

表6-8　望舌下络脉临床意义

内容	表　现	临床意义
正常络脉	舌下络脉，由细到粗，颜色呈淡紫色，少有迂曲	气血充盈，运行正常
异常络脉	舌下络脉粗胀，呈青紫、绛、绛紫、紫黑色	均为瘀血的征象。可因气滞、寒凝、热郁、痰湿、气虚、阳虚等所致，需结合其他症状进行分析
	舌下细小络脉呈暗红色或紫色网络	
	舌下络脉曲张如紫色珠子、大小不等的结节改变	
	舌下络脉短而细，周围小络脉不明显，舌色偏淡者	多属气血不足

3）望舌苔：见表6-9。

表6-9　望舌苔临床意义

舌苔		临床意义
苔质	薄苔	正常舌苔；疾病轻浅，主外感表证，或内伤轻病
	厚苔	主邪盛入里，或内有痰湿、食积等
	润苔	正常舌苔；津液未伤，多见于风寒表证，湿证初起，食滞，瘀血等
	滑苔	主寒证，湿证，痰饮
	燥苔	提示津液已伤；津液输布障碍
	糙苔	多见于热盛伤津之重症
	腻苔	湿浊，痰饮，食积，湿热
	腐苔	食积胃肠，痰浊内蕴
	剥落苔	胃气大伤，胃阴枯竭，气血两虚
	真苔	病之初起、中期为胃气壅实，病邪较重；久病为胃气尚存
	假苔	新病为邪浊渐聚，病情轻浅；久病为胃气匮乏，病情危重
苔色	白苔	主表证、寒证、湿证
	黄苔	主里证、热证
	灰黑苔	主阴寒内盛，或里热炽盛

二、闻诊

（一）听声音

见表6-10。

表6-10　听声音操作

内容	操　　作
语声	注意听患者发声的有无，声音的高低、强弱及清浊等，以判断患者有无喑哑、失音、语声重浊等
语言	对于神志不清的患者，要注意听患者有无说话、说话的多少及其声音的高低等，以判断属于谵语或郑声。对于神志清楚的患者，在与其进行语言交流中，要注意听辨患者的言辞表达与应答能力有无异常，吐词是否清晰流利，说话的多少，说话声音的高低等，以鉴别患者是否存在独语、错语、狂言、言謇及是否喜欢讲话等
呼吸、咳嗽	听辨患者气息出入的快慢、深浅、强弱、粗细及其他声音等，以鉴别患者是否存在喘、哮、短气、少气等异常表现。对于有咳嗽的患者，要注意听辨其咳声的大小，是否具有重浊、沉闷、不扬、清脆等特征，是否属于阵发性痉挛性咳嗽及犬吠样咳嗽，有无痰声等。必要时可借助听诊器听取肺部呼吸音有无异常、有无啰音等
呕吐、呃逆、嗳气、太息	注意听辨其声音的大小、出现的频率等
肠鸣	听辨肠鸣音的多少、强弱等，必要时可借助听诊器听取腹部，以辨别有无肠鸣音异常

（二）嗅气味

见表6-11。

表6-11 嗅气味临床意义

异常气味		临床意义
口气	口臭	口腔不洁、龋齿或消化不良
	口气臭秽	胃热
	口气酸臭	食滞胃肠
	口气腐臭	内有疮疡溃脓或牙疳病
汗气	汗气腥膻	风湿热邪久蕴皮肤
	汗气臭秽	瘟疫病热毒内盛
	腋下汗气膻臊	湿热郁蒸（狐臭）
呕吐物	呕吐物清稀无气味	胃寒
	呕吐物酸臭而秽浊	胃热
	呕吐脓血气味腥臭	肠痈
大便	臭秽难闻	肠有郁热
	溏泻而腥	脾胃虚寒
	臭如败卵，矢气酸臭	食积大肠
小便	臊臭，黄赤混浊	膀胱湿热
	散发烂苹果样气味	消渴病
月经	经血臭秽	热证
	经血气腥	寒证
带下	臭秽黄稠	湿热
	腥臭清稀	寒湿
	奇臭而色杂	多为癌病
病室气味	臭气触人	瘟疫病
	病室尸臭气	脏腑衰败
	病室血腥气	失血证或术后
	病室腐臭气	溃腐疮疡
	病室尿臊气	水肿病晚期
	病室有烂苹果气味	消渴病晚期

三、脉诊

（一）脉诊的方法

1. 患者体位　患者应取正坐位或仰卧位，前臂自然向前平展，与心脏置于同一水平，手腕伸直，手掌向上，手指微微弯曲，在腕关节下面垫一松软的脉枕，使寸口部位充分伸展，局部气血通畅，便于诊察脉象。

2. 医生的指法　见表6-12。

表 6-12　医生的指法操作

指法		操作
选指		用左手或右手的食指、中指和无名指 3 个手指指目诊察，手指指端要平齐，即三指平齐，手指略呈弓形，与受诊者体表约成 45°为宜
布指		中指定关，医生先以中指按在掌后高骨内侧动脉处，然后食指按在关前（腕侧）定寸，环指按在关后（肘侧）定尺。布指的疏密要与患者手臂长短与医生手指粗细相适应，如患者的手臂长或医者手指较细，布指宜疏，反之宜密。定寸时可选取太渊穴所在位置（腕横纹上），定尺时可考虑按寸到关的距离确定关到尺的长度以明确尺的位置
运指	举法	医生用较轻的指力，按在寸口脉搏跳动部位，以体察脉搏部位的方法，亦称“轻取”或“浮取”
	按法	医生用较重的指力，甚至按到筋骨，体察脉象的方法。此法又称“重取”或“沉取”。医生手指用力适中，按至肌肉以体察脉象的方法称为“中取”
	寻法	切脉时指力从轻到重，或从重到轻，左右推寻，调节最适当指力的方法。在寸口三部细细寻找脉动最明显的部位，统称寻法
	循法	切脉时三指沿寸口脉长轴循行，诊察脉之长短，比较寸关尺三部脉象的特点
	总按	三指同时用力诊脉的方法。从总体上辨别寸关尺三部和左右两手脉象的形态、脉位的浮沉等。总按时一般指力均匀，但亦有三指用力不一致的情况
	单诊	用一个手指诊察一部脉象的方法。主要用于分别了解寸、关、尺各部脉象的形态特征

3. 平息　医生在诊脉时注意调匀呼吸，即所谓“平息”。一方面，医生保持呼吸调匀，清心宁神，可以自己的呼吸计算患者的脉搏至数；另一方面，平息有利于医生思想集中，可以仔细地辨别脉象。

4. 切脉时间　一般每次诊脉每手应不少于 1 分钟，两手以 3 分钟左右为宜。

5. 小儿脉诊法　见表 6-13。

表 6-13　小儿的脉诊法操作

年龄	操作
3 岁以下	用右手大拇指按于小儿掌后高骨部脉上，不分三部，以定至数为主
3～5 岁	以高骨中线为关，以一指向两侧转动以寻察三部
6～8 岁	可挪动拇指诊三部
9～10 岁	可以次第下指，依寸、关、尺三部诊脉
10 岁以上	按成人三部脉法进行辨析

（二）操作技巧

1. 正常脉象的八要素特征　见表 6-14。

表 6-14　正常脉象的八要素特征

脉象的八要素	特征
脉位	脉位居中，不浮不沉
脉率	脉一息四至或五至，相当于每分钟 72～80 次
脉律	节律均匀整齐
脉宽	脉大小适中
脉长	脉长短适中，不越本位
脉势	脉搏有力，寸关尺三部均可触及，沉取不绝
紧张度	脉应指有力而不失柔和
流利度	脉势和缓，从容流利

2. 脉象与主病 见表6-15。

表6-15 脉象与主病

脉纲	脉名	脉 象	主 病
浮脉类	浮脉	举之有余，按之不足	表证，亦见于虚阳浮越证
	洪脉	脉体宽大，充实有力，来盛去衰	热盛
	濡脉	浮细无力而软	虚证，湿困
	散脉	浮取散漫而无根，伴至数或脉力不匀	元气离散，脏气将绝
	芤脉	浮大中空，如按葱管	失血，伤阴之际
	革脉	浮而搏指，中空边坚	亡血、失精、半产、崩漏
沉脉类	沉脉	轻取不应，重按始得	里证
	伏脉	重按推至筋骨始得	邪闭、厥病、痛极
	弱脉	沉细无力而软	阳气虚衰、气血俱虚
	牢脉	沉按实大弦长	阴寒内积、疝气、癥积
迟脉类	迟脉	一息不足四至	寒证，亦见于邪热结聚
	缓脉	一息四至，脉来怠缓	湿病，脾胃虚弱，亦见于平人
	涩脉	往来艰涩，迟滞不畅	精伤、血少，气滞、血瘀，痰食内停
	结脉	迟而时一止，止无定数	阴盛气结，寒痰瘀血，气血虚衰
数脉类	数脉	一息五至以上，不足七至	热证，里虚证
	疾脉	脉来急疾，一息七八至	阳极阴竭，元气欲脱
	促脉	数而时一止，止无定数	阳热亢盛，瘀滞、痰食停积，脏气衰败
	动脉	脉短如豆，滑数有力	疼痛，惊恐
虚脉类	虚脉	举按无力，应指松软	气血两虚
	细脉	脉细如线，应指明显	气血俱虚，湿证
	微脉	极细极软，似有似无	气血大虚，阳气暴脱
	代脉	迟而中止，止有定数	脏气衰微，疼痛、惊恐、跌仆损伤
	短脉	首尾俱短，不及本部	有力主气郁，无力主气损
实脉类	实脉	举按充实而有力	实证，健康
	滑脉	往来流利，应指圆滑	痰湿、食积、实热，青壮年，孕妇
	弦脉	端直以长，如按琴弦	肝胆病、疼痛、痰饮等，老年健康者
	紧脉	绷急弹指，状如转索	实寒证、疼痛、宿食
	长脉	首尾端直，超过本位	阳气有余，阳证、热证、实证，健康
	大脉	脉体宽大，无汹涌之势	健康人，或病进

四、按诊

（一）按诊

1. 体位

（1）对于皮肤、手足、腧穴的按诊，医生多以坐或站立的形式，面对患者被诊部位，用左手稍扶病体，右手进行触摸按压诊察部位。

（2）对于胸腹、腰部或下肢的诊察，医生多以站位站立于患者的右侧或左侧进行操作。

2. 手法 见表6-16。

表 6-16 按诊手法操作

<table>
<tr><th colspan="3">手 法</th><th>操 作</th></tr>
<tr><td colspan="3">触法</td><td>用手指或手掌轻触患者局部皮肤（如额部、四肢部、胸腹部等），以检查肌肤的凉热、润燥</td></tr>
<tr><td colspan="3">摸法</td><td>用手指或手掌稍用力寻抚局部（如胸腹、腧穴、肿胀的部位等），以检查局部的感觉、有无压痛及肿物的形态与大小等</td></tr>
<tr><td colspan="3">按法</td><td>用手指或手掌重力按压或推寻局部（如胸部、腹部、脊柱、肿胀部位、肌肉丰厚处等），以检查深部有无疼痛、肿块，以及肿块的活动程度、肿胀的程度及范围大小等</td></tr>
<tr><td rowspan="3">叩法</td><td colspan="2">直接叩击法</td><td>用手直接叩击或拍打患者体表部位，根据叩击音及手指下的感觉来判断检查部位的情况</td></tr>
<tr><td rowspan="2">间接叩击法</td><td>掌拳叩击法</td><td>用左手掌平贴在患者的被诊部位，右手握空拳叩击左手背，同时询问患者的感觉，注意观察患者的反应。主要用于检查腰背部等肌肉较为丰厚的部位</td></tr>
<tr><td>指指叩击法</td><td>用左手中指的第 2 指节紧贴在患者需检查部位的体表，其余手指略微抬起，右手指自然弯曲，中指弯曲约 90°，垂直叩在左手第 2 指节前端。叩击时应借用手腕活动的力量，灵活、短促，每叩一下，右手迅速抬起，以连续叩击两三下，而后略微停顿的节奏进行。每叩击数次，左手即向前或向后移动，右手也随之移动，根据不同部位的声音变化进行诊察。主要用于胸、胁、脘、腹及背部的检查</td></tr>
</table>

（二）特色按诊法

见表 6-17。

表 6-17 特色按诊法操作

按诊法	操 作
虚里按诊法	一般患者采取坐位和仰卧位，医生位于患者右侧，用右手全掌或指腹平抚左乳下第 4、5 肋间，乳头下稍内侧的心尖搏动处，并调节压力，注意诊察其动气之强弱、至数和聚散等
结节与疮疡按诊	①医生位于患者右侧，右手手指自然并拢，掌面平贴肌肤之上轻轻滑动，以诊肌肤的寒热、润燥、滑涩，有无皮疹、结节、肿胀、疼痛等。若发现有结节时，应对结节进一步按诊，可用右手拇指与食指寻其结节边缘及根部，以确定结节的大小、形态、软硬程度、活动情况等。②若诊察有肿胀时，医生应用右手拇指或食指在肿胀部位进行按压，以掌握肿胀的范围、性质等。③疮疡按诊，医生可将两手拇指和食指自然伸出，其余 3 指自然屈曲，用两食指寻按疮疡根底及周围肿胀状况，未破溃的疮疡，可用两手食指对应夹按，或用一食指轻按疮疡顶部，另一食指置于疮疡旁侧，诊其软硬，有无波动感，以了解成脓的程度
尺肤诊	按尺肤时受检者可采取坐位或仰卧位。诊左尺肤时，医生用右手握住患者上臂近肘处，左手握住患者手掌，同时向桡侧转前臂，使前臂内侧面向上平放，尺肤部充分暴露，医生用指腹或手掌平贴尺肤处并上下滑动来感觉尺肤的寒热、滑涩、缓急（紧张度）。诊右尺肤时，医生操作手法同上，左、右手置换位置，方向相反

经典试题

1.（2022）叙述并演示望小儿食指络脉的操作方法。

【参考答案】

让家长抱小儿于光线明亮处，医生用左手拇指和食指握住小儿食指末端，以右手拇指在小儿食指掌侧前缘从指尖向指根部推擦数次，即从命关向气关、风关直推，络脉愈推愈明显，直至医者可以看清络脉为止，注意用力要适中，以络脉可以显见为宜。病重患儿，络脉十分显著，不推即可观察。

2.（2022、2021、2020、2019、2018、2017、2016、2015、2014、2010）叙述并演示脉诊的操作方法，汇报诊查结果并说明其脉象特征及临床意义。

【参考答案】

（1）患者体位：患者应取正坐位或仰卧位，前臂自然向前平展，与心脏置于同一水平，手腕伸直，手掌向上，手指微微弯曲，在腕关节下面垫一松软的脉枕，使寸口部位充分伸展，局部气血畅通，便于诊察脉象。

（2）医生指法：①选指。医生用左手或右手的食指、中指和环指3个手指指目诊察，指目是指尖和指腹交界棱起之处，是手指触觉较灵敏的部位。诊脉者的手指指端要平齐，即三指平齐，手指略呈弓形，与受诊者体表约成45°为宜，这样的角度可以使指目紧贴于脉搏搏动处。②布指。中指定关，医生先以中指按在掌后高骨内侧动脉处，然后食指按在关前（腕侧）定寸，环指按在关后（肘侧）定尺。布指的疏密要与患者手臂长短与医生手指粗细相适应，如患者的手臂长或医者手指较细，布指宜疏，反之宜密。定寸时可选取太渊穴所在位置（腕横纹上），定尺时可考虑按寸到关的距离确定关到尺的长度以明确尺的位置，寸关尺不是一个点，而是一段脉管的诊察范围。③运指。医生运用指力的轻重、挪移及布指变化以体察脉象，常用的指法有举、按、寻、循、总按和单诊等，注意诊察患者的脉位（浮沉、长短）、脉次（至数与均匀度）、脉形（大小、软硬、紧张度等）、脉势（强弱与流利度）及左右手寸关尺各部表现。

（3）平息：医生在诊脉时注意调匀呼吸，即所谓“平息”。一方面医生保持呼吸调匀，清心宁神，可以自己的呼吸计算患者的脉搏至数；另一方面，平息有利于医生思想集中，可以仔细地辨别脉象。

（4）切脉时间：一般每次诊脉每手应不少于1分钟，两手以3分钟左右为宜。诊脉时应注意每次诊脉的时间至少应在五十动，一则有利于仔细辨别脉象变化，再则切脉时初按和久按的指感有可能不同，对临床辨证有一定意义，所以切脉的时间要适当长些。

（5）脉象特征及临床意义可根据实际情况分析。

3.（2023、2022、2021、2020、2019、2018、2017、2015、2014）叙述并演示舌诊的操作方法，汇报诊查结果并说明其舌象特征及临床意义。

【参考答案】

（1）望舌时，医者的姿势可略高于患者，保证视野平面略高于患者的舌面，以便俯视舌面。

（2）望舌时，注意光线必须直接照射于舌面，使舌面明亮，以便于正确进行观察。

（3）先察舌质，再察舌苔。察舌质时先察舌色，再察舌形，次察舌态。察舌苔时，先察苔色，再察苔质，次察舌苔分布。对舌分部观察时，先看舌尖，再看舌中舌边，最后观察舌根部。

（4）望舌时做到迅速敏捷，全面准确，时间不可太长，一般不宜超过30秒，若一次望舌判断不准确，可让患者休息3～5分钟后重新望舌。

（5）对患者伸舌时不符合要求的姿势，医生应予以纠正，如伸舌时过分用力；患者伸舌时，用牙齿刮舌面；伸舌时，口未充分张开，只露出舌尖；舌体伸出时舌边、尖上卷，或舌肌紧缩，或舌体上翘，或左右歪斜等，影响舌面充分暴露。

（6）当舌苔过厚，或者出现与病情不相符合的苔质、苔色，为了确定其有根、无根，或是否染苔等，可结合揩舌或刮舌方法，也可直接询问患者在望舌前的饮食、服用药物等情况，以便正确判断。①揩舌：医生用消毒纱布缠绕右手食指两圈，蘸少许清洁水，力量适中，从舌根向舌尖揩抹3～5次。②刮舌：医生用消毒的压舌板边缘，以适中的力量，在舌面上从舌根向舌尖刮3～5次。

（7）望舌过程中还可穿插对舌部味觉、感觉等情况的询问，以便全面掌握舌诊资料。

（8）观察舌下络脉时，应按照下述方法进行：①嘱患者尽量张口，舌尖向上腭方向翘起并轻轻抵于上腭，舌体自然放松，勿用力太过，使舌下络脉充分暴露，便于观察。②首先观察舌系带两侧大络脉的颜色、长短、粗细，有无怒张、弯曲等异常改变，然后观察周围细小络脉的颜色和形态有无异常。

（9）舌象特征及临床意义可根据实际情况分析。

4.（2016、2015）叙述并演示尺肤诊的操作方法。

【参考答案】

按尺肤时受检者可采取坐位或仰卧位。诊左尺肤时，医生用右手握住患者上臂近肘处，左手握住患者手掌，同时向桡侧转前臂，使前臂内侧面向上平放，尺肤部充分暴露，医生用指腹或手掌平贴尺肤处并上下滑动来感觉尺肤的寒热、滑涩、缓急（紧张度）。诊右尺肤时，医生操作手法同上，左、右手置换位置，方向相反。

5.（2016、2014）叙述并演示小儿脉诊的操作方法。

【参考答案】

用左手握住小儿的手，对3岁以下小儿，可用右手大拇指按于小儿掌后高骨部脉上，不分三部，以定至数为主。3～5岁小儿，以高骨中线为关，以一指向两侧转动以寻查三部。6～8岁小儿，可挪动拇指诊三部。9～10岁，可以次第下指，依寸、关、尺三部诊脉。10岁以上，按成人三部脉法进行辨析。

6.（2016、2015、2013、2010）叙述并演示脉诊布指的操作方法。

【参考答案】

中指定关，医生先以中指按在掌后高骨内侧动脉处，然后食指按在关前（腕侧）定寸，环指按在关后（肘侧）定尺。布指的疏密要与患者手臂长短及医生手指粗细相适应，如患者的手臂长或医者手指较细，布指宜疏，反之宜密。定寸时可选取太渊穴所在位置（腕横纹上），定尺时可考虑按寸到关的距离确定关到尺的长度以明确尺的位置，寸关尺不是一个点，而是一段脉管的诊察范围。

7.（2016）叙述并演示腹部望诊的操作方法。

【参考答案】

观察腹部是否平坦，注意有无胀大、凹陷及局部膨隆。观察腹式呼吸是否存在或有无异常。观察腹壁有无青筋暴露、怒张及突起等。

8.（2016、2015、2014）叙述并演示虚里按诊的操作方法。

【参考答案】

虚里即心尖搏动处，位于左乳下第四、五肋间，乳头下稍内侧，为诸脉之所宗，按虚里可了解宗气之强弱，疾病之虚实，预后之吉凶。虚里按诊时，一般患者采取坐位和仰卧位，医生位于患者右侧，用右手全掌或指腹平抚左乳下第四、五肋间，乳头下稍内侧的心尖搏动处，并调节压力，注意诊察其动气之强弱、至数和聚散等。按诊内容包括有无搏动、搏动部位及范围、搏动强度和节律、频率、聚散等。

9.（2014、2013）叙述并演示脉诊运指的操作方法。

【参考答案】

医生运用指力的轻重、挪移及布指变化以体察脉象，常用的指法有举、按、寻、循、总按和单诊等，注意诊察患者的脉位（浮沉、长短）、脉次（至数与均匀度）、脉形（大小、软硬、紧张度等）、脉势（强弱与流利度）及左右手寸关尺各部表现。

10.（2014）叙述并演示脉诊时患者的体位。

【参考答案】

患者应取正坐位或仰卧位，前臂自然向前平展，与心脏置于同一水平，手腕伸直，手掌向上，手指微微弯曲，在腕关节下面垫一松软的脉枕，使寸口部位充分伸展，局部气血畅通，便于诊察脉象。

第二节　针灸常用腧穴定位

考点点拨

一、手太阴肺经

手太阴肺经定位见表6-18。

表6-18　手太阴肺经定位

名称	定　位	
尺泽	在肘区，肘横纹上，肱二头肌腱桡侧缘凹陷中	
孔最	在前臂	腕掌侧远端横纹上7寸，尺泽与太渊连线上
列缺	在前臂	腕掌侧远端横纹上1.5寸，拇短伸肌腱与拇长展肌腱之间，拇长展肌腱沟的凹陷中
鱼际	在手外侧，第1掌骨桡侧中点赤白肉际处	
少商	在手指，拇指末节桡侧，指甲根角侧上方0.1寸	

1. 尺泽

定位：在肘区，肘横纹上，肱二头肌腱桡侧缘凹陷中。

操作：直刺0.8～1.2寸，或点刺出血。

2. 孔最

定位：在前臂前区，腕掌侧远端横纹上7寸，尺泽与太渊连线上。

操作：直刺0.5～1.0寸。

3. 列缺

定位：在前臂，腕掌侧远端横纹上1.5寸，拇短伸肌腱与拇长展肌腱之间，拇长展肌腱沟的凹陷中。简便取穴法：两手虎口自然平直交叉，一手食指按在另一手桡骨茎突上，指尖下凹陷中是穴。

操作：向肘部斜刺0.5～0.8寸。

4. 鱼际

定位：在手外侧，第1掌骨桡侧中点赤白肉际处。

操作：直刺0.5～0.8寸。

5. 少商

定位：在手指，拇指末节桡侧，指甲根角侧上方0.1寸。

操作：浅刺0.1寸，或点刺出血。

二、手阳明大肠经

手阳明大肠经定位见表6-19。

表6-19 手阳明大肠经定位

名称	定　位
商阳	在手指，食指末节桡侧，指甲根角侧上方0.1寸
合谷	在手背，第2掌骨桡侧的中点处
手三里	在前臂，肘横纹下2寸处，阳溪穴与曲池穴连线上
曲池	在肘区，尺泽与肱骨外上髁连线的中点处
肩髃	在三角肌区，肩峰外侧缘前端与肱骨大结节两骨间凹陷中
迎香	在面部，鼻翼外缘中点旁，鼻唇沟中

1. 商阳

定位：在手指，食指末节桡侧，指甲根角侧上方0.1寸。

操作：浅刺0.1寸，或点刺出血。

2. 合谷

定位：在手背，第2掌骨桡侧的中点处。

操作：直刺0.5～1.0寸，孕妇不宜针灸。

3. 手三里

定位：在前臂，肘横纹下2寸处，阳溪穴与曲池穴连线上。

操作：直刺0.8～1.2寸。

4. 曲池

定位：在肘区，尺泽与肱骨外上髁连线的中点处。

操作：直刺1.0～1.5寸。

5. 肩髃

定位：在三角肌区，肩峰外侧缘前端与肱骨大结节两骨间凹陷中。

操作：直刺或向下斜刺0.8～1.5寸。

6. 迎香

定位：在面部，鼻翼外缘中点旁，鼻唇沟中。

操作：略向内上方斜刺或平刺0.3～0.5寸。

三、足阳明胃经

足阳明胃经定位见表6-20。

表6-20 足阳明胃经定位

名称	定　位	
地仓	在面部	口角旁开0.4寸（指寸）
下关		颧弓下缘中央与下颌切迹之间凹陷中
头维	在头部，额角发际直上0.5寸，头正中线旁开4.5寸	
天枢	在腹部，横平脐中，前正中线旁开2寸	
梁丘	在股前区，髌底上2寸，股外侧肌与股直肌肌腱之间	
犊鼻	在膝前区，髌韧带外侧凹陷中	
足三里	在小腿外侧	犊鼻下3寸，犊鼻与解溪连线上
上巨虚		犊鼻下6寸，犊鼻与解溪连线上
条口		犊鼻下8寸，犊鼻与解溪连线上
丰隆		外踝尖上8寸，胫骨前肌外缘
内庭	在足背，第2、3趾间，趾蹼缘后方赤白肉际处	

1. 地仓

定位：在面部，口角旁开0.4寸（指寸）。

操作：斜刺或平刺0.3～0.8寸。可向颊车穴透刺。

2. 下关

定位：在面部，颧弓下缘中央与下颌切迹之间凹陷中。

操作：直刺0.5～1.0寸。

3. 头维

定位：在头部，额角发际直上0.5寸，头正中线旁开4.5寸。

操作：平刺0.5～1.0寸。

4. 天枢

定位：在腹部，横平脐中，前正中线旁开2寸。

操作：直刺1.0～1.5寸。

5. 梁丘

定位：在股前区，髌底上2寸，股外侧肌与股直肌肌腱之间。

操作：直刺1.0～1.2寸。

6. 犊鼻

定位：在膝前区，髌韧带外侧凹陷中。

操作：向后内斜刺0.5～1.0寸。

7. 足三里

定位：在小腿外侧，犊鼻下3寸，犊鼻与解溪连线上。

操作：直刺1～2寸。

8. 上巨虚

定位：在小腿外侧，犊鼻下6寸，犊鼻与解溪连线上。

操作：直刺 1 ~2 寸。

9. 条口

定位：在小腿外侧，犊鼻下 8 寸，犊鼻与解溪连线上。

操作：直刺 1.0 ~1.5 寸。

10. 丰隆

定位：在小腿外侧，外踝尖上 8 寸，胫骨前肌外缘。

操作：直刺 1.0 ~1.5 寸。

11. 内庭

定位：在足背，第 2、3 趾间，趾蹼缘后方赤白肉际处。

操作：直刺或斜刺 0.5 ~0.8 寸，可灸。

四、足太阴脾经

足太阴脾经定位见表 6-21。

表 6-21 足太阴脾经定位

<table>
<tr><th>名称</th><th colspan="2">定 位</th></tr>
<tr><td>公孙</td><td colspan="2">在跖区，第 1 跖骨底的前下缘赤白肉际处</td></tr>
<tr><td>三阴交</td><td rowspan="3">在小腿内侧</td><td>内踝尖上 3 寸，胫骨内侧缘后际</td></tr>
<tr><td>地机</td><td>阴陵泉下 3 寸，胫骨内侧缘后际</td></tr>
<tr><td>阴陵泉</td><td>胫骨内侧髁下缘与胫骨内侧缘之间的凹陷中</td></tr>
<tr><td>血海</td><td colspan="2">在股前区，髌底内侧端上 2 寸，股内侧肌隆起处</td></tr>
<tr><td>大横</td><td colspan="2">在腹部，脐中旁开 4 寸</td></tr>
</table>

1. 公孙

定位：在跖区，第 1 跖骨底的前下缘赤白肉际处。

操作：直刺 0.6 ~1.2 寸。

2. 三阴交

定位：在小腿内侧，内踝尖上 3 寸，胫骨内侧缘后际。

操作：直刺 1.0 ~1.5 寸。孕妇禁针。

3. 地机

定位：在小腿内侧，阴陵泉下 3 寸，胫骨内侧缘后际。

操作：直刺 1 ~2 寸。

4. 阴陵泉

定位：在小腿内侧，胫骨内侧髁下缘与胫骨内侧缘之间的凹陷中。

操作：直刺 1 ~2 寸。

5. 血海

定位：在股前区，髌底内侧端上 2 寸，股内侧肌隆起处。简便取穴法：患者屈膝，医者以左手掌心按于患者右膝髌骨上缘（或者右手掌心按于患者左膝髌骨上缘），食、中、环指和小指向上伸直，拇指约成 45°斜置，拇指尖下是穴。

操作：直刺 1.0 ~1.5 寸。

6. 大横

定位：在腹部，脐中旁开 4 寸。

操作：直刺 1 ~2 寸。

五、手少阴心经

手少阴心经定位见表 6-22。

表 6-22 手少阴心经定位

名称	定 位
通里	在前臂前区，腕掌侧远端横纹上 1 寸，尺侧腕屈肌腱的桡侧缘
神门	在腕前区，腕掌侧远端横纹尺侧端，尺侧腕屈肌腱的桡侧缘
少府	在手掌，横平第 5 掌指关节近端，第 4、5 掌骨之间

1. 通里

定位：在前臂前区，腕掌侧远端横纹上 1 寸，尺侧腕屈肌腱的桡侧缘。

操作：直刺 0.5 ~1.0 寸。

2. 神门

定位：在腕前区，腕掌侧远端横纹尺侧端，尺侧腕屈肌腱的桡侧缘。

操作：直刺 0.3 ~0.5 寸。

3. 少府

定位：在手掌，横平第 5 掌指关节近端，第 4、5 掌骨之间。

操作：直刺 0.3 ~0.5 寸。

六、手太阳小肠经

手太阳小肠经定位见表 6-23。

表 6-23 手太阳小肠经定位

名称	定 位
后溪	在手内侧，第 5 掌指关节尺侧近端赤白肉际凹陷中
养老	在前臂后区，腕背横纹上 1 寸，尺骨头桡侧凹陷中
天宗	在肩胛区，肩胛冈中点与肩胛骨下角连线的上 1/3 与下 2/3 交点凹陷中
听宫	在面部，耳屏正中与下颌骨髁状突之间的凹陷中

1. 后溪

定位：在手内侧，第5掌指关节尺侧近端赤白肉际凹陷中。

操作：直刺0.5~1.0寸。治手指挛痛可透刺合谷穴。

2. 养老

定位：在前臂后区，腕背横纹上1寸，尺骨头桡侧凹陷中。

操作：直刺或斜刺0.5~0.8寸。

3. 天宗

定位：在肩胛区，肩胛冈中点与肩胛骨下角连线的上1/3与下2/3交点凹陷中。

操作：直刺或斜刺0.5~1.0寸。遇到阻力不可强行进针。

4. 听宫

定位：在面部，耳屏正中与下颌骨髁状突之间的凹陷中。

操作：张口，直刺1.0~1.5寸。

七、足太阳膀胱经

足太阳膀胱经定位见表6-24。

表6-24　足太阳膀胱经定位

名称	定　位	
攒竹	在面部，眉头凹陷中，额切迹处	
天柱	在颈后区，横平第2颈椎棘突上际，斜方肌外缘凹陷中	
肺俞	在脊柱区	第3胸椎棘突下，后正中线旁开1.5寸
膈俞		第7胸椎棘突下，后正中线旁开1.5寸
胃俞		第12胸椎棘突下，后正中线旁开1.5寸
肾俞		第2腰椎棘突下，后正中线旁开1.5寸
大肠俞		第4腰椎棘突下，后正中线旁开1.5寸
次髎	在骶区，正对第2骶后孔中	
委中	在膝后区，腘横纹中点	
膏肓	在脊柱区，第4胸椎棘突下，后正中线旁开3寸	
秩边	在骶区，横平第4骶后孔，骶正中嵴旁开3寸	
承山	在小腿后区，腓肠肌两肌腹与肌腱交角处	
昆仑	在踝区	外踝尖与跟腱之间的凹陷中
申脉		外踝尖直下，外踝下缘与跟骨之间凹陷中
至阴	在足趾，小趾末节外侧，趾甲根角侧后方0.1寸（指寸）	

1. 攒竹

定位：在面部，眉头凹陷中，额切迹处。

操作：可向眉中或向眼眶内缘平刺或斜刺0.5~0.8寸，或直刺0.2~0.3寸。禁灸。

2. 天柱

定位：在颈后区，横平第2颈椎棘突上际，斜方肌外缘凹陷中。

操作：直刺或斜刺0.5~0.8寸，不可向内上方深刺，以免伤及延髓。

3. 肺俞

定位：在脊柱区，第3胸椎棘突下，后正中线旁开1.5寸。

操作：斜刺0.5~0.8寸。热证宜点刺放血。

4. 膈俞

定位：在脊柱区，第7胸椎棘突下，后正中线旁开1.5寸。

操作：斜刺0.5~0.8寸。

5. 胃俞

定位：在脊柱区，第12胸椎棘突下，后正中线旁开1.5寸。

操作：斜刺0.5~0.8寸。

6. 肾俞

定位：在脊柱区，第2腰椎棘突下，后正中线旁开1.5寸。

操作：直刺0.5~1.0寸。

7. 大肠俞

定位：在脊柱区，第4腰椎棘突下，后正中线旁开1.5寸。

操作：直刺0.8~1.2寸。

8. 次髎

定位：在骶区，正对第2骶后孔中。

操作：直刺1.0~1.5寸。

9. 委中

定位：在膝后区，腘横纹中点。

操作：直刺1.0~1.5寸，或用三棱针点刺腘静脉出血。针刺不宜过快、过强、过深，以免损伤血管和神经。

10. 膏肓

定位：在脊柱区，第4胸椎棘突下，后正中线旁开3寸。

操作：斜刺0.5~0.8寸。此穴多用灸法。

11. 秩边

定位：在骶区，横平第4骶后孔，骶正中嵴旁开3寸。

操作：直刺1.5~3.0寸。

12. 承山

定位：在小腿后区，腓肠肌两肌腹与肌腱交角处。

操作：直刺1~2寸。不宜做过强的刺激，以免引起腓肠肌痉挛。

13. 昆仑

定位：在踝区，外踝尖与跟腱之间的凹陷中。

操作：直刺0.5~0.8寸。孕妇禁用，经期慎用。

14. 申脉

定位：在踝区，外踝尖直下，外踝下缘与跟骨之间凹陷中。

操作：直刺0.3~0.5寸。

15. 至阴

定位：在足趾，小趾末节外侧，趾甲根角侧后方0.1寸（指寸）。

操作：浅刺0.1寸。胎位不正用灸法。

八、足少阴肾经

足少阴肾经定位见表6-25。

表6-25　足少阴肾经定位

名称	定　　位	
涌泉	在足底，屈足卷趾时足心最凹陷中	
太溪	在踝区	内踝尖与跟腱之间的凹陷中
照海		内踝尖下1寸，内踝下缘边际凹陷中
复溜	在小腿内侧，内踝尖上2寸，跟腱的前缘	

1. 涌泉

定位：在足底，屈足卷趾时足心最凹陷中。

操作：直刺0.5~1.0寸。针刺时要防止刺伤足底动脉弓。临床常用灸法或药物贴敷。

2. 太溪

定位：在踝区，内踝尖与跟腱之间的凹陷中。

操作：直刺0.5~0.8寸。

3. 照海

定位：在踝区，内踝尖下1寸，内踝下缘边际凹陷中。

操作：直刺0.5~0.8寸。

4. 复溜

定位：在小腿内侧，内踝尖上2寸，跟腱的前缘。

操作：直刺0.5~1.0寸。

九、手厥阴心包经

手厥阴心包经定位见表6-26。

表6-26　手厥阴心包经定位

名称	定　　位	
郄门	在前臂前区	腕掌侧远端横纹上5寸，掌长肌腱与桡侧腕屈肌腱之间
内关		腕掌侧远端横纹上2寸，掌长肌腱与桡侧腕屈肌腱之间
大陵	在腕前区，腕掌侧远端横纹中，掌长肌腱与桡侧腕屈肌腱之间	
中冲	在手指，中指末端最高点	

1. 郄门

定位：在前臂前区，腕掌侧远端横纹上5寸，掌长肌腱与桡侧腕屈肌腱之间。

操作：直刺0.5~1.0寸。

2. 内关

定位：在前臂前区，腕掌侧远端横纹上2寸，掌长肌腱与桡侧腕屈肌腱之间。

操作：直刺0.5~1.0寸。注意穴位深层有正中神经。

3. 大陵

定位：在腕前区，腕掌侧远端横纹中，掌长肌腱与桡侧腕屈肌腱之间。

操作：直刺0.3~0.5寸。

4. 中冲

定位：在手指，中指末端最高点。

操作：浅刺0.1寸，或点刺出血。为急救要穴之一。

十、手少阳三焦经

手少阳三焦经定位见表6-27。

表6-27　手少阳三焦经定位

名称	定　　位	
中渚	在手背，第4、5掌骨间，第4掌指关节近端凹陷中	
外关	在前臂后区	腕背侧远端横纹上2寸，尺骨与桡骨间隙中点
支沟		腕背侧远端横纹上3寸，尺骨与桡骨间隙中点
翳风	在颈部，耳垂后方，乳突下端前方凹陷中	

1. 中渚

定位：在手背，第4、5掌骨间，第4掌指关节近端凹陷中。

操作：直刺0.3～0.5寸。

2. 外关

定位：在前臂后区，腕背侧远端横纹上2寸，尺骨与桡骨间隙中点。

操作：直刺0.5～1.0寸。

3. 支沟

定位：在前臂后区，腕背侧远端横纹上3寸，尺骨与桡骨间隙中点。

操作：直刺0.8～1.2寸。

4. 翳风

定位：在颈部，耳垂后方，乳突下端前方凹陷中。

操作：直刺0.5～1.0寸。

十一、足少阳胆经

足少阳胆经定位见表6-28。

表6-28　足少阳胆经定位

名称	定位	
风池	在颈后区，枕骨之下，胸锁乳突肌上端与斜方肌上端之间的凹陷中	
肩井	在肩胛区，第7颈椎棘突与肩峰最外侧点连线的中点	
环跳	在臀部，股骨大转子最凸点与骶管裂孔连线的外1/3与内2/3交点处	
阳陵泉	在小腿外侧	腓骨头前下方凹陷中
悬钟		外踝尖上3寸，腓骨前缘
丘墟	在踝区，外踝的前下方，趾长伸肌腱的外侧凹陷中	

1. 风池

定位：在颈后区，枕骨之下，胸锁乳突肌上端与斜方肌上端之间的凹陷中。

操作：向鼻尖方向斜刺0.8～1.2寸。

2. 肩井

定位：在肩胛区，第7颈椎棘突与肩峰最外侧点连线的中点。

操作：直刺0.3～0.5寸。切忌深刺、捣刺。孕妇禁用。

3. 环跳

定位：在臀部，股骨大转子最凸点与骶管裂孔连线的外1/3与内2/3交点处。

操作：直刺2～3寸。

4. 阳陵泉

定位：在小腿外侧，腓骨头前下方凹陷中。

操作：直刺1.0～1.5寸。

5. 悬钟

定位：在小腿外侧，外踝尖上3寸，腓骨前缘。

操作：直刺0.5～0.8寸。

6. 丘墟

定位：在踝区，外踝的前下方，趾长伸肌腱的外侧凹陷中。

操作：直刺0.5～0.8寸。

十二、足厥阴肝经

足厥阴肝经定位见表6-29。

表6-29　足厥阴肝经定位

名称	定位
太冲	在足背，第1、2跖骨间，跖骨底结合部前方凹陷中，或触及动脉搏动
蠡沟	在小腿内侧，内踝尖上5寸，胫骨内侧面的中央
期门	在胸部，第6肋间隙，前正中线旁开4寸

1. 太冲

定位：在足背，第1、2跖骨间，跖骨底结合部前方凹陷中，或触及动脉搏动。

操作：直刺0.5～1.0寸。

2. 蠡沟

定位：在小腿内侧，内踝尖上5寸，胫骨内侧面的中央。

操作：平刺0.5～0.8寸。

3. 期门

定位：在胸部，第6肋间隙，前正中线旁开4寸。

操作：斜刺0.5～0.8寸。

十三、督脉

督脉定位见表6-30。

表6-30　督脉定位

名称	定位	
腰阳关	在脊柱区	第4腰椎棘突下凹陷中，后正中线上
命门		第2腰椎棘突下凹陷中，后正中线上
大椎		第7颈椎棘突下凹陷中，后正中线上
百会	在头部	前发际正中直上5寸
神庭		前发际正中直上0.5寸
印堂		两眉毛内侧端中间的凹陷中
水沟	在面部，人中沟的上1/3与中1/3交点处	

1. 腰阳关

定位：在脊柱区，第4腰椎棘突下凹陷中，后正中线上。

操作：向上斜刺0.5~1.0寸。

2. 命门

定位：在脊柱区，第2腰椎棘突下凹陷中，后正中线上。

操作：向上斜刺0.5~1.0寸。

3. 大椎

定位：在脊柱区，第7颈椎棘突下凹陷中，后正中线上。

操作：直刺0.5~1.0寸。

4. 百会

定位：在头部，前发际正中直上5寸。

操作：平刺0.5~0.8寸。升阳固脱可用灸法。

5. 神庭

定位：在头部，前发际正中直上0.5寸。

操作：平刺0.5~0.8寸。

6. 印堂

定位：在头部，两眉毛内侧端中间的凹陷中。

操作：平刺0.3~0.5寸，或三棱针点刺出血。

7. 水沟

定位：在面部，人中沟的上1/3与中1/3交点处。

操作：向上斜刺0.3~0.5寸，强刺激，或指甲按掐。

十四、任脉

任脉定位见表6-31。

表6-31 任脉定位

名称	定位	
中极	在下腹部	脐中下4寸，前正中线上
关元		脐中下3寸，前正中线上
气海		脐中下1.5寸，前正中线上
中脘	在上腹部，脐中上4寸，前正中线上	
膻中	在胸部，横平第4肋间隙，前正中线上	
天突	在颈前区，胸骨上窝中央，前正中线上	

1. 中极

定位：在下腹部，脐中下4寸，前正中线上。

操作：直刺1.0~1.5寸，应在排尿后针刺，以免伤及深部膀胱。孕妇慎用。

2. 关元

定位：在下腹部，脐中下3寸，前正中线上。

操作：直刺1.0~1.5寸。应在排尿后针刺，以免伤及深部膀胱。孕妇慎用。

3. 气海

定位：在下腹部，脐中下1.5寸，前正中线上。

操作：直刺1.0~1.5寸。孕妇慎用。

4. 中脘

定位：在上腹部，脐中上4寸，前正中线上。

操作：直刺1.0~1.5寸。

5. 膻中

定位：在胸部，横平第4肋间隙，前正中线上。

操作：直刺0.3~0.5寸，或平刺。

6. 天突

定位：在颈前区，胸骨上窝中央，前正中线上。

操作：先直刺0.2寸，然后将针尖转向下方，紧靠胸骨后方、气管前缘缓慢刺入1.0~1.5寸。必须严格掌握针刺的角度和深度，以防刺伤肺和有关动静脉。

十五、经外奇穴

经外奇穴定位见表6-32。

表6-32 经外奇穴定位

名称	定位	
四神聪	在头部	百会前后左右各旁开1寸，共4穴
太阳		眉梢与目外眦之间，向后约一横指的凹陷处
定喘	在脊柱区	横平第7颈椎棘突下，后正中线旁开0.5寸
夹脊		第1胸椎至第5腰椎棘突下两侧，后正中线旁开0.5寸，一侧17穴
腰痛点	在手背，第2、3掌骨间及第4、5掌骨间，腕背侧远端横纹与掌指关节的中点处，一手2穴	
十宣	在手指，十指尖端，距指甲游离缘0.1寸（指寸），左右共10穴	

1. 四神聪

定位：在头部，百会前后左右各旁开1寸，共4穴。

操作：平刺0.5~0.8寸。

2. 太阳

定位：在头部，眉梢与目外眦之间，向后约一横指的凹陷处。

操作：直刺0.3~0.5寸，或点刺出血。

3. 定喘

定位：在脊柱区，横平第7颈椎棘突下，后正中线旁开0.5寸。

操作：直刺0.5～1.0寸。

4. 夹脊

定位：在脊柱区，第1胸椎至第5腰椎棘突下两侧，后正中线旁开0.5寸，一侧17穴。

操作：直刺0.5～1.0寸，或梅花针叩刺。

5. 腰痛点

定位：在手背，第2、3掌骨间及第4、5掌骨间，腕背侧远端横纹与掌指关节的中点处，一手2穴。

操作：直刺0.3～0.5寸。

6. 十宣

定位：在手指，十指尖端，距指甲游离缘0.1寸（指寸），左右共10穴。

操作：直刺0.1～0.2寸，或点刺出血。

第三节　中医临床技术操作

考点点拨

一、毫针法

（一）进针法

进针法操作见表6-33。

表6-33　进针法操作

进针法			操　作
单手进针法		首先消毒	拇、食指指腹相对夹持针柄下段（靠近针根处），中指指腹抵住针身下段，指抵皮肤
双手进针法	指切进针法		押手拇、食指轻轻拇指或食指指甲切掐固定腧穴处皮肤，刺手拇、食、中指3指指腹夹持针柄
	夹持进针法		押手拇、食指持消毒干棉球裹住针身下段，刺手拇、食、中3指指腹夹持针柄
	提捏进针法		押手拇、食指轻轻提捏穴旁皮肉，刺手拇、食、中指3指指腹夹持针柄
	舒张进针法		押手拇、食指或食、中指撑开皮肤，刺手拇、食、中指3指指腹夹持针柄

进针方法包括单手进针法、双手进针法等方法。

1. 单手进针法

（1）消毒：腧穴皮肤、医生双手常规消毒。

（2）持针：拇、食指指腹持针，中指指腹抵住针身下段，使中指指端比针尖略长出或齐平。

（3）指抵皮肤：对准穴位，中指指端紧抵腧穴皮肤。

（4）刺入：拇、食指向下用力按压刺入，中指随之屈曲，快速将针刺入。刺入时应保持针身直而不弯。

2. 双手进针法

（1）指切进针法：又称爪切进针法。

1）消毒：腧穴皮肤、医生双手常规消毒。

2）押手固定穴区皮肤：押手拇指或食指指甲切掐固定腧穴处皮肤。

3）持针：刺手拇、食、中指3指指腹持针。

4）刺入：将针身紧贴押手指甲缘快速刺入。本法适用于短针的进针。

（2）夹持进针法：又称骈指进针法。

1）消毒：腧穴皮肤、医生双手常规消毒。

2）持针：押手拇、食指持消毒干棉球裹住针身下段，以针尖端露出0.3～0.5cm为宜；刺手拇、食、中3指指腹夹持针柄，使针身垂直。

3）刺入：将针尖固定在腧穴皮肤表面，刺手捻转针柄，押手下压，双手配合，同时用力，迅速将针刺入腧穴皮下。本法适用于长针的进针。

（3）提捏进针法

1）消毒：腧穴皮肤、医生双手常规消毒。

2）押手提捏穴旁皮肉：押手拇、食指轻轻提捏腧穴近旁的皮肉，提捏的力度大小要适当。

3）持针：刺手拇、食、中指3指指腹持针。

4）刺入：刺手持针快速刺入腧穴。刺入时常与平刺结合。本法适用于皮肉浅薄部位腧穴的进针。

（4）舒张进针法

1）消毒：腧穴皮肤、医生双手常规消毒。

2）绷紧皮肤：以押手拇、食指或食、中指把腧穴处皮肤向两侧轻轻撑开，使之绷紧，两指间的距离要适当。

3）持针：刺手拇、食、中指3指指腹持针。

4）刺入：刺手持针，于押手2指间的腧穴处迅速刺入。本法适用于皮肤松弛部位腧穴的进针。

（二）针刺的角度、深度

针刺的角度、深度见表6-34。

表6-34　针刺的角度、深度

刺法	具体操作
直刺	进针时针身与皮肤表面成90°垂直刺入
斜刺	进针时针身与皮肤表面成45°左右倾斜刺入
平刺	进针时针身与皮肤表面成15°左右沿皮刺入

1. 针刺的角度

（1）直刺：是指进针时针身与皮肤表面成90°垂直刺入。此法适用于大部分的腧穴。

（2）斜刺：是指进针时针身与皮肤表面成45°左右倾斜刺入。此法适用于肌肉浅薄处或内有重要脏器，或不宜直刺、深刺的腧穴。

（3）平刺：又称横刺、沿皮刺，是指进针时针身与皮肤表面成15°左右沿皮刺入。此法适用于皮薄肉少部位的腧穴。

2. 针刺的深度

（1）年龄：年老体弱，气血衰退，小儿娇嫩，稚阴稚阳，均不宜深刺。中青年身强体壮者，可适当深刺。

（2）体质：对形瘦体弱者，宜相应浅刺；形盛体强者，宜深刺。

（3）病情：阳证、新病、热证、虚证宜浅刺；阴证、久病、寒证、实证宜深刺。

（4）病位：在表、在肌肤宜浅刺；在里、在筋骨、在脏腑宜深刺。

（5）腧穴所在部位：头面、胸腹及皮薄肉少处的腧穴宜浅刺；四肢、臂、腹及肌肉丰满处的腧穴可深刺。

（6）季节：一般原则是春夏宜浅刺，秋冬宜深刺。

（三）行针手法

行针手法操作见表6-35。

表6-35　行针手法操作

续　表

行针手法			操　作
基本手法	提插法		提：从深层向上引退至浅层 插：由浅层向下刺入深层
	捻转法		针身向前向后持续均匀来回捻转
辅助手法	循法		用拇指指腹，或食、中、环指3指并拢后用中指的指腹，沿腧穴所属经脉的循行路线或穴位的上下左右进行循按或拍叩
	弹法		将食指指甲面对准针柄或针尾，轻轻弹叩，使针体微微震颤
	刮法		用拇指指腹或食指指腹轻轻抵住针尾，食指指甲或拇指指甲或中指指甲自上而下或自下而上频频刮动针柄
	摇法	直立针身	直刺进针，手持针柄，如摇辘轳状呈划圈样摇动，或如摇橹状进行前后或左右的摇动
		卧倒针身	斜刺或平刺进针，手持针柄，如摇橹状进行左右摇动
	飞法		轻微捻搓针柄数次，然后快速张开2指，一捻一放，如飞鸟展翅之状
	震颤法		刺手拇、食指或拇、食、中指夹持针柄，实施提插捻转，小幅度、快频率的提插、捻转，如手颤之状，使针身微微颤动

1. 基本手法

（1）提插法

1）消毒：腧穴皮肤、医生双手常规消毒。

2）刺入毫针：将毫针刺入腧穴的一定深度。

3）实施提插操作：插是将针由浅层向下刺入深层的操作，提是从深层向上引退至浅层的操作。如此反复地上提下插。

（2）捻转法

1）消毒：腧穴皮肤、医生双手常规消毒。

2）刺入毫针：将毫针刺入腧穴的一定深度。

3）实施捻转操作：针身向前向后持续均匀来回捻转。要保持针身在腧穴基点上左右旋转运动。如此反复地捻转。

2. 辅助手法

（1）循法

1）确定腧穴所在的经脉及其循行路线。

2）循按或拍叩，用拇指指腹，或食、中、环指3指并拢后用中指的指腹，沿腧穴所属经脉的循行路线或穴位的上下左右进行循按或拍叩。

3）反复操作数次，以穴周肌肉得以放松或出现针感或循经感传为度。

（2）弹法

1）进针后刺入一定深度。

2）以拇指与食指相交呈环状，食指指甲缘轻抵拇指指腹。

3）弹叩针柄：将食指指甲面对准针柄或针尾，轻轻弹叩，使针体微微震颤。也可以拇指与其他手指配合进行操作。

4）弹叩数次。

（3）刮法

1）进针后刺入一定深度。

2）用拇指指腹或食指指腹轻轻抵住针尾。

3）用食指指甲或拇指指甲或中指指甲频频刮动针柄。可由针根部自下而上刮，也可由针尾部自上而下刮，使针身产生轻度震颤。

4）反复刮动数次。

（4）摇法

1）直立针身而摇：①采用直刺进针。②刺入一定深度。③手持针柄，如摇辘轳状呈划圈样摇动，或如摇橹状进行前后或左右的摇动。④反复摇动数次。

2）卧倒针身而摇：①采用斜刺或平刺进针。②刺入一定深度。③手持针柄，如摇橹状进行左右摇动。④反复摇动数次。

（5）飞法

1）刺入一定深度。

2）轻微捻搓针柄数次，然后快速张开2指，一捻一放，如飞鸟展翅之状。

3）反复操作数次。

（6）震颤法

1）进针后刺入一定深度。

2）刺手拇、食指或拇、食、中指夹持针柄。

3）实施提插捻转：小幅度、快频率的提插、捻转，如手颤之状，使针身微微颤动。

（四）促使得气的方法

1. 取穴定位准确。

2. 针刺角度、深浅适宜，手法运用恰当。

3. 留针候气等待气至。留针期间亦可间歇运针，施以提插、捻转等手法。

4. 催气法。

（五）补泻手法

补泻手法操作见表6-36。

表6-36 补泻手法操作

补泻手法		操作
捻转补泻	补法	捻转角度小，频率慢，用力轻，结合拇指向前、食指向后（左转）用力为主，操作时间短
	泻法	捻转角度大，频率快，用力重，结合拇指向后、食指向前（右转）用力为主，操作时间长
提插补泻	补法	先浅后深，重插轻提（针下插时速度宜快，用力宜重，提针时速度宜慢，用力宜轻），提插幅度小，频率慢，操作时间短
	泻法	先深后浅，轻插重提（针下插时速度宜慢，用力宜轻，提针时速度宜快，用力宜重），提插幅度大，频率快，操作时间长
徐疾补泻	补法	进针时徐徐刺入，留针期间少捻转，疾速出针
	泻法	进针时疾速刺入，留针期间多捻转，徐徐出针
迎随补泻	补法	进针时针尖随着经脉循行去的方向刺入
	泻法	进针时针尖迎着经脉循行来的方向刺入
呼吸补泻	补法	呼气时进针，吸气时出针
	泻法	吸气时进针，呼气时出针
开阖补泻	补法	出针后迅速按闭针孔
	泻法	出针时摇大针孔不加按闭
平补平泻		均匀地提插、捻转

1. 捻转补泻

（1）补法操作要点：①进针，行针得气。②捻转角度小，频率慢，用力轻。结合拇指向前、食指向后（左转）用力为主。③反复捻转。④操作时间短。

（2）泻法操作要点：①进针，行针得气。②捻转角度大，频率快，用力重。结合拇指向后、食指向前（右转）用力为主。③反复捻转。④操作时间长。

2. 提插补泻

（1）补法操作要点：①进针，行针得气。②先浅后深，重插轻提，提插幅度小，频率慢。③反复提插。④操作时间短。

（2）泻法操作要点：①进针，行针得气。②先深后浅，轻插重提，提插幅度大，频率快。③反复操作。④操作时间长。

3. 徐疾补泻

（1）补法操作要点：①进针时徐徐刺入。②留针期间少捻转。③疾速出针。

（2）泻法操作要点：①进针时疾速刺入。②留针期间多捻转。③徐徐出针。

4. 迎随补泻

（1）补法操作要点：进针时针尖随着经脉循行去的方向刺入。

（2）泻法操作要点：进针时针尖迎着经脉循行来的方向刺入。

5. 呼吸补泻

(1) 补法操作要点：呼气时进针，吸气时出针。

(2) 泻法操作要点：吸气时进针，呼气时出针。

6. 开阖补泻

(1) 补法操作要点：出针后迅速按闭针孔。

(2) 泻法操作要点：出针时摇大针孔不加按闭。

7. 平补平泻　操作要点：①进针，行针得气。②施予均匀的提插、捻转手法，即每次提插的幅度、捻转的角度要基本一致，频率适中，节律和缓，针感强弱适当。

(六) 留针与出针

(1) 留针

1) 静留针法：针刺得气后自然安静地留置一段时间，期间不施行任何针刺手法。

2) 动留针法：针刺得气后仍留置一段时间，期间间歇行针，施以各种手法。也可根据病情等，采取短时间动留针法，留针 20～30 分钟，期间行针 1～3 次；长时间动留针法，可留针数个小时，期间每 10～30 分钟行针 1 次，尤其是症状发生时及时行针，加强刺激量。

(2) 出针：押手持消毒干棉球轻压针刺部位，刺手拇、食指持针柄，将针退出皮肤后，立即用棉球按压针孔，以防出血。出针后按卫生管理规范处理针具、污物，保证卫生环境和安全。

二、艾灸法

(一) 艾炷灸

艾炷灸操作见表 6-37。

表 6-37　艾炷灸操作

艾炷灸		操作	
直接灸	瘢痕灸（化脓灸）	①仰卧位或俯卧位。②皮肤消毒、涂擦黏附剂	③点燃艾炷，每炷要燃尽。④轻轻拍打穴旁，减轻施灸疼痛。⑤灸后预防感染。⑥形成灸疮，待其自愈
	无瘢痕灸（非化脓灸）		③点燃艾炷，每炷不可燃尽。④掌握灸量，灸至皮肤红晕不起疱为度
间接灸	隔姜灸	①制备姜片。②选取适宜体位。③放置姜片和艾炷，点燃艾炷。④调适温度。⑤更换艾炷和姜片。⑥一般每穴灸 6～9 壮，至局部皮肤潮红而不起疱为度	
	隔蒜灸	①制备蒜片。②选取适宜体位。③放置蒜片和艾炷，点燃艾炷。④调适温度。⑤更换艾炷和蒜片。⑥一般每穴灸 5～7 壮，至局部皮肤潮红而不起疱为度	
	隔盐灸	①选择体位，定取腧穴。②食盐填脐。③置放艾炷。④调适温度，更换艾炷。⑤一般每穴灸 5～9 壮	
	隔附子饼灸	①制备附子饼。②放置附子饼及艾炷。③艾炷燃尽，去艾灰，更换艾炷。④一般每穴灸 3～9 壮	

1. 直接灸

(1) 瘢痕灸：又名化脓灸。①选择体位，定取腧穴。以仰卧位或俯卧位为宜，体位要舒适，充分暴露待灸部位。②穴区皮肤消毒、涂擦黏附剂。对腧穴皮肤进行常规消毒，再将所灸穴位处涂以少量的大蒜汁或医用凡士林或少量清水。③点燃艾炷，每炷要燃尽。将艾炷平稳放置于腧穴上，用线香点燃艾炷顶部，待其自燃。要求每个艾炷都要燃尽，除灰，更换新艾炷继续施灸，灸满规定壮数为止。④轻轻拍打穴旁，减轻施灸疼痛。施灸中，当艾炷燃至底部，患者感觉局部灼痛难忍时，术者可用双手拇指在腧穴两旁用力按压，或在腧穴附近轻轻拍打，以减轻疼痛。⑤灸后预防感染。灸毕要在施灸处贴敷消炎药膏，用无菌纱布覆盖局部，用胶布固定，以防感染。⑥形成灸疮，待其自愈。灸后局部皮肤黑硬，周边红晕，继而起水疱。一般在 7 日左右局部出现无菌性炎症，其脓汁清稀色白，形成灸疮。灸疮 5～6 周自行愈合，留有瘢痕。

(2) 无瘢痕灸：又名非化脓灸。①选择体位，定取腧穴。宜采取仰卧位或俯卧位，充分暴露待灸部位。②涂擦黏附剂。用棉签蘸少许大蒜汁或医用凡士林或涂清水于穴区皮肤，用以黏附艾炷。③点燃艾炷，每炷不可燃尽。将艾炷平置于腧穴上，用线香点燃艾炷顶部，待其自燃。要求每个艾炷不可燃尽，当艾炷燃剩 1/3，患者感觉局部有灼痛时，即可易炷再灸。④掌握灸量。灸满规定壮数为止。一般应灸至腧穴局部皮肤呈现红晕而不起疱为度。

2. 间接灸

(1) 隔姜灸：①制备姜片。切取生姜片，每片直径 2～3cm，厚 0.2～0.3cm，中间以针刺数孔。②选取适宜体位，充分暴露待灸腧穴。③放置姜片和艾炷，点燃艾炷。将姜片置于穴上，把艾炷置于姜片中心，点燃艾炷尖端，任其自燃。④调适温度。如患者感觉局部灼痛不可耐受，术者可用镊子将姜片一侧夹住端起，稍待片刻，重新放下再灸。⑤更换艾炷和姜片。艾炷燃尽，除去艾灰，更换艾炷依前法再灸。施灸数壮后，姜片焦干萎缩时，应置换新的姜片。⑥掌握灸量。一般每穴灸 6 ~ 9 壮，至局部皮肤潮红而不起疱为度。灸毕去除姜片及艾灰。

（2）隔蒜灸：①制备蒜片。选用鲜大蒜头，切成厚 0.2 ~ 0.3cm 的薄片，中间以针刺数孔（捣蒜如泥亦可）。②选取适宜体位，充分暴露待灸腧穴。③放置蒜片和艾炷，点燃艾炷。将蒜片置于穴上，把艾炷置于蒜片中心，点燃艾炷尖端，任其自燃。④调适温度。如患者感觉局部灼痛不可耐受，术者可用镊子将蒜片一侧夹住端起，稍待片刻，重新放下再灸。⑤更换艾炷和蒜片。艾炷燃尽，除去艾灰，更换艾炷依前法再灸。施灸数壮后，蒜片焦干萎缩时，应置换新的蒜片。⑥掌握灸量。一般每穴灸 5 ~ 7 壮，至局部皮肤潮红而不起疱为度。灸毕去除蒜片及艾灰。

（3）隔盐灸：①选择体位，定取腧穴。宜取仰卧位，身体放松。②食盐填脐。取纯净干燥的食盐适量，将脐窝填平，也可于盐上再放置一姜片。③放置艾炷。将艾炷置于盐上（或姜片上），点燃艾炷尖端，任其自燃。④调适温度，更换艾炷。若患者感觉施灸局部灼热不可耐受，术者用镊子夹去残炷，换炷再灸。⑤掌握灸量。如上反复施灸，灸满规定壮数，一般灸 5 ~ 9 壮。⑥灸毕，除去艾灰、食盐。

（4）隔附子饼灸：①制备附子饼。将附子研成细末，用黄酒适量调成泥状，做成直径约 3cm、厚约 0.8cm 的圆饼，中间用针穿刺数孔备用。②选取适宜体位，充分暴露待灸腧穴。③放置附子饼及艾炷。先将附子饼置于穴上，再将中号或大号艾炷置于附子饼上，点燃艾炷尖端，任其自燃。④更换艾炷。艾炷燃尽，去艾灰，更换艾炷，依前法再灸。施灸中，若感觉施灸局部灼痛不可耐受，术者用镊子将附子饼一端夹住端起，稍待片刻，重新放下再灸。⑤灸量掌握。灸完规定壮数为止，一般每穴灸 3 ~ 9 壮。⑥灸毕去除附子片及艾灰。

（二）艾条灸

艾条灸操作见表 6-38。

表 6-38　艾条灸操作

艾条灸		操　作
悬起灸	温和灸	术者手持艾卷的中上部，将艾卷燃烧端对准腧穴，距腧穴皮肤 2 ~ 3cm 进行熏烤，艾卷与施灸处皮肤的距离应保持相对固定。灸至局部皮肤出现红晕，有温热感而无灼痛为度，一般每穴灸 10 ~ 15 分钟
	雀啄灸	术者手持艾卷的中上部，将艾卷燃烧端对准腧穴，像麻雀啄米样一上一下移动，使艾卷燃烧端与皮肤的距离远近不一，动作要匀速，起落幅度应大小一致。灸至皮肤出现红晕，有温热感而无灼痛为度，一般灸 10 ~ 15 分钟
	回旋灸	术者手持艾卷的中上部，将艾卷燃烧端对准腧穴，与施灸部位的皮肤保持相对固定的距离（一般在 3cm 左右），左右平行移动或反复旋转施灸，动作要匀速。灸至皮肤出现红晕，有温热感而无灼痛为度，一般灸 5 ~ 10 分钟
实按灸（太乙针灸、雷火针灸）		以棉布 6 ~ 7 层裹紧艾火端，医者手持艾卷，将艾火端对准腧穴，趁热按到施术部位，停止 1 ~ 2 秒然后抬起，进行灸熨，灸至皮肤红晕为度，一般灸熨 7 ~ 10 次为度

1. 悬起灸

（1）温和灸：①选取适宜体位，充分暴露待灸腧穴。②点燃艾卷。选用纯艾卷，将其一端点燃。③燃艾施灸。术者手持艾卷的中上部，将艾卷燃烧端对准腧穴，距腧穴皮肤 2 ~ 3cm 进行熏烤，艾卷与施灸处皮肤的距离应保持相对固定。若患者感到局部温热舒适可固定不动；若感觉太烫可加大与皮肤的距离；若遇到小儿或局部知觉减退者，医者可将食指和中指置于施灸部位两侧，通过医者的手指来测知患者局部受热程度，以便随时调节施灸时间和距离，防止烫伤。④把握灸量。灸至局部皮肤出现红晕，有温热感而无灼痛为度，一般每穴灸 10 ~ 15 分钟。⑤灸毕熄灭艾火。

（2）雀啄灸：①选取适宜体位，充分暴露待灸腧穴。②点燃艾卷。选用纯艾卷，将其一端点燃。③术者手持艾卷的中上部，将艾卷燃烧端对准腧穴，像麻雀啄米样一上一下移动，使艾卷燃烧端与皮肤的距离远近不一。动作要匀速，起落幅度应大小一致。④燃艾施灸，如此反复操作，给予施灸局部以变量刺激。若遇到小儿或局部知觉减退者，术者应以食指和中指置于施灸部位两侧，通过医者的手指来测知患者局部受热程度，以便随时调节施灸时间和距离，防止烫伤。⑤把握灸量。灸至皮肤出现红晕，有温热感而无灼痛为度，一般灸10～15分钟。⑥灸毕熄灭艾火。

（3）回旋灸：①选取适宜体位，充分暴露待灸腧穴。②点燃艾卷。选用纯艾卷，将其一端点燃。③燃艾施灸。术者手持艾卷的中上部，将艾卷燃烧端对准腧穴，与施灸部位的皮肤保持相对固定的距离（一般在3cm左右），左右平行移动或反复旋转施灸。动作要匀速。若遇到小儿或局部知觉减退者，尤其是糖尿病患者，术者应以食指和中指置于施灸部位两侧，通过医者的手指来测知患者局部受热程度，以便随时调节施灸时间和距离，防止烫伤。④把握灸量。灸至皮肤出现红晕，有温热感而无灼痛为度，一般灸5～10分钟。⑤灸毕熄灭艾火。

2. 实按灸　常用的实按灸有太乙针灸、雷火针灸。

操作要点：①点燃艾卷。将太乙针灸或雷火针灸的艾卷一端点燃。②棉布裹艾。以棉布6～7层裹紧艾火端。③持艾灸熨。医者手持艾卷，将艾火端对准腧穴，趁热按到施术部位，停止1～2秒然后抬起，进行灸熨。④艾火熄灭则再点燃再按熨。⑤如此反复，灸至皮肤红晕为度，一般灸熨7～10次为度。

（三）温针灸

操作要点：①准备艾卷或艾绒，截取2cm艾卷一段，将一端中心扎一小孔，深1.0～1.5cm，也可选用艾绒，艾绒要柔软，易搓捏。②选取适宜体位，充分暴露待灸腧穴。③针刺得气留针。腧穴常规消毒，直刺进针，行针得气，将针留在适当的深度。④插套艾卷或搓捏艾绒，点燃。将艾卷有孔的一端经针尾插套在针柄上，插牢，不可偏歪。或将少许艾绒搓捏在针尾上，要捏紧，不可松散，以免滑落，点燃施灸。⑤艾卷燃尽去灰，重新置艾。待艾卷或艾绒完全燃尽成灰时，将针稍倾斜，把艾灰掸落在容器中，每穴每次可施灸1～3壮。⑥待针柄冷却后出针。

三、拔罐技术

拔罐技术操作见表6-39。

表6-39　拔罐技术操作

拔罐技术	操　作
闪罐法	用镊子夹紧95%的乙醇棉球一个，点燃，使棉球在罐内壁中段绕1～3圈或短暂停留后迅速退出，迅速将罐扣在应拔的部位，再立即将罐起下
留罐法（坐罐法）	用止血钳或镊子夹住95%的乙醇棉球，点燃，使棉球在罐内壁中段绕1～3圈或短暂停留后迅速退出，迅速将罐扣在应拔的部位，即可吸住
走罐法	先用闪火法将罐吸拔在施术部位上，然后用单手或双手握住罐体，在施术部位上下、左右往返推移，走罐时，可将罐口的前进侧的边缘稍抬起，另一侧边缘稍着力，以利于罐子的推拉
刺血拔罐法（刺络拔罐法）	医者戴消毒手套，用聚维酮碘消毒施术部位，持三棱针（或一次性注射针头）点刺局部使之出血，或用皮肤针叩刺出血。用闪火法留罐，留置5～15分钟起罐
留针拔罐法（针罐法）	毫针直刺到一定深度，行针、得气、留针，用闪火法以针刺点为中心留罐

（一）闪罐法

1. 选取适宜体位，充分暴露待拔腧穴。

2. 选用大小适宜的罐具。

3. 用镊子夹紧95%的乙醇棉球1个，点燃，使棉球在罐内壁中段绕1～3圈或短暂停留后迅速退出，迅速将罐扣在应拔的部位，再立即将罐起下。

4. 如此反复多次地拔住起下、起下拔住。

5. 拔至施术部位皮肤潮红、充血或瘀血为度。

（二）留罐法（坐罐法）

1. 选取适宜体位，充分暴露待拔腧穴。

2. 根据需要选用大小适宜的罐具。

3. 用止血钳或镊子夹住95%的乙醇棉球，点燃，使棉球在罐内壁中段绕1～3圈或短暂停留后迅速退出，迅速将罐扣在应拔的部位，即可吸住。

4. 留罐时间以局部皮肤红润、充血或瘀血为度，一般为5～15分钟。

5. 起罐时，一手握罐，另一手用拇指或食指按压罐口周围的皮肤，使之凹陷，空气进入罐内，罐体自然脱下。

（三）走罐法（推罐法、拉罐法）

1. 选取适宜体位，充分暴露待拔腧穴。

2. 选择大小适宜的玻璃罐。

3. 在施术部位涂抹适量的润滑剂，如凡士林、水，也可选择红花油等润滑剂。

4. 先用闪火法将罐吸拔在施术部位上，然后用单手或双手握住罐体，在施术部位上下、左右往返推移。走罐时，可将罐口的前进侧的边缘稍抬起，另一侧边缘稍着力，以利于罐子的推拉。

5. 反复操作，至施术部位红润、充血甚至瘀血为度。

6. 起罐时，一手握罐，另一手用拇指或食指按压罐口周围的皮肤，使之凹陷，空气进入罐内，罐体自然脱下。

（四）刺血拔罐法（刺络拔罐法）

1. 选取适宜体位，充分暴露待拔腧穴。

2. 选择大小适宜的玻璃罐备用。

3. 消毒施术部位，刺络出血：医者戴消毒手套，用聚维酮碘消毒施术部位，持三棱针（或一次性注射针头）点刺局部使之出血，或用皮肤针叩刺出血。

4. 用闪火法留罐，留置5～15分钟起罐。

5. 起罐时不能迅猛，避免罐内污血喷射而污染周围环境。用消毒棉签清理皮肤上残存血液，清洗火罐后进行消毒处理。

（五）留针拔罐法（针罐法）

1. 选取适宜体位，充分暴露待拔腧穴。

2. 选择大小适宜的玻璃罐备用。

3. 毫针直刺到一定深度，行针、得气、留针。

4. 用闪火法以针刺点为中心留罐，一般留罐10～15分钟，以局部皮肤潮红、充血或瘀血为度。

5. 起罐后出针。

四、其他疗法

（一）三棱针法

三棱针法操作见表6-40。

表6-40　三棱针法操作

三棱针法	操　作
点刺法	一手固定点刺部位，另一手持针，露出针尖3～5mm，对准点刺部位快速刺入，迅速出针，一般刺入2～3mm。轻轻挤压针孔周围，使之适量出血或出黏液
散刺法（豹纹刺）	由病变外缘呈环形向中心部位进行点刺，一般点刺10～20针。点刺后，可见点状出血
刺络法	一手拇指按压在被刺部位的下端，使血络位置相对固定，一手持针，对准针刺部位，顺血络走向，斜向上与之成45°左右刺入，以刺穿血络前壁为度，一般刺入2～3mm，然后迅速出针
挑刺法	一手按压进针部位两侧或捏起皮肤使之紧绷固定，另一手持针迅速刺入皮肤1～2mm，随即倾斜针身挑破表皮，使之流出少量血液或黏液，也可再刺入2～5mm，倾斜针身使针尖轻轻挑起，挑断皮下纤维组织

1. 点刺法

（1）选取适宜体位，充分暴露待针腧穴。

（2）医者戴消毒手套。

（3）使施术部位充血。可先在针刺部位及其周围，轻轻地推、揉、挤、捋，使局部充血。

（4）穴区皮肤常规消毒。

（5）医者用一手固定点刺部位，另一手持针，露出针尖3～5mm，对准点刺部位快速刺入，迅速出针。一般刺入2～3mm。

（6）轻轻挤压针孔周围，使之适量出血或出黏液。

（7）用消毒干棉球按压针孔。可在点刺部位贴敷创可贴。

2. 散刺法（豹纹刺）

（1）选取适宜体位，充分暴露待针腧穴。

（2）医者戴消毒手套。

（3）穴区皮肤常规消毒。

（4）根据病变部位大小，由病变外缘呈环形向中心部位进行点刺，一般点刺10～20针。

（5）点刺后，可见点状出血，若出血不明显，可加用留罐法以增加出血量，放出适量血液（或黏液）。

（6）用消毒干棉球按压针孔。施术部位面积较大时，可以敷无菌敷料。

3. 刺络法

（1）选择适宜的体位，确定血络。

（2）医者戴消毒手套。

（3）使血络充盈：肘、膝部静脉放血时，一般要捆扎橡皮管。将橡皮管结扎在针刺部位的上端（近心端），以使血络怒张显现。其他部位则不方便结扎，为使血络充盈，也可轻轻拍打血络处。

（4）将血络处皮肤严格消毒。

（5）一手拇指按压在被刺部位的下端，使血络位置相对固定，一手持针，对准针刺部位，顺血络走向，斜向上与之成45°左右刺入，以刺穿血络前壁为度，一般刺入2～3mm，然后迅速出针。

（6）根据病情需要，使其流出一定量的血液。也可轻轻按压静脉上端，以助瘀血流出。

（7）松开橡皮管，待出血自然停止。

（8）以消毒干棉球按压针孔，并以75%乙醇棉球擦净针处及其周围的血液。

4. 挑刺法

（1）选取适宜体位，充分暴露待针腧穴。

（2）医者戴消毒手套。

（3）局部皮肤严格消毒。

（4）挑破表皮，挑断皮下纤维组织：医者一手按压进针部位两侧或捏起皮肤使之紧绷固定，另一手持针迅速刺入皮肤1～2mm，随即倾斜针身挑破表皮，使之流出少量血液或黏液，也可再刺入 2 ~ 5mm，倾斜针身使针尖轻轻挑起，挑断皮下纤维组织。

（5）出针，用无菌敷料覆盖创口。

（二）皮肤针法

1. 选取适宜体位，充分暴露待针腧穴。

2. 穴区皮肤常规消毒。

3. 软柄、硬柄皮肤针持针姿势不同。硬柄皮肤针持针式：用拇指和中指夹持针柄两侧，食指置于针柄中段上面，环指和小指将针柄末端固定于大小鱼际之间。软柄皮肤针持针式：将针柄末端置于掌心，拇指居上，食指在下，中指、环指、小指呈握拳状固定针柄末端。

4. 叩刺　叩刺时，主要运用腕力，要求针尖垂直叩击皮肤，并立即弹起，如此反复操作。

5. 用无菌干棉球或棉签擦拭。

（三）耳穴压丸法

操作要点：①选穴。根据耳穴的选穴原则，选择耳穴确定处方。②选择体位。一般以坐位或卧位为宜。③准备丸粒。将小丸粒贴于 0.5cm×0.5cm 的小方块医用胶布中央，备用。或选用成品耳穴贴。④耳穴皮肤消毒。用 75% 乙醇棉球擦拭消毒，去除污垢和油脂。⑤贴压。一手托住耳郭，另一手持镊子将贴丸胶布对准耳穴进行敷贴，并给予适当按压，使耳郭有发热、胀痛感。压穴时，托指不动压指动，只压不揉，以免胶布移动；用力不能过猛过重。

五、推拿技术

（一）㨰法

㨰法操作见表 6-41。

表 6-41　㨰法操作

分类	操　　作
小鱼际㨰法	以第 5 掌指关节背侧为吸定点吸附于体表施术部位上，以肘关节为支点，前臂主动做推旋运动，带动腕关节做较大幅度的屈伸活动
立㨰法	以第 5 掌指关节背侧为吸定点，以第 4 掌指关节至第 5 掌骨基底部与掌背尺侧缘形成的扇形区域为㨰动着力面，腕关节略屈向尺侧，手法运动同㨰法
拳㨰法	以食、中、环指和小指的第 1 节指背着力于施术部位上，肘关节屈曲 20° ~ 40°，前臂主动施力，带动腕关节做无尺、桡侧偏移的屈伸活动

1. 小鱼际㨰法　拇指自然伸直，余指自然屈曲，环指与小指的掌指关节屈曲约 90°，余指屈曲的角度则依次减小，手背沿掌横弓排列呈弧面，以第 5 掌指关节背侧为吸定点吸附于体表施术部位上。以肘关节为支点，前臂主动做推旋运动，带动腕关节做较大幅度的屈伸活动，使小鱼际和手背尺侧部在施术部位上持续不断地来回㨰动。

2. 立㨰法　以第 5 掌指关节背侧为吸定点，以第 4 掌指关节至第 5 掌骨基底部与掌背尺侧缘形成的扇形区域为㨰动着力面，腕关节略屈向尺侧，余准备形态同㨰法。其手法运动过程亦同㨰法。

3. 拳㨰法　拇指自然伸直，余指半握空拳状，以食、中、环指和小指的第 1 节指背着力于施术部位上。肘关节屈曲 20° ~ 40°，前臂主动施力，在无旋前圆肌参与的情况下，单纯进行推拉摆动，带动腕关节做无尺、桡侧偏移的屈伸活动，使食、中、环指和小指的第 1 节指背、掌指关节背侧、指间关节背侧为㨰动着力面，在施术部位上进行持续不断地㨰动。

（二）揉法

揉法操作见表 6-42。

表 6-42　揉法操作

分类	具体操作
大鱼际揉法	沉肩，腕关节放松，呈微屈或水平状，大拇指内收，4 指自然伸直，用大鱼际附着于施术部位上，以肘关节为支点，前臂做主动运动，带动腕关节摆动
掌根揉法	肘关节微屈，腕关节放松并略背伸，手指自然弯曲，亦可双掌重叠，以掌根部附着于施术部位，以肘关节为支点，前臂做主动运动，带动腕及手掌连同前臂做小幅度的回旋揉动
中指揉法	中指伸直，食指搭于中指远端指间关节背侧，腕关节微屈，用中指螺纹面着力于一定的治疗部位或穴位，以肘关节为支点，前臂做主动运动
三指揉法	食、中、环指并拢，3 指螺纹面着力，操作术式与中指揉法相同

1. 大鱼际揉法　沉肩，腕关节放松，呈微屈或水平状，大拇指内收，余 4 指自然伸直，用大鱼际附着于施术部位上。以肘关节为支点，前臂做主动运动，带动腕关节摆动，使大鱼际在治疗部位上做轻缓柔和的上下、左右或轻度环旋揉动，并带动该处的皮下组织一起运动。

2. 掌根揉法　肘关节微屈，腕关节放松并略背伸，手指自然弯曲，亦可双掌重叠，以掌根部附着于施术部位。以肘关节为支点，前臂做主动运动，带动腕及手掌连同前臂做小幅度的回旋揉动，并带动该处的皮下组织一起运动。

3. 中指揉法　中指伸直，食指搭于中指远端指间关节背侧，腕关节微屈，用中指螺纹面着力于一定的治疗部位或穴位。以肘关节为支点，前臂做主动运动，通过腕关节使中指螺纹面在施术部位上做轻柔的小幅度的环旋运动。

4. 三指揉法　食、中、环指并拢，3 指螺纹面着力，操作术式与中指揉法相同。

（三）按法

按法操作见表 6-43。

表 6-43　按法操作

分　类	操　　作
指按法	以拇指螺纹面着力于施术部位，余 4 指张开，置于相应位置以支撑助力，腕关节屈曲 40°～60°。拇指主动用力，垂直向下按压，当按压力达到所需的力度后，要稍停片刻，然后松劲撤力，再做重复按压
掌按法	以单手或双手掌面置于施术部位，以肩关节为支点，利用身体上半部的重量，通过上、前臂传至手掌部，垂直向下按压

1. 指按法　以拇指螺纹面着力于施术部位，余 4 指张开，置于相应位置以支撑助力，腕关节屈曲 40°～60°。拇指主动用力，垂直向下按压，当按压力达到所需的力度后，要稍停片刻，然后松劲撤力，再做重复按压，使按压动作既平稳又有节奏性。

2. 掌按法　以单手或双手掌面置于施术部位，以肩关节为支点，利用身体上半部的重量，通过上、前臂传至手掌部，垂直向下按压，用力原则同指按法。

（四）推法

推法操作见表 6-44。

表 6-44　推法操作

分类		操　　作
指推法	拇指端推法	以拇指端着力于施术部位或穴位上，余 4 指置于对侧或相应的位置以固定，腕关节略屈并向尺侧偏斜。拇指及腕部主动施力，向拇指端方向呈短距离单向直线推进
	拇指平推法	以拇指螺纹面着力于施术部位或穴位上，余 4 指置于其前外方以助力，腕关节略屈曲。拇指及腕部主动施力，向其食指方向呈短距离、单向直线推进。在推进的过程中，拇指螺纹面的着力部分应逐渐偏向桡侧，且随着拇指的推进腕关节应逐渐伸直
	三指推法	食、中、环指并拢，以指端部着力于施术部位上，腕关节略屈。前臂部主动施力，通过腕关节及掌部使食、中、环指 3 指向指端方向做单向直线推进
掌推法		以掌根部着力于施术部位，腕关节略背伸，肘关节伸直。以肩关节为支点，上臂部主动施力，通过肘、前臂、腕使掌根部向前方做单方向直线推进
拳推法		手握实拳，以食、中、环指及小指 4 指的近侧指间关节的突起部着力于施术部位，腕关节挺紧伸直，肘关节略屈，以肘关节为支点，前臂主动施力，向前呈单方向直线推进
肘推法		屈肘，以肘关节尺骨鹰嘴突起部着力于施术部位，另一侧手臂抬起，以掌部扶握屈肘侧拳顶以固定助力。以肩关节为支点，腰部发力，上臂部主动施力，做较缓慢的单方向直线推进

1. 推法

（1）指推法

1）拇指端推法：以拇指端着力于施术部位或穴位上，余 4 指置于对侧或相应的位置以固定，腕关节略屈并向尺侧偏斜。拇指及腕部主动施力，向拇指端方向呈短距离单向直线推进。

2）拇指平推法：以拇指螺纹面着力于施术部位或穴位上，余 4 指置于其前外方以助力，腕关节略屈曲。拇指及腕部主动施力，向其食指方向呈短距离、单向直线推进。在推进的过程中，拇指螺纹面的着力部分应逐渐偏向桡侧，且随着拇指的推进腕关节应逐渐伸直。

3）三指推法：食、中、环指并拢，以指端部着力于施术部位上，腕关节略屈。前臂部主动施力，通过腕关节及掌部使食、中及环指 3 指向指端方向做单向直线推进。

（2）掌推法：以掌根部着力于施术部位，腕关节略背伸，肘关节伸直。以肩关节为支点，上臂部主动施力，通过肘、前臂、腕使掌根部向前方做单方向直线推进。

（3）拳推法：手握实拳，以食、中、环指及小指4指的近侧指间关节的突起部着力于施术部位，腕关节挺紧伸直，肘关节略屈，以肘关节为支点，前臂主动施力，向前呈单方向直线推进。

（4）肘推法：屈肘，以肘关节尺骨鹰嘴突起部着力于施术部位，另一侧手臂抬起，以掌部扶握屈肘侧拳顶以固定助力。以肩关节为支点，腰部发力，上臂部主动施力，做较缓慢的单方向直线推进。

（五）拿法

以拇指和其余手指的指面相对用力，捏住施术部位肌肤并逐渐收紧、提起，腕关节放松。以拇指同其他手指的对合力进行轻重交替、连续不断地提捏治疗部位。

（六）抖法

抖法操作见表6-45。

表6-45　抖法操作

分类	操　　作
抖上肢法	术者站在受术者前外侧，身体略为前倾，双手握住其腕部，慢慢将被抖动的上肢向前外方抬起至60°左右，然后两前臂微用力做连续的小幅度上下抖动，使抖动所产生的抖动波波浪般地传递到肩部。或以一手按其肩部，另一手握住其腕部，做连续不断的小幅度上下抖动
抖下肢法	术者站于受术者足端，用双手分别握住受术者两足踝部，将两下肢抬起，离开床面30cm左右，然后上、前臂同时施力，做连续的小幅度上下抖动
抖腰法	术者以两手握住受术者两足踝部，两臂伸直，身体后仰，与助手相对用力，牵引其腰部，待其腰部放松后，身体前倾，以准备抖动，其后随身体起立之势，瞬间用力，做1～3次较大幅度的抖动

1. 抖上肢法　受术者取坐位或站立位，肩臂部放松。术者站在其前外侧，身体略为前倾，用双手握住其腕部，慢慢将被抖动的上肢向前外方抬起至60°左右，然后两前臂微用力做连续的小幅度上下抖动，使抖动所产生的抖动波波浪般地传递到肩部。或术者以一手按其肩部，另一手握住其腕部，做连续不断的小幅度上下抖动，抖动中可结合被操作肩关节的前后方向活动，此法又称上肢提抖法。

2. 抖下肢法　受术者仰卧位，下肢放松，术者站其足端，用双手分别握住受术者两足踝部，将两下肢抬起，离开床面30cm左右。上、前臂同时施力，做连续的小幅度上下抖动，使其下肢及髋部有舒松感。两下肢可同时操作，亦可单侧操作。

3. 抖腰法　受术者俯卧位，两手拉住床头或由助手固定其两腋部。术者以两手握住其两足踝部。两臂伸直，身体后仰，与助手相对用力，牵引其腰部。待其腰部放松后，身体前倾，以准备抖动。其后随身体起立之势，瞬间用力，做1～3次较大幅度的抖动，使抖动之力作用于腰部，使其产生较大幅度的波浪状运动。

（七）捏脊法

捏脊法操作见表6-46。

表6-46　捏脊法操作

分类	操　　作
拇指前位捏脊法	双手半握空拳状，腕关节略背伸，以食、中、环指和小指的背侧置于脊柱两侧，拇指伸直前按，并对准食指中节处。以拇指的螺纹面和食指的桡侧缘将皮肤捏起，并进行提捻，然后向前推行移动，在向前移动捏脊的过程中，两手拇指要交替前按，同时前臂要主动用力，推动食指桡侧缘前行，两者互为配合，从而交替捏提捻动前行
拇指后位捏脊法	两手拇指伸直，两指端分置于脊柱两侧，指面向前；两手食、中指前按，腕关节微屈。以两手拇指与食、中指螺纹面将皮肤捏起，并轻轻提捻，然后向前推行移动，在向前移动的捏脊过程中，两手拇指要前推，而食指、中指则交替前按，两者相互配合，从而交替捏提捻动前行

1. 拇指前位捏脊法　双手半握空拳状，腕关节略背伸，以食、中、环指和小指的背侧置于脊柱两侧，拇指伸直前按，并对准食指中节处。以拇指的螺纹面和食指的桡侧缘将皮肤捏起，并进行提捻。向前推行移动，在向前移动捏脊的过程中，两手拇指要交替前按，同时前臂要主动用力，推动食指桡侧缘前行，两者互为配合，从而交替捏提捻动前行。

2. 拇指后位捏脊法　两手拇指伸直，两指端分置于脊柱两侧，指面向前；两手食、中指前按，腕关节微屈。以两手拇指与食、中指螺纹面将皮肤捏起，并轻轻提捻。向前推行移动，在向前移动的捏脊过程中，两手拇指要前推，而食指、中指则交替前按，两者相互配合，从而交替捏提捻动前行。捏脊法每次操作一般从腰俞穴开始，沿脊柱两侧向上终止于大椎穴为1遍，可连续操作3～5遍。为加强手法效应，常采用三捏一提法，即每捏捻3次，便停止前行，用力向上提拉1次。

（八）搓法　见表6-47。

表6-47　搓法操作

分类	操　作
夹搓法	以肘关节和肩关节为支点，前臂与上臂部主动施力，做相反方向的较快速搓动，并同时做上下往返移动
推搓法	以肘关节为支点，前臂部主动施力，做较快速的推去拉回的搓动

1. 夹搓法　以双手掌面夹住施术部位，令受术者肢体放松。以肘关节和肩关节为支点，前臂与上臂部主动施力，做相反方向的较快速搓动，并同时做上下往返移动。

2. 推搓法　以单手或双手掌面着力于施术部位。以肘关节为支点，前臂部主动施力，做较快速的推去拉回的搓动。

经典试题

自2019年开始针灸常用腧穴定位与中医临床技术操作结合作答，此前单独考查。

1.（2023、2018、2013、2011、2010）叙述并演示气海的定位，演示气海穴做回旋灸的操作方法。

【参考答案】

气海：在下腹部，脐中下1.5寸，前正中线上。

回旋灸：①选取仰卧位，充分暴露气海穴。②选用纯艾卷，将其一端点燃。③术者手持艾卷的中上部，将艾卷燃烧端对准气海穴，与施灸部位的皮肤保持相对固定的距离（一般在3cm左右），左右平行移动或反复旋转施灸，动作要匀速。若遇到小儿或局部知觉减退者，尤其是糖尿病患者，术者应以食指和中指置于气海穴两侧，通过医师的手指来测知患者局部受热程度，以便随时调节施灸时间和距离，防止烫伤。④灸至皮肤出现红晕，有温热感而无灼痛为度，一般灸5～10分钟。⑤灸毕熄灭艾火。

2.（2023、2019、2018、2017、2013）叙述并指出通里的定位，演示夹持进针和提插补法的操作方法。

【参考答案】

通里：在前臂前区，腕掌侧远端横纹上1寸，尺侧腕屈肌腱的桡侧缘。

夹持进针法：①通里穴皮肤、医者双手常规消毒。②押手拇、食指持消毒干棉球裹住针身下段，以针尖端露出0.3～0.5cm为宜；刺手拇、食、中3指指腹夹持针柄，使针身垂直。③将针尖固定在通里穴皮肤表面，刺手捻转针柄，押手下压，双手配合，同时用力，迅速将针刺入腧穴皮下0.5～1.0寸。

提插补法：①进针直刺0.5～1.0寸，行针得气。②先浅后深，重插轻提，提插幅度小，频率慢。③反复提插。④操作时间短。

3.（2023、2019、2018、2011）叙述并指出关元的定位，演示隔姜灸的操作方法。

【参考答案】

关元：在下腹部，脐中下3寸，前正中线上。

隔姜灸：①制备姜片，切取生姜片，每片直径2～3cm，厚0.2～0.3cm，中间以针刺数孔。②选取仰卧位，充分暴露关元穴。③放置姜片和艾炷，点燃艾炷，将姜片置于穴上，把艾炷置于姜片中心，点燃艾炷尖端，任其自燃。④调适温度，如患者感觉施灸局部灼痛不可耐受，术者可用镊子将姜片一侧夹住端起，稍待片刻，重新放下再灸。⑤更换艾炷和姜片，艾炷燃尽，除去艾灰，更换艾炷依前法再灸。⑥掌握灸量，一般每穴灸6～9壮，至局部皮肤潮红而不起疱为度，灸毕去除姜片及艾灰。

4.（2023、2022）叙述并指出太溪穴的定位，演示隔附子饼灸的操作方法。

【参考答案】

太溪：在踝区，内踝尖与跟腱之间的凹陷中。

隔附子饼灸：①制备附子饼，将附子研成细末，用黄酒适量调成泥状，做成直径约3cm、厚约0.8cm的圆饼，中间用针穿刺数孔备用。②选取适宜体位，充分暴露太溪穴。③放置附子饼及艾炷，先将附子饼置于太溪穴上，再将中号或大号艾炷置于附子饼上，点燃艾炷尖端，任其自燃。④更换艾炷，艾炷燃尽，去艾灰，更换艾炷，依前法再灸。施灸中，若感觉太溪穴局部灼痛不可耐受，术者用镊子将附子饼一端夹住端起，稍待片刻，重新放下再灸。⑤灸量掌握，灸完规定壮数为止，一般灸3～9壮。⑥灸毕去除附子片及艾灰。

5.（2023、2022、2021、2020）男性，54岁。眩晕3天。拟取印堂、太冲等穴施治。

答题要求：叙述印堂、太冲的定位，并在被检者身上取穴；在模型上行提捏进针法刺印堂穴，并在印堂穴演示开阖补泻操作方法。

【参考答案】

印堂：在头部，两眉毛内侧端中间的凹陷中。

太冲：在足背，第1、2跖骨间，跖骨底结合部前方凹陷中，或触及动脉搏动。

提捏进针法：①印堂穴处皮肤、医者双手常规消毒。②押手拇、食指轻轻提捏印堂穴近旁的皮肉，提捏的力度大小要适当。③刺手拇、食、中指3指指腹持针。④平刺0.3～0.5寸。

开阖补泻：用提捏进针法针刺印堂穴，出针后迅速按闭针孔为补法；出针时摇大针孔不加按闭为泻法。

6.（2023、2019、2018、2016、2015、2012）叙述并指出三阴交的定位，演示指切进针法的操作方法。

【参考答案】

三阴交：在小腿内侧，内踝尖上3寸，胫骨内侧缘后际。

指切进针法：①三阴交穴位皮肤、医者双手常规消毒。②押手固定三阴交穴位周围皮肤，押手拇指或食指指甲切掐固定三阴交处皮肤。③持针，刺手拇、食、中指3指指腹持针。④刺入，将针身紧贴押手指甲缘快速刺入1.0～1.5寸，本法适宜于短针的进针。

7.（2023、2021、2020）叙述风池、太冲的定位，并在被检者身上取穴；在模型上行单手进针法刺太冲穴。

【参考答案】

风池：在颈后区，枕骨之下，胸锁乳突肌上端与斜方肌上端之间的凹陷中。

太冲：在足背，第1、2跖骨间，跖骨底结合部前方凹陷中，或触及动脉搏动。

单手进针法：①太冲穴处皮肤、医者双手常规消毒。②拇、食指指腹持针，中指指腹抵住针身下段，使中指指端比针尖略长或齐平。③中指指端紧抵太冲穴处皮肤。④拇、食指向下用力按压刺入，中指随之屈曲，快速直刺0.5～1.0寸，刺入时应保持针身直而不弯。

8.（2023、2022、2016）叙述并指出膈俞、血海的定位方法，并演示膈俞刺络拔罐法的操作方法。

【参考答案】

膈俞：在脊柱区，第7胸椎棘突下，后正中线旁开1.5寸。

血海：在股前区，髌底内侧端上2寸，股内侧肌隆起处。简便取穴法：患者屈膝，医者以左手掌心按于患者右膝髌骨上缘（或者右手掌心按于患者左膝髌骨上缘），食、中、环指和小指向上伸直，拇指约成45°斜置，拇指尖下是穴。

刺络拔罐法：①选取俯卧位，充分暴露膈俞。②选择大小适宜的玻璃罐备用。③消毒膈俞穴，刺络出血，医者戴消毒手套，用聚维酮碘消毒膈俞穴，持三棱针（或一次性注射针头）点刺局部使之出血，或用皮肤针叩刺出血。④用闪火法留罐，留置5～15分钟起罐。⑤起罐时不能迅猛，避免罐内污血喷射而污染周围环境，用消毒棉签清理皮肤上残留血液，清洗火罐后进行消毒处理。

9.（2023、2018、2014、2011）叙述并指出丘墟、阳陵泉的定位方法，并演示阳陵泉穴提插泻法的操作方法。

【参考答案】

丘墟：在踝区，外踝的前下方，趾长伸肌腱的外侧凹陷中。

阳陵泉：在小腿外侧，腓骨头前下方凹陷中。

提插泻法：①直刺1.0～1.5寸，行针得气。②先深后浅，轻插重提，提插幅度大，频率快。③反复操作。④操作时间长。

10.（2023、2022）叙述并指出少府、蠡沟、上巨虚的定位方法。

【参考答案】

少府：在手掌，横平第5掌指关节近端，第4、5掌骨之间。

蠡沟：在小腿内侧，内踝尖上5寸，胫骨内侧面的中央。

上巨虚：在小腿外侧，犊鼻下6寸，犊鼻与解溪连线上。

11.（2023、2022）叙述并演示耳穴压丸法的操作方法。

【参考答案】

①选穴：根据耳穴的选穴原则，选择耳穴确定处方。②选择体位：一般以坐位或卧位为宜。③准备丸粒：将小丸粒贴于0.5cm×0.5cm的小方块医用胶布中央，备用。或选用成品耳穴贴。④耳穴皮肤消毒：用75%乙醇棉球擦拭消毒，去除污垢和油脂。⑤贴压：一手托住耳郭，另一手持镊子将贴丸胶布对准耳穴进行敷贴，并给予适当按压，使耳郭有发热、胀痛感。压穴时，托指不动压指动，只压不揉，以免胶布

移动；用力不能过猛过重。

12.（2023、2021、2020）男性，49岁。项强1个月，加重3天。拟取天柱、养老等穴施治。

答题要求：叙述天柱、养老的定位，并在被检者身上取穴；在模型上天柱穴处行拿法。

【参考答案】

天柱：在颈后区，横平第2颈椎棘突上际，斜方肌外缘凹陷中。

养老：在前臂后区，腕背横纹上1寸，尺骨头桡侧凹陷中。

拿法：以拇指和其余手指的指面相对用力，捏住天柱穴处肌肤并逐渐收紧、提起，腕关节放松。以拇指同其他手指的对合力进行轻重交替、连续不断地提捏天柱穴。

13.（2023、2019）叙述并指出尺泽的定位，演示提插泻法的操作方法。

【参考答案】

尺泽：在肘区，肘横纹上，肱二头肌腱桡侧缘凹陷中。

提插泻法：①直刺0.8～1.2寸，行针得气。②先深后浅，轻插重提，提插幅度大，频率快。③反复操作。④操作时间长。

14.（2023、2019）叙述并指出少商的定位，演示点刺法的操作方法。

【参考答案】

少商：在手指，拇指末节桡侧，指甲根角侧上方0.1寸。

点刺法：①选取坐位或仰卧位，充分暴露少商穴。②医者戴消毒手套。③可先在少商穴及其周围轻轻地推、揉、挤、捋，使局部充血。④少商穴周围皮肤常规消毒。⑤医者用一手固定点刺部位，另一手持针，露出针尖3～5mm，对准少商穴快速刺入，迅速出针。一般刺入2～3mm。⑥轻轻挤压针孔周围，使之适量出血或出黏液。⑦用消毒干棉球按压针孔。可在点刺部位贴敷创可贴。

15.（2023、2018）叙述并指出内关、申脉、风池的定位方法。

【参考答案】

内关：在前臂前区，腕掌侧远端横纹上2寸，掌长肌腱与桡侧腕屈肌腱之间。

申脉：在踝区，外踝尖直下，外踝下缘与跟骨之间凹陷中。

风池：在颈后区，枕骨之下，胸锁乳突肌上端与斜方肌上端之间的凹陷中。

16.（2023、2017）叙述并指出肩髃、膻中、攒竹的定位方法。

【参考答案】

肩髃：在三角肌区，肩峰外侧缘前端与肱骨大结节两骨间凹陷中。

膻中：在胸部，横平第4肋间隙，前正中线上。

攒竹：在面部，眉头凹陷中，额切迹处。

17.（2023、2016）叙述并指出委中、大肠俞、天柱的定位方法。

【参考答案】

委中：在膝后区，腘横纹中点。

大肠俞：在脊柱区，第4腰椎棘突下，后正中线旁开1.5寸。

天柱：在颈后区，横平第2颈椎棘突上际，斜方肌外缘凹陷中。

18.（2023、2016）叙述并指出头维、委中、后溪的定位方法。

【参考答案】

头维：在头部，当额角发际直上0.5寸，头正中线旁开4.5寸。

委中：在膝后区，腘横纹中点。

后溪：在手内侧，第5掌指关节尺侧近端赤白肉际凹陷中。

19.（2023、2015）叙述并指出肩髃、公孙、关元的定位方法。

【参考答案】

肩髃：在三角肌区，肩峰外侧缘前端与肱骨大结节两骨间凹陷中。

公孙：在跖区，第1跖骨底的前下缘赤白肉际处。

关元：在下腹部，脐中下3寸，前正中线上。

20.（2023、2015）叙述并指出地机、攒竹、委中的定位方法。

【参考答案】

地机：在小腿内侧，阴陵泉下3寸，胫骨内侧缘后际。

攒竹：在面部，眉头凹陷中，额切迹处。

委中：在膝后区，腘横纹中点。

21.（2023、2015）叙述并指出足三里、神庭、定喘的定位方法。

【参考答案】

足三里：在小腿外侧，犊鼻下3寸，犊鼻与解溪连线上。

神庭：在头部，前发际正中直上0.5寸。

定喘：在脊柱区，横平第7颈椎棘突下，后正中线旁开0.5寸。

22.（2023、2014）叙述并指出合谷、肩井、通里的定位方法。

【参考答案】

合谷：在手背，第2掌骨桡侧的中点处。

肩井：在肩胛区，第7颈椎棘突与肩峰最外侧点连线的中点。

通里：在前臂前区，腕掌侧远端横纹上1寸，尺侧腕屈肌腱的桡侧缘。

23.（2023、2014）叙述并指出阳陵泉、翳风、悬钟的定位方法。

【参考答案】

阳陵泉：在小腿外侧，腓骨头前下方凹陷中。

翳风：在颈部，耳垂后方，乳突下端前方凹陷中。

悬钟：在小腿外侧，外踝尖上3寸，腓骨前缘。

24.（2023、2014）叙述并指出听宫、涌泉、足三里的定位方法。

【参考答案】

听宫：在面部，耳屏正中与下颌骨髁状突之间的凹陷中。

涌泉：在足底，屈足卷趾时足心最凹陷中。

足三里：在小腿外侧，犊鼻下3寸，犊鼻与解溪连线上。

25.（2023、2014）叙述并指出关元、夹脊、阴陵泉的定位方法。

【参考答案】

关元：在下腹部，脐中下3寸，前正中线上。

夹脊：在脊柱区，第1胸椎至第5腰椎棘突下两侧，后正中线旁开0.5寸，一侧17穴。

阴陵泉：在小腿内侧，胫骨内侧髁下缘与胫骨内侧缘之间的凹陷中。

26.（2023、2014）叙述并指出委中、神门、大椎的定位方法。

【参考答案】

委中：在膝后区，腘横纹中点。

神门：在腕前区，腕掌侧远端横纹尺侧端，尺侧腕屈肌腱的桡侧缘。

大椎：在脊柱区，第7颈椎棘突下凹陷中，后正中线上。

27.（2023、2013）叙述并指出肺俞、大椎、下关的定位方法。

【参考答案】

肺俞：在脊柱区，第3胸椎棘突下，后正中线旁开1.5寸。

大椎：在脊柱区，第7颈椎棘突下凹陷中，后正中线上。

下关：在面部，颧弓下缘中央与下颌切迹之间凹陷中。

28.（2023、2013）叙述并指出中极、地仓、腰阳关的定位方法。

【参考答案】

中极：在下腹部，脐中下4寸，前正中线上。

地仓：在面部，口角旁开0.4寸。

腰阳关：在脊柱区，第4腰椎棘突下凹陷中，后正中线上。

29.（2023、2013）叙述并指出照海、曲池、水沟的定位方法。

【参考答案】

照海：在踝区，内踝尖下1寸，内踝下缘边际凹陷中。

曲池：在肘区，尺泽与肱骨外上髁连线的中点处。

水沟：在面部，人中沟的上1/3与中1/3交点处。

30.（2023、2018、2017）叙述并演示捻转泻法的操作方法。

【参考答案】

①进针，行针得气。②捻转角度大，频率快，用力重，结合拇指向后、食指向前（右转）用力为主。③反复捻转。④操作时间长。

31.（2023、2018、2017、2012）叙述并演示温针灸的操作方法。

【参考答案】

①准备艾卷或艾绒，截取2cm艾卷一段，将一端中心扎一小孔，深1.0～1.5cm，也可选用艾绒，艾绒要柔软，易搓捏。②选取适宜体位，充分暴露待灸腧穴。③针刺得气留针：腧穴常规消毒，直刺进针，行针得气，将针留在适当的深度。④插套艾卷或搓捏艾绒，点燃：将艾卷有孔的一端经针尾插套在针柄上，插牢，不可偏歪。或将少许艾绒搓捏在针尾上，要捏紧，不可松散，以免滑落，点燃施灸。⑤艾卷燃

尽去灰，重新置艾：待艾卷或艾绒完全燃尽成灰时，将针稍倾斜，把艾灰掸落在容器中，每穴每次可施灸1～3壮。⑥待针柄冷却后出针。

32.（2023、2018、2016、2015、2014、2011）叙述并演示舒张进针法的操作方法。

【参考答案】

①腧穴皮肤、医生双手常规消毒。②押手绷紧皮肤：以押手拇、食指或食、中指把腧穴处皮肤向两侧轻轻撑开，使之绷紧，2指间的距离要适当。③持针：刺手拇、食、中指3指指腹持针。④刺入：刺手持针，于押手2指间的腧穴处迅速刺入。

33.（2023、2018、2016）叙述并演示温和灸的操作方法。

【参考答案】

①选取适宜体位，充分暴露待灸腧穴。②选用纯艾卷，将其一端点燃。③术者手持艾卷的中上部，将艾卷燃烧端对准腧穴，距腧穴皮肤2～3cm进行熏烤，艾卷与施灸处皮肤的距离应保持相对固定。注意：若患者感到局部温热舒适可固定不动，若感觉太烫可加大与皮肤的距离，若遇到小儿或局部知觉减退者，医者可将食、中两指，置于施灸部位两侧，通过医者的手指来测知患者局部受热程度，以便随时调节施灸时间和距离，防止烫伤。④灸至局部皮肤出现红晕，有温热感而无灼痛为度，一般每穴灸10～15分钟。⑤灸毕熄灭艾火。

34.（2023、2016、2015、2014、2012、2011）叙述并演示针灸弹法的操作方法。

【参考答案】

①进针后刺入一定深度。②以拇指与食指相交呈环状，食指指甲缘轻抵拇指指腹。③弹叩针柄：将食指指甲面对准针柄或针尾，轻轻弹叩，使针体微微震颤。也可以拇指与其他手指配合进行操作。④弹叩数次。⑤弹叩次数不宜过多，一般7～10次即可。

35.（2022）女性，29岁。3天前诊断为急性乳腺炎。拟取膻中、足三里等穴施治。

答题要求：叙述膻中、足三里的定位，并在被检者身上取穴；在模型上行隔蒜灸足三里穴。

【参考答案】

膻中：在胸部，横平第4肋间隙，前正中线上。

足三里：在小腿外侧，犊鼻下3寸，犊鼻与解溪连线上。

隔蒜灸：①制备蒜片。选用鲜大蒜头，切成厚约0.2～0.3cm的薄片，中间以针刺数孔（捣蒜如泥亦可）。②选取适宜体位，充分暴露足三里穴。③放置蒜片和艾炷，点燃艾炷。将蒜片置于足三里穴上，把艾炷置于蒜片中心，点燃艾炷尖端，任其自燃。④调适温度。如患者感觉局部灼痛不可耐受，术者可用镊子将蒜片一侧夹住端起，稍待片刻，重新放下再灸。⑤更换艾炷和蒜片。艾炷燃尽，除去艾灰，更换艾炷依前法再灸。施灸数壮后，蒜片焦干萎缩时，应置换新的蒜片。⑥掌握灸量。一般灸5～7壮，至局部皮肤潮红而不起疱为度。灸毕去除蒜片及艾灰。

36.（2022）叙述并演示实按灸的操作方法。

【参考答案】

①点燃艾卷：将太乙针灸或雷火针灸的艾卷一端点燃。②棉布裹艾：以棉布6～7层裹紧艾火端。③持艾灸熨：医者手持艾卷，将艾火端对准腧穴，趁热按到施术部位，停止1～2秒然后抬起，进行灸熨。④艾火熄灭则再点燃再按熨。⑤如此反复：灸至皮肤红晕为度：一般灸熨7～10次为度。

37.（2022）叙述并演示闪罐法的操作方法。

【参考答案】

①选取适宜体位，充分暴露待拔腧穴。②选用大小适宜的罐具。③用镊子夹紧95%的乙醇棉球一个，点燃，使棉球在罐内壁中段绕1～3圈或短暂停留后迅速退出，迅速将罐扣在应拔的部位，再立即将罐起下。④如此反复多次地拔住起下、起下拔住。⑤拔至施术部位皮肤潮红、充血或瘀血为度。

38.（2022、2021）女性，56岁。失眠3天。拟取四神聪、照海等穴施治。

答题要求：叙述四神聪、照海的定位，并在被检者身上取穴；在模型上照海穴处行捻转补法。

【参考答案】

四神聪：在头部，百会前后左右各旁开1寸，共4穴。

照海：在踝区，内踝尖下1寸，内踝下缘边际凹陷中。

捻转补法：①照海穴处皮肤、医生双手常规消毒。②直刺0.5～0.8寸，行针得气。③捻转角度小，频率慢，用力轻。结合拇指向前、食指向后（左转）用力为主。④反复捻转。⑤操作时间短。

39.（2022、2021）男性，20岁。高热1天。拟取曲池、大椎等穴施治。

答题要求：叙述曲池、大椎的定位，并在被检者身上取穴；在模型上大椎穴处行刺络拔罐法。

【参考答案】

曲池：在肘区，尺泽与肱骨外上髁连线的中点处。

大椎：在脊柱区，第7颈椎棘突下凹陷中，后正中线上。

刺络拔罐法：①选取坐位，充分暴露大椎穴。②选择大小适宜的玻璃罐备用。③医者戴消毒手套，用聚维酮碘消毒大椎穴处皮肤，持三棱针（或一次性注射针头）点刺局部使之出血，或用皮肤针叩刺出血。④用闪火法留罐，留置5～15分钟后起罐。⑤起罐时不能迅猛，避免罐内污血喷射而污染周围环境。用消毒棉签清理皮肤上残存血液，清洗火罐后进行消毒处理。

40.（2022、2021）女性，59岁。喘息气促15天。拟取膏肓、气海等穴位施治。

答题要求：叙述膏肓、气海的定位，并在被检者身上取穴；在模型上行无瘢痕灸膏肓穴。

【参考答案】

膏肓：在脊柱区，第4胸椎棘突下，后正中线旁开3寸。

气海：在下腹部，脐中下1.5寸，前正中线上。

无瘢痕灸：①选取俯卧位，充分暴露膏肓穴。②用棉签蘸少许大蒜汁或医用凡士林或涂清水于膏肓穴处皮肤，用以黏附艾炷。③将艾炷平置于膏肓穴处，用线香点燃艾炷顶部，待其自燃。要求每个艾炷不可燃尽，当艾炷燃剩1/3，患者感觉局部有灼痛时，即可易炷再灸。④灸至局部皮肤呈现红晕而不起疱为度。

41.（2022、2021、2020）男性，20岁。胃脘痛1天。拟取中脘、梁丘等穴施治。

答题要求：叙述中脘、梁丘的定位，并在被检者身上取穴；在模型上行隔姜灸中脘穴。

【参考答案】

中脘：在上腹部，脐中上4寸，前正中线上。

梁丘：在股前区，髌底上2寸，股外侧肌与股直肌肌腱之间。

隔姜灸：①切取生姜片，每片直径2～3cm，厚0.2～0.3cm，中间以针刺数孔。②选取仰卧位，充分暴露中脘穴。③将姜片置于中脘穴上，把艾炷置于姜片中心，点燃艾炷尖端，任其自燃。④如患者感觉局部灼痛不可耐受，术者可用镊子将姜片一侧夹住端起，稍待片刻，重新放下再灸。⑤艾炷燃尽，除去艾灰，更换艾炷，依前法再灸。施灸数壮后，姜片焦干萎缩时，应更换新的姜片。⑥一般每穴灸6～9壮，至局部皮肤潮红而不起疱为度。灸毕去除姜片及艾灰。

42.（2022、2021、2020）女性，29岁。头痛3天。拟取支沟、丘墟等穴施治。

答题要求：叙述支沟、丘墟的定位，并在被检者身上取穴；在模型上丘墟穴处行指切进针法，并配合飞法。

【参考答案】

支沟：在前臂后区，腕背侧远端横纹上3寸，尺骨与桡骨间隙中点。

丘墟：在踝区，外踝的前下方，趾长伸肌腱的外侧凹陷中。

指切进针法、飞法：①丘墟穴皮肤、医生双手常规消毒。②押手拇指或食指指甲切掐固定丘墟穴处皮肤。③刺手拇、食、中指3指指腹持针。④将针身紧贴押手指甲缘快速刺入0.5～0.8寸。⑤轻微捻搓针柄数次，然后快速张开2指，一捻一放，如飞鸟展翅之状。⑥反复操作数次。

43.（2022、2020）女性，37岁。间断胁肋胀痛1年。拟取期门、阳陵泉等穴施治。

答题要求：叙述期门、阳陵泉定位，并在被检者身上取穴；在模型上行单手进针法刺阳陵泉穴，并配合弹法。

【参考答案】

期门：在胸部，第6肋间隙，前正中线旁开4寸。

阳陵泉：在小腿外侧，腓骨头前下方凹陷中。

单手进针法、弹法：①阳陵泉穴皮肤、医生双手常规消毒。②用拇、食指指腹持针，中指指腹抵住针身下段，使中指指端比针尖略长出或齐平。③对准穴位，中指指端紧抵阳陵泉穴皮肤。④拇、食指向下用力按压刺入，中指随之屈曲，快速将针刺入1.0～1.5寸。刺入时应保持针身直而不弯。⑤以拇指与食指相交呈环状，食指指甲缘轻抵拇指指腹。⑥将食指指甲面对准针柄或针尾，轻轻弹叩，使针体微微震颤，也可以拇指与其他手指配合进行操作。⑦弹叩数次。

44.（2021）男性，42岁。脘腹胀满2天。拟取足三里、中脘等穴施治。

答题要求：叙述足三里、中脘的定位，并在被检者身上取穴；在模型上行拇指前位捏脊法。

【参考答案】

足三里：在小腿外侧，犊鼻下3寸，犊鼻与解溪连线上。

中脘：在上腹部，脐中上4寸，前正中线上。

拇指前位捏脊法：双手半握空拳状，腕关节略背伸，以食、中、环指和小指的背侧置于脊柱两侧，拇指伸直前按，并对准食指中节处。以拇指的螺纹面和食指的桡侧缘将皮肤捏起，并进行提捻，然后向前推行移动，在向前移动捏脊的过程中，两手拇指要交替前按，同时前臂要主动用力，推动食指桡侧缘前行，两者互为配合，从而交替捏提捻动前行。

45.（2021）男性，30岁。小便排出不畅3天。拟取地机、中极等穴施治。

答题要求：叙述地机、中极的定位，并在被检者身上取穴；在模型上行舒张进针法刺中极穴，并配合捻转法。

【参考答案】

地机：在小腿内侧，阴陵泉下3寸，胫骨内侧缘后际。

中极：在下腹部，脐中下4寸，前正中线上。

舒张进针法、捻转法：①中极穴处皮肤、医生双手常规消毒。②押手拇、食指或食、中指把中极穴处皮肤向两侧轻轻撑开，使之绷紧，两指间的距离要适当。③刺手拇、食、中指三指指腹持针，于押手两指间迅速直刺1.0～1.5寸。④针身向前向后持续均匀来回捻转。

46.（2021、2020）女性，36岁。月经不调5个月。拟取肾俞、三阴交等穴施治。

答题要求：叙述肾俞、三阴交的定位，并在被检者身上取穴；在模型上行温和灸肾俞穴。

【参考答案】

肾俞：在脊柱区，第2腰椎棘突下，后正中线旁开1.5寸。

三阴交：在小腿内侧，内踝尖上3寸，胫骨内侧缘后际。

温和灸：①选取俯卧位，充分暴露肾俞穴。②选用纯艾卷，将其一端点燃。③术者手持艾卷的中上部，将艾卷燃烧端对准肾俞穴，距腧穴皮肤2～3cm进行熏烤，艾卷与施灸处皮肤的距离应保持相对固定。④灸至局部皮肤出现红晕，有温热感而无灼痛为度，一般灸10～15分钟。⑤灸毕熄灭艾火。

47.（2021、2020）女性，54岁。肩痛1周。拟取天宗、阳陵泉等穴施治。

答题要求：叙述天宗、阳陵泉的定位，并在被检者身上取穴；在模型上天宗穴处行指按法。

【参考答案】

天宗：在肩胛区，肩胛冈中点与肩胛骨下角连线的上1/3与下2/3交点凹陷中。

阳陵泉：在小腿外侧，腓骨头前下方凹陷中。

指按法：以拇指螺纹面着力于天宗穴，余4指张开，置于相应位置以支撑助力，腕关节屈曲40°～60°。拇指主动用力，垂直向下按压。当按压力达到所需的力度后，要稍停片刻，然后松劲撤力，再做重复按压，使按压动作既平稳又有节奏性。

48.（2019）叙述并指出命门的定位，演示雀啄灸的操作方法。

【参考答案】

命门：在脊柱区，第2腰椎棘突下凹陷中，后正中线上。

雀啄灸：①选取俯卧位，充分暴露命门穴。②选用纯艾卷，将其一端点燃。③术者手持艾卷的中上部，将艾卷燃烧端对准命门穴，像麻雀啄米样一上一下移动，使艾卷燃烧端与皮肤的距离远近不一，动作要匀速，起落幅度应大小一致。④燃艾施灸，如此反复操作，给予施灸局部以变量刺激，若遇到小儿或局部知觉减退者，术者应以食指和中指，置于命门穴两侧，通过医者的手指来测知患者局部受热程度，以便随时调节施灸时间和距离，防止烫伤。⑤灸至皮肤出现红晕，有温热感而无灼痛为度，一般灸10～15分钟。⑥灸毕熄灭艾火。

49.（2019）叙述并演示气海的定位，演示舒张进针法的操作方法。

【参考答案】

气海：在下腹部，脐中下1.5寸，前正中线上。

舒张进针法：①气海穴皮肤、医生双手常规消毒。②以押手拇、食指或食、中指把气海穴处皮肤向两侧轻轻撑开，使之绷紧，2指间的距离要适当。③刺手拇、食、中指3指指腹持针。④于押手2指间的腧穴处迅速刺入1.0～1.5寸。

50.（2019）叙述并指出定喘的定位，演示捻转泻法的操作方法。

【参考答案】

定喘：在脊柱区，横平第7颈椎棘突下，后正中线旁开0.5寸。

捻转泻法：①进针直刺0.5～1.0寸，行针得气。②捻转角度大，频率快，用力重。结合拇指向后、食指向前（右转）用力为主。③反复捻转。④操作时间长。

51.（2019）叙述并指出后溪的定位，演示刮法的操作方法。

【参考答案】

后溪：在手内侧，第5掌指关节尺侧近端赤白肉际凹陷中。

刮法：①进针后直刺0.5～1.0寸。②用拇指指腹或食指指腹轻轻抵住针尾。③用食指指甲或拇指指甲或中指指甲频频刮动针柄。可由针根部自下而上刮，也可由针尾部自上而下刮，使针身产生轻度震颤。④反复刮动数次。

52.（2019）叙述并指出夹脊的定位，演示走罐法的操作方法。

【参考答案】

夹脊：在脊柱区，第1胸椎至第5腰椎棘突下两侧，后正中线旁开0.5寸，一侧17穴。

走罐法：①选取俯卧位，充分暴露夹脊穴。②选择大小适宜的玻璃罐。③在夹脊穴处部位涂抹适量的润滑剂，如凡士林、水，也可选择红花油等润滑剂。④先用闪火法将罐吸拔在腧穴上，然后用单手或双手握住罐体，沿夹脊穴上下、左右往返推移。走罐时，可将罐口的前进侧的边缘稍抬起，另一侧边缘稍着力，以利于罐子的推拉。⑤反复操作，至夹脊穴部位红润、充血甚至瘀血为度。⑥起罐时，一手握罐，另一手用拇指或食指按压罐口周围的皮肤，使之凹陷，空气进入罐内，罐体自然脱下。

53.（2019）叙述并指出三阴交的定位，演示温针灸的操作方法。

【参考答案】

三阴交：在小腿内侧，内踝尖上3寸，胫骨内侧缘后际。

温针灸：①准备艾卷或艾绒，截取2cm艾卷一段，将一端中心扎一小孔，深1.0～1.5cm，也可选用艾绒，艾绒要柔软，易搓捏。②选取仰卧位，充分暴露三阴交穴。③三阴交穴处皮肤常规消毒，直刺1.0～1.5寸，行针得气。④将艾卷有孔的一端经针尾插套在针柄上，插牢，不可偏歪，或将少许艾绒搓捏在针尾上，要捏紧，不可松散，以免滑落，点燃施灸。⑤待艾卷或艾绒完全燃尽成灰时，将针稍倾斜，把艾灰掸落在容器中，每次可施灸1～3壮。⑥待针柄冷却后出针。

54.（2019）叙述并指出中极的定位，演示平补平泻法的操作方法。

【参考答案】

中极：在下腹部，脐中下4寸，前正中线上。

平补平泻法：①直刺1.0～1.5寸，行针得气。②施予均匀的提插、捻转手法，即每次提插的幅度、捻转的角度要基本一致，频率适中，节律和缓，针感强弱适当。

55.（2019）叙述并指出地机的定位，演示开阖泻法的操作方法。

【参考答案】

地机：在小腿内侧，阴陵泉下3寸，胫骨内侧缘后际。

开阖泻法：直刺1～2寸，行针得气，出针时摇大针孔不加按闭。

56.（2018）叙述并指出尺泽、列缺、地仓的定位（助理医师选取2个腧穴作答，下同）方法。

【参考答案】

尺泽：在肘区，肘横纹上，肱二头肌腱桡侧缘凹陷中。

列缺：在前臂，腕掌侧远端横纹上1.5寸，拇短伸肌腱与拇长展肌腱之间，拇长展肌腱沟的凹陷中。

地仓：在面部，口角旁开0.4寸（指寸）。

57.（2018）叙述并指出条口、听宫、孔最的定位方法。

【参考答案】

条口：在小腿外侧，犊鼻下8寸，犊鼻与解溪连线上。

听宫：在面部，耳屏正中与下颌骨髁状突之间的凹陷中。

孔最：在前臂前区，腕掌侧远端横纹上7寸，尺泽与太渊连线上。

58.（2017）叙述并指出天枢、秩边、手三里的定位方法。

【参考答案】

天枢：在腹部，横平脐中，前正中线旁开2寸。

秩边：在骶区，横平第4骶后孔，骶正中嵴旁开3寸。

手三里：在前臂，肘横纹下2寸处，阳溪穴与曲池穴连线上。

59.（2017）叙述并指出定喘、神门、悬钟的定位方法。

【参考答案】

定喘：在脊柱区，横平第7颈椎棘突下，后正中线旁开0.5寸。

神门：在腕前区，腕掌侧远端横纹尺侧端，尺侧腕屈肌腱的桡侧缘。

悬钟：在小腿外侧，外踝尖上3寸，腓骨前缘。

60.（2017）叙述并指出涌泉、下关、商阳的定位方法。

【参考答案】

涌泉：在足底，屈足卷趾时足心最凹陷中。

下关：在面部，颧弓下缘中央与下颌切迹之间凹陷中。

商阳：在手指，食指末节桡侧，指甲根角侧上方0.1寸。

61.（2017）叙述并指出条口、支沟、膈俞的定位方法。

【参考答案】

条口：在小腿外侧，犊鼻下8寸，犊鼻与解溪连线上。

支沟：在前臂后区，腕背侧远端横纹上3寸，尺骨与桡骨间隙中点。

膈俞：在脊柱区，第7胸椎棘突下，后正中线旁开1.5寸。

62.（2016）叙述并指出期门、梁丘、少商的定位方法。

【参考答案】

期门：在胸部，第6肋间隙，前正中线旁开4寸。

梁丘：在股前区，髌底上2寸，股外侧肌与股直肌肌腱之间。

少商：在手指，拇指末节桡侧，指甲根角侧上方0.1寸。

63.（2016）叙述并指出条口、中脘、合谷的定位方法。

【参考答案】

条口：在小腿外侧，犊鼻下8寸，犊鼻与解溪连线上。

中脘：在上腹部，脐中上4寸，前正中线上。

合谷：在手背，第2掌骨桡侧的中点处。

64.（2016）叙述并指出夹脊、申脉、外关的定位方法。

【参考答案】

夹脊：在脊柱区，第1胸椎至第5腰椎棘突下两侧，后正中线旁开0.5寸，一侧17穴。

申脉：在外踝直下方凹陷中。

外关：在前臂后区，腕背侧远端横纹上2寸，尺骨与桡骨间隙中点。

65.（2016）叙述并指出次髎、少商、公孙的定位方法。

【参考答案】

次髎：在骶区，正对第2骶后孔中。

少商：在手指，拇指末节桡侧，指甲根角侧上方0.1寸。

公孙：在跖区，第1跖骨底的前下缘赤白肉际处。

66.（2016）叙述并指出地仓、手三里、肩井的定位方法。

【参考答案】

地仓：在面部，口角旁开0.4寸（指寸）。

手三里：在前臂，肘横纹下2寸处，阳溪穴与曲池穴连线上。

肩井：在肩胛区，第7颈椎棘突与肩峰最外侧点连线的中点。

67.（2016）叙述并指出百会、外关、天宗的定位方法。

【参考答案】

百会：在头部，前发际正中直上5寸。

外关：在前臂后区，腕背侧远端横纹上2寸，尺骨与桡骨间隙中点。

天宗：在肩胛区，肩胛冈中点与肩胛骨下角连线上1/3与下2/3交点凹陷中。

68.（2016）叙述并指出内庭、胃俞、天柱的定位方法。

【参考答案】

内庭：在足背，第2、3趾间，趾蹼缘后方赤白肉际处。

胃俞：在脊柱区，第12胸椎棘突下，后正中线旁开1.5寸。

天柱：在颈后区，横平第2颈椎棘突上际，斜方肌外缘凹陷中。

69.（2016）叙述并指出百会、通里、承山的定位方法。

【参考答案】

百会：在头部，前发际正中直上5寸。

通里：在前臂前区，腕掌侧远端横纹上1寸，尺侧腕屈肌腱的桡侧缘。

承山：在小腿后区，腓肠肌两肌腹与肌腱交角处。

70.（2016）叙述并指出天宗、气海、中冲的定位方法。

【参考答案】

天宗：在肩胛区，肩胛冈中点与肩胛骨下角连线上 1/3 与下 2/3 交点凹陷中。

气海：在下腹部，脐中下 1.5 寸，前正中线上。

中冲：在手指，中指末端最高点。

71.（2016）叙述并指出肾俞、地仓、环跳的定位方法。

【参考答案】

肾俞：在脊柱区，第 2 腰椎棘突下，后正中线旁开 1.5 寸。

地仓：在面部，口角旁开 0.4 寸（指寸）。

环跳：在臀部，股骨大转子最凸点与骶管裂孔连线的外 1/3 与内 2/3 交点处。

72.（2016）叙述并指出肺俞、阳陵泉、后溪的定位方法。

【参考答案】

肺俞：在脊柱区，第 3 胸椎棘突下，后正中线旁开 1.5 寸。

阳陵泉：在小腿外侧，腓骨头前下方凹陷中。

后溪：在手内侧，第 5 掌指关节尺侧近端赤白肉际凹陷中。

73.（2016）叙述并指出梁丘、期门、血海的定位方法。

【参考答案】

梁丘：在股前区，髌底上 2 寸，股外侧肌与股直肌肌腱之间。

期门：在胸部，第 6 肋间隙，前正中线旁开 4 寸。

血海：在股前区，髌底内侧端上 2 寸，股内侧肌隆起处。简便取穴法：患者屈膝，医者以左手掌心按于患者右膝髌骨上缘（或者右手掌心按于患者左膝髌骨上缘），食、中、环指和小指向上伸直，拇指约成 45°斜置，拇指尖下是穴。

74.（2016）叙述并指出肩髃、商阳、外关的定位方法。

【参考答案】

肩髃：在三角肌区，肩峰外侧缘前端与肱骨大结节两骨间凹陷中。

商阳：在手指，食指末节桡侧，指甲根角侧上方 0.1 寸。

外关：在前臂后区，腕背侧远端横纹上 2 寸，尺骨与桡骨间隙中点。

75.（2016）叙述并指出中极、悬钟、神门的定位方法。

【参考答案】

中极：在下腹部，脐中下 4 寸，前正中线上。

悬钟：在小腿外侧，外踝尖上 3 寸，腓骨前缘。

神门：在腕前区，腕掌侧远端横纹尺侧端，尺侧腕屈肌腱的桡侧缘。

76.（2016）叙述并指出三阴交、大陵、太阳的定位方法。

【参考答案】

三阴交：在小腿内侧，内踝尖上 3 寸，胫骨内侧缘后际。

大陵：在腕前区，腕掌侧远端横纹中，掌长肌腱与桡侧腕屈肌腱之间。

太阳：在头部，当眉梢与目外眦之间，向后约一横指的凹陷处。

77.（2016）叙述并指出神门、下关、涌泉的定位方法。

【参考答案】

神门：在腕前区，腕掌侧远端横纹尺侧端，尺侧腕屈肌腱的桡侧缘。

下关：在面部，颧弓下缘中央与下颌切迹之间凹陷中。

涌泉：在足底，屈足卷趾时足心最凹陷中。

78.（2015）叙述并指出肺俞、十宣、血海的定位方法。

【参考答案】

肺俞：在脊柱区，第 3 胸椎棘突下，后正中线旁开 1.5 寸。

十宣：在手指，十指尖端，距指甲游离缘 0.1 寸（指寸），左右共 10 穴。

血海：在股前区，髌底内侧端上 2 寸，股内侧肌隆起处。简便取穴法：患者屈膝，医者以左手掌心按于患者右膝髌骨上缘（或者右手掌心按于患者左膝髌骨上缘），食、中、环指及小指向上伸直，拇指约成 45°斜置，拇指尖下是穴。

79.（2015）叙述并指出神门、丰隆、中脘的定位方法。

【参考答案】

神门在腕前区，腕掌侧远端横纹尺侧端，尺侧腕屈肌腱的桡侧缘。

丰隆：在小腿外侧，外踝尖上 8 寸，胫骨前肌外缘。

中脘：在上腹部，脐中上 4 寸，前正中线上。

80.（2015）叙述并指出血海、百会、秩边的定位方法。

【参考答案】

血海：在股前区，髌底内侧端上2寸，股内侧肌隆起处。简便取穴法：患者屈膝，医者以左手掌心按于患者右膝髌骨上缘（或者右手掌心按于患者左膝髌骨上缘），食、中、环指和小指向上伸直，拇指约成45°斜置，拇指尖下是穴。

百会：在头部，前发际正中直上5寸。

秩边：在骶区，横平第4骶后孔，骶正中嵴旁开3寸。

81.（2015）叙述并指出风池、申脉、中极的定位方法。

【参考答案】

风池：在颈后区，枕骨之下，胸锁乳突肌上端与斜方肌上端之间的凹陷中。

申脉：外踝直下方凹陷中。

中极：在下腹部，脐中下4寸，前正中线上。

82.（2015）叙述并指出风门、神门、次髎的定位方法。

【参考答案】

风门：在第2胸椎棘突下，旁开1.5寸。

神门：在腕前区，腕掌侧远端横纹尺侧端，尺侧腕屈肌腱的桡侧缘。

次髎：在骶区，正对第2骶后孔中。

83.（2015）叙述并指出环跳、后溪、下关的定位方法。

【参考答案】

环跳：在臀部，股骨大转子最凸点与骶管裂孔连线的外1/3与内2/3交点处。

后溪：在手内侧，第5掌指关节尺侧近端赤白肉际凹陷中。

下关：在面部，颧弓下缘中央与下颌切迹之间凹陷中。

84.（2015）叙述并指出支沟、百会、丰隆的定位方法。

【参考答案】

支沟：在前臂后区，腕背侧远端横纹上3寸，尺骨与桡骨间隙中点。

百会：在头部，前发际正中直上5寸。

丰隆：在小腿外侧，外踝尖上8寸，胫骨前肌外缘。

85.（2015）叙述并指出膈俞、大陵、血海的定位方法。

【参考答案】

膈俞：在脊柱区，第7胸椎棘突下，后正中线旁开1.5寸。

大陵：在腕前区，腕掌侧远端横纹中，掌长肌腱与桡侧腕屈肌腱之间。

血海：在股前区，髌底内侧端上2寸，股内侧肌隆起处。简便取穴法：患者屈膝，医者以左手掌心按于患者右膝髌骨上缘（或者右手掌心按于患者左膝髌骨上缘），食、中、环指和小指向上伸直，拇指约成45°斜置，拇指尖下是穴。

86.（2015）叙述并指出肺俞、照海、外关的定位方法。

【参考答案】

肺俞：在脊柱区，第3胸椎棘突下，后正中线旁开1.5寸。

照海：在踝区，内踝尖下1寸，内踝下缘边际凹陷中。

外关：在前臂后区，腕背侧远端横纹上2寸，尺骨与桡骨间隙中点。

87.（2015）叙述并指出手三里、丰隆、攒竹的定位方法。

【参考答案】

手三里：在前臂，肘横纹下2寸处，阳溪穴与曲池穴连线上。

丰隆：在小腿外侧，外踝尖上8寸，胫骨前肌外缘。

攒竹：在面部，眉头凹陷中，额切迹处。

88.（2015）叙述并指出阴陵泉、四神聪、合谷的定位方法。

【参考答案】

阴陵泉：在小腿内侧，胫骨内侧髁下缘与胫骨内侧缘之间的凹陷中。

四神聪：在头部，百会前后左右各旁开1寸，共4穴。

合谷：在手背，第2掌骨桡侧的中点处。

89.（2015）叙述并指出中脘、梁丘、印堂的定位方法。

【参考答案】

中脘：在上腹部，脐中上4寸，前正中线上。

梁丘：在股前区，髌底上2寸，股外侧肌与股直肌肌腱之间。

印堂：在头部，两眉毛内侧端中间的凹陷中。

90.（2015）叙述并指出鱼际、地机、命门的定位方法。

【参考答案】

鱼际：在手外侧，第1掌骨桡侧中点赤白肉际处。

地机：在小腿内侧，阴陵泉下3寸，胫骨内侧缘后际。

命门：在脊柱区，第2腰椎棘突下凹陷中，后正中线上。

91.（2015）叙述并指出天柱、条口、商阳的定位方法。

【参考答案】

天柱：在颈后区，横平第2颈椎棘突上际，斜方肌外缘凹陷中。

条口：在小腿外侧，犊鼻下8寸，犊鼻与解溪连线上。

商阳：在手指，食指末节桡侧，指甲根角侧上方0.1寸。

92.（2015）叙述并指出尺泽、太冲、肾俞的定位方法。

【参考答案】

尺泽：在肘区，肘横纹上，肱二头肌腱桡侧缘凹陷中。

太冲：在足背，第1、2跖骨间，跖骨底结合部前方凹陷中，或触及动脉搏动。

肾俞：在脊柱区，第2腰椎棘突下，后正中线旁开1.5寸。

93.（2015）叙述并指出迎香、气海、环跳的定位方法。

【参考答案】

迎香：在面部，鼻翼外缘中点旁，鼻唇沟中。

气海：在下腹部，脐中下1.5寸，前正中线上。

环跳：在臀部，股骨大转子最凸点与骶管裂孔连线的外1/3与内2/3交点处。

94.（2015）叙述并指出期门、孔最、三阴交的定位方法。

【参考答案】

期门：在胸部，第6肋间隙，前正中线旁开4寸。

孔最：在前臂前区，腕掌侧远端横纹上7寸，尺泽与太渊连线上。

三阴交：在小腿内侧，内踝尖上3寸，胫骨内侧缘后际。

95.（2014）叙述并指出曲池、申脉、犊鼻的定位方法。

【参考答案】

曲池：在肘区，尺泽与肱骨外上髁连线的中点处。

申脉：外踝直下方凹陷中。

犊鼻：在膝前区，髌韧带外侧凹陷中。

96.（2014）叙述并指出四神聪、天枢、委中的定位方法。

【参考答案】

四神聪：在头部，百会前后左右各旁开1寸，共4穴。

天枢：在腹部，横平脐中，前正中线旁开2寸。

委中：在膝后区，腘横纹中点。

97.（2014）叙述并指出商阳、后溪、列缺的定位方法。

【参考答案】

商阳：在手指，食指末节桡侧，指甲根角侧上方0.1寸。

后溪：在手内侧，第5掌指关节尺侧近端赤白肉际凹陷中。

列缺：在前臂，腕掌侧远端横纹上1.5寸，拇短伸肌腱与拇长展肌腱之间，拇长展肌腱沟的凹陷中。

98.（2014）叙述并指出百会、悬钟、涌泉的定位方法。

【参考答案】

百会：在头部，前发际正中直上5寸。

悬钟：在小腿外侧，外踝尖上3寸，腓骨前缘。

涌泉：在足底，屈足卷趾时足心最凹陷中。

99.（2014）叙述并指出太冲、下关、神庭的定位方法。

【参考答案】

太冲：在足背，第1、2跖骨间，跖骨底结合部前方凹陷中，或触及动脉搏动。

下关：在面部，颧弓下缘中央与下颌切迹之间凹陷中。

神庭：在头部，前发际正中直上0.5寸。

100.（2014）叙述并指出中冲、内庭、印堂的定位方法。

【参考答案】

中冲：在手指，中指末端最高点。

内庭：在足背，第2、3趾间，趾蹼缘后方赤白肉际处。

印堂：在头部，两眉毛内侧端中间的凹陷中。

101.（2014）叙述并指出关元、丰隆、命门的定位方法。

【参考答案】

关元：在下腹部，脐中下3寸，前正中线上。

丰隆：在小腿外侧，外踝尖上8寸，胫骨前肌外缘。

命门：在脊柱区，第2腰椎棘突下凹陷中，后正中线上。

102.（2014）叙述并指出中极、外关、地机的定位方法。

【参考答案】

中极：在下腹部，脐中下4寸，前正中线上。

外关：在前臂后区，腕背侧远端横纹上2寸，尺骨与桡骨间隙中点。

地机：在小腿内侧，阴陵泉下3寸，胫骨内侧缘后际。

103.（2014）叙述并指出膻中、肾俞、犊鼻的定位方法。

【参考答案】

膻中：在胸部，横平第4肋间隙，前正中线上。

肾俞：在脊柱区，第2腰椎棘突下，后正中线旁开1.5寸。

犊鼻：在膝前区，髌韧带外侧凹陷中。

104.（2014）叙述并指出内关、大肠俞、血海的定位方法。

【参考答案】

内关：在前臂前区，腕掌侧远端横纹上2寸，掌长肌腱与桡侧腕屈肌腱之间。

大肠俞：在脊柱区，第4腰椎棘突下，后正中线旁开1.5寸。

血海：在股前区，髌底内侧端上2寸，股内侧肌隆起处。简便取穴法：患者屈膝，医者以左手掌心按于患者右膝髌骨上缘（或者右手掌心按于患者左膝髌骨上缘），食、中、环指和小指向上伸直，拇指约成45°斜置，拇指尖下是穴。

105.（2014）叙述并指出大肠俞、听宫、公孙的定位方法。

【参考答案】

大肠俞：在脊柱区，第4腰椎棘突下，后正中线旁开1.5寸。

听宫：在面部，耳屏正中与下颌骨髁状突之间的凹陷中。

公孙：在跖区，第1跖骨底的前下缘赤白肉际处。

106.（2014）叙述并指出梁丘、外关、百会的定位方法。

【参考答案】

梁丘：在股前区，髌底上2寸，股外侧肌与股直肌肌腱之间。

外关：在前臂后区，腕背侧远端横纹上2寸，尺骨与桡骨间隙中点。

百会：在头部，前发际正中直上5寸。

107.（2013）叙述并指出地仓、头维、天枢的定位方法。

【参考答案】

地仓：在面部，口角旁开0.4寸（指寸）。

头维：在头部，当额角发际直上0.5寸，头正中线旁开4.5寸。

天枢：在腹部，横平脐中，前正中线旁开2寸。

108.（2013）叙述并指出地机、昆仑、风池的定位方法。

【参考答案】

地机：在小腿内侧，阴陵泉下3寸，胫骨内侧缘后际。

昆仑：在踝区，外踝尖与跟腱之间的凹陷中。

风池：在颈后区，枕骨之下，胸锁乳突肌上端与斜方肌上端之间的凹陷中。

109.（2013）叙述并指出期门、至阴、手三里的定位方法。

【参考答案】

期门：在胸部，第6肋间隙，前正中线旁开4寸。

至阴：在足趾，小趾末节外侧，趾甲根角侧后方0.1寸。

手三里：在前臂，肘横纹下2寸处，阳溪穴与曲池穴连线上。

110.（2013）叙述并指出内关、照海、天柱的定位方法。

【参考答案】

内关：在前臂前区，腕掌侧远端横纹上2寸，掌长肌腱与桡侧腕屈肌腱之间。

照海：在踝区，内踝尖下1寸，内踝下缘边际凹陷中。

天柱：在颈后区，横平第2颈椎棘突上际，斜方肌外缘凹陷中。

111.（2013）叙述并指出孔最、十宣、天枢的定位方法。

【参考答案】

孔最：在前臂前区，腕掌侧远端横纹上7寸，尺泽与太渊连线上。

十宣：在手指，十指尖端，距指甲游离缘0.1寸（指寸），左右共10穴。

天枢：在腹部，横平脐中，前正中线旁开2寸。

112.（2013）叙述并指出气海、丰隆、鱼际的定位方法。

【参考答案】

气海：在下腹部，脐中下1.5寸，前正中线上。

丰隆：在小腿外侧，外踝尖上8寸，胫骨前肌外缘。

鱼际：在手外侧，第1掌骨桡侧中点赤白肉际处。

113.（2013）叙述并指出至阴、手三里、神门的定位方法。

【参考答案】

至阴：在足趾，小趾末节外侧，趾甲根角侧后方0.1寸。

手三里：在前臂，肘横纹下2寸处，阳溪穴与曲池穴连线上。

神门：在腕前区，腕掌侧远端横纹尺侧端，尺侧腕屈肌腱的桡侧缘。

114.（2013）叙述并指出少商、肩髃、内庭的定位方法。

【参考答案】

少商：在手指，拇指末节桡侧，指甲根角侧上方0.1寸（指寸）。

肩髃：在三角肌区，肩峰外侧缘前端与肱骨大结节两骨间凹陷中。

内庭：在足背，第2、3趾间，趾蹼缘后方赤白肉际处。

115.（2013）叙述并指出孔最、肾俞、足三里的定位方法。

【参考答案】

孔最：在前臂前区，腕掌侧远端横纹上7寸，尺泽与太渊连线上。

肾俞：在脊柱区，第2腰椎棘突下，后正中线旁开1.5寸。

足三里：在小腿外侧，犊鼻下3寸，犊鼻与解溪连线上。

116.（2013）叙述并指出命门、迎香、腰阳关的定位方法。

【参考答案】

命门：在脊柱区，第2腰椎棘突下凹陷中，后正中线上。

迎香：在面部，鼻翼外缘中点旁，鼻唇沟中。

腰阳关：在脊柱区，第4腰椎棘突下凹陷中，后正中线上。

117.（2018）叙述并演示大鱼际揉法的操作方法。

【参考答案】

沉肩，腕关节放松，呈微屈或水平状，大拇指内收，余4指自然伸直，用大鱼际附着于施术部位上。以肘关节为支点，前臂做主动运动，带动腕关节摆动，使大鱼际在治疗部位上做轻缓柔和的上下、左右或轻度环旋揉动，并带动该处的皮下组织一起运动。

118.（2018）叙述并演示三指揉法的操作方法。

【参考答案】

食、中、环指并拢，3指螺纹面着力，以肘关节为支点，前臂做主动运动，通过腕关节使中指螺纹面在施术部位上做轻柔的小幅度的环旋运动。

119.（2018、2017、2016）叙述并演示三棱针耳尖放血的操作方法。

【参考答案】

①患者取坐位，充分暴露耳尖。②医者戴消毒手套。③可先在耳尖及其周围，轻轻地推、揉、挤、捋，使耳尖局部充血。④耳区皮肤常规消毒。⑤医者用一手固定耳尖，另一手持针，露出针尖3～5mm，对准耳尖快速刺入，迅速出针，一般刺入2～3mm。⑥轻轻挤压针孔周围，使之适量出血或出黏液。⑦用消毒干棉球按压针孔止血。

120.（2018、2017、2014、2011）叙述并演示提插补法的操作方法。

【参考答案】

①进针，行针得气。②先浅后深，重插轻提，提插幅度小，频率慢。③反复提插。④操作时间短。

121.（2018、2016、2015、2012）叙述并演示针灸提插法的操作方法。

【参考答案】

①消毒：腧穴皮肤、医生双手常规消毒。②刺入毫针：将毫针刺入腧穴的一定深度。③实施提插操作：插是将针由浅层向下刺入深层的操作，提是从深层向上引退至浅层的操作。如此反复地上提下插。

122.（2018、2016、2014、2013）叙述并演示中脘中指揉法的操作方法。

【参考答案】

中指伸直，食指搭于中指远端指间关节背侧，腕关节微屈，用中指螺纹面着力于中脘穴，以肘关节为支点，前臂做主动运动，通过腕关节使中指螺纹面在中脘穴上做轻柔的小幅度的环旋运动。

123.（2018、2016）叙述并演示上肢抖法的操作方法。

【参考答案】

受术者取坐位或站立位，肩臂部放松。术者站在其前外侧，身体略为前倾，用双手握住其腕部，慢慢将被抖动的上肢向前外方抬起至60°左右，然后两前臂微用力做连续的小幅度上下抖动，使抖动所产生的抖动波波浪般地传递到肩部。或术者以一手按其肩部，另一手握住其腕部，做连续不断的小幅度上下抖动，抖动中可结合被操作肩关节的前后方向活动，此法又称上肢提抖法。

124.（2018、2016）叙述并演示拇指后位捏脊法的操作方法。

【参考答案】

两手拇指伸直，两指端分置于脊柱两侧，指面向前；两手食、中指前按，腕关节微屈。以两手拇指与食、中指螺纹面将皮肤捏起，并轻轻提捻，然后向前推行移动，在向前移动的捏脊过程中，两手拇指要前推，而食指、中指则交替前按，两者相互配合，从而交替捏提捻动前行。

125.（2018、2016）叙述并演示皮肉浅薄处的进针操作方法。

【参考答案】

皮薄肉少处用提捏进针法。操作步骤：①消毒。腧穴皮肤、医生双手常规消毒。②押手提捏穴旁皮肉。押手拇、食指轻轻提捏腧穴近旁的皮肉，力度大小要适当。③持针。刺手拇、食、中指3指指腹持针。④刺入。刺手持针快速刺入腧穴，刺入时常与平刺结合。本法适用于皮肉浅薄部位腧穴的进针。

126.（2018、2015、2014）叙述并演示掌根揉法的操作方法。

【参考答案】

肘关节微屈，腕关节放松并略背伸，手指自然弯曲，亦可双掌重叠，以掌根部附着于施术部位，以肘关节为支点，前臂做主动运动，带动腕及手掌连同前臂做小幅度的回旋揉动，并带动该处的皮下组织一起运动。

127.（2018、2015、2014、2013）叙述并演示指按法的操作方法。

【参考答案】

以拇指螺纹面着力于施术部位，余4指张开，置于相应位置以支撑助力。腕关节屈曲40°～60°，拇指主动用力，垂直向下按压，当按压力达到所需的力度后，要稍停片刻，然后松劲撤力，再做重复按压，使按压动作既平稳又有节奏性。

128.（2018、2014）叙述并演示腰部㨰法的操作方法。

【参考答案】

腰部用小鱼际㨰法。拇指自然伸直，余指自然屈曲，环指与小指的掌指关节屈曲约90°，余指屈曲的角度则依次减小，手背沿掌横弓排列呈弧面，以第5掌指关节背侧为吸定点吸附于腰部肌肉，以肘关节为支点，前臂主动做推旋运动，带动腕关节做较大幅度的屈伸活动，使小鱼际和手背尺侧部在腰部肌肉上持续不断地来回㨰动。

129.（2018、2013、2012、2011）叙述并演示循法的操作方法。

【参考答案】

①确定腧穴所在的经脉及其循行路线。②循按或拍叩，用拇指指腹，或食、中、环指3指并拢后用中指的指腹，沿腧穴所属经脉的循行路线或穴位的上下左右进行循按或拍叩。③反复操作数次，以穴周肌肉得以放松或出现针感或循经感传为度。

130.（2018、2013、2012）叙述并演示针刺摇法的操作方法。

【参考答案】

1）直立针身而摇：①采用直刺进针。②刺入一定深度。③手持针柄，如摇辘轳状呈划圈样摇动，或如摇橹状进行前后或左右的摇动。④反复摇动数次。

2）卧倒针身而摇：①采用斜刺或平刺进针。②刺入一定深度。③手持针柄，如摇橹状进行左右摇动。④反复摇动数次。

131.（2018、2013、2010）叙述并演示走罐法的操作方法。

【参考答案】

①选取适宜体位，充分暴露待拔腧穴。②选择大小适宜的玻璃罐。③在施术部位涂抹适量的润滑剂，如凡士林、水，也可选择红花油等润滑剂。④先用闪火法将罐吸拔在施术部位上，然后用单手或双手握住罐体，在施术部位上下、左右往返推移，走罐时，可将罐口的前进侧的边缘稍抬起，另一侧边缘稍着力，以利于罐子的推拉。⑤反复操作，至施术部位红润、充血甚至瘀血为度。⑥起罐时，一手握罐，另一手用拇指或食指按压罐口周围的皮肤，使之凹陷，空气进入罐内，罐体自然脱下。

132.（2018、2012、2010）叙述并演示掌推下肢的操作方法。

【参考答案】

以掌根部着力于下肢，腕关节略背伸，肘关节伸直。以肩关节为支点，上臂部主动施力，通过肘、前臂、腕，使掌根部向前方做单方向直线推进。

133.（2018、2011）叙述并演示震颤法的操作方法。

【参考答案】

①进针后刺入一定深度。②刺手拇、食指或拇、食、中指夹持针柄。③实施提插捻转，小幅度、快频率的提插、捻转，如手颤之状，使针身微微颤动。④持续操作一定的时间。

134.（2018、2011）叙述并演示隔盐灸的操作方法。

【参考答案】

①选择体位，定取腧穴：宜取仰卧位，身体放松。②食盐填脐：取纯净干燥的食盐适量，将脐窝填平，也可在盐上再放置一姜片。③置放艾炷：将艾炷置于盐上（或姜片上），点燃艾住尖端，任其自燃。④调适温度，更换艾炷：若患者感觉施灸局部灼热不可耐受，术者用镊子夹去残炷，换炷再灸。⑤掌握灸量：如上反复施灸，灸满规定壮数，一般灸5～9壮。⑥灸毕，除去艾灰、食盐。

135.（2018、2011）叙述并演示肘推法的操作方法。

【参考答案】

屈肘，以肘关节尺骨鹰嘴突起部着力于施术部位，另一侧手臂抬起，以掌部扶握屈肘侧拳顶以固定助力。以肩关节为支点，腰部发力，上臂部主动施力，做较缓慢的单方向直线推进。

136.（2016）叙述并演示拳㨰法的操作方法。

【参考答案】

拇指自然伸直，余指半握空拳状，以食、中、环指和小指的第1节指背着力于施术部位上，肘关节屈曲20°～40°，前臂主动施力，在无旋前圆肌参与的情况下，单纯进行推拉摆动，带动腕关节做无尺、桡侧偏移的屈伸活动，使食、中、环指和小指的第一节指背、掌指关节背侧、指间关节背侧为㨰动着力面，在施术部位上进行持续不断的㨰动。

137.（2016）叙述并演示小鱼际㨰背部的操作方法。

【参考答案】

拇指自然伸直，余指自然屈曲，环指与小指的掌指关节屈曲约90°，余指屈曲的角度则依次减小，手背沿掌横弓排列呈弧面，以第5掌指关节背侧为吸定点吸附于患者背部，以肘关节为支点，前臂主动做推旋运动，带动腕关节做较大幅度的屈伸活动，使小鱼际和手背尺侧部在背部持续不断地来回㨰动。

138.（2016、2015、2014）演示毫针针刺角度的操作方法，并叙述其适用范围。

【参考答案】

①直刺：进针时针身与皮肤表面成90°垂直刺入，此法适用于大部分的腧穴。②斜刺：进针时针身与皮肤表面成45°左右倾斜刺入，此法适用于肌肉浅薄处或内有重要脏器，或不宜直刺、深刺的腧穴。③平刺：进针时针身与皮肤表面成15°左右沿皮刺入，此法适用于皮薄肉少部位的腧穴。

139.（2016、2015）叙述并演示皮肤针的操作方法。

【参考答案】

①选取适宜体位，充分暴露待针腧穴。②穴区皮肤常规消毒。③软柄、硬柄皮肤针持针姿势不同。硬柄皮肤针持针式：用拇指和中指夹持针柄两侧，食指置于针柄中段上面，环指和小指将针柄末端固定于大小鱼际之间。软柄皮肤针持针式：将针柄末端置于掌心，拇指居上，食指在下，中指、环指、小指呈握拳状固定针柄末端。④叩刺：叩刺时，主要运用腕力，要求针尖垂直叩击皮肤，并立即弹起，如此反复操作。⑤用无菌干棉球或棉签擦拭。

140.（2016、2015、2012、2010）叙述并演示瘢

痕灸的操作方法。

【参考答案】

①选择体位，定取腧穴：以仰卧位或俯卧位为宜，体位要舒适，充分暴露待灸部位。②穴区皮肤消毒、涂擦黏附剂：对腧穴皮肤进行常规消毒，再将所灸穴位处涂以少量的大蒜汁、医用凡士林或少量清水。③点燃艾炷，每炷要燃尽：将艾炷平稳放置于腧穴上，用线香点燃艾炷顶部，待其自燃，要求每个艾炷都要燃尽，除灰，更换新艾炷继续施灸，灸满规定壮数为止。④轻轻拍打穴旁，减轻施灸疼痛。⑤灸后预防感染：灸毕要在施灸处贴敷消炎药膏，用无菌纱布覆盖局部，外用胶布固定，以防感染。⑥形成灸疮，待其自愈：灸后局部皮肤黑硬，周边红晕，继而起水疱，一般在7日左右局部出现无菌性炎症，其脓汁清稀色白，形成灸疮，灸疮5～6周自行愈合，留有瘢痕。

141.（2015）叙述并演示拇指端推法的操作方法。

【参考答案】

以拇指端着力于施术部位或穴位上，余4指置于对侧或相应的位置以固定，腕关节略屈并向尺侧偏斜。拇指及腕部主动施力，向拇指端方向呈短距离单向直线推进。

142.（2015、2014）叙述并演示雀啄灸的操作方法。

【参考答案】

①选取适宜体位，充分暴露待灸腧穴。②选用纯艾卷，将其一端点燃。③术者手持艾卷的中上部，将艾卷燃烧端对准腧穴，像麻雀啄米样一上一下移动，使艾卷燃烧端与皮肤的距离远近不一，动作要匀速，起落幅度应大小一致。④燃艾施灸，如此反复操作，给予施灸局部以变量刺激，若遇到小儿或局部知觉减退者，术者应以食指和中指置于施灸部位两侧，通过医者的手指来测知患者局部受热程度，以便随时调节施灸时间和距离，防止烫伤。⑤灸至皮肤出现红晕，有温热感而无灼痛为度，一般灸10～15分钟。⑥灸毕熄灭艾火。

143.（2015、2013）叙述并演示掌按法的操作方法。

【参考答案】

以单手或双手掌面置于施术部位，以肩关节为支点，利用身体上半部的重量，通过上、前臂传至手掌部，垂直向下按压，用力原则同指按法。

第七篇 病史采集

考点点拨

不同患者病史采集的方法见表 7-1。

表 7-1 不同患者病史采集的方法

对象	方法
一般患者	①一般情况。②主诉。③现病史。④既往史。⑤个人生活史。⑥家族史。⑦过敏史
危重患者	抓住主症扼要询问，重点检查，迅速治疗、抢救。待病情缓解后，再进行详细询问
复诊、转诊患者	重点询问用药后的病情变化。对转诊者，有必要询问曾做过哪些检查，结果怎样，有过何种诊断，诊断的依据是什么，经过哪些治疗，治疗的效果及反应如何等
特殊患者	当患者有如下特殊情况时，如缄默与忧伤、焦虑与抑郁、多话与唠叨、愤怒与敌意、多种症状并存、文化程度低下或语言障碍，或为重危或晚期患者、残疾患者、老年人、儿童、精神病患者，在询问病史时应根据患者的具体情况给予适当安抚、鼓励、启发、引导。必要时请陪同人员协助提供病史

问诊

1. 一般患者的问诊方法

(1) 一般情况：询问患者的姓名、性别、年龄、民族、职业、婚否、籍贯、现单位、现住址、邮编、电话号码（包括固定电话和移动电话号码）、电子邮箱等信息。

(2) 主诉：询问促使患者就诊的症状或体征及其持续或反复发作与加重的时间。

(3) 现病史

1) 发病情况：询问患者发病的具体时间，起病的方式，有无诱发因素（如饮食、劳逸、情志、气候变化等），最初的症状及其特点，发病当时曾做过何种处理（包括自行处理及服药等）。

2) 病程经过：询问患者从起病到就诊时的病情发展变化情况，一般按照发病时间的先后顺序进行询问。包括在发病前的先兆症状，发病后某一阶段出现哪些症状，症状的性质、程度变化，何时加重或减轻，何时出现新的症状，病情变化有无规律（如昼夜变化，午后症状加重，进食油腻饮食或生冷饮食后症状变化等），病情缓解的方式（如服药、休息后多长时间可以缓解），伴随的症状等。

3) 诊治经过：询问患者患病后至此次就诊前所接受过的诊断与治疗情况，按时间顺序进行询问。如曾做过哪些检查，结果如何；做过何种诊断，依据是什么；经过哪些治疗，治疗效果及反应如何等。

4) 现在症状：询问患者就诊时感到的所有痛苦和不适的症状表现。

(4) 既往史：询问患者平素的身体健康状况和过去患病（包括传染病）、手术、外伤、过敏、预防注射情况。

(5) 个人生活史

1) 生活经历：询问患者的出生地点，主要和曾经生活的地方等。

2) 精神情志：询问患者平时的精神、心理、情志状态，如开朗、抑郁、焦虑、急躁、多恐善惊等。

3) 饮食嗜好：询问患者平时的饮食喜爱和嗜好，如喜爱酸、甜、辛辣饮食等。

4) 生活起居：询问患者平时的生活起居习惯等。

5) 婚姻状况：询问患者是否结婚或同居。询问后者宜慎重，并注意保护患者隐私。

6) 月经、生育状况：询问患者是否生育、妊娠等。妇女尤应询问月经初潮年龄或绝经年龄，月经周期、行经天数，带下的量、色、质等情况。已婚妇女应询问妊娠次数、生产胎数，以及有无流产、早产、难产史等。

(6) 家族史：询问患者父母、兄弟姐妹、子女，以及其他与患者生活关系密切者，如配偶、同居伴侣等的健康和患病状况，包括询问直系亲属的死亡原因。

(7) 过敏史：询问患者是否有过敏现象及曾经过敏的药物、食物等，过敏的具体情况包括过敏的症状及其持续时间、加重或缓解因素等。

2. 危重患者的问诊方法　对于急性或危重疾病患者，应抓住主症扼要询问，重点检查，以便争取时机，迅速治疗、抢救。待病情缓解后，再进行详细询问，切不可机械地苛求完整记录而延误治疗和抢救的时机。

3. 复诊、转诊患者的问诊方法　对复诊患者，应重点询问用药后的病情变化。尤其是患病较久者，在就诊前已经在其他医院进行过诊断和治疗，所以对转诊者，有必要询问曾做过哪些检查，结果怎样，有过何种诊断，诊断的依据是什么，经过哪些治疗，治疗的效果及反应如何等。

4. 特殊患者的问诊方法　当患者有如下特殊情况时，如缄默与忧伤、焦虑与抑郁、多话与唠叨、愤怒与敌意、多种症状并存、文化程度低下或语言障碍，或为重危或晚期患者、残疾患者、老年人、儿童、精神病患者，在询问病史时应根据患者的具体情况给予适当安抚、鼓励、启发、引导。必要时请陪同人员协助提供病史。

5. 初学者可参考“十问歌”　一问寒热二问汗，三问头身四问便，五问饮食六胸腹，七聋八渴俱当辨，九问旧病十问因，再兼服药参机变，妇女尤必问经期，迟速闭崩皆可见，再添片语告儿科，天花麻疹全占验。

经典试题

1.（2023）患者，女，28岁。反复头痛1个月。

【参考答案】

（1）现病史

1）根据主诉及相关鉴别询问：①询问发病的病因和诱因。②了解头痛的具体部位、性质、程度、持续时间、起病缓急、发作频率及演变过程、加重与缓解因素等。③是否有发热、盗汗，头晕、乏力、意识模糊，畏光畏声、视力减退，心悸、胸痛，恶心、呕吐；有无双下肢水肿；有无抽搐等。④看舌象，诊脉象。结合中医十问了解目前疾病情况。

2）诊疗经过：①是否做过诊治，是否做过血、尿、便常规，头部CT等检查。②用过何种药物治疗，效果如何。

3）一般情况：询问发病以来情志、饮食、睡眠、二便及体重变化情况。

（2）相关病史

1）与该病有关的其他病史：既往有无类似发作，有无高血压、神经系统疾病病史，有无心脑血管疾病家族史，有无烟酒嗜好，有无手术外伤史，月经史、婚育史。

2）药物、食物过敏史。

2.（2023）患者，女，32岁。反复便秘2个月。

【参考答案】

（1）现病史

1）根据主诉及相关鉴别询问：①询问发病的病因和诱因（工作压力、精神紧张、饮食偏嗜等）。②询问每周大便次数、大便性状、排便量，有无排便费力，间歇或持续发作。③是否伴恶心、呕吐、腹胀、肠绞痛等；是否与腹泻交替；是否受精神及环境影响；是否有潮热、盗汗。④看舌象，诊脉象。结合中医十问了解目前疾病情况。

2）诊疗经过：①是否做过诊治，是否做过血、尿、便常规，血生化检查，腹部B超、CT、内镜检查，病理检查等。②用过何种药物治疗，效果如何。

3）一般情况：询问发病以来情志、饮食、睡眠、二便及体重变化情况。

（2）相关病史

1）与该病有关的其他病史：既往有无类似发作，有无高血压、糖尿病、结核病、消化道肿瘤病史，有无家族遗传病史；有无手术外伤史（尤其腹部、盆腔手术史），有无烟酒嗜好，有无长期疫区居住史，月经史、婚育史等。

2）药物、食物过敏史。

3.（2023、2022）患者，男，30岁。反复咳喘2周。

【参考答案】

（1）现病史

1）根据主诉及相关鉴别询问：①询问发病的病因和诱因。②了解咳嗽的性质、音色、程度，发生的时间和规律，加重及缓解因素等。③是否有咳痰、发热、乏力、盗汗、胸痛、呼吸困难等伴随症状，询问咳出痰液的量、颜色、质地、气味等。④看舌象、诊脉象。结合中医十问了解目前疾病情况。

2）诊疗经过：①是否做过诊治，是否做过血、尿、便常规，胸部X线、CT等检查。②用过何种药物治疗，效果如何。

3）一般情况：询问发病以来情志、饮食、睡眠、二便及体重变化情况。

（2）相关病史

1）与该病有关的其他病史：既往有无类似发作，有无心脏病、肺结核病或服用免疫抑制剂病史，有无与肺结核患者接触史，有无手术外伤史、烟酒史、肿瘤病家族史，不洁性交史等。

2）药物、食物过敏史。

4.（2023、2022）患者，女，64岁。间断咳嗽、

痰中带血1年，咯血10小时急诊就诊。

【参考答案】

（1）现病史

1）根据主诉及相关鉴别询问：①询问发病的病因和诱因。②了解本次咯血的急缓、量、颜色、质地、发生的时间、加重与缓解因素等；了解既往一年来咳嗽咳痰的性质、音色、程度，发生的时间和规律，加重与缓解因素等，痰中带血的量、颜色、质地，频率及变化规律，加重与缓解因素等。③是否有发热、乏力、盗汗、胸痛、心悸、呼吸困难、下肢水肿等伴随症状。④看舌象、诊脉象。结合中医十问了解目前疾病情况。

2）诊疗经过：①是否做过诊治，是否做过血、尿、便常规，胸部X线、CT等检查。②用过何种药物治疗，效果如何。

3）一般情况：询问发病以来情志、饮食、睡眠、二便及体重变化情况。

（2）相关病史

1）与该病有关的其他病史：既往有无类似发作，有无心脏病、肺结核病或服用免疫抑制剂病史，有无与肺结核患者接触史，有无手术外伤史、烟酒史、肿瘤病家族史，不洁性交史等。月经史、婚育史。

2）药物、食物过敏史。

5.（2023、2020）患者，女，46岁。右胁疼痛反复发作1年，加重1周。

【参考答案】

（1）现病史

1）根据主诉及相关鉴别询问：①询问发病的病因和诱因。②了解胁痛的性质、程度、持续时间、加重与缓解因素，以前有无类似发作。③是否有恶心呕吐、发热、乏力、黄疸等伴随症状。④看舌象，诊脉象。结合中医十问了解目前疾病情况。

2）诊疗经过：①是否做过诊治，是否做过血常规、尿常规、肝功能、超声检查等。②用过何种药物治疗，效果如何。

3）一般情况：询问发病以来情志、饮食、睡眠、二便及体重变化情况。

（2）相关病史

1）与该症状有关的其他病史：既往有无类似发作，有无黄疸、癥积等病史，有无妇科疾病病史。月经史、婚育史等。

2）药物、食物过敏史。

6.（2023、2019）患者，男，40岁。转移性右下腹疼痛2天。

【参考答案】

（1）现病史

1）根据主诉及相关鉴别询问：①询问发病的病因和诱因。②了解腹痛的性质、程度、持续时间、加重与缓解因素，以前有无类似发作。③是否有恶心呕吐、发热、头晕、头痛、乏力等伴随症状。④看舌象，诊脉象。结合中医十问了解目前疾病情况。

2）诊疗经过：①是否做过诊治，是否做过血常规、尿常规、钡灌肠等。②用过何种药物治疗，效果如何。

3）一般情况：询问发病以来情志、饮食、睡眠、二便及体重变化情况。

（2）相关病史

1）与该症状有关的其他病史：既往有无类似发作，有无泌尿系结石、有无胃及十二指肠溃疡、手术外伤史、烟酒史等。

2）药物、食物过敏史。

7.（2023、2018）患者，男，77岁。四肢痿软无力，不能随意运动1年。

【参考答案】

（1）现病史

1）根据主诉及相关鉴别询问：①询问发病时间、起病缓急、病因和诱因。②了解四肢痿软的程度、持续时间、加重与缓解因素。③是否有发热、心烦、咽干、耳鸣、腰脊酸软等伴随症状。④看舌象、诊脉象。结合中医十问了解目前疾病的情况。

2）诊疗经过：①是否到医院诊治，是否做过酶学、肌电图、CT等检查。②用过何种药物治疗，效果如何。

3）一般情况：询问发病以来情志、饮食、睡眠、二便及体重变化情况。

（2）相关病史

1）与该病有关的其他病史：重症肌无力、肌营养不良、烟酒史等。

2）药物、食物过敏史。

8.（2023、2016）患者，男，70岁。小便点滴不通，尿时灼热，伴口黏2天。

【参考答案】

（1）现病史

1）根据主诉及相关鉴别询问：①询问发病时间、起病缓急、病因和诱因。②了解疾病的持续时间、诱发与缓解因素、膀胱及腰部有无疼痛。③是否有腰痛、发热等伴随症状。④看舌象、诊脉象。结合中医十问了解目前疾病情况。

2）诊疗经过：①是否到医院诊治，是否做过检查。②用过何种药物治疗，效果如何。

3）一般情况：询问发病以来情志、饮食、睡眠、二便及体重变化情况。

（2）相关病史

1）与该症状有关的其他病史：有无前列腺增生病史等。

2）食物、药物过敏史。

9.（2022）患者，男，50岁。间断腰痛2年，加重伴右下肢放射痛1周。

【参考答案】

（1）现病史

1）根据主诉及相关鉴别询问：①询问发病的病因和诱因。②了解腰痛的具体部位、性质、程度、持续时间、起病缓急、发作频率及演变过程、加重与缓解因素等；了解下肢放射痛的具体部位、性质、程度、范围、加重与缓解因素等。③是否有发热、盗汗、鞍区感觉异常及下肢麻木无力、间歇性跛行等伴随症状。④看舌象、诊脉象。结合中医十问了解目前疾病情况。

2）诊疗经过：①是否做过诊治，是否做过血、尿、便常规，腰部X线、CT等检查。②用过何种药物治疗，效果如何。

3）一般情况：询问发病以来情志、饮食、睡眠、二便及体重变化情况。

（2）相关病史

1）与该病有关的其他病史：既往有无类似发作，有无结核病、泌尿系统疾病或服用免疫抑制剂病史，有无手术外伤史、烟酒史、肿瘤病家族史、不洁性交史等。

2）药物、食物过敏史。

10.（2022）患者，女，36岁。失眠两年，近一周加重，伴心烦、盗汗。

【参考答案】

（1）现病史

1）根据主诉及相关鉴别询问：①询问发病的病因和诱因。②了解失眠的性质、程度、持续时间、加重和缓解因素等。③是否有头晕耳鸣、腰膝酸软、五心烦热，咽干少津，厌食等伴随症状。④看舌象、诊脉象。结合中医十问了解目前疾病情况。

2）诊疗经过：①是否做过诊治，是否做过血、尿、便常规，X线，CT等检查。②用过何种药物治疗，效果如何。

3）一般情况：询问发病以来情志、饮食、睡眠、二便及体重变化情况。

（2）相关病史

1）与该病有关的其他病史：既往有无类似发作，有无结核病、妇科系统疾病或服用免疫抑制剂病史。月经史、婚育史及不洁性交史等。

2）药物、食物过敏史。

11.（2021）患者，女，49岁。绝经2年，烘热汗出1周。

【参考答案】

（1）现病史

1）根据主诉及相关鉴别询问：①询问发病的病因和诱因。②了解烘热汗出发作的持续时间、汗出的程度等。③是否有口干、心烦、头晕、耳聋耳鸣等伴随症状。④看舌象、诊脉象。结合中医十问了解目前疾病情况。

2）诊疗经过：①是否做过诊治，是否做过血常规、尿常规、性激素检测等检查。②用过何种药物治疗，效果如何。

3）一般情况：询问发病以来情志、饮食、睡眠、二便及体重变化情况。

（2）相关病史

1）与该症状有关的其他病史：既往有无类似发作，有无妇科疾病病史。月经史、婚育史等。

2）药物、食物过敏史。

12.（2017）患儿，男，11岁。腹泻伴发热3天。

【参考答案】

（1）现病史

1）根据主诉及相关鉴别询问：①询问发病时间、起病缓急、病因和诱因。②了解腹泻的性质（暴泻、久泻等）、部位、持续时间、诱发及缓解因素。③是否有恶心、呕吐、嗳气、反酸、消瘦等伴随症状。④看舌象、诊脉象。结合中医十问了解目前疾病情况。

2）诊疗经过：①是否到医院诊治，是否做过大便常规、大便培养等检查。②用过何种药物治疗，效果如何。

3）一般情况：询问发病以来情志、饮食、睡眠、二便及体重变化情况。

（2）相关病史

1）与该症状有关的其他病史：既往类似发作史、流行病学史，有无肠道疾病病史等。

2）食物、药物过敏史。

13.（2015）患者，女，19岁。经血淋漓不尽1月余。

【参考答案】

（1）现病史

1）根据主诉及相关鉴别询问：①询问发病时间、起病缓急、病因和诱因。②了解持续时间、血色、血量、月经初潮年龄、月经周期、行经天数，带下的量、色、质，是否生育等。③是否有腹痛、发热、头晕等伴随症状。④看舌象、诊脉象。结合中医十问了解目前疾病情况。

2）诊疗经过：①是否到医院诊治，是否做过妇科检查。②用过何种药物治疗，效果如何。

3）一般情况：询问发病以来情志、饮食、睡眠、二便及体重变化情况。

（2）相关病史

1）与该症状有关的其他病史：既往类似发作史，有无妇科疾病病史。月经史、婚育史。

2）食物、药物过敏史。

14.（2014）患者，女，25 岁。恶心、呕吐，伴胸闷、心悸 2 天。

【参考答案】

（1）现病史

1）根据主诉及相关鉴别询问：①询问发病时间、起病缓急、病因和诱因。②了解恶心、呕吐持续时间、诱发与缓解因素，呕吐物是否为胃内容物。③是否有腹痛腹胀、嗳气、反酸、嘈杂、发热等伴随症状。④看舌象、诊脉象。结合中医十问了解目前疾病情况。

2）诊疗经过：①是否到医院诊治，是否做过胃镜等检查。②用过何种药物治疗，效果如何。

3）一般情况：询问发病以来情志、饮食、睡眠、二便及体重变化情况。

（2）相关病史

1）与该症状有关的其他病史：既往类似发作史，有无肝炎、胆囊炎病史；有无胃肠道疾病病史。月经史、婚育史。

2）食物、药物过敏史。

15.（2013）患者，男，30 岁。目身黄染、胸腹胀满 2 周，加重 1 天。

【参考答案】

（1）现病史

1）根据主诉及相关鉴别询问：①询问发病时间、起病缓急、病因和诱因。②了解持续时间、黄染的性质（阴黄、阳黄）、诱发与缓解因素等。③是否有腹痛、发热、头晕等伴随症状。④看舌象、诊脉象。结合中医十问了解目前疾病情况。

2）诊疗经过：①是否到医院诊治，是否做过何种检查。②用过何种药物治疗，效果如何。

3）一般情况：询问发病以来情志、饮食、睡眠、二便及体重变化情况。

（2）相关病史

1）与该症状有关的其他病史：有无肝胆疾病病史，有无与病毒性肝炎患者接触史，有无输血史，有无疫区接触史等。

2）食物、药物过敏史。

16.（2012）患者，男，38 岁。黑便、腹痛 1 个月。

【参考答案】

（1）现病史

1）根据主诉及相关鉴别询问：①询问发病时间、起病缓急、病因和诱因。②了解腹痛的性质（刺痛、钝痛、隐痛等）、部位、持续时间、诱发及缓解因素；有无放射痛。③是否有恶心、呕吐、嗳气、反酸、消瘦、发热、头晕等伴随症状。④看舌象、诊脉象。结合中医十问了解目前疾病情况。

2）诊疗经过：①是否到医院诊治，是否做过胃镜、钡餐等检查。②用过何种药物治疗，效果如何。

3）一般情况：询问发病以来情志、饮食、睡眠、二便及体重变化情况。

（2）相关病史

1）与该症状有关的其他病史：有无细菌性痢疾或阿米巴痢疾、结核病、炎症性肠病、消化性溃疡等病史。

2）食物、药物过敏史。

第八篇　中医临床答辩

第一节　疾病的辨证施治

考点点拨

本节内容详见第一、二站。

经典试题

1.（2023、2022）叙述浮、沉脉的脉象特征及临床意义。

【参考答案】

浮脉：举之有余，按之不足。主表证，亦见于虚阳浮越证。

沉脉：轻取不应，重按始得。主里证。

2.（2023、2022）叙述脉诊运指中的举法和寻法。

【参考答案】

举法：是指医生用较轻的指力，按在寸口脉搏跳动部位，以体察脉搏部位的方法。亦称“轻取”或“浮取”。

寻法：是指切脉时指力从轻到重，或从重到轻，左右推寻，调节最适当指力的方法。在寸口三部细细寻找脉动最明显的部位，以捕获最丰富的脉象信息，统称寻法。

3.（2023、2021）患者，男，67岁。喉中痰鸣如吼，胸高胁胀，咳黏浊稠厚黄痰，身热面赤，舌红苔黄腻，脉滑数。请根据症状作出疾病、证型诊断，并拟出治法、方药。

【参考答案】

疾病诊断：哮病。

证型诊断：热哮证。

治法：清热宣肺，化痰定喘。

方药：定喘汤。

4.（2022）患者，男，42岁。猝然昏仆，抽搐吐涎，两目上视，口中如作猪羊叫，平素情绪急躁，心烦失眠，咳痰不爽，口干而苦，舌红，苔黄腻，脉弦滑数。请根据症状作出疾病、证型诊断，并拟出治法、方药。

【参考答案】

疾病诊断：痫病。

证型诊断：痰火扰神证。

治法：清热泻火，化痰开窍。

方药：龙胆泻肝汤合涤痰汤加减。

5.（2022）患者，男，60岁。病毒性乙型肝炎病史5年，迁延不愈，久患胁痛，悠悠不休，遇劳加重，头晕目眩，口干咽燥，舌红少苔，脉弦细。请根据症状作出疾病、证型诊断，并拟出治法、方药。

【参考答案】

疾病诊断：胁痛。

证型诊断：肝络失养。

治法：养阴柔肝。

方药：一贯煎加减。

6.（2022）患者，女，62岁。患者平素头晕头痛，耳鸣目眩，昨日患者因郁怒致口眼歪斜，舌强难言，左侧半身不遂，遂来就诊，尿赤便干，舌质红，苔黄，脉弦。请根据症状作出疾病、证型诊断，并拟出治法、方药。

【参考答案】

疾病诊断：中风。

证型诊断：中经络-风阳上扰证。

治法：平肝潜阳，活血通络。

方药：天麻钩藤饮加减。

7.（2022）患者，女，65岁。反复尿路感染病史5年，3天前因情绪波动而复发。现症：小便涩滞，淋漓不畅，少腹胀满疼痛，苔薄白，脉弦。请根据症状作出疾病、证型诊断，并拟出治法、方药。

【参考答案】

疾病诊断：淋证。

证型诊断：气淋。

治法：理气疏导，通淋利尿。

方药：沉香散加减。

8.（2022）患者，女，58岁。消渴病史8年。形体消瘦，尿频量多，混浊如脂膏，腰膝酸软，头晕耳鸣，口干唇燥，舌红少苔，脉细数。请根据症状作出疾病、证型诊断，并拟出治法、方药。

【参考答案】

疾病诊断：消渴。

证型诊断：下消-肾阴亏虚证。

治法：滋阴固肾。

方药：六味地黄丸加减。

9.（2022）叙述痄腮的证型变证和外用治疗。

【参考答案】

变证证型：邪陷心肝证、毒窜睾腹证。

外用治疗：

（1）涂敷法：①鲜仙人掌（去刺）、鲜马齿苋任选一种，捣烂外敷腮部，每日1～2次。②如意金黄散、紫金锭、青黛散任选一种，以水或醋调匀后外敷腮部，每日1～2次。

（2）针刺法：取翳风、颊车、合谷穴，用泻法，强刺激。发热者，加大椎、曲池；睾丸小腹疼痛者，加血海、三阴交。每日1次。

10.（2022）患者，男，38岁。右侧脚趾发麻，皮肤干燥，毫毛脱落，趾甲增厚变形，呈干性坏疽，口干欲饮，便秘溲赤，舌红苔黄，脉弦细数。

【参考答案】

疾病诊断：脱疽。

证型诊断：热毒伤阴证。

治法：清热解毒，养阴活血。

方药：顾步汤加减。

11.（2022）叙述痈的成痈期症状。

【参考答案】

成脓约在病起后7天，即使体质较差者亦不超过2周。局部肿势逐渐高突，疼痛加剧，痛如鸡啄。若按之中软有波动感者，为脓已成熟，多伴有发热持续不退等全身症状。

12.（2022）叙述假神的临床表现及意义。

【参考答案】

临床表现：如久病、重病患者，本已神昏或精神极度萎靡，突然神识清楚，想见亲人，言语不休，但精神烦躁不安；或原本目无光彩，突然目光转亮，但却浮光外露，目睛直视；或久病面色晦暗无华，突然两颧泛红如妆等；或原本身体沉重难移，忽思起床活动，但并不能自己转动；或久病脾胃功能衰竭，本无食欲，而突然欲进饮食等。

临床意义：提示脏腑精气耗竭殆尽，正气将绝，阴不敛阳，虚阳外越，阴阳即将离决，属病危。常见于临终之前，为死亡的预兆。故古人比喻为回光返照、残灯复明。

13.（2022）叙述并演示舌诊的操作方法。

【参考答案】

（1）望舌时，医生的姿势可略高于患者，保证视野平面略高于患者的舌面，以便俯视舌面。

（2）注意光线必须直接照射于舌面，使舌面明亮，以便于正确进行观察。

（3）一般应当按照基本顺序进行：先察舌质，再察舌苔。察舌质时，先察舌色，再察舌形，次察舌态。察舌苔时，先察苔色，再察苔质，次察舌苔分布。对舌分部观察时先看舌尖，再看舌中舌边，最后观察舌根部。

（4）做到迅速敏捷，全面准确，时间不可太长，一般不宜超过30秒。若一次望舌判断不准确，可让患者休息3～5分钟后重新望舌。

（5）对患者伸舌时的不符合要求的姿势，应予以纠正。如伸舌时过分用力；患者伸舌时，用牙齿刮舌面；伸舌时，口未充分张开，只露出舌尖舌体伸出时舌边、尖上卷，或舌肌紧缩，或舌体上翘，或左右歪斜等，影响舌面充分暴露的情况。

（6）若舌苔过厚，或者出现与病情不相符合的苔质、苔色，为了确定其有根、无根，或是否染苔等，可结合揩舌或刮舌方法，也可直接询问患者在望舌前的饮食、服用药物等情况，以便正确判断。①揩舌：用消毒纱布缠绕于右手食指两圈，蘸少许清洁水，力量适中，从舌根向舌尖揩抹3～5次。②刮舌：用消毒的压舌板边缘，以适中的力量，在舌面上从舌根向舌尖刮3～5次。

（7）望舌过程中还可穿插对舌部味觉、感觉等情况的询问，以便全面掌握舌诊资料。

（8）观察舌下络脉时，应按照下述方法进行：①嘱患者尽量张口，舌尖向上腭方向翘起并轻轻抵于上腭，舌体自然放松，勿用力太过，使舌下络脉充分暴露，便于观察。②首先观察舌系带两侧大络脉的颜色、长短、粗细，有无怒张、弯曲等异常改变，然后观察周围细小络脉的颜色和形态有无异常。

14.（2022）叙述有神之舌和无神之舌的特征及临床意义。

【参考答案】

荣舌的特征：舌色红活明润，舌体活动自如者，为有神之舌。

枯舌的特征：舌色晦暗枯涩，活动不灵者，为无神之舌。

临床意义：有神之舌，说明阴阳气血精神皆足，生机乃旺，虽病也是善候，预后较好；无神之舌，说明阴阳气血精神皆衰，生机已微，预后较差。

15.（2022）患者，女，27 岁。近 2 个月来出现经前及经期小腹疼痛较剧，末次月经为昨日。现症：小腹疼痛拒按，有灼热感，伴腰骶胀痛，低热起伏，经暗质稠有块，带下黄稠质黏，小便短黄，舌红，苔黄腻，脉濡数。

【参考答案】

疾病诊断：痛经。

证型诊断：湿热瘀阻证。

治法：清热除湿，化瘀止痛。

方药：清热调血汤加红藤、败酱草、薏苡仁。

16.（2022）叙述时行感冒的特征。

时行感冒具有流行性、传染性，在同一时期发病人数剧增，且病证相似，多突然起病，恶寒，发热（多为高热），周身酸痛，疲乏无力，病情一般较普通感冒为重。

17.（2022）患者，男，49 岁。胃脘部疼痛，如针刺、似刀割，痛有定处，按之痛甚，痛时持久，食后加剧，入夜尤甚，舌质紫暗或有瘀斑，脉涩。请根据症状作出疾病、证型诊断，并拟出治法、方药。

【参考答案】

疾病诊断：胃痛。

证型诊断：瘀血停胃证。

治法：化瘀通络，理气和胃。

方药：失笑散合丹参饮加减。

18.（2022）患者，男，34 岁。1 天前出现呕吐酸腐，脘腹胀满，嗳气吞酸，厌食，大便溏薄，舌苔厚腻，脉滑实。请根据症状作出疾病、证型诊断，并拟出治法、方药。

【参考答案】

疾病诊断：呕吐。

证型诊断：食滞内停证。

治法：消食化滞，和胃降逆。

方药：保和丸加减。

19.（2022）患者，男，57 岁。肢体痿软无力，尤以下肢明显，腰膝酸软，不能久立，甚至步履全废，腿胫大肉渐脱，或伴有眩晕耳鸣，舌咽干燥，遗精或遗尿。舌红少苔，脉细数。请根据症状作出疾病、证型诊断，并拟出治法、方药。

【参考答案】

疾病诊断：痿证。

证型诊断：肝肾亏损证。

治法：补益肝肾，滋阴清热。

方药：虎潜丸加减。

20.（2022、2021、2017）叙述滑脉、弦脉的脉象特征及临床意义。

【参考答案】

滑脉：往来流利，应指圆滑。主痰湿、食积、实热，青壮年，孕妇。

弦脉：端直以长，如按琴弦。主肝胆病、疼痛、痰饮等，老年健康者。

21.（2021）患者，女，54 岁。咳嗽阵作，痰中带血，胸胁胀痛，烦躁易怒，口苦，舌质红，苔薄黄，脉弦数。请根据症状作出疾病、证型诊断，并拟出治法、方药。

【参考答案】

疾病诊断：咯血。

证型诊断：肝火犯肺证。

治法：清肝泻火，凉血止血。

方药：泻白散合黛蛤散加减。

22.（2021、2020）患者，男，55 岁。起病缓慢，逐渐出现肢体痿软无力，继而出现步履全废，肌肉逐渐萎缩，口干咽燥，舌质红少苔，脉细数。本病诊断为何病？与“偏枯”如何鉴别？《内经》对本病治疗的重要观点是什么？

【参考答案】

疾病诊断：痿证。

病证鉴别：偏枯亦称半身不遂，是中风症状，病见一侧上下肢偏废不用，常伴有语言謇涩、口眼歪斜，久则患肢肌肉枯瘦，其瘫痪是由于中风而致，二者临床不难鉴别。

《内经》对本病治疗的重要观点：“治痿者独取阳明”。

23.（2021、2020）患者，女，40 岁。腹痛泄泻，泻后痛减，腹中雷鸣，攻窜作痛，矢气频作，每因抑郁恼怒，或情绪紧张而作，素有胸胁胀闷，嗳气食少。舌淡红，脉弦。请根据症状作出疾病、证型诊断，并拟出治法、方药。

【参考答案】

疾病诊断：泄泻。

证型诊断：肝气乘脾证。

治法：抑肝扶脾。

方药：痛泻要方加减。

24.（2021、2018）叙述正常脉象的八要素特征。

【参考答案】

①脉位：脉位居中，不浮不沉。②脉率：脉一息四至或五至，相当于每分钟 72～80 次。③脉律：节律均匀整齐。④脉宽：脉大小适中。⑤脉长：脉长短适中，不越本位。⑥脉势：脉搏有力，寸关尺三部均可触及，沉取不绝。⑦紧张度：脉应指有力而不失柔和。⑧流利度：脉势和缓，从容流利。

25.（2021、2018）叙述带下闻诊的内容和意义。

【参考答案】

带下臭秽黄稠，主湿热；腥臭清稀，主寒湿；奇臭而色杂，多为癌病。

26.（2021、2018）叙述腐苔、腻苔的临床意义。

【参考答案】

腐苔：多见于食积胃肠，痰浊内蕴。

腻苔：主湿浊、痰饮、食积、湿热。

27.（2021、2017）叙述《素问·刺热》面部分候法的内容。

【参考答案】

左颊候肝，右颊候肺，额候心，颏候肾，鼻候脾。

28.（2021、2017）叙述促、结、代脉的脉象特征及临床意义。

【参考答案】

促脉：数而时一止，止无定数。主阳热亢盛，瘀滞、痰食停积，脏气衰败。

结脉：迟而时一止，止无定数。主阴盛气结，寒凝瘀血，气血虚衰。

代脉：迟而中止，止有定数。主脏气衰微，疼痛、惊恐、跌仆损伤。

29.（2019）患儿，男孩，3 岁。恶寒发热，无汗，鼻塞，流清涕，咳嗽气促，痰稀色白，舌淡红，苔薄白，脉浮紧，指纹浮红。请根据脏腑辨证判断其证型，并回答淡红舌，指纹浮红的临床意义。

【参考答案】

证型：风寒闭肺证。

淡红舌：见于健康之人；或外感初起，病情轻浅，气血内脏未伤。

指纹浮红：病在表，多见于外感表证。

30.（2019）患者，女，48 岁。脘腹冷痛，呕吐清水，大便溏泻，小便清长，畏寒肢冷，面色苍白，舌淡白，苔白润，脉沉迟。请根据八纲辨证判断其证型，并回答淡白舌、沉迟脉的临床意义。

【参考答案】

证型：里寒证。

淡白舌：主气血两虚，阳虚。

沉迟脉：多见于里寒证。

31.（2019）患者，男，30 岁。头痛经久不愈，痛处固定不移，痛如锥刺，舌青紫，苔薄白，脉细涩。请根据气血津液辨证判断其证型，并回答青紫舌、涩脉的临床意义。

【参考答案】

证型：血瘀证。

青紫舌：主血行不畅。

涩脉：见于精伤、血少、气滞、血瘀，痰食内停。

32.（2018）叙述细脉、代脉的脉象特征及临床意义。

【参考答案】

细脉：脉细如线，应指明显。主气血俱虚，湿证。

代脉：迟而中止，止有定数。主脏气衰微，疼痛、惊恐、跌仆损伤。

33.（2018）叙述洪脉、长脉、大脉的脉象特征和临床意义。

【参考答案】

洪脉：脉体宽大，充实有力，来盛去衰。主热盛。

长脉：首尾端直，超过本位。主阳气有余，阳证、热证、实证，健康人。

大脉：脉体宽大，无汹涌之势。主健康人，或病进。

34.（2018）叙述白苔、剥落苔的临床意义。

【参考答案】

白苔：主表证、寒证、湿证。

剥落苔：主胃气大伤，胃阴枯竭，气血两虚。

35.（2017）叙述中医五色的临床意义。

【参考答案】

赤色：主热证，亦可见于戴阳证。

白色：主虚证（包括血虚、气虚、阳虚）、寒证、失血证。

黄色：主虚证、湿证。

青色：主寒证、气滞、血瘀、疼痛和惊风。

黑色：主肾虚、寒证、水饮、瘀血、剧痛。

36.（2010）患者，男，65岁。胸闷重而心痛微，痰多气短，肢体沉重，形体肥胖，遇阴雨天而易发作或加重，伴有倦怠乏力，纳呆便溏，咳吐痰涎，舌体胖大且边有齿痕，苔白滑，脉滑。请根据症状作出疾病、证型诊断，并拟出治法、方药。

【参考答案】

疾病诊断：胸痹。

证型诊断：痰浊闭阻证。

治法：通阳泄浊，豁痰宣痹。

方药：瓜蒌薤白半夏汤合涤痰汤加减。

第二节　针灸常用腧穴主治病证

考点点拨

一、手太阴肺经

1. 尺泽　①咳嗽、气喘、咽喉肿痛、咯血等肺系病证。②肘臂挛痛。③小儿惊风、急性腹痛、吐泻等急症。

2. 孔最　①咳嗽、气喘、咯血、鼻衄、咽喉肿痛等肺系病证。②肘臂挛痛。③痔疮出血。

3. 列缺　①咳嗽、气喘、咽喉肿痛等肺系病证。②外感头痛、项强、齿痛、口歪等头面五官疾病。③手腕痛。

4. 鱼际　①咳嗽、气喘、咯血、失音、喉痹、咽干等肺系病证。②外感发热，掌中热。③小儿疳积。

5. 少商　①咳嗽、气喘、咽喉肿痛、鼻衄等肺系实热病证。②中暑，发热。③昏迷，癫狂。④指肿、麻木。

二、手阳明大肠经

6. 商阳　①热病，昏迷。②耳聋、青盲、咽喉肿痛、颐颔肿、齿痛等五官病证。③手指麻木。

7. 合谷　①头痛、齿痛、目赤肿痛、咽喉肿痛、牙关紧闭、口歪、鼻衄、耳聋、痄腮等头面五官病证。②发热恶寒等外感病。③热病。④无汗或多汗。⑤经闭、滞产、月经不调、痛经、胎衣不下、恶露不止、乳少等妇科病证。⑥上肢疼痛、不遂。⑦皮肤瘙痒、荨麻疹等皮肤科病证。⑧小儿惊风，痉证。⑨腹痛、痢疾、便秘等肠腑病证。⑩牙拔除术、甲状腺手术等面口五官及颈部手术针麻常用穴。

8. 手三里　①手臂麻痛、肘挛不伸、上肢不遂等上肢病证。②腹胀、泄泻等肠腑病证。③齿痛颊肿。

9. 曲池　①目赤肿痛、齿痛、咽喉肿痛等五官热性病证。②热病。③手臂肿痛、上肢不遂等上肢病证。④风疹、瘾疹、湿疹等皮肤科病证。⑤腹痛、吐泻、痢疾等肠腑病证。⑥头痛，眩晕。⑦癫狂等神志病。

10. 肩髃　①肩痛不举，上肢不遂。②瘰疬。③瘾疹。

11. 迎香　①鼻塞、鼻衄、鼻渊等鼻病。②口歪、面痒、面肿等口面部病证。③胆道蛔虫病。

三、足阳明胃经

12. 地仓　口歪、眼睑瞤动、流涎、齿痛、颊肿等头面五官病证。

13. 下关　①牙关不利、面痛、齿痛、口歪等面口病证。②耳鸣、耳聋、聤耳等耳部病证。

14. 头维　头痛、眩晕、目痛、迎风流泪、眼睑瞤动等头面五官病证。

15. 天枢　①绕脐腹痛、腹胀、便秘、泄泻、痢疾等脾胃肠病证。②癥瘕、月经不调、痛经等妇科病证。

16. 梁丘　①急性胃痛。②膝肿痛、下肢不遂等下肢病证。③乳痈、乳痛等乳房病证。

17. 犊鼻　膝肿、疼痛、屈伸不利、下肢痿痹等下肢病证。

18. 足三里　①胃痛、呕吐、腹胀、泄泻、痢疾、便秘、肠痈等脾胃肠病证。②膝痛、下肢痿痹、中风瘫痪等下肢病证。③癫狂、不寐等神志病证。④气喘，痰多。⑤乳痈。⑥虚劳诸证，为强壮保健要穴。

19. 上巨虚　①肠鸣、腹中切痛、泄泻、便秘、肠痈等肠腑病证。②下肢痿痹、中风瘫痪等下肢病证。

20. 条口　①下肢痿痹、跗肿、转筋等下肢病证。②肩臂痛。③脘腹疼痛。

21. 丰隆　①头痛、眩晕等头部病证。②癫狂。③咳嗽、哮喘、痰多等肺系病证。④下肢痿痹。

22. 内庭　①胃痛、吐酸、泄泻、痢疾、便秘等胃肠病证。②足背肿痛。③齿痛、咽喉肿痛、鼻衄等五官病证。④热病。

四、足太阴脾经

23. 公孙　①胃痛、呕吐、肠鸣腹胀、腹痛、痢疾等脾胃病证。②心烦不寐、狂证等神志病证。③逆气里急，气上冲心（奔豚气）等冲脉病证。

24. 三阴交　①肠鸣、腹胀、泄泻、便秘等脾胃肠病证。②月经不调、经闭、痛经、带下、阴挺、不孕、滞产等妇产科病证。③心悸、不寐、癫狂等心神病证。④小便不利、遗尿、遗精、阳痿等生殖泌尿系统病证。⑤下肢痿痹。⑥湿疹、荨麻疹等皮肤病证。⑦阴虚诸证。

25. 地机　①痛经、崩漏、月经不调、癥瘕等妇科病证。②腹胀、腹痛、泄泻等脾胃肠病证。③小便不利，水肿，遗精。④下肢痿痹。

26. 阴陵泉　①腹痛、泄泻、水肿、黄疸等脾湿病证。②小便不利、遗尿、癃闭等泌尿系统病证。③遗精、阴茎痛等男科病证。④带下、妇人阴痛等妇科病证。⑤膝痛、下肢痿痹。

27. 血海　①月经不调、痛经、经闭、崩漏等妇科病证。②湿疹、瘾疹、丹毒、皮肤瘙痒等皮外科病证。③膝股内侧痛。

28. 大横　①腹痛、泄泻、便秘等脾胃肠病证。②肥胖症。

五、手少阴心经

29. 通里　①心悸、怔忡等心疾。②暴喑、舌强不语等舌窍病证。③肘臂挛痛、麻木、手颤等上肢病证。

30. 神门　①心痛、心烦、惊悸、怔忡等心疾。②不寐、健忘、痴呆、癫狂痫等神志病证。③胸胁痛。

31. 少府　①心痛、心烦、惊悸、怔忡等心疾。②不寐、健忘、痴呆、癫狂痫等神志病证。③小便不利、遗尿、阴痒痛等前阴病证。

六、手太阳小肠经

32. 后溪　①头项强痛、腰背痛、手指及肘臂挛痛等。②耳聋、目赤、咽喉肿痛等五官病证。③癫狂痫等神志病证。④疟疾。

33. 养老　①肩、背、肘、臂酸痛，项强等经脉循行所过部位病证。②急性腰痛。③目视不明。

34. 天宗　①肩胛疼痛。②气喘。③乳痈、乳癖等乳房病证。

35. 听宫　①耳鸣、耳聋、聤耳等耳部病证。②面痛、齿痛等面口病证。③癫狂痫等神志病。

七、足太阳膀胱经

36. 攒竹　①头痛、面痛、眉棱骨痛、面瘫等头面病证。②眼睑瞤动、上睑下垂、目视不明、流泪、目赤肿痛等眼疾。③呃逆。④急性腰扭伤。

37. 天柱　①后头痛，项强，肩背痛。②眩晕、咽喉肿痛、鼻塞、目赤肿痛、近视等头面五官病证。③热病。④癫狂痫。

38. 肺俞　①鼻塞、咳嗽、气喘、咯血等肺系病证。②骨蒸潮热、盗汗等阴虚病证。③背痛。④皮肤瘙痒，瘾疹。

39. 膈俞　①胃痛。②呕吐、呃逆、咳嗽、气喘等气逆之证。③贫血、吐血、便血等血证。④瘾疹、皮肤瘙痒等皮肤病证。⑤潮热、盗汗等阴虚证。

40. 胃俞　胃痛、呕吐、腹胀、肠鸣、多食善饥、身体消瘦等脾胃病证。

41. 肾俞　①头晕、耳鸣、耳聋、慢性腹泻、气喘、腰酸痛、遗精、阳痿、不育等肾虚病证。②遗尿、癃闭等前阴病证。③月经不调、带下、不孕等妇科病证。④消渴。

42. 大肠俞　①腰痛。②腹胀、泄泻、便秘等肠腑病证。

43. 次髎　①月经不调、痛经、阴挺、带下等妇科病证。②遗精、阳痿等男科病证。③小便不利、癃闭、遗尿、疝气等前阴病证。④腰骶痛，下肢痿痹。

44. 委中　①腰背痛、下肢痿痹等。②急性腹痛，急性吐泻等。③癃闭、遗尿等泌尿系病证。④丹毒、瘾疹、皮肤瘙痒、疔疮等血热病证。

45. 膏肓　①咳嗽、气喘、肺痨等肺系虚损病证。②肩胛痛。③健忘、遗精、盗汗、羸瘦等虚劳诸证。

46. 秩边　①腰骶痛，下肢痿痹。②癃闭、便秘、痔、阴痛等前后二阴病证。

47. 承山　①腰腿拘急，疼痛。②痔，便秘。③腹痛，疝气。

48. 昆仑　①后头痛、目眩、项强等头项病证。②腰骶疼痛，足踝肿痛。③癫痫。④滞产。

49. 申脉　①头痛、眩晕等头部疾病。②癫狂痫等神志病证。③嗜睡、不寐等眼开合不利病证。④腰腿酸痛，下肢运动不利。

50. 至阴　①胎位不正、滞产、胞衣不下等胎产病证。②头痛、目痛、鼻塞、鼻衄等头面五官病证。

八、足少阴肾经

51. 涌泉　①昏厥、中暑、小儿惊风等急症。

②癫狂痫、头痛、头晕、目眩、失眠等神志病。③咽喉肿痛、喉痹、失音等头面五官病证。④大便难、小便不利等前后二阴病证。⑤足心热。⑥奔豚气。

52. 太溪　①头晕目眩、不寐、健忘、遗精、阳痿、月经不调等肾虚证。②咽喉肿痛、齿痛、耳聋、耳鸣等阴虚性五官病证。③咳喘、胸痛、咯血等肺系病证。④消渴，小便频数，便秘。⑤腰脊痛，足跟痛，下肢厥冷。

53. 照海　①月经不调、痛经、阴痒、赤白带下等妇科病证。②癫痫、不寐、嗜卧、癔症等神志病证。③咽喉干痛，目赤肿痛。④小便频数，癃闭。⑤便秘。

54. 复溜　①腹胀，泄泻，癃闭，水肿。②盗汗、汗出不止或热病无汗等津液输布失调病证。③下肢瘫痪，腰脊强痛。

九、手厥阴心包经

55. 郄门　①心痛、心悸、心烦胸痛等心胸病证。②咯血、呕血、衄血等血证。③疔疮。④癫痫。

56. 内关　①心痛、心悸、胸闷等心胸病证。②胃痛、呕吐、呃逆等胃腑病证。③不寐、郁病、癫狂痫等神志病证。④中风，眩晕，偏头痛。⑤胁痛，胁下痞块，肘臂挛痛。

57. 大陵　①心痛、心悸、胸胁胀痛等心胸病证。②胃痛、呕吐、口臭等胃腑病证。③喜笑悲恐、癫狂痫等神志病证。④手、臂挛痛。

58. 中冲　①中风昏迷、舌强不语、中暑、昏厥、小儿惊风等急症。②高热。③舌下肿痛。

十、手少阳三焦经

59. 中渚　①手指屈伸不利，肘臂肩背痛。②头痛、耳鸣、耳聋、聤耳、耳痛、目赤、咽喉肿痛等头面五官病证。③热病，疟疾。

60. 外关　①耳鸣、耳聋、聤耳、耳痛、目赤肿痛、目生翳膜、目眩、咽喉肿痛、口噤、口歪、齿痛、面痛等头面五官病证。②头痛，颈项及肩部疼痛，胁痛，上肢痹痛。③热病，疟疾，伤风感冒。④瘰疬。

61. 支沟　①便秘。②热病。③耳鸣、耳聋、咽喉肿痛、暴喑、头痛等头面五官病证。④肘臂痛，胁肋痛，落枕。⑤瘰疬。

62. 翳风　①耳鸣、耳聋、聤耳等耳病。②眼睑瞤动、颊肿、口歪、牙关紧闭、齿痛等面口病。③瘰疬。

十一、足少阳胆经

63. 风池　①中风、头痛、眩晕、不寐、癫痫等内风所致病证。②恶寒发热、口眼歪斜等外风所致病证。③目赤肿痛、视物不明、鼻塞、鼻衄、鼻渊、耳鸣、咽喉肿痛等五官病证。④颈项强痛。

64. 肩井　①头痛、眩晕、颈项强痛等头项部病证。②肩背疼痛，上肢不遂。③瘰疬。④乳痈、乳少、难产、胞衣不下等妇科病证。

65. 环跳　①下肢痿痹，半身不遂，腰腿痛。②风疹。

66. 阳陵泉　①黄疸、口苦、呕吐、胁痛等胆腑病证。②下肢痿痹、膝髌肿痛、肩痛等筋病。③小儿惊风。

67. 悬钟　①中风、颈椎病、腰椎病等骨、髓病。②颈项强痛，偏头痛，咽喉肿痛。③胸胁胀痛。④下肢痿痹，脚气。

68. 丘墟　①偏头痛、胸胁胀痛。②下肢痿痹，外踝肿痛，足下垂，脚气。③疟疾。

十二、足厥阴肝经

69. 太冲　①中风、癫狂痫、头痛、眩晕、口眼歪斜、小儿惊风等内风所致病证。②目赤肿痛、口歪、青盲、咽喉干痛、耳鸣、耳聋等头面五官热性病证。③月经不调、崩漏、痛经、难产等妇科病证。④黄疸、胁痛、腹胀、呕逆等肝胃病证。⑤下肢痿痹，足跗肿痛。

70. 蠡沟　①睾丸肿痛、阳强等男科病证。②月经不调、带下等妇科病证。③外阴瘙痒、小便不利、遗尿等前阴病证。④足胫疼痛。

71. 期门　①胸胁胀痛。②腹胀、呃逆、吐酸等肝胃病证。③郁病，奔豚气。④乳痈。

十三、督脉

72. 腰阳关　①月经不调、带下等妇科病证。②遗精、阳痿等男科病证。③腰骶疼痛，下肢痿痹。

73. 命门　①月经不调、痛经、经闭、带下、不孕等妇科病证。②遗精、阳痿、不育等男科病证。③五更泄泻、小便频数、癃闭等肾虚病证。④腰脊强痛，下肢痿痹。

74. 大椎　①恶寒发热、疟疾等外感病证。②热病，骨蒸潮热。③咳嗽、气喘等肺气失于宣降证。④癫狂痫、小儿惊风等神志病证。⑤风疹、痤疮等皮肤疾病。⑥项强、脊痛等脊柱病证。

75. 百会　①晕厥、中风、失语、痴呆、癫狂、不寐、健忘等神志病。②头风、颠顶痛、眩晕耳鸣等头面病证。③脱肛、阴挺、胃下垂等气虚下陷证。

76. 神庭　①癫狂痫、不寐、惊悸等神志病。②头痛、眩晕、目赤、目翳、鼻渊、鼻衄等头面五官病证。

77. 水沟　①昏迷、晕厥、中风、中暑、脱证等急症，为急救要穴之一。②癫狂痫、癔症、急慢惊风等神志病。③闪挫腰痛，脊背强痛。④口歪、面肿、鼻塞、牙关紧闭等头面五官病证。

78. 印堂　①不寐、健忘、痴呆、痫病、小儿惊风等神志病。②头痛、眩晕、鼻渊、鼻鼽、鼻衄等头面五官病证。③小儿惊风，产后血晕，子痫。

十四、任脉

79. 中极　①遗尿、癃闭、尿频、尿急等泌尿系病证。②遗精、阳痿、不育等男科病证。③崩漏、月经不调、痛经、经闭、不孕、带下病等妇科病证。

80. 关元　①中风脱证、虚劳羸瘦、脱肛、阴挺等元气虚损所致病证。②遗精、阳痿、早泄、不育等男科病证。③崩漏、月经不调、痛经、闭经、不孕、带下病等妇科病证。④遗尿、癃闭、尿频、尿急等泌尿系病证。⑤腹痛、泄泻、脱肛、便血等肠腑病证。⑥保健要穴。

81. 气海　①中风脱证、虚劳羸瘦、脱肛、阴挺等气虚证。②遗精、阳痿、疝气、不育等男科病证。③崩漏、月经不调、痛经、经闭、不孕、带下等妇科病证。④遗尿、癃闭等泌尿系病证。⑤水谷不化、绕脐疼痛、便秘、泄泻等肠腑病证。⑥保健要穴。

82. 中脘　①胃痛、呕吐、完谷不化、厌食、腹胀、泄泻、小儿疳积等脾胃病证。②癫痫、不寐等神志病。③黄疸。

83. 膻中　①咳嗽、气喘、胸闷等胸中气机不畅病证。②心痛、心悸等心疾。③产后乳少、乳痈、乳癖等乳病。④呕吐、呃逆等胃气上逆证。

84. 天突　①咳嗽、气喘、咽喉肿痛、胸痛等肺系病证。②暴喑、梅核气、瘿气等咽部病证。

十五、经外奇穴

85. 四神聪　①头痛、眩晕、健忘等头脑病证。②不寐、癫痫等神志病证。

86. 太阳　①头痛。②目赤肿痛，眼睑瞤动，色盲。③面瘫。

87. 定喘　①哮喘，咳嗽。②肩背痛，落枕。

88. 夹脊　上背部的夹脊穴治疗心肺及上肢病证，下背部的夹脊穴治疗胃肠病证，腰部的夹脊穴治疗腰腹及下肢病证。

89. 腰痛点　急性腰扭伤。

90. 十宣　①中风、昏迷、晕厥等神志病。②中暑、高热等急症。③咽喉肿痛。④手指麻木。

经典试题

1.（2023、2022）回答内庭、下关的主治病证。

【参考答案】

内庭：①胃痛、吐酸、泄泻、痢疾、便秘等胃肠病证。②足背肿痛。③齿痛、咽喉肿痛、鼻衄等五官病证。④热病。

下关：①牙关不利、面痛、齿痛、口歪等面口病证。②耳鸣、耳聋、聤耳等耳部病证。

2.（2023、2016）回答神门、期门的主治病证。

【参考答案】

神门：①心痛、心烦、惊悸、怔忡等心疾。②不寐、健忘、痴呆、癫狂痫等神志病证。③胸胁痛。

期门：①胸胁胀痛。②腹胀、呃逆、吐酸等肝胃病证。③郁病，奔豚气。④乳痈。

3.（2022）回答定喘、血海的主治病证。

【参考答案】

定喘：①哮喘，咳嗽。②肩背痛，落枕。

血海：①月经不调、痛经、经闭、崩漏等妇科病证。②湿疹、瘾疹、丹毒、皮肤瘙痒等皮外科病证。③膝股内侧痛。

4.（2022、2019）回答曲池、关元的主治病证。

【参考答案】

曲池：①目赤肿痛、齿痛、咽喉肿痛等五官热性病证。②热病。③手臂肿痛、上肢不遂等上肢病证。④风疹、瘾疹、湿疹等皮肤科病证。⑤腹痛、吐泻、痢疾等肠腑病证。⑥头痛，眩晕。⑦癫狂等神志病。

关元：①中风脱证、虚劳羸瘦、脱肛、阴挺等元气虚损所致病证。②遗精、阳痿、早泄、不育等男科病证。③崩漏、月经不调、痛经、不孕等妇科病证。④遗尿、癃闭、尿频等泌尿系病证。⑤腹痛、腹泻、便血等肠腑病证。⑥保健要穴。

5.（2022、2019）回答秩边、合谷的主治病证。

【参考答案】

秩边：①腰骶痛，下肢痿痹。②癃闭、便秘、痔、阴痛等前后二阴病证。

合谷：①头痛、齿痛、目赤肿痛、咽喉肿痛、牙关紧闭、口歪、鼻衄、耳聋、痄腮等头面五官病证。②发热恶寒等外感病。③热病。④无汗或多汗。⑤经闭、滞产、月经不调、痛经、胎衣不下、恶露不止、乳少等妇科病证。⑥上肢疼痛、不遂。⑦皮肤瘙痒、荨麻疹等皮肤科病证。⑧小儿惊风，痉证。⑨腹痛、痢疾、便秘等肠腑病证。⑩牙拔除术、甲状腺手术等面口五官及颈部手术针麻常用穴。

6.（2022、2017）回答阳陵泉、命门的主治病证。

【参考答案】

阳陵泉：①黄疸、口苦、呕吐、胁痛等胆腑病证。②下肢痿痹、膝髌肿痛、肩痛等筋病。③小儿惊风。

命门：①月经不调、痛经、经闭、带下、不孕等妇科病证。②遗精、阳痿、不育等男科病证。③五更泄泻、小便频数、癃闭等肾虚病证。④腰脊强痛，下肢痿痹。

7.（2022、2017）回答尺泽、肾俞的主治病证。

【参考答案】

尺泽：①咳嗽、气喘、咽喉肿痛、咯血等肺系病证。②肘臂挛痛。③小儿惊风、急性腹痛、吐泻等急症。

肾俞：①头晕、耳鸣、耳聋、慢性腹泻、气喘、腰酸痛、遗精、阳痿、不育等肾虚病证。②遗尿、癃闭等前阴病证。③月经不调、带下、不孕等妇科病证。④消渴。

8.（2022、2016）回答太冲、足三里的主治病证。

【参考答案】

太冲：①中风、癫狂痫、头痛、眩晕、口眼歪斜、小儿惊风等内风所致病证。②目赤肿痛、口歪、青盲、咽喉干痛、耳鸣、耳聋等头面五官热性病证。③月经不调、崩漏、痛经、难产等妇科病证。④黄疸、胁痛、腹胀、呕逆等肝胃病证。⑤下肢痿痹，足跗肿痛。

足三里：①胃痛、呕吐、腹胀、泄泻、痢疾、便秘、肠痈等脾胃肠病证。②膝痛、下肢痿痹、中风瘫痪等下肢病证。③癫狂、不寐等神志病证。④气喘，痰多。⑤乳痈。⑥虚劳诸证，为强壮保健要穴。

9.（2022、2011）回答梁丘、天枢的主治病证。

【参考答案】

梁丘：①急性胃痛。②膝肿痛、下肢不遂等下肢病证。③乳痈、乳痛等乳房病证。

天枢：①绕脐腹痛、腹胀、便秘、泄泻、痢疾等脾胃肠病证。②癥瘕、月经不调、痛经等妇科病证。

10.（2020）回答承山、丰隆的主治病证（助理医师选取1个腧穴作答，下同）。

【参考答案】

承山：①腰腿拘急，疼痛。②痔，便秘。③腹痛，疝气。

丰隆：①头痛、眩晕等头部病证。②癫狂。③咳嗽、哮喘、痰多等肺系病证。④下肢痿痹。

11.（2020）回答十宣、公孙的主治病证。

【参考答案】

十宣：①中风、昏迷、晕厥等神志病。②中暑、高热等急症。③咽喉肿痛。④手指麻木。

公孙：①胃痛、呕吐、肠鸣腹胀、腹痛、痢疾等脾胃病证。②心烦不寐、狂证等神志病证。③逆气里急，气上冲心（奔豚气）等冲脉病证。

12.（2019）回答迎香、条口的主治病证。

【参考答案】

迎香：①鼻塞、鼻衄、鼻渊等鼻病。②口歪、面痒、面肿等口面部病证。③胆道蛔虫病。

条口：①下肢痿痹、跗肿、转筋等下肢病证。②肩臂痛。③脘腹疼痛。

13.（2019）回答申脉、风池的主治病证。

【参考答案】

申脉：①头痛、眩晕等头部疾病。②癫狂痫等神志病证。③嗜睡、不寐等眼开合不利病证。④腰腿酸痛，下肢运动不利。

风池：①中风、头痛、眩晕、不寐、癫痫等内风所致病证。②恶寒发热、口眼歪斜等外风所致病证。③目赤肿痛、视物不明、鼻塞、鼻衄、鼻渊、耳鸣、咽喉肿痛等五官病证。④颈项强痛。

14.（2019）回答期门、攒竹的主治病证。

【参考答案】

期门：①胸胁胀痛。②腹胀、呃逆、吐酸等肝胃病证。③郁病，奔豚气。④乳痈。

攒竹：①头痛、面痛、眉棱骨痛、面瘫等头面病证。②眼睑瞤动、上睑下垂、目视不明、流泪、目赤肿痛等眼疾。③呃逆。④急性腰扭伤。

15.（2019）回答至阴、外关的主治病证。

【参考答案】

至阴：①胎位不正、滞产、胞衣不下等胎产病证。②头痛、目痛、鼻塞、鼻衄等头面五官病证。

外关：①耳鸣、耳聋、聤耳、耳痛、目赤肿痛、目生翳膜、目眩、咽喉肿痛、口噤、口歪、齿痛、面痛等头面五官病证。②头痛，颈项及肩部疼痛，胁痛，上肢痹痛。③热病，疟疾，伤风感冒。④瘰疬。

16.（2018）回答太阳、大陵的主治病证。

【参考答案】

太阳：①头痛。②目赤肿痛，眼睑瞤动，色盲。③面瘫。

大陵：①心痛、心悸、胸胁胀痛等心胸病证。②胃痛、呕吐、口臭等胃腑病证。③喜笑悲恐、癫狂痫等神志病证。④手、臂挛痛。

17.（2017）回答天柱、腰阳关的主治病证。

【参考答案】

天柱：①后头痛，项强，肩背痛。②眩晕、咽喉肿痛、鼻塞、目赤肿痛、近视等头面五官病证。③热病。④癫狂痫。

腰阳关：①月经不调、带下等妇科病证。②遗精、阳痿男科病证。③腰骶疼痛，下肢痿痹。

18.（2017）回答中极、翳风的主治病证。

【参考答案】

中极：①遗尿、癃闭、尿频、尿急等泌尿系病证。②遗精、阳痿、不育等男科病证。③崩漏、月经不调、痛经、经闭、不孕、带下病等妇科病证。

翳风：①耳鸣、耳聋、聤耳等耳病。②眼睑瞤动、颊肿、口歪、牙关紧闭、齿痛等面口病。③瘰疬。

19.（2017）回答肩井、地机的主治病证。

【参考答案】

肩井：①头痛、眩晕、颈项强痛等头项部病证。②肩背疼痛，上肢不遂。③瘰疬。④乳痈、乳少、难产、胞衣不下等妇科病证。

地机：①痛经、崩漏、月经不调、癥瘕等妇科病证。②腹胀、腹痛、泄泻等脾胃肠病证。③小便不利，水肿，遗精。④下肢痿痹。

20.（2017）回答悬钟、地仓的主治病证。

【参考答案】

悬钟：①中风、颈椎病、腰椎病等骨、髓病。②颈项强痛，偏头痛，咽喉肿痛。③胸胁胀痛。④下肢痿痹，脚气。

地仓：口歪、眼睑瞤动、流涎、齿痛、颊肿等头面五官病证。

21.（2016）回答曲池、大椎的主治病证。

【参考答案】

曲池：①目赤肿痛、齿痛、咽喉肿痛等五官热性病证。②热病。③手臂肿痛、上肢不遂等上肢病证。④风疹、瘾疹、湿疹等皮肤科病证。⑤腹痛、吐泻、痢疾等肠腑病证。⑥头痛，眩晕。⑦癫狂等神志病。

大椎：①恶寒发热、疟疾等外感病证。②热病，骨蒸潮热。③咳嗽、气喘等肺气失于宣降证。④癫狂痫、小儿惊风等神志病证。⑤风疹、痤疮等皮肤疾病。⑥项强、脊痛等脊柱病证。

22.（2016）回答承山、少商的主治病证。

【参考答案】

承山：①腰腿拘急，疼痛。②痔，便秘。③腹痛，疝气。

少商：①咳嗽、气喘、咽喉肿痛、鼻衄等肺系实热病证。②中暑，发热。③昏迷，癫狂。④指肿、麻木。

23.（2016）回答列缺、四神聪的主治病证。

【参考答案】

列缺：①咳嗽、气喘、咽喉肿痛等肺系病证。②外感头痛、项强、齿痛、口歪等头面五官疾病。③手腕痛。

四神聪：①头痛、眩晕、健忘等头脑病证。②不寐、癫痫等神志病证。

24.（2016）回答风池、昆仑的主治病证。

【参考答案】

风池：①中风、头痛、眩晕、不寐、癫痫等内风所致病证。②恶寒发热、口眼歪斜等外风所致病证。③目赤肿痛、视物不明、鼻塞、鼻衄、鼻渊、耳鸣、咽喉肿痛等五官病证。④颈项强痛。

昆仑：①后头痛、目眩、项强等头项病证。②腰骶疼痛，足踝肿痛。③癫痫。④滞产。

25.（2016）回答涌泉、天柱的主治病证。

【参考答案】

涌泉：①昏厥、中暑、小儿惊风等急症。②癫狂痫、头痛、头晕、目眩、失眠等神志病。③咽喉肿痛、喉痹、失音等头面五官病证。④大便难、小便不利等前后二阴病证。⑤足心热。⑥奔豚气。

天柱：①后头痛，项强，肩背痛。②眩晕、咽喉肿痛、鼻塞、目赤肿痛、近视等头面五官病证。③热病。④癫狂痫。

26.（2015）回答支沟、水沟的主治病证。

【参考答案】

支沟：①便秘。②热病。③耳鸣、耳聋、咽喉肿痛、暴喑、头痛等头面五官病证。④肘臂痛，胁肋痛，落枕。⑤瘰疬。

水沟：①昏迷、晕厥、中风、中暑、脱证等急症，为急救要穴之一。②癫狂痫、癔症、急慢惊风等神志病。③闪挫腰痛，脊背强痛。④口歪、面肿、鼻塞、牙关紧闭等头面五官病证。

27.（2015）回答迎香、丰隆的主治病证。

【参考答案】

迎香：①鼻塞、鼻衄、鼻渊等鼻病。②口歪、面痒、面肿等口面部病证。③胆道蛔虫病。

丰隆：①头痛、眩晕等头部病证。②癫狂。③咳嗽、哮喘、痰多等肺系病证。④下肢痿痹。

28.（2015）回答合谷、地机的主治病证。

【参考答案】

合谷：①头痛、齿痛、目赤肿痛、咽喉肿痛、牙关紧闭、口歪、鼻衄、耳聋、痄腮等头面五官病证。②发热、恶寒等外感病。③热病。④无汗或多汗。⑤经闭、滞产、月经不调、痛经、胎衣不下、恶露不止、乳少等妇科病证。⑥上肢疼痛、不遂。⑦皮肤瘙痒、荨麻疹等皮肤科病证。⑧小儿惊风，痉证。⑨腹痛、痢疾、便秘等肠腑病证。⑩牙拔除术、甲状腺手术等面口五官及颈部手术针麻常用穴。

地机：①痛经、崩漏、月经不调、癥瘕等妇科病证。②腹胀、腹痛、泄泻等脾胃肠病证。③小便不利，水肿，遗精。④下肢痿痹。

29.（2015）回答肺俞、十宣的主治病证。

【参考答案】

肺俞：①鼻塞、咳嗽、气喘、咯血等肺系病证。②骨蒸潮热、盗汗等阴虚病证。③背痛。④皮肤瘙痒，瘾疹。

十宣：①中风、昏迷、晕厥等神志病。②中暑、高热等急症。③咽喉肿痛。④手指麻木。

30.（2015）回答照海、委中的主治病证。

【参考答案】

照海：①月经不调、痛经、阴痒、赤白带下等妇科病证。②癫痫、不寐、嗜卧、癔症等神志病证。③咽喉干痛，目赤肿痛。④小便频数，癃闭。⑤便秘。

委中：①腰背痛、下肢痿痹等。②急性腹痛，急性吐泻等。③癃闭、遗尿等泌尿系病证。④丹毒、瘾疹、皮肤瘙痒、疔疮等血热病证。

31.（2015）回答后溪、太溪的主治病证。

【参考答案】

后溪：①头项强痛、腰背痛、手指及肘臂挛痛等。②耳聋、目赤、咽喉肿痛等五官病证。③癫狂痫等神志病证。④疟疾。

太溪：①头晕目眩、不寐、健忘、遗精、阳痿、月经不调等肾虚证。②咽喉肿痛、齿痛、耳聋、耳鸣等阴虚性五官病证。③咳喘、胸痛、咯血等肺系病证。④消渴，小便频数，便秘。⑤腰脊痛，足跟痛，下肢厥冷。

32.（2014）回答风池、天柱的主治病证。

【参考答案】

风池：①中风、头痛、眩晕、不寐、癫痫等内风所致病证。②恶寒发热、口眼歪斜等外风所致病证。③目赤肿痛、视物不明、鼻塞、鼻衄、鼻渊、耳鸣、咽喉肿痛等五官病证。④颈项强痛。

天柱：①后头痛，项强，肩背痛。②眩晕、咽喉肿痛、鼻塞、目赤肿痛、近视等头面五官病证。③热病。④癫狂痫。

33.（2014）回答地仓、环跳的主治病证。

【参考答案】

地仓：口歪、眼睑瞤动、流涎、齿痛、颊肿等头面五官病证。

环跳：①下肢痿痹，半身不遂，腰腿痛。②风疹。

34.（2014）回答头维、公孙的主治病证。

【参考答案】

头维：头痛、眩晕、目痛、迎风流泪、眼睑瞤动等头面五官病证。

公孙：①胃痛、呕吐、肠鸣腹胀、腹痛、痢疾等脾胃病证。②心烦不寐、狂证等神志病证。③逆气里急，气上冲心（奔豚气）等冲脉病证。

35.（2014）回答血海、胃俞的主治病证。

【参考答案】

血海：①月经不调、痛经、经闭、崩漏等妇科病证。②湿疹、瘾疹、丹毒、皮肤瘙痒等皮外科病证。③膝股内侧痛。

胃俞：胃痛、呕吐、腹胀、肠鸣、多食善饥、身体消瘦等脾胃病证。

36.（2014）回答十宣、阳陵泉的主治病证。

【参考答案】

十宣：①中风、昏迷、晕厥等神志病。②中暑、高热等急症。③咽喉肿痛。④手指麻木。

阳陵泉：①黄疸、口苦、呕吐、胁痛等胆腑病证。②下肢痿痹、膝髌肿痛、肩痛等筋病。③小儿惊风。

37.（2014）回答印堂、大椎的主治病证。

【参考答案】

印堂：①不寐、健忘、痴呆、痫病、小儿惊风等神志病。②头痛、眩晕、鼻渊、鼻鼽、鼻衄等头面五官病证。③小儿惊风，产后血晕，子痫。

大椎：①恶寒发热、疟疾等外感病证。②热病，骨蒸潮热。③咳嗽、气喘等肺气失于宣降证。④癫狂痫、小儿惊风等神志病证。⑤风疹、痤疮等皮肤疾病。⑥项强、脊痛等脊柱病证。

38.（2014）回答孔最、大陵的主治病证。

【参考答案】

孔最：①咳嗽、气喘、咯血、鼻衄、咽喉肿痛等肺系病证。②肘臂挛痛。③痔疮出血。

大陵：①心痛、心悸、胸胁胀痛等心胸病证。②胃痛、呕吐、口臭等胃腑病证。③喜笑悲恐、癫狂痫等神志病证。④手、臂挛痛。

39.（2013）回答阴陵泉、腰阳关的主治病证。

【参考答案】

阴陵泉：①腹痛、泄泻、水肿、黄疸等脾湿病证。②小便不利、遗尿、癃闭等泌尿系统病证。③遗精、阴茎痛等男科病证。④带下、妇人阴痛等妇科病证。⑤膝痛、下肢痿痹。

腰阳关：①月经不调、带下等妇科病证。②遗精、阳痿男科病证。③腰骶疼痛，下肢痿痹。

40.（2013）回答肾俞、四神聪的主治病证。

【参考答案】

肾俞：①头晕、耳鸣、耳聋、慢性腹泻、气喘、腰酸痛、遗精、阳痿、不育等肾虚病证。②遗尿、癃闭等前阴病证。③月经不调、带下、不孕等妇科病证。④消渴。

四神聪：①头痛、眩晕、健忘等头脑病证。②不寐、癫痫等神志病证。

41.（2013）回答条口、水沟的主治病证。

【参考答案】

条口：①下肢痿痹、跗肿、转筋等下肢病证。②肩臂痛。③脘腹疼痛。

水沟：①昏迷、晕厥、中风、中暑、脱证等急症，为急救要穴之一。②癫狂痫、癔症、急慢惊风等神志病。③闪挫腰痛，脊背强痛。④口歪、面肿、鼻塞、牙关紧闭等头面五官病证。

42.（2013）回答梁丘、承山的主治病证。

【参考答案】

梁丘：①急性胃痛。②膝肿痛、下肢不遂等下肢病证。③乳痈、乳痛等乳房病证。

承山：①腰腿拘急，疼痛。②痔，便秘。③腹痛，疝气。

43.（2013）回答列缺、太溪的主治病证。

【参考答案】

列缺：①咳嗽、气喘、咽喉肿痛等肺系病证。②外感头痛、项强、齿痛、口歪等头面五官疾病。③手腕痛。

太溪：①头晕目眩、不寐、健忘、遗精、阳痿、月经不调等肾虚证。②咽喉肿痛、齿痛、耳聋、耳鸣等阴虚性五官病证。③咳喘、胸痛、咯血等肺系病证。④消渴，小便频数，便秘。⑤腰脊痛，足跟痛，下肢厥冷。

44.（2012）回答次髎、秩边的主治病证。

【参考答案】

次髎：①月经不调、痛经、阴挺、带下等妇科病证。②遗精、阳痿等男科病证。③小便不利、癃闭、遗尿、疝气等前阴病证。④腰骶痛，下肢痿痹。

秩边：①腰骶痛，下肢痿痹。②癃闭、便秘、痔、阴痛等前后二阴病证。

45.（2012）回答百会、涌泉的主治病证。

【参考答案】

百会：①晕厥、中风、失语、痴呆、癫狂、不寐、健忘等神志病。②头风、颠顶痛、眩晕耳鸣等头面病证。③脱肛、阴挺、胃下垂等气虚下陷证。

涌泉：①昏厥、中暑、小儿惊风等急症。②癫狂痫、头痛、头晕、目眩、失眠等神志病。③咽喉肿痛、喉痹、失音等头面五官病证。④大便难、小便不利等前后二阴病证。⑤足心热。⑥奔豚气。

46.（2012）回答关元、印堂的主治病证。

【参考答案】

关元：①中风脱证、虚劳羸瘦、脱肛、阴挺等元气虚损所致病证。②遗精、阳痿、早泄、不育等男科病证。③崩漏、月经不调、痛经、闭经、不孕、带下病等妇科病证。④遗尿、癃闭、尿频、尿急等泌尿系病证。⑤腹痛、泄泻、脱肛、便血等肠腑病证。⑥保健要穴。

印堂：①不寐、健忘、痴呆、痫病、小儿惊风等神志病。②头痛、眩晕、鼻渊、鼻鼽、鼻衄等头面五官病证。③小儿惊风，产后血晕，子痫。

47.（2012）回答次髎、大肠俞的主治病证。

【参考答案】

次髎：①月经不调、痛经、阴挺、带下等妇科病证。②遗精、阳痿等男科病证。③小便不利、癃闭、遗尿、疝气等前阴病证。④腰骶痛，下肢痿痹。

大肠俞：①腰痛。②腹胀、泄泻、便秘等肠腑病证。

48.（2012）回答中冲、夹脊的主治病证。

【参考答案】

中冲：①中风昏迷、舌强不语、中暑、昏厥、小儿惊风等急症。②高热。③舌下肿痛。

夹脊：上背部的夹脊穴治疗心肺及上肢病证，下背部的夹脊穴治疗胃肠病证，腰部的夹脊穴治疗腰腹及下肢病证。

49.（2012）回答大陵、中脘的主治病证。

【参考答案】

大陵：①心痛、心悸、胸胁胀痛等心胸病证。②胃痛、呕吐、口臭等胃腑病证。③喜笑悲恐、癫狂痫等神志病证。④手、臂挛痛。

中脘：①胃痛、呕吐、完谷不化、厌食、腹胀、泄泻、小儿疳积等脾胃病证。②癫痫、不寐等神志病。③黄疸。

50.（2012）回答悬钟、四神聪的主治病证。

【参考答案】

悬钟：①中风、颈椎病、腰椎病等骨、髓病。②颈项强痛，偏头痛，咽喉肿痛。③胸胁胀痛。④下肢痿痹，脚气。

四神聪：①头痛、眩晕、健忘等头脑病证。②不寐、癫痫等神志病证。

51.（2011）回答命门、太溪的主治病证。

【参考答案】

命门：①月经不调、痛经、经闭、带下、不孕等妇科病证。②遗精、阳痿、不育等男科病证。③五更泄泻、小便频数、癃闭等肾虚病证。④腰脊强痛，下肢痿痹。

太溪：①头晕目眩、不寐、健忘、遗精、阳痿、月经不调等肾虚证。②咽喉肿痛、齿痛、耳聋、耳鸣等阴虚性五官病证。③咳喘、胸痛、咯血等肺系病证。④消渴，小便频数，便秘。⑤腰脊痛，足跟痛，下肢厥冷。

52.（2011）回答肺俞、气海的主治病证。

【参考答案】

肺俞：①鼻塞、咳嗽、气喘、咯血等肺系病证。②骨蒸潮热、盗汗等阴虚病证。③背痛。④皮肤瘙痒，瘾疹。

气海：①中风脱证、虚劳羸瘦、脱肛、阴挺等气虚证。②遗精、阳痿、疝气、不育等男科病证。③崩漏、月经不调、痛经、经闭、不孕、带下等妇科病证。④遗尿、癃闭等泌尿系病证。⑤水谷不化、绕脐疼痛、便秘、泄泻等肠腑病证。⑥保健要穴。

53.（2011）回答肩井、外关的主治病证。

【参考答案】

肩井：①头痛、眩晕、颈项强痛等头项部病证。②肩背疼痛，上肢不遂。③瘰疬。④乳痈、乳少、难产、胞衣不下等妇科病证。

外关：①耳鸣、耳聋、聤耳、耳痛、目赤肿痛、目生翳膜、目眩、咽喉肿痛、口噤、口歪、齿痛、面痛等头面五官病证。②头痛，颈项及肩部疼痛，胁痛，上肢痹痛。③热病，疟疾，伤风感冒。④瘰疬。

54.（2011）回答手三里、至阴的主治病证。

【参考答案】

手三里：①手臂麻痛、肘挛不伸、上肢不遂等上肢病证。②腹胀、泄泻等肠腑病证。③齿痛颊肿。

至阴：①胎位不正、滞产、胞衣不下等胎产病证。②头痛、目痛、鼻塞、鼻衄等头面五官病证。

第三节 针灸异常情况处理

考点点拨

针灸异常情况的处理见表8-1。

表8-1　针灸异常情况的处理

<table>
<tr><th>异常情况</th><th colspan="2">处理方法</th></tr>
<tr><td>晕针</td><td colspan="2">立即停针、起针→平卧、宽衣、保暖→轻者静卧休息，给予温开水或糖水→在上述处理的基础上，可针刺人中、素髎、内关、涌泉、足三里等穴，或温灸百会、气海、关元等→经以上处理，仍不省人事、呼吸细微、脉细弱者，及时配合现代急救处理措施，如人工呼吸等</td></tr>
<tr><td>滞针</td><td colspan="2">精神紧张，局部肌肉过度收缩所致者：①适当延长留针时间。②在滞针穴位附近，运用循按或弹柄法。③在附近再刺一针。行针手法不当，单向捻转太过所致者：①向相反的方向将针捻回。②配合弹柄法、刮柄法或循按法，促使肌纤维放松</td></tr>
<tr><td>弯针</td><td colspan="2">①针柄轻微弯曲者，应慢慢将针起出。②若弯曲角度过大，应轻微摇动针体，并顺着针柄倾斜的方向将针退出。③若针体发生多个弯曲，应根据针柄的倾斜方向分段慢慢向外退出，切勿猛力外拔，以防造成断针。④因患者体位改变所致者，应嘱患者慢慢恢复到原来体位，局部肌肉放松后再将针缓慢起出</td></tr>
<tr><td>断针</td><td colspan="2">嘱患者不要惊慌乱动，保持原有体位。①针体残端尚有部分露在体外→用手或镊子取出。②残端与皮肤面相平或稍低，尚可见到残端→用手向下挤压针孔两旁皮肤，使残端露出体外，再用镊子取出。③断针残端全部没入皮内，但距离皮下不远，而且断针下还有强硬的组织（如骨骼）→由针旁外面向下轻压皮肤，利用该组织将针顶出。④断针下面为软组织→将该部肌肉捏住，将断针残端向上托出。⑤断针完全陷没在皮肤之下，无法取出→X线下定位，手术取出。⑥断针在重要脏器附近，或患者有不适感觉及功能障碍→立即采取外科手术方法处理</td></tr>
<tr><td>血肿</td><td colspan="2">①微量的皮下出血，局部小块青紫时，一般不必处理，可待其自行消退。②局部肿胀疼痛较剧，青紫面积大而且影响到功能活动时，可先做冷敷止血，再做热敷或在局部轻轻揉按，以促使瘀血消散吸收</td></tr>
<tr><td>皮肤灼伤及起疱</td><td colspan="2">①局部出现小水疱→不擦破，任其自然吸收。②水疱较大，对局部皮肤严格消毒后→用消毒的三棱针或粗毫针刺破水疱，放出水液，或用无菌的一次性注射器针抽出水液，再涂以烫伤油等，并以纱布包敷，每日更换药膏1次，直至结痂。注意不要擦破疱皮。③用化脓灸者，在灸疮化脓期间→注意适当休息，加强营养，保持局部清洁，并可用敷料保护灸疮，以防污染，待其自然愈合。④处理不当，灸疮脓液呈黄绿色或有渗血现象→消炎药膏或玉红膏涂敷</td></tr>
<tr><td rowspan="2">刺伤内脏</td><td>创伤性气胸</td><td>①立即出针，让患者采取半卧位休息。②安慰患者。③必要时请相关科室会诊。④根据不同的病情程度采用不同的处理方法</td></tr>
<tr><td>刺伤其他内脏</td><td>①立即出针。②安慰患者。③必要时请相关科室会诊。④根据病情程度不同采用不同的处理方法</td></tr>
<tr><td>刺伤脑脊髓</td><td colspan="2">①立即出针。②安慰患者。③根据症状轻重不同采用不同的处理方法</td></tr>
<tr><td>外周神经损伤</td><td colspan="2">①立刻停止针刺，缓慢轻柔出针。②严重者，可在相应经络腧穴上进行B族维生素类药物穴位注射。③可进行理疗、局部热敷等</td></tr>
</table>

一、晕针

1. 立即停针、起针。立即停止针刺，并将已刺之针迅速全部起出。

2. 平卧、宽衣、保暖。将患者扶至空气流通之处，让患者头低脚高位平卧，松开衣带，且要注意保暖。

3. 症状轻者静卧休息，给予温开水或糖水，即可恢复。

4. 在上述处理的基础上，可针刺人中、素髎、内关、涌泉、足三里等穴，或温灸百会、气海、关元等。尤其是艾灸百会，对晕针有较好的疗效，可用艾条于百会穴上悬灸，至知觉恢复，症状消退。

5. 经以上处理，仍不省人事，呼吸细微，脉细弱者，要及时配合现代急救处理措施，如人工呼吸等。轻者，经前3个步骤处理即可渐渐恢复；重者，应及时进行后2个步骤。

二、滞针

1. 因患者精神紧张、局部肌肉过度收缩所致者，应：①适当延长留针时间。②在滞针穴位附近，运用循按或弹柄法。③在附近再刺一针。

2. 因行针手法不当，单向捻转太过所致者，应：①向相反的方向将针捻回。②配合弹柄法、刮柄法或循按法，促使肌纤维放松。

三、弯针

1. 出现弯针后，不得再行提插、捻转等手法。

2. 根据弯针的程度、原因采取不同的处理方法。

①针柄轻微弯曲者，应慢慢将针起出。②若弯曲角度过大，应轻微摇动针体，并顺着针柄倾斜的方向将针退出。③若针体发生多个弯曲，应根据针柄的倾

斜方向分段慢慢向外退出，切勿猛力外拔，以防造成断针。④因患者体位改变所致者，应嘱患者慢慢恢复到原来体位，局部肌肉放松后再将针缓慢起出。

四、断针

1. 嘱患者不要惊慌乱动，令其保持原有体位，以免针体向肌肉深层陷入。

2. 根据针体残端的位置采用不同的方法将针取出。

①若针体残端尚有部分露在体外，可用手或镊子取出。②残端与皮肤面相平或稍低，尚可见到残端时，可用手向下挤压针孔两旁皮肤，使残端露出体外，再用镊子取出。③断针残端全部没入皮内，但距离皮下不远，而且断针下还有强硬的组织（如骨骼）时，可由针旁外面向下轻压皮肤，利用该组织将针顶出。④若断针下面为软组织，可将该部肌肉捏住，将断针残端向上托出。⑤断针完全陷没在皮肤之下，无法取出者，应在X线下定位，手术取出。⑥如果断针在重要脏器附近，或患者有不适感觉及功能障碍时，应立即采取外科手术方法处理。

五、血肿

1. 微量的皮下出血，局部小块青紫时，一般不必处理，可待其自行消退。

2. 局部肿胀疼痛较剧，青紫面积大而且影响到功能活动时，可先做冷敷止血，再做热敷或在局部轻轻揉按，以促使瘀血消散吸收。

六、皮肤灼伤及起疱

1. 局部出现小水疱，只要注意不擦破，可任其自然吸收。

2. 如水疱较大，对局部皮肤严格消毒后，可用消毒的三棱针或粗毫针刺破水疱，放出水液，或用无菌的一次性注射器针抽出水液，再涂以烫伤油等，并以纱布包敷，每日更换药膏1次，直至结痂。注意不要擦破疱皮。

3. 如用化脓灸者，在灸疮化脓期间，要注意适当休息，加强营养，保持局部清洁，并可用敷料保护灸疮，以防污染，待其自然愈合。

4. 如处理不当，灸疮脓液呈黄绿色或有渗血现象，可用消炎药膏或玉红膏涂敷。

七、刺伤内脏

1. 创伤性气胸　①立即出针，并让患者采取半卧位休息，切勿翻转体位。②安慰患者以消除其紧张恐惧心理。③必要时请相关科室会诊。④根据不同的病情程度采用不同的处理方法：漏气量少者，可自行吸收。要密切观察病情，随时对症处理，酌情给予吸氧、镇咳、抗感染等治疗；病情严重者，应及时组织抢救，可采用胸腔闭式引流排气等救治。

2. 刺伤其他内脏　①发现内脏损伤后，要立即出针。②安慰患者以消除其紧张恐惧心理。③必要时请相关科室会诊。④根据病情程度不同采用不同的处理方法：损伤轻者，应卧床休息，一段时间后一般即可自愈；损伤较重，或有持续出血倾向者，应用止血药等对症处理，并密切观察病情及血压变化；损伤严重，出血较多，出现失血性休克时，则必须迅速进行输血等急救或外科手术治疗。

八、刺伤脑脊髓

1. 发现有脑脊髓损伤时，应立即出针。

2. 安慰患者以消除其紧张恐惧心理。

3. 根据症状轻重不同采用不同的处理方法：轻者，需安静休息，经过一段时间后，可自行恢复；重者，请相关科室会诊及时救治。

九、外周神经损伤

1. 立刻停止针刺，勿继续提插捻转，应缓慢轻柔出针。

2. 损伤严重者，可在相应经络腧穴上进行B族维生素类药物穴位注射；根据病情需要或可应用激素冲击疗法以对症治疗。

3. 可进行理疗、局部热敷或中药治疗等。

经典试题

1. （2023、2022、2018、2017、2016、2015、2013）叙述滞针的处理方式。

【参考答案】

（1）因患者精神紧张、局部肌肉过度收缩所致者，应：①适当延长留针时间。②在滞针穴位附近，运用循按或弹柄法。③在附近再刺一针。

（2）因行针手法不当，单向捻转太过所致者，应：①向相反的方向将针捻回。②配合弹柄法、刮柄法或循按法，促使肌纤维放松。

2.（2022）叙述医生进针操作失误导致神经干损伤的处理方式。

【参考答案】

（1）立刻停止针刺，勿继续提插捻转，应缓慢轻柔出针。

（2）损伤严重者，可在相应经络腧穴上进行 B 族维生素类药物穴位注射；根据病情需要或可应用激素冲击疗法以对症治疗。

（3）可进行理疗、局部热敷或中药治疗等。

3.（2022、2019、2018、2017、2016、2015、2013）叙述针灸、拔罐起疱的处理方式。

【参考答案】

（1）局部出现小水疱，只要注意不擦破，可任其自然吸收。

（2）如水疱较大，对局部皮肤严格消毒后，可用消毒的三棱针或粗毫针刺破水疱，放出水液，或用无菌的一次性注射器针抽出水液，再涂以烫伤油等，并以纱布包敷，每日更换药膏 1 次，直至结痂。注意不要擦破疱皮。

（3）如用化脓灸者，在灸疮化脓期间，要注意适当休息，加强营养，保持局部清洁，并可用敷料保护灸疮，以防污染，待其自然愈合。

（4）如处理不当，灸疮脓液呈黄绿色或有渗血现象，可用消炎药膏或玉红膏涂敷。

4.（2020、2019、2018、2016、2014、2012、2010）叙述弯针的处理方式。

【参考答案】

（1）出现弯针后，不得再行提插、捻转等手法。

（2）根据弯针的程度、原因采取不同的处理方法。①若针柄轻微弯曲者，应慢慢将针起出。②若弯曲角度过大，应轻微摇动针体，并顺着针柄倾斜的方向将针退出。③若针体发生多个弯曲，应根据针柄的倾斜方向分段慢慢向外退出，切勿猛力外拔，以防造成断针。④因患者体位改变所致者，应嘱患者慢慢恢复到原来体位，局部肌肉放松后再将针缓慢起出。

5.（2020、2019、2018、2014、2012、2011）叙述断针的处理方式。

【参考答案】

（1）嘱患者不要惊慌乱动，令其保持原有体位，以免针体向肌肉深层陷入。

（2）根据针体残端的位置采用不同的方法将针取出。

①若针体残端尚有部分露在体外，可用手或镊子取出。②残端与皮肤面相平或稍低，尚可见到残端时，可用手向下挤压针孔两旁皮肤，使残端露出体外，再用镊子取出。③断针残端全部没入皮内，但距离皮下不远，而且断针下还有强硬的组织（如骨骼）时，可由针旁外面向下轻压皮肤，利用该组织将针顶出。④若断针下面为软组织，可将该部肌肉捏住，将断针残端向上托出。⑤断针完全陷没在皮肤之下，无法取出者，应在 X 线下定位，手术取出。⑥如果断针在重要脏器附近，或患者有不适感觉及功能障碍时，应立即采取外科手术方法处理。

6.（2019、2017、2014）叙述因患者紧张导致滞针的处理方式。

【参考答案】

（1）适当延长留针时间。

（2）在滞针穴位附近，运用循按或弹柄法。

（3）在附近再刺一针。

7.（2019、2017、2013、2011、2010）叙述晕针的处理方式。

【参考答案】

（1）立即停针、起针。立即停止针刺，并将已刺之针迅速全部起出。

（2）平卧、宽衣、保暖。将患者扶至空气流通之处，让患者头低脚高位平卧，松开衣带，且要注意保暖。

（3）症状轻者静卧休息，给予温开水或糖水，即可恢复。

（4）在上述处理的基础上，可针刺人中、素髎、内关、涌泉、足三里等穴，或温灸百会、气海、关元等穴。尤其是艾灸百会，对晕针有较好的疗效，可用艾条于百会穴上悬灸，至知觉恢复，症状消退。

（5）经以上处理，仍不省人事，呼吸细微，脉细弱者，要及时配合现代急救处理措施，如人工呼吸等。轻者，经前 3 个步骤处理即可渐渐恢复；重者，应及时进行后 2 个步骤。

8.（2018、2014）叙述因患者移动体位导致弯针的处理方式。

【参考答案】

出现弯针后，不得再行提插、捻转等手法，应嘱患者慢慢恢复到原来体位，局部肌肉放松后再将针缓慢起出。

9.（2017、2015、2014、2011）叙述针灸起针后出现血肿的处理方式。

【参考答案】

（1）微量的皮下出血，局部小块青紫时，一般不必处理，可待其自行消退。

（2）局部肿胀疼痛较剧，青紫面积大而且影响功能活动时，可先做冷敷止血，再做热敷或在局部轻轻揉按，以促使瘀血消散吸收。

10.（2016）叙述断针在皮肤平面的处理方式。

【参考答案】

嘱患者不要惊慌乱动，令其保持原有体位，以免针体向肌肉深层陷入，残端与皮肤面相平，尚可见到残端时，可用手向下挤压针孔两旁皮肤，使残端露出体外，再用镊子取出。

11.（2016、2013）叙述过度单向捻转倒置滞针的处理方式。

【参考答案】

（1）向相反的方向将针捻回。

（2）配合弹柄法、刮柄法或循按法，促使肌纤维放松，取出毫针。

12.（2015）叙述针灸断针在肌层以下的处理方式。

【参考答案】

（1）嘱患者不要惊慌乱动，令其保持原有体位，以免针体向肌肉深层陷入。

（2）断针残端全部没入皮内，但距离皮下不远，而且断针下还有强硬的组织（如骨骼）时，可由针旁外面向下轻压皮肤，利用该组织将针顶出。

（3）若断针下面为软组织，可将该部肌肉捏住，将断针残端向上托出。

（4）断针完全陷没在皮肤之下，无法取出者，应在X线下定位，手术取出。

（5）如果断针在重要脏器附近，或患者有不适感觉及功能障碍时，应立即采取外科手术方法处理。

13.（2014）叙述断针段在皮肤外的处理方式。

【参考答案】

（1）嘱患者不要惊慌乱动，令其保持原有体位，以免针体向肌肉深层陷入。

（2）针体残端尚有部分露在体外，可用手或镊子取出。

第四节 常见急性病症的针灸治疗

考点点拨

常见急性病证的针灸治疗见表8-2。

表8-2 常见急性病证的针灸治疗

病名		治法	主穴
偏头痛		疏泄肝胆，通经止痛	率谷、阿是穴、风池、外关、足临泣、太冲
眩晕		平肝潜阳，化痰定眩	百会、风池、太冲、内关
落枕		疏经活络，调和气血	外劳宫、天柱、阿是穴
中风	中经络	疏通经络，醒脑调神	水沟、内关、三阴交、极泉、尺泽、委中
	中脏腑	闭证：平肝息风，醒脑开窍	水沟、百会、内关
		脱证：回阳固脱	
心悸		宁心安神，定悸止惊	内关、神门、郄门、心俞、巨阙
哮喘		实证：祛邪肃肺，化痰平喘	列缺、尺泽、肺俞、中府、定喘
		虚证：补益肺肾，止哮平喘	肺俞、膏肓、肾俞、太渊、太溪、足三里、定喘
呕吐		和胃理气，降逆止呕	中脘、胃俞、足三里、内关
胃痛		和胃止痛	中脘、足三里、内关
腹痛		和胃调肠，缓急止痛	中脘、天枢、足三里、三阴交
泄泻		除湿导滞，通调腑气	天枢、上巨虚、阴陵泉、水分

续　表

病　名		治　法	主　穴
癃闭		清热利湿，行气活血	中极、膀胱俞、秩边、阴陵泉、三阴交
痛经		行气活血，调经止痛	中极、次髎、地机、三阴交、十七椎
扭伤		祛瘀消肿，舒筋通络	阿是穴、局部腧穴
牙痛		祛风泻火，通络止痛	合谷、颊车、下关
晕厥		苏厥醒神	水沟、百会、内关、涌泉
高热		清泻热邪	大椎、曲池、合谷、十二井穴或十宣穴
抽搐		息风止痉，清热开窍	水沟、内关、合谷、太冲、阳陵泉
内脏绞痛	心绞痛	通阳行气，活血止痛	内关、郄门、阴郄、膻中
	胆绞痛	疏肝利胆，行气止痛	胆囊穴、阳陵泉、胆俞、日月
	肾绞痛	清利湿热，通淋止痛	肾俞、膀胱俞、中极、三阴交、京门

一、偏头痛

（一）辨证要点

本病病位在头，与肝、胆关系密切。侧头部为足少阳胆经循行所过之处，恼怒、紧张及风火痰浊之邪导致足少阳胆经不通则出现偏头痛，以实证多见。

【主症】头痛多为一侧，常局限于额部、颞部和枕部，疼痛开始时为剧烈的搏动性疼痛，后转为持续性钝痛。任何时间皆可发作，但以早晨起床时多发，症状可持续数小时到数天。典型的偏头痛有先兆症状，如眼前闪烁暗点、视野缺损、单盲或同侧偏盲。发作时头痛部位可由头的一个部位转移到另一个部位，可同时放射至颈、肩部。

兼头胀痛、眩晕、胸胁胀痛、舌红少苔、脉弦或细数者，为肝阳上亢；兼头痛昏沉、胸脘痞闷、苔白腻、脉滑者，为痰湿偏盛；头痛日久，痛有定处，其痛如刺、舌紫暗或有瘀斑、苔薄、脉细涩者，为瘀血阻络。

（二）治疗

【治法】疏泄肝胆，通经止痛。取手足少阳、足厥阴经穴以及局部穴为主。

【主穴】率谷、阿是穴、风池、外关、足临泣、太冲。

【配穴】肝阳上亢配百会、行间；痰湿偏盛配中脘、丰隆；瘀血阻络配血海、膈俞。

【操作】毫针刺，泻法。当偏头痛发作时一般以远端穴为主，用较强刺激。

二、眩晕（助理不考）

（一）辨证要点

眩晕急性发作常与忧郁恼怒、恣食厚味、跌仆损伤等因素有关。病位在脑，与肝、脾相关。情志不舒，气郁化火，风阳升动，清窍被扰；或脾失健运，痰湿中阻，浊阴上蒙清窍，均可导致眩晕，基本病机是风、火、痰扰乱清窍。

【主症】头晕目眩，视物旋转。重者两眼昏花缭乱，视物不明，旋摇不止，难以站立，昏昏欲倒，甚则跌仆。

兼面红目赤，目胀耳鸣，烦躁易怒，舌红，苔黄，脉弦数者，为肝阳上亢；兼头重如裹，胸脘痞闷，舌淡，苔白腻，脉弦滑者，为痰湿中阻。

（二）治疗

【治法】平肝潜阳，化痰定眩。取足少阳、足厥阴经穴及督脉穴为主。

【主穴】百会、风池、太冲、内关。

【配穴】肝阳上亢配行间、侠溪、太溪；痰湿中阻配头维、中脘、丰隆。高血压配曲池、足三里；颈性眩晕配风府、天柱、颈夹脊。

【操作】毫针泻法。针刺风池穴应正确把握针刺的方向、角度和深度，刺激量不宜强。高血压者，太冲朝涌泉方向透刺。

三、落枕

（一）辨证要点

落枕常与睡眠姿势不正，或枕头高低不适，或因负重颈部过度扭转，或寒邪侵袭项背部等因素有关。本病病位在颈项部经筋，与督脉、手足太阳和足少阳经密切相关。基本病机是经筋受损，筋络拘急，气血阻滞不通。本病属于实证。

【主症】项背部强痛，低头加重，项背部压痛明显者，病在督脉与太阳经；颈肩部疼痛，头部歪向患侧，颈肩部压痛明显者，病在少阳经。

有明显的感受风寒史，颈项疼痛重着，或伴恶寒发热、头痛者为风寒袭络；颈项部刺痛，固定不移，且有明显的夜卧姿势不当或颈项外伤史者为气滞血瘀。

（二）治疗

【治法】疏经活络，调和气血。取局部阿是穴和手太阳、足少阳经穴为主。

【主穴】外劳宫、天柱、阿是穴。

【配穴】病在督脉、太阳经，配后溪、昆仑；病在少阳经，配外关、肩井；风寒袭络配风池、合谷；气滞血瘀配内关、合谷；肩痛配肩髃；背痛配天宗。

【操作】毫针刺，泻法。先刺远端外劳宫，持续捻转，嘱患者慢慢活动颈部，一般颈项疼痛立即缓解，再针刺局部腧穴。风寒袭络者可局部配合艾灸，气滞血瘀者可局部配合三棱针点刺放血。

四、中风

（一）辨证要点

中风的发生与多种因素有关，风、火、痰、瘀、虚为主要病因。病位在脑，与心、肝、脾、肾关系密切。本病多在内伤积损的基础上，复因情志不遂、烦劳过度、饮食不节、外邪侵袭等因素，导致脏腑阴阳失调、气血逆乱、上扰清窍、窍闭神匿、神不导气所致。病性为本虚标实，上盛下虚。肝肾阴虚，气血虚弱为致病之本，风、火、痰、瘀为致病之标。

1. 中经络

【主症】意识清楚，半身不遂，口角歪斜，语言不利。兼面红目赤、眩晕头痛、口苦、舌红或绛、苔黄、脉弦有力者，为肝阳暴亢；兼肢体麻木或手足拘急、头晕目眩、苔腻、脉弦滑者，为风痰阻络；兼口黏痰多、腹胀便秘、舌红、苔黄腻或灰黑、脉弦滑大者，为痰热腑实；兼肢体软弱、偏身麻木、面色淡白、气短乏力、舌暗、苔白腻、脉细涩者，为气虚血瘀；兼肢体麻木、手足拘挛、眩晕耳鸣、舌红、苔少、脉细数者，为阴虚风动。

2. 中脏腑

【主症】突然昏仆，不省人事，或神志恍惚、嗜睡，兼见半身不遂、口角歪斜。若见神昏、牙关紧闭、口噤不开、两手握固、肢体强痉、大小便闭者，为闭证；兼见昏愦无知、目合口开、四肢瘫软、手撒肢冷、汗多、二便自遗、脉微细欲绝者，为脱证。

（二）治疗

1. 中经络

【治法】疏通经络，醒脑调神。取督脉、手厥阴及足太阴经穴为主。

【主穴】水沟、内关、三阴交、极泉、尺泽、委中。

【配穴】肝阳暴亢配太冲、太溪；风痰阻络配丰隆、风池；痰热腑实配曲池、内庭、丰隆；气虚血瘀配气海、血海、足三里；阴虚风动配太溪、风池。上肢不遂配肩髃、曲池、手三里、合谷；下肢不遂配环跳、足三里、风市、阳陵泉、悬钟、太冲。病侧肢体屈曲拘挛者，肘部配曲泽、腕部配大陵、膝部配曲泉、踝部配太溪；足内翻配丘墟透照海；足外翻配太溪、中封；足下垂配解溪。口角歪斜配地仓、颊车、合谷、太冲；语言謇涩配廉泉、通里、哑门；吞咽困难配廉泉、金津、玉液；复视配风池、睛明；便秘配天枢、丰隆；尿失禁、尿潴留配中极、关元。

【操作】水沟向上方斜刺，用雀啄法，以眼球湿润为度；内关用泻法；三阴交用补法；刺极泉时，在标准定位下1寸心经上取穴，避开动脉，直刺进针，用提插泻法，以患者上肢有麻胀感和抽动感为度；尺泽、委中直刺，用提插泻法使肢体有抽动感。

2. 中脏腑

【治法】闭证，平肝息风，醒脑开窍，取督脉、手厥阴经穴和十二井穴为主。脱证，回阳固脱，以任脉经穴为主。

【主穴】水沟、百会、内关。

【配穴】闭证，十二井穴、太冲、合谷。脱证，关元、神阙、气海。

【操作】十二井穴用三棱针点刺出血；太冲、合谷用泻法；神阙用隔盐灸，关元、气海用大艾炷灸，至四肢转温为止。

五、心悸

（一）辨证要点

心悸急性发作多与体虚劳倦、七情所伤、感受外邪、药食不当等因素有关。本病的病位在心，与肝、脾、肺、肾功能失调密切相关。基本病机是气血阴阳亏虚，心失濡养，或邪扰心神，心神不宁。初期以虚证多见，久则呈现虚实夹杂之证。

【主症】自觉心跳异常，心悸不安，甚至不能自主。

兼少寐多梦，五心烦热，舌红少苔，脉细数者，为阴虚火旺；胸闷烦躁，口苦咽干，大便秘结，小便短赤，舌红苔黄腻，脉弦滑者，为痰火扰心；胸闷气短，咳吐痰涎，面浮足肿，舌淡，苔白滑，脉沉细而滑者，为水气凌心；心痛阵发，唇甲青紫，舌质紫暗或有瘀斑，脉细涩或结代者，为心脉瘀阻。

（二）治疗

【治法】宁心安神，定悸止惊。取手少阴、手厥阴经穴及相应脏腑俞募穴为主。

【主穴】内关、神门、郄门、心俞、巨阙。

【配穴】阴虚火旺配太溪、肾俞；痰火扰心配尺泽、丰隆；水气凌心配气海、阴陵泉；心脉瘀阻配膻中、膈俞。易惊配大陵；水肿配水分。

【操作】毫针平补平泻。水气凌心者心俞可加灸法，心脉瘀阻者膈俞可用刺络拔罐法。

六、哮喘

（一）辨证要点

哮喘的急性发作常与外邪、饮食、情志、体虚等因素有关，病理因素以痰为根本。病位在肺，与脾、肾关系密切。其发生多为痰饮伏肺，每因外邪侵袭、饮食不当、情志刺激、体虚劳倦等诱因引动而触发，以致痰壅气道，肺气宣降功能失常。发作期多表现为气阻痰壅的实证，亦有素体肺肾不足或正气耗伤者，发作时表现为虚哮。

1. 实证

【主症】哮喘声高气粗，呼吸深长有余，呼出为快，体质较强，脉象有力。若喉中哮鸣如水鸡声、痰多、色白、稀薄或多泡沫，伴风寒表证、苔薄白、脉浮紧者，为风寒外袭；喉中痰鸣如吼、声高气粗、痰色黄或白、黏着稠厚，伴口渴、便秘、舌红、苔黄腻、脉滑数者，为痰热阻肺。

2. 虚证

【主症】哮喘声低气怯，气息短促，深吸为快，体质虚弱，脉弱无力。若喘促气短、动则加剧、喉中痰鸣、痰稀、神疲、汗出、舌淡、苔白、脉细弱者，为肺气虚；气息短促、呼多吸少、动则喘甚、耳鸣、腰膝酸软，舌淡，苔薄白，脉沉细者，为肾气虚。

（二）治疗

1. 实证

【治法】祛邪肃肺，化痰平喘，取手太阴经穴及相应背俞穴为主。

【主穴】列缺、尺泽、肺俞、中府、定喘。

【配穴】风寒外袭配风门、合谷；痰热阻肺配丰隆、曲池；喘甚者配天突。

【操作】毫针刺，泻法。风寒者可酌加艾灸。

2. 虚证

【治法】补益肺肾，止哮平喘，取相应背俞穴及手太阴、足少阴经穴为主。

【主穴】肺俞、膏肓、肾俞、太渊、太溪、足三里、定喘。

【配穴】肺气虚配气海；肾气虚配关元。

【操作】毫针刺，补法。可酌加艾灸或拔罐。

七、呕吐

（一）辨证要点

呕吐急性发作常与外邪犯胃、饮食不节、情志失调等因素有关。病位在胃，与肝、脾有关。基本病机是胃失和降，气逆于上而发生呕吐。

【主症】一般发病急，呕吐量多，吐出物多酸臭味。

呕吐清水或稀涎、食久乃吐、舌淡、苔薄白、脉迟者，为寒邪客胃；呕吐酸苦热臭、食入即吐、舌红、苔薄黄、脉数者，为热邪内蕴；因暴饮暴食而呕吐酸腐、脘腹胀满、嗳气厌食、苔厚腻、脉滑实者，为饮食停滞；呕吐多因情志不畅而发作、嗳气吞酸、胸胁胀满、脉弦者，为肝气犯胃。

（二）治疗

【治法】和胃理气，降逆止呕。取胃的募穴及足阳明、手厥阴经穴为主。

【主穴】中脘、胃俞、足三里、内关。

【配穴】寒邪客胃配上脘、公孙；热邪内蕴配商阳、内庭、金津、玉液；饮食停滞配梁门、天枢；肝气犯胃配肝俞、太冲。

【操作】毫针刺，平补平泻法。寒邪客胃者宜配合灸法，热邪内蕴者金津、玉液点刺出血。

八、胃痛（助理不考）

（一）辨证要点

胃痛急性发作常与寒邪客胃、饮食伤胃、情志不畅等因素有关。病位在胃，与肝、脾有关。基本病机是胃气失和，胃络不通。

【主症】上腹胃脘部疼痛。胃痛急性发作时，常痛势较剧，痛处拒按，食后痛甚。

胃痛暴作，恶寒喜暖，苔薄白，脉弦紧者，为寒邪客胃；胀满而痛，兼嗳腐吞酸，苔厚腻，脉滑者，为饮食停滞；胃脘胀痛，兼攻痛连胁，苔薄白，脉弦者，为肝气犯胃。

（二）治疗

【治法】和胃止痛。取足阳明经穴及胃的募穴为主。

【主穴】中脘、足三里、内关。

【配穴】寒邪客胃配胃俞、神阙；饮食停滞配天枢、梁门；肝气犯胃配太冲、阳陵泉。急性胃炎配梁丘；消化性溃疡配公孙。

【操作】主穴毫针刺行平补平泻法。疼痛发作时，足三里持续行针 1～2 分钟，一般疼痛可逐渐缓解。寒气客胃者宜加用灸法。

九、腹痛（助理不考）

（一）辨证要点

腹痛急性发作常与感受外邪、饮食不节、情志不畅等因素有关。病位在腹，与肝、胆、脾、肾、膀胱、大小肠有关。基本病机是感受外邪或脏腑内伤，腹部脏腑经脉气机不利而腹痛急性发作。

【主症】胃脘以下、耻骨毛际以上部位疼痛。腹痛突然发作时，常痛势剧烈，痛时拒按。

腹痛拘急、暴作，得温痛减，舌淡，苔薄白，脉沉紧者，为寒邪内积；腹痛灼热，得凉痛减，舌红，苔黄腻，脉滑数者，为湿热壅滞；腹部胀满疼痛，痛而欲泻，泻后痛减，舌苔厚腻，脉滑者，为饮食停滞；暴怒后出现腹部胀痛，攻窜两胁，痛引少腹，舌淡红，苔薄白，脉弦者，为气滞血瘀。

（二）治疗

【治法】和胃调肠，缓急止痛。取足阳明、足太阴经穴及相应脏腑募穴为主。

【主穴】中脘、天枢、足三里、三阴交。

【配穴】寒邪内积配神阙、关元；湿热壅滞配阴陵泉、内庭；饮食停滞配下脘、梁门；气滞血瘀配太冲、血海。

【操作】疼痛发作时，足三里持续行针1～2分钟，一般疼痛可逐渐缓解。寒邪内积可配用灸法。

十、泄泻（助理不考）

（一）辨证要点

急性泄泻与感受外邪、饮食不节等有关。病位在肠，与脾关系最为密切，也与胃、肝有关。基本病机是脾虚湿盛，肠道传化失常，清浊不分，脾失健运是病机关键，急性泄泻以实证为多见。

【主症】发病势急，病程短，泄泻次数多，多属实证。

大便清稀或如水样、腹痛肠鸣、身寒喜温、苔白滑、脉濡缓者，为寒湿内盛；泻下急迫或泻而不爽、黄褐臭秽、肛门灼热、舌红、苔黄腻、脉濡数者，为肠腑湿热；泻下恶臭、腹痛肠鸣、泻后痛减、嗳腐吞酸、脘腹胀满、不思饮食、舌苔垢浊或厚腻、脉滑者，为食滞肠胃。

（二）治疗

【治法】除湿导滞，通调腑气。取足阳明、足太阴经穴为主。

【主穴】天枢、上巨虚、阴陵泉、水分。

【配穴】寒湿内盛配神阙；肠腑湿热配内庭、曲池；食滞肠胃配中脘；泻下脓血配曲池、三阴交、内庭。

【操作】神阙穴用隔盐灸或隔姜灸，其他腧穴常规针刺，寒湿内盛针灸并用。

十一、癃闭（助理不考）

（一）辨证要点

癃闭是以小便量少，排尿困难，甚则小便闭塞不通为主症的一种病证。“癃”指小便不利，点滴而下，病势较缓；“闭”指小便闭塞，点滴不通，病势较急。本病常与外邪侵袭、饮食不节、情志内伤、瘀浊内停等因素有关。病位在膀胱与肾，与三焦、肺、脾、肝等关系密切。基本病机是湿热、气滞、瘀血、结石致使膀胱气化不利。

【主症】排尿困难。表现为发病急，病程短，小便闭塞不通，赤热或短而不利，努责无效，小腹胀急而痛。

尿量极少而短赤灼热，兼口渴不欲饮，舌质红，苔黄腻，脉滑数者，为膀胱湿热；兼咽干烦渴，或有咳嗽，舌红，苔薄黄，脉数者，为肺热壅盛；情志抑郁，胁腹胀满，舌红，苔薄黄，脉弦者，为肝郁气滞；尿细如线或点滴不通，兼小腹胀满疼痛，舌紫暗，或有瘀点，脉涩者，为浊瘀阻塞。

（二）治疗

【治法】清热利湿，行气活血。以足太阳、足太阴经穴及相应俞募穴为主。

【主穴】中极、膀胱俞、秩边、阴陵泉、三阴交。

【配穴】膀胱湿热配委阳；肺热壅盛配尺泽；肝郁气滞配太冲、大敦；浊瘀阻塞配次髎、膈俞。

【操作】毫针泻法。秩边穴深刺2.5～3.0寸，以针感向会阴部放射为度。针刺中极前，应首先检查膀胱的膨胀程度，以决定针刺的方向、角度和深度，膀胱充盈者不能直刺，应向下斜刺、浅刺，使针感到达会阴并引起小腹收缩、抽动为佳。

十二、痛经

（一）辨证要点

痛经的急性发作常与感寒饮冷、情志不调、禀赋素虚、气虚不足等有关。痛经病位在胞宫，与肝、肾及冲任关系密切。基本病机是气血滞于胞宫，冲任瘀阻，“不通则痛”，为实证。

【主症】疼痛发于经前或经行之初，以绞痛、灼痛、刺痛为主，疼痛拒按，月经量少，质稠，行而不畅，血色紫暗有块，块下痛缓。

经前或经期小腹胀痛拒按、经血量少、行而不畅、血色紫暗有块、块下痛缓，伴有乳房胀痛、舌质紫暗或有瘀点、脉弦者，为气滞血瘀；小腹冷痛拒按、得热痛减、量少色暗、面色青白、肢冷畏寒、舌暗苔白、脉沉紧者，为寒凝血瘀。

（二）治疗

【治法】行气活血，调经止痛。取任脉、足太阴经穴为主。

【主穴】中极、次髎、地机、三阴交、十七椎。

【配穴】气滞血瘀配太冲、血海；寒凝血瘀配关元、归来。

【操作】毫针泻法，寒凝者加艾灸。

十三、扭伤

（一）辨证要点

本病多发于腰、踝、膝、腕、肘、髋等关节部位，病位在经筋。多因剧烈运动或负重不当、跌仆闪挫、牵拉以及过度扭转等原因，导致筋脉及关节损伤，经气运行受阻，而致局部肿胀疼痛，甚至关节活动受限。本病属于实证。

新伤疼痛肿胀、活动不利，为气滞血瘀。

（二）治疗

【治法】祛瘀消肿，舒筋通络。取扭伤局部腧穴为主。

【主穴】阿是穴、局部腧穴。腰部取阿是穴、大肠俞、腰痛点、委中；项部取阿是穴、风池、绝骨、后溪；肩部取阿是穴、肩髃、肩髎、肩贞；肘部取阿是穴、曲池、小海、天井；腕部取阿是穴、阳溪、阳池、阳谷；髋部取阿是穴、环跳、秩边、居髎；膝部取阿是穴、膝眼、膝阳关、梁丘；踝部取阿是穴、申脉、解溪、丘墟。

【配穴】①根据病位配合循经远端取穴。急性腰扭伤，督脉病证配水沟或后溪，足太阳经筋病证配昆仑或后溪，手阳明经筋病证配手三里或三间。②根据病位在其上下循经邻近取穴，如膝内侧扭伤，病在足太阴脾经，可在扭伤部位其上取血海，其下取阴陵泉。③根据手足同名经配穴法进行配穴。方法：踝关节与腕关节对应、膝关节与肘关节对应、髋关节与肩关节对应。例如，踝关节外侧昆仑穴、申脉穴处扭伤，病在足太阳经，可在对侧腕关节手太阳经养老穴、阳谷穴处寻找最明显的压痛点针刺；再如，膝关节内上方扭伤，病在足太阴经，可在对侧手太阴经尺泽穴处寻找最明显的压痛点针刺；以此类推。

【操作】毫针泻法。常先针刺远端穴位，并令患者同时活动患部，常有针入痛止之效。

十四、牙痛

（一）辨证要点

急性牙痛常与外感风热、胃肠积热等因素有关，并在遇冷、热、酸、甜等刺激时发作或加重。病位在齿，手、足阳明经分别入下齿、上齿，故急性牙痛与胃关系密切。基本病机是外邪与内热等因素伤及龈肉，灼烁脉络。

【主症】牙齿疼痛。

起病急，牙痛甚而龈肿，伴形寒身热、脉浮数者，为风火牙痛；牙痛剧烈、齿龈红肿或出脓血、口臭、口渴、便秘、舌红、苔黄燥、脉洪数者，为胃火牙痛。

（二）治疗

【治法】祛风泻火，通络止痛。取手、足阳明经穴为主。

【主穴】合谷、颊车、下关。

【配穴】风火牙痛配外关、风池；胃火牙痛配内庭、二间。

【操作】毫针泻法，或平补平泻。循经远取可左右交叉刺，合谷持续行针 1～2 分钟。

十五、晕厥

（一）辨证要点

晕厥常与气血不足、恼怒等因素有关。病位在脑，与肝、心、脾关系密切。体质虚弱或情志过激，导致阴阳之气不相顺接，气血运行失常而引起晕厥的发生。晕厥以实证为多见，亦有虚实夹杂之证。

【主症】突然昏仆，兼面色苍白、四肢厥冷、舌淡、苔薄白、脉细缓无力者，为虚证；素体健壮，偶因外伤、恼怒等致突然昏仆，兼呼吸急促、牙关紧闭、舌淡、苔薄白、脉沉弦者，为实证。

（二）治疗

【治法】苏厥醒神。以督脉穴为主。

【主穴】水沟、百会、内关、涌泉。

【配穴】虚证配气海、关元，实证配合谷、太冲。

【操作】毫针虚补实泻法。

十六、高热（助理不考）

（一）辨证要点

高热是指体温超过 39℃的急性症状。高热常与外感风热、暑热或温邪疫毒等因素有关。病位在卫、气、营、血。各种邪毒侵犯机体，或导致肺失宣肃，或内入气分，或内犯心包，或内入营血，郁而发热，引起高热之症。基本病机是正邪相争，或体内阳热之气过盛。

【主症】体温升高，超过 39℃。高热恶寒，兼咽干、舌红、苔黄、脉浮数者，为风热表证；兼咳嗽、痰黄而稠、咽干口渴、脉数者，为肺热证；高热汗出、兼烦渴引饮、舌红、脉洪数者，为气分热盛；高热夜甚，兼斑疹隐隐、衄血、吐血、便血、舌绛，甚则出现神昏谵语、抽搐者，为热入营血。

（二）治疗

1. 基本治疗

【治法】清泻热邪。以督脉和手阳明经穴、井穴为主。

【主穴】大椎、曲池、合谷、十二井穴或十宣穴。

【配穴】风热表证配鱼际、尺泽；肺热证配少商、尺泽；气分热盛配内庭、支沟；热入营血配血海、内关；神昏谵语配水沟、内关；抽搐配阳陵泉、太冲。

【操作】毫针泻法，大椎、十二井、十宣、曲泽、委中可点刺出血。

2. 其他治疗

（1）耳针法：取耳尖、耳背静脉、肾上腺、神门。耳尖、耳背静脉点刺放血，余穴毫针强刺激。

（2）刮痧法：取脊柱两侧和背俞穴。用刮痧板或瓷汤匙蘸食用油或清水刮至皮肤呈红紫色为度。

十七、抽搐

（一）辨证要点

抽搐是指以筋脉拘急致四肢不随意地抽动，或兼有颈项强直、角弓反张、口噤不开等为主症的病证。常与感受六淫疫毒、暴怒、头部外伤、药物中毒、失血伤津等因素有关。本病病位在脑，累及于肝。基本病机是热极生风或虚风内动，致筋脉失养。本病有实有虚，亦有虚实夹杂之证。

【主症】四肢抽动，甚者伴有意识丧失，或伴有口噤不开，项背强直，角弓反张。

起病急骤、四肢抽搐、颈项强直、口噤不开、角弓反张、舌红苔黄、脉洪数者，为热极生风；兼壮热烦躁、昏迷惊厥、喉间痰鸣、舌红、苔厚腻、脉滑数者，为痰热化风；手足搐搦，兼露睛、脉细无力者，为血虚生风。

（二）治疗

【治法】息风止痉，清热开窍。取督脉、手足厥阴经穴为主。

【主穴】水沟、内关、合谷、太冲、阳陵泉。

【配穴】热极生风配曲池、大椎；痰热化风配风池、丰隆；血虚生风配血海、足三里；神昏不醒配十宣、涌泉。

【操作】毫针泻法。水沟向上斜刺0.5寸，用雀啄法捣刺；大椎刺络拔罐；十宣、中冲可点刺出血。

十八、内脏绞痛

（一）辨证要点

1. 心绞痛　心绞痛常与寒邪内侵、情志失调、饮食不当、年老体虚等因素有关。本病病位在心，与肝、肾、脾、胃有关。各种外邪或脏腑内伤，导致心脉不通，或心脉失养，心络不畅，均可导致心绞痛的发生。心绞痛以实证为多见，亦有虚证或虚实夹杂之证。七情诱发、胸闷及心前区压榨性疼痛、烦躁不宁、脉弦紧者，为气滞血瘀；遇寒诱发、唇甲青紫、心痛如刺、心痛彻背、舌质紫暗、脉涩者，为寒邪凝滞；胸中痞闷而痛、痛彻肩背、喘不得卧、喉中痰鸣、舌胖、苔腻、脉滑者，为痰浊阻络；面色苍白或表情淡漠，甚至心痛彻背、大汗淋漓、气促息微、四肢厥冷、唇甲青紫或淡白、舌淡红、苔薄白、脉沉细微者，为阳气虚衰。

2. 胆绞痛　胆绞痛常与情志不遂、饮食不节、蛔虫阻滞等因素有关。病位在胆，与肝关系密切。各种因素导致胆腑气机壅阻，不通则痛。胆绞痛多属实证。突然作痛，呈持续性并阵发性加剧，疼痛常放射至右肩胛区，兼恶心呕吐、黄疸、舌苔黄腻、脉滑数者，为肝胆湿热；兼胁肋胀痛，走窜不定，脉弦者，为肝胆气滞；突发剧烈绞痛，有钻顶感，呈阵发性，脉紧者，为蛔虫妄动。

3. 肾绞痛　常与湿热之邪相关。本病病位在肾，与膀胱、脾关系密切。湿热蕴结下焦，煎熬尿液成石，阻于水道，通降失利导致肾绞痛发生。肾绞痛以实证为主，久发可由实转虚。突发绞痛，疼痛从后腰肾区向腹部、同侧阴囊及大腿内侧放射，兼小便时有中断，尿血，舌红，苔黄腻，脉弦滑数者，为下焦湿热；尿痛已久，兼排尿无力，小便断续，舌质淡，苔薄白，脉弦紧者，为肾气不足。

（二）治疗

1. 心绞痛

【治法】通阳行气，活血止痛。以手厥阴、手少阴经穴为主。

【主穴】内关、郄门、阴郄、膻中。

【配穴】气滞血瘀配太冲、血海；寒邪凝滞配神阙、至阳；痰浊阻络配中脘、丰隆；阳气虚衰配心俞、至阳。

【操作】毫针泻法。寒证、虚证加艾灸。

2. 胆绞痛

【治法】疏肝利胆，行气止痛。以足少阳经穴、胆的俞募穴为主。

【主穴】胆囊穴、阳陵泉、胆俞、日月。

【配穴】肝胆气滞配太冲、丘墟；肝胆湿热配行间、阴陵泉；蛔虫妄动配迎香透四白。

【操作】毫针泻法。日月、胆俞注意针刺方向，勿深刺。

3. 肾绞痛

【治法】清利湿热，通淋止痛。以足太阴经穴、肾与膀胱的背俞穴及膀胱之募为主。

【主穴】肾俞、膀胱俞、中极、三阴交、京门。

【配穴】下焦湿热配委阳、阴陵泉；肾气不足配水分、关元。

【操作】毫针泻法。

经典试题

1.（2023）叙述针灸治疗腹痛的主穴。

【参考答案】

【主穴】中脘、天枢、足三里、三阴交。

2.（2023）叙述六经的头痛部位和引经药。

【参考答案】

见表8-3。

表8-3　六经的头痛部位和引经药

经络	头痛部位	引经药举例
阳明	在前额部、眉棱骨	葛根、白芷、知母
少阳	在头之两侧，并连及于耳	柴胡、黄芩、川芎
太阳	在头后部，下连于项	羌活、蔓荆子、川芎
厥阴	在颠顶部，或连目系	吴茱萸、藁本
少阴	部位不定，以全头痛多见	细辛
太阴	部位不定，局部或全头痛	苍术

3.（2023）叙述紧脉的脉象特征及临床意义。

【参考答案】

紧脉：绷急弹指，状如转索。主实寒证、疼痛、宿食。

4.（2023、2022）叙述针灸治疗晕厥的治法、主穴，四肢厥冷的配穴和操作。

【参考答案】

【治法】苏厥醒神。以督脉穴为主。

【主穴】水沟、百会、内关、涌泉。

【配穴】虚证配气海、关元。

【操作】毫针虚证用补法。

5.（2022）叙述针灸治疗中风中脏腑的主穴、配穴。

【参考答案】

【主穴】水沟、百会、内关。

【配穴】闭证，配十二井穴、太冲、合谷。脱证，配关元、神阙、气海。

6.（2022）叙述针灸治疗肾结石的治法、主穴。（助理不考）

【参考答案】

【治法】清热利湿，行气活血。以足太阳、足太阴经穴及相应俞募穴为主。

【主穴】中极、膀胱俞、秩边、阴陵泉、三阴交。

7.（2022）叙述针灸治疗胃痛的主穴，寒邪客胃、急性胃炎的配穴。（助理不考）

【参考答案】

【主穴】中脘、足三里、内关。

【配穴】寒邪客胃配胃俞、神阙。急性胃炎配梁丘。

8.（2022）叙述针灸治疗眩晕的主穴，耳鸣的配穴。（助理不考）

【参考答案】

【主穴】百会、风池、太冲、内关。

【配穴】肝阳上亢配行间、侠溪、太溪。

9.（2022）叙述针灸治疗心悸的主穴、配穴。

【参考答案】

【主穴】内关、神门、郄门、心俞、巨阙。

【配穴】阴虚火旺配太溪、肾俞；痰火扰心配尺泽、丰隆；水气凌心配气海、阴陵泉；心脉瘀阻配膻中、膈俞；易惊配大陵；浮肿配水分。

10.（2022、2021、2020、2019、2017、2014）叙述针灸治疗抽搐的治法、主穴。

【参考答案】

【治法】息风止痉，清热开窍。取督脉、手足厥阴经穴为主。

【主穴】水沟、内关、合谷、太冲、阳陵泉。

11.（2022、2018）叙述针灸治疗泄泻的主穴及肠腑湿热的配穴。

【参考答案】

【主穴】天枢、上巨虚、阴陵泉、水分。

【配穴】肠腑湿热配内庭、曲池。

12.（2022、2018、2016、2013）叙述治疗心绞痛的主穴及耳穴的位置。

【参考答案】

【主穴】内关、郄门、阴郄、膻中。

【耳穴】心、小肠、交感、神门、内分泌。

13.（2022、2018、2014）叙述针灸治疗牙痛主

穴，风火牙痛配穴。

【参考答案】

【主穴】合谷、颊车、下关。
【配穴】风火牙痛配外关、风池。

14.（2022、2018、2014）叙述针灸治疗腰扭伤的治法、主穴。

【参考答案】

【治法】祛瘀消肿，舒筋通络。取扭伤局部腧穴为主。
【主穴】阿是穴、大肠俞、腰痛点、委中。

15.（2022、2017）叙述针灸治疗痛经的主穴，气滞血瘀的配穴。

【参考答案】

【主穴】中极、次髎、地机、三阴交、十七椎。
【配穴】气滞血瘀配太冲、血海。

16.（2022、2017、2016、2015、2014）叙述针灸治疗偏头痛的治法、主穴。

【参考答案】

【治法】疏泄肝胆，通经止痛。取手足少阳、足厥阴经穴以及局部穴为主。
【主穴】率谷、阿是穴、风池、外关、足临泣、太冲。

17.（2022、2017、2016、2013）叙述针灸治疗高热的主穴及风热表证的配穴。（助理不考）

【参考答案】

【主穴】大椎、曲池、合谷、十二井穴或十宣穴。
【配穴】风热表证配鱼际、尺泽。

18.（2022、2015）叙述针灸治疗哮喘实证的主穴，痰热阻肺证的配穴。

【参考答案】

【主穴】列缺、尺泽、肺俞、中府、定喘。
【配穴】痰热阻肺配丰隆、曲池。

19.（2022、2015）叙述针灸治疗呕吐的治法、主穴。

【参考答案】

【治法】和胃理气，降逆止呕。取胃的募穴及足阳明、手厥阴经穴为主。
【主穴】中脘、胃俞、足三里、内关。

20.（2022、2014）叙述针灸治疗肾绞痛的治法、主穴。

【参考答案】

【治法】清利湿热，通淋止痛。以足太阴经穴、肾与膀胱的背俞穴及膀胱之募为主。
【主穴】肾俞、膀胱俞、中极、三阴交、京门。

21.（2021、2020）叙述针灸治疗偏头痛的主穴，痰湿偏盛的配穴。

【参考答案】

【主穴】率谷、阿是穴、风池、外关、足临泣、太冲。
【配穴】痰湿偏盛配中脘、丰隆。

22.（2021、2020、2015）叙述针灸治疗中风中经络的治法、主穴。

【参考答案】

【治法】疏通经络，醒脑调神。取督脉、手厥阴及足太阴经穴为主。
【主穴】水沟、内关、三阴交、极泉、尺泽、委中。

23.（2021、2019）叙述针灸治疗中风中经络的主穴，语言謇涩的配穴。

【参考答案】

【主穴】水沟、内关、三阴交、极泉、尺泽、委中。
【配穴】语言謇涩配廉泉、通里、哑门。

24.（2020）叙述针灸治疗泄泻的主穴，寒湿内盛的配穴。

【参考答案】

【主穴】天枢、上巨虚、阴陵泉、水分。
【配穴】寒湿内盛配神阙。

25.（2020、2019、2015、2010）叙述针灸治疗落枕的主穴，气滞血瘀证的配穴。

【参考答案】

【主穴】外劳宫、天柱、阿是穴。
【配穴】气滞血瘀配内关、合谷。

26.（2019）叙述耳针法、刮痧法治疗高热的取穴及操作方法。

【参考答案】

【主穴】耳针法：取耳尖、耳背静脉、肾上腺、神门。耳尖、耳背静脉点刺放血，余穴毫针强刺激。刮痧法：取脊柱两侧和背俞穴。用刮痧板或瓷汤匙蘸食用油或清水刮至皮肤呈红紫色为度。

27.（2019、2015、2014）叙述针灸治疗胆绞痛的主穴，肝胆气滞证的配穴。

【参考答案】

【主穴】胆囊穴、阳陵泉、胆俞、日月。

【配穴】肝胆气滞配太冲、丘墟。

28.（2018）叙述针灸治疗高热的主穴及抽搐的配穴。（助理不考）

【参考答案】

【主穴】大椎、曲池、合谷、十二井穴或十宣穴。

【配穴】抽搐配阳陵泉、太冲。

29.（2018、2017）叙述针灸治疗踝关节扭伤的治法、主穴。

【参考答案】

【治法】祛瘀消肿，舒筋通络。取扭伤局部腧穴为主。

【主穴】阿是穴、申脉、解溪、丘墟。

30.（2018、2016）叙述针灸治疗晕厥的主穴、实证的配穴。

【参考答案】

【主穴】水沟、百会、内关、涌泉。

【配穴】实证配合谷、太冲。

31.（2014）叙述针灸治疗落枕的主穴及风寒袭络证的配穴。

【参考答案】

【主穴】外劳宫、天柱、阿是穴。

【配穴】风寒袭络配风池、合谷。

第三站

西医临床

（五）皮下出血

1. 皮肤或黏膜下出血，出血面的直径小于2mm者，称为瘀点。

2. 小的出血点容易和小红色皮疹或小红痣相混淆，但皮疹压之褪色，出血点压之不褪色，小红痣加压虽不褪色，但触诊时可稍高出平面，并且表面发亮。皮下出血直径在3～5mm者，称为紫癜。

3. 皮下出血直径>5mm者，称为瘀斑。

4. 片状出血并伴有皮肤显著隆起者，称为血肿。

（六）蜘蛛痣

检查时除观察其形态外，可用铅笔尖或火柴杆等压迫蜘蛛痣的中心，如周围辐射状的小血管随之消退，解除压迫后又复出现，则证明为蜘蛛痣。

（七）皮下结节

检查皮下结节时应注意大小、硬度、部位、活动度、有无压痛。

（八）水肿

手指按压后凹陷不能很快恢复者，称为凹陷性水肿。黏液性水肿及象皮肿（丝虫病所致）指压后无组织凹陷，称非凹陷性水肿。

（九）皮下气肿

皮下气肿时，外观肿胀如同水肿，指压可凹陷，但去掉压力后则迅速恢复原形。按压时引起气体在皮下组织内移动，有一种柔软带弹性的振动感，称为捻发感或握雪感。见于肺部外伤或疾病、产气杆菌感染等的患者。

三、浅表淋巴结检查

检查淋巴结时，应按一定的顺序进行，依次为耳前、耳后、乳突区、枕骨下区、颌下、颏下、颈后三角、颈前三角、锁骨上窝、腋窝、滑车上、腹股沟、腘窝等。检查时如发现有肿大的淋巴结，应记录其部位、数目、大小、质地、移动度，表面是否光滑，有无粘连，局部皮肤有无红肿、压痛和波动，是否有瘢痕、溃疡和瘘管等。

浅表淋巴结检查方法见表9-9。

表9-9　浅表淋巴结检查方法

检查部位	方　法
左颌下淋巴结	将左手置于被检查者头顶，使头微向左前倾斜，右手4指并拢，屈曲掌指及指间关节，沿下颌骨内缘向上滑动触摸，检查右侧时，两手换位，让被检查者向右前倾斜
颈部淋巴结	检查者站在被检查者前面或背后，嘱其头稍低，并稍向检查侧倾斜，然后用手指紧贴检查部位，由浅入深进行滑动触诊
锁骨上窝淋巴结	检查者面对被检查者（可取坐位或仰卧位），用右手检查被检查者的左锁骨上窝，用左手检查其右锁骨上窝，检查时将食指与中指屈曲并拢，在锁骨上窝进行触诊，并深入锁骨后深部
右腋窝淋巴结	检查者右手握被检查者右手，向上屈肘外展抬高约45°，左手并拢，掌面贴近胸壁向上逐渐达腋窝顶部滑动触诊，然后依次触诊腋窝后壁、外侧壁、前壁和内侧壁，触诊腋窝后壁时应在腋窝后壁肌群仔细触诊，触诊腋窝外侧壁时应将被检查者上臂下垂，检查腋窝前壁时应在胸大肌深面仔细触诊，检查腋窝内侧壁时应在腋窝近肋骨和前锯肌处进行触诊。用同样方法检查左侧腋窝淋巴结
右滑车上淋巴结	检查者以右手握被检查者右手腕，屈肘90°，左手掌向上，小指抵在其肱骨内上髁上，左手的食、中、环指并拢，在肱二头、肱三头肌间沟内滑动触诊。同法检查左侧
腹股沟淋巴结	检查者用手指指腹在腹股沟处平行处进行触诊

四、头部检查

眼的检查方法见表9-10。

表9-10　眼的检查方法

检查项目	方　法
眼睑	观察有无红肿、水肿，睑缘有无内翻或外翻，睫毛排列是否整齐及其生长方向，两侧眼睑是否对称，有无上睑下垂、眼睑闭合障碍

续 表

检查项目		方　法
结膜	球结膜、下眼睑结膜	以拇指和食指将上、下眼睑分开，嘱被检查者向上、下、左、右各方向转动眼球。检查下眼睑结膜时，用拇指将下眼睑中部边缘向下牵拉，嘱被检查者向下看，暴露下眼睑及穹隆结膜
	上眼睑结膜	需翻转眼睑。翻转要领：检查左眼时，用右手食指（在上方）和拇指（在下方）捏住上睑的中部边缘并轻轻向前下方牵拉，嘱被检查者向下看，食指轻压睑板上缘的同时，拇指向上捻转翻开上眼睑，暴露上睑结膜，然后用拇指固定上睑缘。检查结束后向前下方轻轻牵拉上睑，同时嘱被检查者向上看，眼睑即可复位。检查右眼时用左手，方法同前
巩膜		患者有显性黄疸时，多先在巩膜出现均匀的黄染。应在自然光线下观察巩膜有无黄染
瞳孔	对光反射	直接对光反射：用电筒光直接照射一侧瞳孔，该侧瞳孔立即缩小，移开光线后瞳孔迅速复原。间接对光反射：用手隔开双眼，电筒光照射一侧瞳孔后，另一侧瞳孔也立即缩小，移开光线后瞳孔迅速复原
	调节反射与集合反射（助理不考）	嘱被检查者注视1m以外的目标（通常为检查者的食指尖），然后逐渐将目标移至距被检查者眼球约10cm处，同时观察双眼瞳孔和眼球变化情况。正常反应是双侧瞳孔逐渐缩小（调节反射）、双眼球向内聚合（集合反射）
眼球（助理不考）		检查眼球运动，检查者左手置于被检查者头顶并固定其头部，使头部不能随眼转动，右手指尖（或棉签）放在被检查者眼前30～40cm处，嘱被检查者两眼随检查者右手指尖移动方向运动，一般按被检查者的左侧、左上、左下、右侧、右上、右下共6个方向进行，注意眼球运动幅度、灵活性、持久性，两眼是否同步，并询问被检查者有无复视出现

五、咽部、扁桃体检查

1. 检查方法　嘱被检查者头稍向后仰，口张大并拉长发“啊”声，检查者用压舌板在其舌的前2/3与后1/3交界处迅速下压舌体，此时软腭上抬，在照明下可见口咽组织，检查时注意咽后壁有无充血、水肿，扁桃体有无肿大。

2. 扁桃体肿大分度　见表9-11。

表9-11　扁桃体肿大分度及临床表现

分度	表　现
Ⅰ度	扁桃体不超过咽腭弓
Ⅱ度	扁桃体超过咽腭弓，但未达到咽后壁中线
Ⅲ度	扁桃体达到或超过咽后壁中线

六、鼻窦检查

1. 检查额窦压痛时，一手固定被检查者枕部，另一手拇指置于眼眶上缘内侧，用力向后上方按压，两侧分别进行。

2. 检查上颌窦压痛时，双手拇指置于被检查者颧部，其余手指分别置于被检查者的两侧耳后，固定其头部，双拇指向后方按压。

3. 检查筛窦压痛时，双手固定于被检查者两侧耳后，双拇指分别置于鼻根部与眼内眦之间，向后方按压。蝶窦因位置较深，不能在体表进行检查。

七、颈部检查

1. 颈部检查方法　见表9-12。

表9-12　颈部检查方法

检查项目		方　法
颈部血管		正常人安静坐位或立位时，颈外静脉不显露，平躺时可稍见充盈，充盈水平仅限于锁骨上缘至下颌角距离的下2/3以内，在坐位或半卧位（上半身与水平面成45°）见到颈静脉明显充盈，称为颈静脉怒张
甲状腺	峡部	站于被检查者前面用拇指或站于被检查者后面用食指从胸骨上切迹向上触摸，可感到气管前软组织，判断有无增厚，配合吞咽动作，判断有无肿大和肿块
	侧叶	①前面触诊：一手拇指施压于一侧甲状软骨，将气管推向对侧，另一手食、中指在对侧胸锁乳突肌后缘向前推挤甲状腺侧叶，拇指在胸锁乳突肌前缘触诊，配合吞咽动作，重复检查。用同样方法检查另一侧甲状腺。②后面触诊：一手食、中指施压于一侧甲状软骨，将气管推向对侧，另一手拇指在对侧胸锁乳突肌后缘向前推挤甲状腺，食、中指在其前缘触诊甲状腺，配合吞咽动作，重复检查。用同样方法检查另一侧甲状腺

续　表

检查项目	方　　法
气管	让被检查者取坐位或仰卧位，头颈部保持自然正中位置。检查者分别将右手的食指和环指置于两侧胸锁关节上，中指在胸骨上切迹部位置，于气管正中，观察中指是否在食指和环指的中间，如两侧距离不等，则表示有气管移位，也可将中指置于气管与两侧胸锁乳突肌之间的间隙内，根据两侧间隙是否相等来判断气管有无移位。大量胸腔积液、气胸或纵隔肿瘤等可将气管推向健侧；肺不张、肺硬化、胸膜粘连等可将气管拉向患侧。

2. 甲状腺肿大　分为3度，各度表现见表9-13。

表9-13　甲状腺肿大分度及表现

分度	表　　现
Ⅰ度	不能看出肿大但能触及
Ⅱ度	既可看出肿大又能触及，但在胸锁乳突肌以内区域
Ⅲ度	肿大超出胸锁乳突肌外缘

八、胸廓、胸壁与乳房检查

检查方法见表9-14。

（一）胸廓检查

1. 正常胸廓　正常胸廓上部窄而下部宽，两侧基本对称，成年人胸廓前后径与左右径之比约为1.0∶1.5。

2. 常见异常胸廓　见表9-15。

（二）胸壁检查

1. 胸壁静脉检查　正常胸壁无明显静脉可见。上腔静脉受阻时，胸壁静脉的血流方向自上向下；下腔静脉受阻时，胸壁静脉的血流方向自下向上。

2. 胸骨检查　用手指轻压或轻叩胸壁，正常人无疼痛感觉。胸壁炎症、肿瘤浸润、肋软骨炎、肋间神经痛、带状疱疹、肋骨骨折等可有局部压痛。骨髓异常增生时，常有胸骨压痛或叩击痛，见于白血病患者。

表9-14　胸廓、胸壁与乳房检查方法

检查项目		方　　法
胸廓	正常胸廓	上部窄而下部宽，两侧基本对称，成年人胸廓前后径与左右径之比约为1.0∶1.5
	异常胸廓	常见有桶状胸、扁平胸、佝偻病胸（鸡胸）、胸廓一侧或局限性变形、脊柱畸形引起的胸廓改变

续　表

检查项目		方　　法
胸壁	胸壁静脉	正常胸壁无明显静脉可见。上腔静脉受阻时，胸壁静脉的血流方向自上向下；下腔静脉受阻时，胸壁静脉的血流方向自下向上
	胸骨	用手指轻压或轻叩胸壁，正常人无疼痛感觉。胸壁炎症、肿瘤浸润、肋软骨炎、肋间神经痛、带状疱疹、肋骨骨折等，可有局部压痛。骨髓异常增生时，常有胸骨压痛或叩击痛
乳房检查		检查时光线应充足，前胸充分暴露，被检查者取坐位或仰卧位，必要时取前倾位。先视诊后触诊，除检查乳房外还应检查引流乳房部位的淋巴结

表9-15　常见异常胸廓表现

异常胸廓	表　　现
桶状胸	胸廓前后径增大，几乎与左右径相等，外观呈圆桶状，肋间隙增宽，锁骨上、下窝展平或突出，颈短肩高，腹上角增大成钝角，胸椎后凸。常见于慢性阻塞性肺气肿及支气管哮喘发作时的患者，亦见于部分老年人
扁平胸	胸廓扁平，前后径常不到左右径的一半。外观颈部细长，锁骨突出，锁骨上、下窝凹陷，腹上角成锐角。见于瘦长体型者，或肺结核等慢性消耗性疾病患者
佝偻病胸（鸡胸）	外观胸骨特别是胸骨下部显著前凸，两侧肋骨凹陷，形似鸡胸。胸骨下端剑突处内陷，有时连同依附的肋软骨一起内陷而形似漏斗，称为漏斗胸。见于佝偻病患者
胸廓一侧或局限性变形	一侧膨隆见于大量胸腔积液、气胸等患者；局限性隆起见于心脏明显增大、大量心包积液、肋软骨炎和肋骨骨折等患者。一侧或局限性下陷见于肺不张、肺纤维化、广泛性胸膜增厚和粘连等患者
脊柱畸形引起的胸廓改变	见于强直性脊柱炎、脊柱结核、胸椎疾病等患者

（三）乳房检查

检查时光线应充足，前胸充分暴露，被检查者取坐位或仰卧位，必要时取前倾位。先视诊后触诊，除检查乳房外还应检查引流乳房部位的淋巴结。

1. 视诊　注意两侧乳房的大小、对称性、外表、乳头状态及有无溢液等。

1）乳房外表发红、肿胀并伴疼痛、发热者，见于急性乳腺炎患者。

2）乳房皮肤水肿隆起，毛囊及毛囊孔明显下陷，皮肤呈“橘皮样”，见于乳腺癌患者。

3）乳房溃疡和瘘管见于乳腺炎、结核或脓肿患者。

4）单侧乳房表浅静脉扩张常是晚期乳腺癌或肉瘤的征象。妊娠、哺乳也可引起乳房表浅静脉扩张，但常是双侧性的。

5）乳头内陷如系自幼发生，为发育异常。近期发生的乳头内陷或位置偏移，可能为癌变。

6）乳头有血性分泌物见于乳管内乳头状瘤、乳腺癌患者。

2. 触诊

1）被检查者取坐位，先两臂下垂，然后双臂高举超过头部或双手叉腰再进行检查。

2）检查时，先检查健侧乳房，再检查患侧乳房。

3）检查者以并拢的手指掌面略施压力，以旋转或来回滑动的方式进行触诊，切忌用手指将乳房提起来触摸。检查按外上、外下、内下、内上、中央（乳头、乳晕）的顺序进行，然后检查腋窝，锁骨上、下窝等处淋巴结。

九、肺和胸膜的检查

（一）视诊

1. 呼吸频率、深度及节律

（1）正常情况下成人呼吸频率为12～20次/分，呼吸与脉搏之比为1∶4，深度适中。

（2）成人呼吸频率超过20次/分，称为呼吸过速，见于剧烈体力活动、发热、贫血、甲状腺功能亢进症、心力衰竭等的患者。成人呼吸频率低于12次/分，称为呼吸过缓，见于深睡、颅内高压、麻醉或镇静药过量、吗啡中毒等的患者。

（3）常见的呼吸节律变化有2种，即潮式呼吸和间停呼吸。严重代谢性酸中毒时，患者可以出现节律匀齐，深而大的呼吸，称为库斯莫尔呼吸，见于尿毒症、糖尿病酮症酸中毒等患者。呼吸浅快可见于肺气肿、胸膜炎、胸腔积液、气胸、呼吸肌麻痹等患者。

2. 呼吸运动

（1）正常人胸廓两侧对称。

（2）一侧或局部胸廓扩张度减弱或消失见于大叶性肺炎、中等量以上胸腔积液或气胸、胸膜增厚或粘连、单侧严重肺纤维化、肺不张、肋骨骨折等的患者，同时可见对侧呼吸动度增强。

（3）两侧呼吸动度减弱见于重度肺气肿、双侧肺纤维化、呼吸肌麻痹等的患者；两侧呼吸运动增强见于剧烈运动及酸中毒大呼吸的患者。

（二）触诊

触诊方法见表9-16。

表9-16　触诊方法

检查项目	方　法
胸廓扩张度	被检查者采取坐位或仰卧位，检查者两手4指并拢与拇指分开，分别平置于被检查者胸壁下部的对称部位，嘱被检查者做深呼吸运动，观察两手的动度是否一致。正常人两侧呼吸动度相等，发生病变时可见一侧或局部胸廓扩张度减弱，而对侧或其他部位动度增强
语音震颤	检查者将两手掌或手掌尺侧缘平置于被检查者胸壁的对称部位，嘱被检查者用同样强度重复拉长音发“yi”音，自上而下，从内到外，两手交叉，比较两侧相同部位语颤是否相同
胸膜摩擦感	检查者用手掌轻贴胸壁，令被检查者反复做深呼吸，此时若有皮革相互摩擦的感觉即是胸膜摩擦感。见于急性胸膜炎患者，以腋中线第5～7肋间隙最易触到

（三）叩诊

1. 叩诊方法　多采用间接叩诊法，被检查者取坐位或仰卧位，一般先检查前胸部，再检查侧胸，最后检查背部，自上而下，沿肋间隙逐一向下叩诊，两侧对称部位要对比叩诊。

2. 叩诊音　正常肺部叩诊呈清音。胸部病理性叩诊音如下。①浊音或实音：见于肺炎、肺结核、肺肿瘤、胸腔积液、胸壁水肿等患者。②鼓音：见于气胸、空洞型肺结核等患者。③过清音：见于肺气肿、支气管哮喘发作时的患者。

3. 肺下界叩诊（助理不考）　被检查者取坐位或仰卧位。在胸部右锁骨中线上，自第2肋间隙向下轻叩，由清音变为浊音（常在第5肋间隙），再向下叩诊变为实音（常在第6肋间隙），在浊音与实音交界处（一般在第6肋骨）即为肺下界。同样方法，分别在腋中线、肩胛线上叩出肺下界。两侧肺下界大致相同。平静呼吸时，正常成年人肺下界分别在锁骨中线、腋中线、肩胛线第6、8、10肋间。左肺下界叩诊时除在左锁骨中线上变动较大（有胃泡鼓音区）外，其余与右侧叩诊大致相同。

（四）听诊

1. 听诊方法　采用听诊器听诊。检查时的体位、顺序同“叩诊”。

2. 听诊内容

（1）呼吸音：正常呼吸音及病理性呼吸音临床表现及意义见表9-17。

表9-17　正常呼吸音及病理性呼吸音的具体表现

呼吸音			具体表现
正常呼吸音	支气管呼吸音		似将舌抬高后张口呼吸时所发出的“哈”音。支气管呼吸音音强调高，吸气时弱而短，呼气时强而长。正常人在喉部、胸骨上窝、背部第6颈椎至第2胸椎附近可听到支气管呼吸音
	肺泡呼吸音		吸气音较呼气音强，且音调更高，时限更长。正常人在除支气管呼吸音和支气管肺泡呼吸音的部位外，其余肺部都可听到肺泡呼吸音
	支气管肺泡呼吸音		正常人在胸骨角附近，肩胛间区的第3、4胸椎水平及右肺尖可以听到支气管肺泡呼吸音。其听诊特点是吸气音和呼气音的强弱、音调、时限大致相等
病理性呼吸音	病理性肺泡呼吸音	肺泡呼吸音减弱或消失	为双侧、单侧或局部的肺泡呼吸音减弱或消失，常见于呼吸运动障碍（如全身衰弱、呼吸肌瘫痪等）、呼吸道阻塞（如支气管炎、支气管哮喘等）、肺顺应性降低（如肺气肿、肺淤血等）、胸腔内肿物（如肺癌等）以及胸膜疾病（如胸腔积液、气胸等）的患者
		肺泡呼吸音增强	双侧肺泡呼吸音增强见于运动、发热、甲状腺功能亢进症、贫血、代谢性酸中毒等的患者
	病理性支气管呼吸音		在正常肺泡呼吸音分布区域内听到的支气管呼吸音，亦称管状呼吸音。常因以下疾病所致：①肺组织实变，如大叶性肺炎实变期、肺结核（大块渗出性病变）、肺梗死等。②肺内大空洞，如肺结核、肺脓肿、肺癌形成的空洞。③胸腔积液、肺部肿块等造成的压迫性肺不张
	病理性支气管肺泡呼吸音		在正常肺泡呼吸音分布的区域内听到支气管肺泡呼吸音。常见于肺实变区小且与正常肺组织掺杂存在，或肺实变部位较深并被正常肺组织所遮盖的患者

（2）啰音听诊特点：干湿啰音听诊特点见表9-18。

3. 胸膜摩擦音　吸气或呼气时皆可听到，一般以吸气末或呼气开始时较为明显，深呼吸或在听诊器体件上加压时听诊更清楚，屏住呼吸时消失，可借此与心包摩擦音区别。胸膜摩擦音可发生于胸膜的任何部位，一般在胸廓下侧沿腋中线处听诊最清楚，是干性胸膜炎的重要体征，常见于结核性胸膜炎、化脓性胸膜炎等患者。

4. 听觉语音

（1）嘱被检查者按一般的说话音调发“一、二、三”音，检查者在胸壁上用听诊器可听到柔和而模糊的声音即听觉语音，也称语音共振。听觉语音减弱见于过度衰弱、支气管阻塞、胸腔积液、气胸、胸膜增厚、胸壁水肿、慢性阻塞性肺气肿等患者。听觉语音增强见于肺实变、肺空洞、压迫性肺不张患者。听觉语音增强、响亮，且音节清晰，称为支气管语音，见于肺组织实变患者，常伴有触觉语颤增强、病理性支气管呼吸音等肺实变体征，但以支气管语音出现最早。

（2）被检查者用耳语声调发“一、二、三”音，在胸壁上听诊，正常在肺泡呼吸音的听诊区域只能听到极微弱的声音，此音为耳语音。耳语音增强见于肺实变、肺空洞及压迫性肺不张患者。耳语音增强且字音清晰者为胸耳语音，是广泛肺实变的体征。

表9-18　干湿啰音听诊特点

啰音	听诊特点
干啰音	吸气和呼气时都可听到，但常在呼气时更加清楚；性质多变且部位变换不定，如咳嗽后可以增多、减少、消失或出现。干啰音可分为鼾音、哨笛音
湿啰音	吸气和呼气时都可听到，以吸气终末时多而清楚；部位较恒定，性质不易改变

十、心脏的检查

（一）视诊

1. 心前区隆起　见于某些先天性心脏病（如法洛四联症、肺动脉瓣狭窄等）及慢性风湿性心脏病伴右心室增大者。胸骨右缘第2肋间及其附近局部隆起，多见于主动脉弓动脉瘤或升主动脉扩张者。

2. 心尖搏动　正常心尖搏动一般位于第5肋间隙左锁骨中线内侧0.5～1.0cm处，搏动范围直径为2.0～2.5cm。

3. 心前区异常搏动（助理不考）　临床意义见表9-19。

表9-19　心前区异常搏动临床意义

部　位	临床意义
胸骨左缘第2肋间收缩期搏动	多由肺动脉扩张或肺动脉高压引起，见于二尖瓣狭窄、慢性肺源性心脏病（肺心病）等患者；少数正常青年人在体力活动或情绪激动时也可出现
胸骨右缘第2肋间收缩期搏动	见于升主动脉瘤、高血压等患者
胸骨左缘第3、4肋间搏动	为右心室肥厚，见于房间隔缺损、二尖瓣狭窄、慢性肺心病等患者
剑突下搏动	见于右心室明显肥大者，也见于正常的腹主动脉搏动或腹主动脉瘤。两者的鉴别要点：深吸气后剑突下搏动增强者为右心室搏动，减弱则为腹主动脉搏动；手指指腹平放于剑突下，从剑突下向上压入前胸壁后上方，搏动冲击手指末端者为右心室搏动，搏动冲击手指掌面者为腹主动脉搏动

（二）触诊

手小鱼际或指尖指腹放在心尖部或心脏瓣膜区触诊。

1. 心尖搏动　通过触诊可以帮助明确心尖搏动位置、范围、有无抬举样搏动等。左心室肥厚时，心尖搏动有抬举感。见于高血压性心脏病、肥厚型心肌病等患者。

2. 震颤　心脏震颤是器质性心血管病的体征。各期震颤部位及临床意义见表9-20。

表9-20　各期震颤部位及临床意义

时期	部　位	临床意义
收缩期	胸骨右缘第2肋间	主动脉瓣狭窄
	胸骨左缘第2肋间	肺动脉瓣狭窄
	胸骨左缘第3、4肋间	室间隔缺损
	心尖部	重度二尖瓣关闭不全
舒张期	心尖部	二尖瓣狭窄
连续性	胸骨左缘第2肋间	动脉导管未闭

3. 心包摩擦音（助理不考）　急性心包炎早期，可在心前区或胸骨左缘第3、4肋间触及收缩期和舒张期双相的粗糙摩擦感，以收缩期、前倾体位和呼气末更明显，听诊可闻及心包摩擦音。见于结核性、化脓性心包炎，以及风湿热、尿毒症、急性心肌梗死、系统性红斑狼疮等引起的心包炎患者。

（三）叩诊

1. 叩诊方法

（1）被检查者取仰卧位时，检查者立于被检者右侧，左手叩诊板指与肋间平行。

（2）被检查者取坐位时，宜保持上半身直立姿势，平稳呼吸，检查者面对被检查者，左手叩诊板指一般与肋骨垂直。通常左侧心浊音界采取轻叩诊法，而右侧宜使用较重的叩诊法，以叩诊音由清音变浊音来确定心浊音界。

2. 叩诊顺序

（1）先叩左界，从心尖搏动最强点外2～3cm处开始，沿肋间由外向内，叩诊音由清音变浊音时翻转板指，在板指中点相应的胸壁处用标记笔做一标记。如此自下而上，叩至第2肋间，分别标记。

（2）叩右界，先沿右锁骨中线，自上而下，叩诊音由清音变浊音时为肝上界。再于其上1肋间（一般为第4肋间）由外向内叩出浊音点，继续向上，分别于第2、3肋间叩出浊音点，并标记。用直尺测量左锁骨中线与前正中线间的垂直距离，以及左右心界各标记的浊音点距前正中线的垂直距离，并记录。

（四）听诊

1. 心脏瓣膜听诊区　见表9-21。

2. 听诊方法

（1）听诊体位：心脏听诊时，被检查者多取坐位或仰卧位，为使听诊清楚，可嘱被检查者按要求变化体位。

表9-21　各瓣膜听诊区位置

听诊区	具体位置
二尖瓣区	心尖搏动最强处，又称心尖区
主动脉瓣区	主动脉瓣区位于胸骨右缘第2肋间，主动脉瓣狭窄时的收缩期杂音在此区最响。主动脉瓣第二听诊区位于胸骨左缘第3、4肋间，主动脉瓣关闭不全时的舒张期杂音在此区最响
肺动脉瓣区	位于胸骨左缘第2肋间
三尖瓣区	位于胸骨下端左缘，即胸骨左缘第4、5肋间处

（2）听诊顺序：通常从心尖区开始，逆时针方向进行。二尖瓣区→肺动脉瓣区→主动脉瓣区→主动

脉瓣第二听诊区→三尖瓣区。

3. 听诊内容

（1）心率：正常成人窦性心律的频率为60～100次/分。

1）心率超过100次/分称为心动过速，病理情况多因发热、贫血、甲状腺功能亢进症、休克、心肌炎、心力衰竭和使用肾上腺素、阿托品等药物。

2）心率低于60次/分称为心动过缓，病理情况多因颅内高压、阻塞性黄疸、甲状腺功能减退症、病态窦房结综合征、高血钾以及强心苷、奎尼丁或β受体阻断药等药物过量。

（2）心律：正常人心律规则。提早发生的心脏搏动称为期前收缩。

1）期前收缩见于：①正常人情绪激动、过劳、酗酒、饮浓茶过多或大量吸烟等。②各种心脏病、心脏手术、心导管检查等。③奎尼丁及强心苷等药物的毒性作用。④电解质紊乱（尤其是低血钾）。⑤自主神经功能失调。

2）心房颤动（房颤）是常见的心律失常，其听诊特点：①心律绝对不规则。②第一心音强弱不等。③心率快于脉率（脉搏短绌）。临床常见于二尖瓣狭窄、冠心病、甲状腺功能亢进症等患者。

（3）心音：正常心音有4个，分别是第一心音（S_1）、第二心音（S_2）、第三心音（S_3）及第四心音（S_4）。通常听到的主要是S_1和S_2，在儿童和青少年中有时可听到S_3，一般听不到S_4。如听到S_4，多数属病理情况。

1）S_1出现标志心室收缩期的开始，是心室收缩开始时二尖瓣、三尖瓣骤然关闭的振动所致；S_2出现标志着心室舒张期的开始，主要是心室舒张开始时，半月瓣（主、肺动脉瓣）突然关闭的振动所致。

2）主动脉瓣关闭形成主动脉瓣成分（A_2）和肺动脉瓣关闭形成肺动脉瓣成分（P_2）。正常青少年P_2较A_2强；中年人两者大致相等；老年人则相反（$P_2<A_2$）。

（4）额外心音（助理不考）

1）奔马律：①舒张早期奔马律，又称室性奔马律，是最常见的奔马律。左心室舒张早期奔马律在心尖部稍内侧明显，呼气末最响，常见于心肌梗死、心肌炎、冠心病及多种心脏病所致的左心衰竭患者；右心室奔马律在胸骨下段左缘明显，吸气末响亮，提示右心衰竭，见于肺动脉高压症、肺心病等患者。②舒张晚期奔马律，亦称房性奔马律。由左心病变引起者，患者左侧卧位时于心尖部稍内侧最易听到，呼气末明显，见于高血压性心脏病、肥厚型心肌病、主动脉瓣狭窄等患者。由右心病变引起者，在胸骨左下缘处最清楚，常见于肺动脉瓣狭窄、肺动脉高压、肺心病等患者。

2）开瓣音：亦称二尖瓣开放拍击音。出现在S_2之后，听诊特点为音调高，历时短促而响亮，清脆，呈拍击样，在心尖区内侧较清楚，见于瓣膜弹性尚好的二尖瓣狭窄患者，是二尖瓣分离术适应证的重要参考条件。

（5）心脏杂音

1）杂音性质：杂音有吹风样、隆隆样（或雷鸣样）、叹气样、机器声样及乐音样等，进一步可分为粗糙或柔和性杂音。①心尖区粗糙的吹风样收缩期杂音，常提示二尖瓣关闭不全。②心尖区舒张中晚期隆隆样杂音是二尖瓣狭窄的特征性杂音。③心尖区柔和而高调的吹风样杂音常提示相对性二尖瓣关闭不全。④主动脉瓣第二听诊区叹气样舒张期杂音提示主动脉瓣关闭不全。⑤胸骨左缘第2肋间及其附近机器声样连续性杂音提示动脉导管未闭；乐音样杂音听诊时其音色如海鸥鸣或鸽鸣样，常提示感染性心内膜炎及梅毒性主动脉瓣关闭不全。

2）传导方向：杂音常沿着产生该杂音的血流方向传导。①二尖瓣关闭不全的收缩期杂音在心尖部最响，并向左腋下及左肩胛下角处传导。②主动脉瓣关闭不全的舒张期杂音在主动脉瓣第二听诊区最响，并向胸骨下端或心尖部传导。③主动脉瓣狭窄的收缩期杂音以主动脉瓣区最响，可向上传至右侧胸骨上窝及颈部。器质性与功能性收缩期杂音的鉴别见表9-22。

（6）心包摩擦音（助理不考）：音质粗糙，音调高，与心脏搏动一致，不受呼吸影响。通常在胸骨左缘第3、4肋间隙处较易听到，收缩期、舒张期均可闻及，有时仅出现在收缩期。见于各种感染性或非感染性心包炎患者。

表9-22　器质性与功能性收缩期杂音的鉴别

区别点	器质性收缩期杂音	功能性收缩期杂音
部位	任何瓣膜听诊区	肺动脉瓣区和/或心尖部
持续时间	长，常占全收缩期，可遮盖S_1	短，不遮盖S_1
性质	吹风样，粗糙	吹风样，柔和
传导	较广而远	较局限
强度	常在3/6级或以上	一般在2/6级或以下
心脏大小	有心房和/或心室增大	正常

十一、血管检查

（一）脉搏

见表9-23。

表9-23 常见异常脉搏及其临床意义

异常脉搏	临床意义
水冲脉	常见于主动脉瓣关闭不全、甲状腺功能亢进症、严重贫血、动脉导管未闭等患者
交替脉	常提示心肌受损，为左室衰竭的重要体征，见于高血压性心脏病、急性心肌梗死或主动脉瓣关闭不全等患者
重搏脉	见于伤寒或其他可引起周围血管松弛、周围阻力降低的疾病患者
奇脉	常见于心包积液和缩窄性心包炎患者，是心脏压塞的重要体征之一
无脉	见于严重休克及多发性大动脉炎患者

（二）血管杂音（助理不考）

1. 甲状腺功能亢进症时，在肿大的甲状腺上，可听到连续性、收缩期较强的血管杂音。

2. 主动脉瘤时，在相应部位可听到收缩期杂音。

3. 动静脉瘘时，在病变部位可听到连续性杂音。

4. 肾动脉狭窄时，可在腰背部及腹部听到收缩期杂音。

5. 主动脉缩窄时，可在背部脊柱左侧听到收缩期杂音。

（三）周围血管征

1. 毛细血管搏动征检查方法　用手指轻压被检查者指甲床末端，或以干净玻片轻压被检查者口唇黏膜，如见到红白交替的、与被检查者心搏一致的节律性微血管搏动现象，称为毛细血管搏动征阳性。

2. 枪击音与杜氏双重杂音检查方法　将听诊器体件放在肱动脉或股动脉处，可听到“嗒……嗒……”音，称为枪击音，这是由于脉压增大使脉波冲击动脉壁所致。如再稍加压力，则可听到收缩期与舒张期双重吹风样杂音，称为杜氏双重杂音。

3. 周围血管征　包括头部随脉搏呈节律性点头运动、颈动脉搏动明显、毛细血管搏动征、水冲脉、枪击音与杜氏双重杂音。它们均由脉压增大所致，常见于主动脉瓣关闭不全、重症贫血及甲状腺功能亢进症等患者。

十二、腹部检查

（一）视诊

1. 腹部外形

（1）全腹膨隆：生理情况可因肥胖、妊娠等所致。病理情况可因腹内积气、腹水、腹腔巨大肿块所致。

（2）局部膨隆：常因炎性包块、胃肠胀气、脏器肿大、腹内肿瘤、腹壁肿瘤和疝等所致。

（3）腹部凹陷：全腹凹陷常因严重脱水、明显消瘦及恶病质等所致。严重者呈舟状腹，见于恶性肿瘤、结核、糖尿病、顽固性心力衰竭、神经性厌食等慢性消耗性疾病晚期的患者。

2. 呼吸运动　腹式呼吸减弱见于妊娠晚期妇女以及各种急腹症、腹水、腹腔内巨大肿块、胃肠胀气等腹部疾病的患者；腹式呼吸消失见于胃肠穿孔所致急性腹膜炎或膈肌麻痹等的患者。

3. 腹壁静脉血流方向的判断　选择一段没有分支的腹壁静脉，检查者食指和中指并拢压在静脉上，一指固定，另一手指紧压静脉向外滑动，使静脉暂时排空，然后向外滑动的手指突然放开，根据静脉是否立刻充盈，即可判断出血流方向。

4. 胃肠型和蠕动波

（1）胃肠型：当胃肠道发生梗阻时，梗阻近端的胃或肠段饱满而隆起，可显出各自的轮廓，称胃型或肠型。结肠梗阻时，宽大的肠型多出现于腹壁周边，同时盲肠多胀大呈球形。

（2）蠕动波：胃肠蠕动过程中呈现出波浪式运动，称为蠕动波。幽门梗阻时，可见到较大的胃蠕动波自左肋缘下向右缓慢推进，即为正蠕动波，有时还可见到自右向左运行的逆蠕动波。脐部出现肠蠕动波可因小肠梗阻所致。严重梗阻时，脐部可见横行排列呈多层梯形的肠型和较大肠蠕动波。

（二）触诊

1. 腹壁紧张度

（1）腹壁紧张度增加：急性胃肠穿孔或实质脏器破裂所致急性弥漫性腹膜炎，因炎症刺激腹膜引起腹肌反射性痉挛，腹壁常有明显紧张，甚至强直硬如木板，称为板状强直。结核性腹膜炎时，全腹紧张，触之犹如揉面的柔韧感，不易压陷，称为面团感或揉面感，此征还见于癌性腹膜炎患者。

（2）局部腹壁紧张：可因该处脏器的炎症累及腹膜所致，如急性胰腺炎出现上腹或左上腹壁紧张，急性胆囊炎可出现右上腹壁紧张，急性阑尾炎常出现右下腹壁紧张。

（3）腹壁紧张度减低：见于经产妇、体弱老年人、大量放腹水后患者。重症肌无力和脊髓损伤所致腹肌瘫痪者，全腹紧张度消失。

2. 压痛及反跳痛 触诊时，由浅入深进行按压，如发生疼痛，称为压痛。在检查到压痛后，手指稍停片刻，使压痛感趋于稳定，然后将手突然抬起，此时如被检查者感觉腹痛骤然加剧，并有痛苦表情，称为反跳痛。

3. 腹部包块 腹腔脏器的肿大、异位、肿瘤、囊肿或脓肿、炎性组织粘连或肿大的淋巴结等均可形成包块。如触到包块要鉴别其来源于何种脏器；是炎症性还是非炎症性；是实质性还是囊性；是良性还是恶性；在腹腔内还是在腹壁上。还须注意包块的部位、大小、形态、质地、压痛、搏动、移动度、与邻近器官的关系等。

4. 肝脾触诊

（1）肝脏触诊

1）触诊方法：①采用单手触诊法，检查时被检查者取仰卧位，双腿稍屈曲，使腹壁松弛，检查者位于被检查者右侧，将右手掌平放于被检查者右侧腹壁上，腕关节自然伸直，4 指并拢，掌指关节伸直，以食指前端的桡侧或食指与中指指端对着肋缘，自髂前上棘连线水平，分别沿右锁骨中线、前正中线自下而上触诊。②被检查者吸气时，右手随腹壁隆起抬高，但上抬速度要慢于腹壁的隆起，并向季肋缘方向触探肝缘。呼气时，腹壁松弛并下陷，触诊手应及时向腹深部按压，如肝大，则可触及肝下缘从手指端滑过。若未触及，则反复进行，直至触及肝脏或肋缘。③为提高触诊效果，可用双手触诊法。检查者用左手掌托住被检查者右后腰，左手拇指张开置于右肋缘，右手方法不变。④检查肝左叶有无肿大，可在腹正中线上由脐平面开始自下而上进行触诊。如遇腹水患者，可用沉浮触诊法。在腹部某处触及肝下缘后，应自该处起向两侧延伸触诊，以了解整个肝脏和全部肝下缘的情况。

2）测量方法：一般在平静呼吸时，测量右锁骨中线肋下缘至肝下缘垂直距离（以 cm 计），并注明以叩诊法叩出的肝上界位置。同时应测量前正中线剑突下至肝下缘垂直距离。①肝脏下移时，可触及肝下缘，但肝上界也相应下移，且肝上下径正常，见于内脏下垂、肺气肿、右侧大量胸腔积液等导致的膈肌下降的患者。②肝大时，肝上界正常或升高。病理性肝大可分为弥漫性和局限性。弥漫性肝大见于肝炎、脂肪肝、肝淤血、早期肝硬化、白血病、血吸虫病等患者；局限性肝大见于肝脓肿、肝囊肿（包括肝包虫病）、肝肿瘤等患者，并常能触及或看到局部膨隆。③肝脏缩小见于急性和亚急性重型肝炎、晚期肝硬化患者。

（2）脾脏触诊

1）触诊方法：①脾明显大而位置较表浅时，用单手浅部触诊即可触及。如肿大的脾脏位置较深，则用双手触诊法进行检查。②被检查者取仰卧位，双腿稍屈曲，检查者位于被检查者右侧，左手绕过其腹部前方，手掌置于其左腰部第 9 ~ 11 肋处，将脾从后向前托起。右手掌平放于脐部，与左肋弓成垂直方向，随被检查者腹式呼吸运动，由下向上逐渐移近左肋弓，直到触及脾缘或左肋缘。③脾轻度大而仰卧位不易触及时，可嘱被检查者改为右侧卧位，右下肢伸直，左下肢屈髋、屈膝，用双手触诊较易触及。触及脾脏后应注意其大小、质地、表面形态、有无压痛及摩擦感等。

临床上常将脾大分为 3 度。轻、中、重度脾大的表现见表 9-24。

表 9-24 轻、中、重度脾大的表现

分度	表现
轻度	深吸气时脾脏在肋下不超过 2cm
中度	超过 2cm 但在脐水平以上
高度	超过脐水平或前正中线

2）测量方法：①当轻度脾大时只作甲乙线测量，甲点为左锁骨中线与左肋缘交点，乙点为脾脏在左锁骨中线延长线上的最下缘，两点间的距离以 cm 表示。②脾明显大时，应加测甲丙线和丁戊线。甲丙线为左锁骨中线与左肋缘交点至最远脾尖（丙点）之间的距离。丁戊线为脾右缘（丁点）到前正中线的距离。③如脾大向右未超过前正中线，测量脾右缘至前正中线的最短距离以“-”表示；超过前正中线则测量脾右缘至前正中线的最大距离，以“+”表示。

5. 墨菲征 正常胆囊不能触及。急性胆囊炎，胆囊肿大未到肋缘以下，检查者将左手掌平放于被检查者右胸下部，以左手拇指指腹用适度压力钩压右肋缘下腹直肌外缘处，然后嘱被检查者缓慢深吸气。此时发炎的胆囊下移时碰到用力按压的拇指引起疼痛，被检查者因疼痛而突然屏气，这一现象称为墨菲征阳性，又称胆囊触痛征。胰头癌压迫胆总管出现黄疸进行性加深，胆囊显著肿大时，无压痛，称为库瓦西耶征阳性，又称无痛性胆囊增大征阳性。

6. 液波震颤 检查时被检查者平卧，检查者以一手掌面贴于被检查者一侧腹壁；另一手 4 指并拢屈曲，用指端迅速冲击被检查者另一侧腹壁。如腹腔内有大量液体存在，则贴于腹壁的手掌有被液体波冲击的感觉，即液波震颤（波动感）。为防止腹壁本身震动传至对侧，可让另一人将手掌尺侧缘压于脐部腹中线上。

（三）叩诊

腹部叩诊部位及方法见表9-25。

表9-25 腹部叩诊部位及方法

叩诊部位	叩诊方法
腹部叩诊音	被检查者取仰卧位。正常腹部除肝、脾所在部位叩诊呈浊音或实音外，其余部位均为鼓音。鼓音明显，范围增大见于胃肠高度胀气、胃肠穿孔所致气腹和人工气腹。肝、脾或其他实质性脏器极度肿大，腹腔内大量积液或肿瘤时，鼓音区缩小，病变部位可出现浊音或实音
肝浊音界	被检查者取仰卧位。叩诊确定肝上界时，一般是沿右锁骨中线、右腋中线和右肩胛线，由肺区往下叩向腹部，当清音转为浊音时，即为肝上界，此处相当于被肺遮盖的肝顶部，故又称肝相对浊音界；再往下轻叩1～2肋间，由浊音转为实音时，此处肝脏不被肺遮盖，直接贴近胸壁，称肝绝对浊音界。确定肝下界时，由腹部鼓音区沿右锁骨中线或前正中线向上叩，当鼓音转为浊音处即是。体形匀称型者，正常肝上界在右锁骨中线上第5肋间，下界位于右季肋下缘，两者之间的距离为肝上下径，为9～11cm；在右腋中线上，肝上界在第7肋间，下界相当于第10肋骨水平；在右肩胛线上，肝上界为第10肋间，下界不易叩出。瘦长型者肝上下界均可低1个肋间，矮胖型者则可高1个肋间
移动性浊音	当腹腔内有较多游离液体（1000ml以上）时，如被检查者仰卧位，液体因重力作用多积聚于腹腔低处，含气的肠管漂浮其上，故叩诊腹中部呈鼓音，腹部两侧呈浊音；检查者自腹中部脐水平面开始向被检查者左侧叩诊，由鼓音变为浊音时，板指固定不动，嘱被检查者右侧卧位，再度叩诊，如呈鼓音，表明浊音移动。同样方法向右侧叩诊，叩得浊音后嘱被检查者左侧卧位，核实浊音是否移动。这种因体位不同而出现浊音区变动的现象，称移动性浊音阳性
肾区叩击痛	检查时，被检查者取坐位或侧卧位，检查者将左手掌平放于被检查者肾区（肋脊角处），右手握拳用轻到中等力量叩击左手背部
膀胱叩诊（助理不考）	被检查者多取仰卧位，在耻骨联合上方进行叩诊。膀胱空虚时，因小肠位于耻骨上方遮盖膀胱，故叩诊呈鼓音，叩不出膀胱的轮廓。膀胱充盈时，耻骨上方叩出圆形浊音区。妊娠、卵巢囊肿或子宫肌瘤等，该区叩诊也呈浊音，应予鉴别。腹水时，耻骨上方叩诊可呈浊音区，但此区的弧形上缘凹向脐部，而膀胱胀大的浊音区弧形上缘凸向脐部。排尿或导尿后复查，如浊音区转为鼓音，即提示为尿潴留而致的膀胱胀大

（四）听诊

腹部听诊方法见表9-26。

表9-26 腹部听诊方法

检查项目	检查方法
肠鸣音	检查时，被检查者取仰卧位，检查者将听诊器体件放在腹部进行听诊，通常脐周或右下腹听诊最清楚。时间不应少于1分钟，如1分钟内未闻及肠鸣音，可持续听诊3～5分钟。正常时肠鸣音每分钟4～5次。肠鸣音超过每分钟10次，但音调不特别高亢，称肠鸣音活跃。肠鸣音次数多，且呈响亮、高亢的金属音，称肠鸣音亢进。肠鸣音明显少于正常，或数分钟才听到1次，称为肠鸣音减弱。持续听诊3～5分钟未闻及肠鸣音，用手指轻叩或搔弹腹部仍未听到，称肠鸣音消失
振水音	被检查者取仰卧位，检查者用耳凑近被检查者上腹部或将听诊器体件放于此处，然后用稍弯曲的手指以冲击触诊法连续迅速冲击其上腹部，如听到胃内液体与气体相撞击的声音，称为振水音。也可用双手左右摇晃被检查者上腹部以闻及振水音。正常人餐后或饮入多量液体时，上腹部可出现振水音。若在空腹或餐后8小时以上仍有此音，则提示胃内有液体潴留，见于胃扩张、幽门梗阻及胃液分泌过多的患者

十三、脊柱、四肢检查

（一）脊柱检查

检查脊柱时，被检查者取立位或坐位，上身保持直立，双手自然下垂，按视、触、叩诊的顺序检查，内容包括脊柱的弯曲度、活动度、压痛与叩击痛。

1. 弯曲度的检查方法

（1）脊柱前后凸：嘱被检查者取立位，侧面观察脊柱各部形态，了解有无前后凸畸形。正常人直立时，脊柱有4个生理弯曲。从侧面观察，颈段稍前凸，胸段稍后凸，腰椎明显前凸，骶椎明显后凸。

（2）脊柱侧弯：嘱被检查者取立位或坐位，从后面观察脊柱有无侧弯。轻度侧弯时，需结合触诊判定。检查者用食、中指或拇指沿脊椎的棘突以适当的压力由上向下划压，致使被压处皮肤出现一条红色压痕，以此痕为标准，观察脊柱有无侧弯（正常人脊柱无侧弯）。

2. 活动度的检查方法　检查颈段或腰段活动时，固定被检查者的双肩或骨盆，让其颈部或腰部做前屈、后伸、侧弯、旋转等动作，观察脊柱的活动情况及有无变形。对脊柱外伤者或可疑骨折或关节脱位者，要避免脊柱活动，防止损伤脊髓。脊柱的正常活动度范围见表 9-27。

表 9-27　脊柱的正常活动度范围

检查部位	前屈	后伸	左右侧弯	旋转度（一侧）
颈椎	35°～45°	35°～45°	45°	60°～80°
胸椎	30°	20°	20°	35°
腰椎	90°	30°	20°～30°	30°

3. 压痛与叩击痛的检查方法

（1）检查脊柱有无压痛时，嘱被检查者取端坐位，身体稍向前倾。检查者以右手拇指从枕骨粗隆开始自上而下逐个按压脊椎棘突及椎旁肌肉，正常时每个棘突及椎旁肌肉均无压痛。

（2）检查叩击痛时，嘱被检查者取坐位，检查者可用直接叩击法，即中指或叩诊锤垂直叩击胸、腰椎棘突（颈椎位置深，一般不用此法），也可采用间接叩击法。具体方法：检查者将左手掌置于被检查者头部，右手半握拳，以小鱼际肌部位叩击左手背，了解被检查者脊柱各部位有无疼痛。

（二）四肢关节检查

1. 检查外形改变　见表 9-28。

2. 检查运动功能　检查方法见表 9-29。

表 9-28　四肢关节外形改变的临床表现

外形改变		临床表现
匙状甲（反甲）		指甲中央凹陷，边缘翘起，指甲变薄，表面粗糙有条纹。多见于缺铁性贫血和高原疾病患者，偶见于风湿热、甲癣等患者
杵状指		手指或足趾末端增生、肥厚，指甲从根部到末端拱形隆起呈杵状。见于呼吸系统疾病患者，如慢性肺脓肿、支气管扩张和支气管肺癌患者；某些心血管疾病患者，如发绀型先天性心脏病、亚急性感染性心内膜炎患者；营养障碍性疾病患者，如肝硬化患者
指关节变形	梭形关节	双侧对称性近端指骨间关节增生、肿胀呈梭形畸形，早期红肿疼痛，晚期强直、活动受限，手腕、手指向尺侧偏斜。可见于类风湿关节炎患者
	爪形手	手指关节变形，像鸟爪样，见于尺神经损伤，进行性肌萎缩；脊髓空洞症和麻风等患者
腕关节变形	腕垂症	肘以上完全性损伤者，不能伸腕、伸拇、伸指及外展拇指，呈垂腕畸形，见于桡神经损伤的患者
	猿掌	大鱼际肌萎缩，手呈猿掌畸形，见于正中神经损伤的患者
膝关节变形	关节腔积液	视诊关节肿胀，触诊浮髌试验阳性。浮髌试验检查方法：被检查者取平卧位，下肢伸直放松，检查者左手拇指和其余 4 指分别固定在患膝关节上方两侧，并加压压迫髌上囊，使关节液集中于髌骨底面，右手拇指和其余 4 指分别固定在患膝关节下方两侧，用右手食指连续垂直向下按压髌骨数次，压下时有髌骨与关节面的碰触感，松手时有髌骨随手浮起感，即为浮髌试验阳性，见于风湿性关节炎、结核性关节炎等引起的膝关节腔积液的患者
	关节炎	表现为受累关节对称性、游走性疼痛，伴红、肿、热的炎症表现，活动障碍，见于风湿性关节炎活动期的患者
膝内翻、膝外翻	膝内翻	直立时，两踝并拢而两膝关节远离，双下肢形成“O”状
	膝外翻	直立时，两膝关节并拢时，两踝分离，双下肢形成“X”状
足内翻、足外翻	足内翻	跟骨内旋，前足内收，足纵弓高度增加，站立时足不能踏平，外侧着地。常见于脊髓灰质炎后遗症的患者
	足外翻	跟骨外旋，前足外展，足纵弓塌陷，舟骨突出，扁平状，跟腱延长线落在跟骨内侧。常见于胫前胫后肌麻痹的患者

续 表

外形改变		临床表现
骨折与关节脱位	骨折	骨折时可见局部肿胀、压痛，可有变形或肢体缩短，可触及骨擦感或听到骨擦音，如柯莱斯（Colles）骨折，侧面观察患部呈餐叉样外观，正面观察则呈枪刺状畸形
	关节脱位	关节畸形、疼痛、肿胀、瘀斑及关节功能障碍等
肌萎缩		肢体肌萎缩时，可见患肢肌肉体积缩小，松弛无力。见于脊髓灰质炎、周围神经损伤等患者
下肢静脉曲张		多发生在小腿，曲张静脉如蚯蚓状怒张、弯曲，久站加重，卧位抬高下肢，静脉曲张现象减轻；重者小腿肿胀、皮肤暗紫、色素沉着或形成溃疡。见于血栓性静脉炎或长期从事站立性工作者
水肿		双下肢凹陷性水肿多因肾病综合征、右心衰竭等所致；一侧肢体水肿多因静脉或淋巴液回流障碍所致，静脉回流障碍多因血栓性静脉炎、肿瘤压迫等所致；淋巴液回流障碍见于丝虫病患者，检查可见患肢皮肤增厚、肿胀、按压无凹陷，称为象皮肿；肢体局部红肿、伴皮肤灼热可因蜂窝织炎等所致
痛风性关节炎		关节僵硬、肥大或变形，关节周围可形成结节样痛风石，多发生在手指末节和足趾关节处，其次为踝、腕、肘、膝关节
肢端肥大		肢体末端异常粗大，见于肢端肥大症、巨人症患者

表 9-29 运动功能检查方法

运动功能	检查方法
主动运动	让被检查者用自己的力量进行各个关节各方向的运动，观察有无活动受限如肩关节屈伸，肩关节内旋、外旋，以及髋关节内旋、外旋等
被动运动	检查者用外力使被检查者的关节运动，观察其活动范围及有无疼痛等

十四、神经系统检查

（一）肌力、肌张力

1. 肌力检查

（1）检查方法：检查者嘱被检查者做肢体伸、屈、内收、外展、旋前、旋后等动作，并从相反方向给予阻力，测试被检查者对阻力的克服力量，要注意两侧对比检查。

（2）肌力评定：采用 0 ~ 5 级的六级分级法。0 级：完全瘫痪，无肌肉收缩。1 级：仅有肌肉收缩，但无肢体活动。2 级：肢体在床面上能水平移动，但不能抬离床面。3 级：肢体能抬离床面，但不能抗阻力。4 级：能做抗阻力动作，但较正常偏弱。5 级：正常肌力。

2. 肌张力检查方法　检查者嘱被检查者肌肉放松，而后持其肢体以不同的速度、幅度进行各个关节的被动运动，根据肢体的阻力判断肌张力（可触摸肌肉，根据肌肉硬度判断），要两侧对比。

（二）共济运动（助理不考）

共济运动检查方法见表 9-30。

表 9-30 共济运动检查项目及方法

检查项目	检查方法
指鼻试验	被检查者与检查者相距 0.5m，嘱被检查者用食指触及检查者伸出的食指，再以食指触自己的鼻尖，由慢到快，先睁眼、后闭眼，反复进行，观察被检查者动作是否稳准
跟-膝-胫试验	嘱被检查者仰卧，上抬一侧下肢，将足跟置于对侧下肢膝盖下端，再沿胫骨前缘向下移动，先睁眼，后闭眼，反复进行，观察被检查者动作是否稳准
快速轮替动作	嘱被检查者伸直手掌，做快速旋前、旋后动作，先睁眼、后闭眼，反复进行，观察其动作的协调性
闭目难立试验	嘱被检查者双足并拢站立，双手向前平伸，闭目，观察其身体有无摇晃或倾斜
对指试验	嘱被检查者两上肢向外展开，伸直两手食指，由远而近使指尖相碰，先睁眼、后闭眼，反复进行，观察其动作是否稳准

（三）神经反射

神经反射检查项目及方法见表9-31。

表9-31　神经反射检查项目及方法

检查项目			检查方法
浅反射	角膜反射		嘱被检查者眼注视内上方，检查者用细棉絮轻触其角膜外缘，正常反应为被刺激侧眼睑迅速闭合，称为直接角膜反射，刺激后对侧眼睑也同时闭合称为间接角膜反射
	腹壁反射		嘱被检查者仰卧，两下肢稍屈曲，腹壁放松，检查者用钝头竹签分别沿肋缘下（胸髓7~8节）、脐水平（胸髓9~10节）及腹股沟上（胸髓11~12节）的方向，由外向内轻划两侧腹壁皮肤（即上、中、下腹壁反射），正常反应为受刺激部位出现腹肌收缩
	提睾反射		嘱被检查者仰卧，双下肢伸直，检查者用钝头竹签，从下向上分别轻划两侧大腿内侧皮肤。正常时可出现同侧提睾肌收缩，睾丸上提
深反射	肱二头肌反射		检查者以左手托扶被检查者屈曲的肘部，将拇指置于肱二头肌腱上，右手用叩诊锤叩击左手拇指指甲，正常反应为肱二头肌收缩，前臂快速屈曲，反射中枢在颈髓5~6节
	肱三头肌反射		检查者让被检查者半屈肘关节，上臂稍外展，而后用左手托其肘部，右手用叩诊锤直接叩击尺骨鹰嘴突上方的肱三头肌腱附着处，正常反应为肱三头肌收缩，前臂伸展，反射中枢为颈髓6~7节
	桡骨骨膜反射		检查者左手托住被检查者腕部，并使腕关节自然下垂，右手用叩诊锤轻叩桡骨茎突，正常反应为肱桡肌收缩，屈肘和前臂旋前，反射中枢在颈髓5~6节
	膝反射		被检查者取坐位，小腿完全松弛下垂，或让被检查者取仰卧位，检查者在其腘窝处托起下肢，使髋、膝关节屈曲，右手用叩诊锤叩击髌骨下方之股四头肌腱，正常反应为股四头肌收缩，小腿伸展，反射中枢在腰髓2~4节
	跟腱反射		被检查者仰卧，下肢外旋外展，髋、膝关节稍屈曲，检查者左手将被检查者足部背屈成直角，右手用叩诊锤叩击跟腱，正常反应为腓肠肌收缩，足向跖面屈曲，反射中枢在骶髓1~2节
	阵挛	髌阵挛	被检查者取仰卧位，下肢伸直，检查者用拇指与食指持住髌骨上缘，用力向下快速推动数次，保持一定的推力，阳性反应为股四头肌节律性收缩使髌骨上下运动
		踝阵挛	被检查者取仰卧位，检查者用左手托住其腘窝，使其髋、膝关节稍屈曲，右手持其足掌前端，迅速用力将其足推向背屈，并保持适度的推力，阳性表现为腓肠肌节律性、连续性收缩使足出现交替性屈伸运动
病理反射	巴宾斯基征		嘱被检查者仰卧，下肢伸直，左手握其踝部，右手用钝尖物，沿足底外侧从后向前划至小趾根部，再转向踇趾侧。正常表现为足趾向跖面屈曲，称巴宾斯基征阴性。如出现踇趾背伸，其余4趾呈扇形展开，称巴宾斯基征阳性
	奥本海姆征		检查者用拇指和食指，或弯曲的食指和中指沿被检查者胫骨前缘用力由上而下滑压，阳性表现同巴宾斯基征
	戈登征		检查者用手以适当的力量握捏被检查者腓肠肌，阳性表现同巴宾斯基征
	查多克征		检查者用钝尖物，在被检查者足背外侧由后向前划至跖趾关节处止，阳性表现同巴宾斯基征
	霍夫曼征		检查者用左手托住被检查者腕部，用右手食指和中指夹持被检查者中指，稍向上提，使其腕部处于轻度过伸位，用拇指快速弹刮被检查者中指指甲，此时，如其余4指出现掌屈反应为阳性

（四）脑膜刺激征

脑膜刺激征检查项目及方法　见表9-32。

表9-32　脑膜刺激征检查项目及方法

检查项目		检查方法
脑膜刺激征	颈强直	被检查者去枕仰卧，下肢伸直，检查者左手托其枕部，右手置于其胸前做被动屈颈动作，正常时下颏可贴近前胸。如下颏不能贴近前胸且检查者感到有抵抗感，被检查者感颈后疼痛为阳性

续 表

检查项目		检查方法
脑膜刺激征	凯尔尼格征	被检查者仰卧，一腿伸直，检查者将其另一下肢屈髋、屈膝成直角，然后将其小腿抬高伸膝，正常人膝关节可伸达135°以上。如伸膝受限，达不到135°，且伴有疼痛及屈肌痉挛为阳性
	布鲁津斯基征	被检查者仰卧，双下肢伸直，检查者左手托其枕部，右手置于其胸前，使颈部前屈，如出现两膝关节和髋关节同时屈曲为阳性

（五）拉塞格征

被检查者取仰卧位，两下肢伸直，检查者一手压在被检查者一侧膝关节上，使其下肢保持伸直，另一手托其足跟将下肢抬起，正常可抬高70°以上。如下肢抬高不到30°即出现由上而下的放射性疼痛为阳性。

经典试题

1.（2023）演示心脏触诊的操作方法。

【参考答案】

被检查者取坐位或仰卧位，充分暴露前胸部，检查者站在被检者前面或右侧。

（1）心尖搏动：检查者用右手全手掌置于心前区，再用食指、中指指腹并拢触诊心尖搏动。

（2）震颤：在各瓣膜听诊区，用手掌尺侧（小鱼际）触诊，顺序为心尖区、肺动脉瓣听诊区、主动脉瓣听诊区、主动脉瓣第二听诊区、三尖瓣听诊区。

（3）心包摩擦感：在心前区或胸骨左缘第3、4肋间用小鱼际或并拢四指的掌面触诊。嘱被检查者屏住呼吸，检查心包摩擦感有无变化。

报告检查结果：心尖搏动的具体位置（正常成人心尖搏动位于第5肋间，左锁骨中线内侧0.5～1.0cm），无震颤、无心包摩擦感。

2.（2023）演示肺部间接叩诊的检查方法。

【参考答案】

肺部间接叩诊的检查方法：①检查者将左手中指第2指节紧贴于叩诊部位，其他手指稍抬起，勿与体表接触。②右手手指自然弯曲，用中指指端叩击左手中指末端指关节处或第2节指骨的远端。③叩击方向应与叩诊部位的体表垂直，叩诊时应以腕关节与掌指关节的活动为主，叩击动作要灵活、短促、富有弹性，叩击后右手中指应立即抬起，以免影响对叩诊音的判断。④同一部位应连续叩击2～3下。

3.（2023、2022）演示戈登征的检查方法。

【参考答案】

被检者取仰卧位，下肢伸直。检查者用手以适当的力量握捏腓肠肌。如出现踇趾背伸，其余四趾呈扇形分开，称戈登征阳性。

4.（2023、2022）演示腹壁反射的检查方法。

【参考答案】

嘱被检查者仰卧，两下肢稍屈曲，使腹壁放松，医者用钝头竹签分别沿肋缘下（胸髓7～8节）、脐水平（胸髓9～10节）及腹股沟上（胸髓11～12节）的方向，由外向内轻划两侧腹壁皮肤（即上、中、下腹壁反射），正常反应为受刺激部位出现腹肌收缩。

5.（2023、2022）演示滑车上淋巴结的触诊方法。

【参考答案】

检查右侧滑车上淋巴结时，检查者以右手握被检查者右手腕，屈肘90°，左手掌向上，小指抵在肱骨内上髁上，左手的食、中、无名指并拢，在肱二、三头肌间沟内滑动触诊。同样以右手检查左侧的滑车上淋巴结。

6.（2023、2022、2021）演示胸廓扩张度的检查方法。

【参考答案】

被检查者采取坐位或仰卧位，检查者两手4指并拢与拇指分开，分别平置于被检查者胸壁下部的对称部位，嘱被检查者做深呼吸运动，观察两手的动度是否一致。正常人两侧呼吸动度相等，发生病变时可见一侧或局部胸廓扩张度减弱，而对侧或其他部位动度增强。

7.（2023、2022、2021、2020）演示双上肢肌力、肌张力的检查方法。

【参考答案】

（1）肌力检查：①检查方法，检查者嘱被检查者做上肢伸、屈、内收、外展、旋前、旋后等动作，并从相反方向给予阻力，测试被检查者对阻力的克服力量，要注意两侧对比检查。②肌力评定，采用0~5级的六级分级法。0级，完全瘫痪，无肌肉收缩。1级，仅有肌肉收缩，但无肢体活动。2级，肢体在床面上能水平移动，但不能抬离床面。3级，肢体能抬离床面，但不能抗阻力。4级，能做抗阻力动作，但较正常偏弱。5级，正常肌力。

（2）肌张力检查：检查者嘱被检查者肌肉放松，而后持其上肢以不同的速度、幅度进行各个关节的被动运动，根据肢体的阻力判断肌张力（可触摸肌肉，根据肌肉硬度判断），要两侧对比。肌张力增高可表现为：①痉挛状态，被动伸屈其肢体时，起始阻力大，终末突然阻力减弱，也称折刀现象，见于锥体束损害的患者。②铅管样强直，伸肌和屈肌的肌张力均增高，做被动运动时各个方向的阻力增加均匀一致，见于锥体外系损害的患者。肌张力降低：肌肉松软，伸屈其肢体时阻力小，关节运动范围扩大，见于周围神经炎、脊髓前角灰质炎、小脑病变等患者。

8.（2023、2022、2021、2020、2019、2018）演示甲状腺侧叶前面触诊的检查方法。

【参考答案】

一手拇指施压于一侧甲状软骨，将气管推向对侧，另一手食、中指在对侧胸锁乳突肌后缘向前推挤甲状腺侧叶，拇指在胸锁乳突肌前缘触诊，配合吞咽动作，重复检查。用同样方法检查另一侧甲状腺。

9.（2023、2022、2021、2020、2019、2018、2017、2016、2013、2012）演示心脏叩诊的检查方法。

【参考答案】

（1）叩诊方法：①被检查者取仰卧位时，检查者立于被检查者右侧，左手叩诊板指与肋间平行。②被检查者取坐位时，宜保持上半身直立姿势，平稳呼吸，检查者面对被检查者，左手叩诊板指一般与肋骨垂直。通常左侧心浊音界采取轻叩诊法，而右侧宜使用较重的叩诊法，以叩诊音由清音变浊音来确定心浊音界。

（2）叩诊顺序：①先叩左界，从心尖搏动最强点外2~3cm处开始，沿肋间由外向内，叩诊音由清音变浊音时翻转板指，在板指中点相应的胸壁处用标记笔做一标记。如此自下而上，叩至第2肋间，分别标记。②叩右界，先沿右锁骨中线，自上而下，叩诊音由清音变浊音时为肝上界。再于其上1肋间（一般为第4肋间）由外向内叩出浊音点，继续向上，分别于第2、3肋间叩出浊音点，并标记。用直尺测量左锁骨中线与前正中线间的垂直距离，以及左右心界各标记的浊音点距前正中线的垂直距离，并记录。

10.（2023、2022、2021、2020、2019、2016、2015、2014、2011、2010）演示心脏瓣膜听诊区的检查方法。

【参考答案】

被检者取坐位或仰卧位。听诊顺序：

（1）二尖瓣区：心尖搏动最强处，又称心尖区。

（2）主动脉瓣区：①主动脉瓣区位于胸骨右缘第2肋间，主动脉瓣狭窄时的收缩期杂音在此区最响。②主动脉瓣第二听诊区位于胸骨左缘第3、4肋间，主动脉瓣关闭不全时的舒张期杂音在此区最响。

（3）肺动脉瓣区：位于胸骨左缘第2肋间。

（4）三尖瓣区：位于胸骨下端左缘，即胸骨左缘第4、5肋间处。

11.（2023、2022、2021、2020、2018、2017、2016、2015）演示双手触诊肝脏的检查方法。

【参考答案】

检查者用左手掌托住被检查者右后腰，左手拇指张开置于右肋缘，右手掌平放于被检查者右侧腹壁上，腕关节自然伸直，4指并拢，掌指关节伸直，以食指前端的桡侧或食指与中指指端对着肋缘，自髂前上棘连线水平，分别沿右锁骨中线、前正中线自下而上触诊。被检查者吸气时，右手随腹壁隆起抬高，但上抬速度要慢于腹壁的隆起，并向季肋缘方向触探肝缘。呼气时，腹壁松弛并下陷，触诊手应及时向腹深部按压，如肝肿，则可触及肝下缘从手指端滑过。若未触及，则反复进行，直至触及肝脏或肋缘。检查肝左叶有无肿大，可在腹正中线上由脐平面开始自下而上进行触诊。如遇腹水患者，可用沉浮触诊法。在腹部某处触及肝下缘后，应自该处起向两侧延伸触诊，以了解整个肝脏和全部肝下缘的情况。

12.（2023、2022、2021、2019、2018、2017、2016、2015、2012、2011）演示巴宾斯基征的检查方法。

【参考答案】

嘱被检查者仰卧，下肢伸直，左手握其踝部，右手用钝尖物，沿足底外侧从后向前划至小趾根部，再转向踇趾侧。正常表现为足趾向跖面屈曲，称巴宾斯基征阴性。如出现踇趾背伸，其余四趾呈扇形展开，称巴宾斯基征阳性。

13.（2023、2022、2021、2019、2018、2017、2015、2011）演示拉塞格征的检查方法。

【参考答案】

被检查者取仰卧位，两下肢伸直，检查者一手压在被检查者一侧膝关节上，使其下肢保持伸直，另一手托其足跟将下肢抬起，正常可抬高70°以上。如下肢抬高不到30°即出现由上而下的放射性疼痛为阳性。

14.（2023、2022、2021、2019、2018、2014、2013、2011）演示布鲁津斯基征的检查方法。

【参考答案】

被检查者仰卧，双下肢伸直，检查者左手托被检查者枕部，右手置于其胸前，使颈部前屈，如两膝关节和髋关节同时屈曲为阳性。

15.（2023、2022、2021、2019、2017、2016、2015、2014、2013、2012、2011）演示踝阵挛的检查方法。

【参考答案】

被检查者取仰卧位，检查者用左手托住其腘窝，使其髋、膝关节稍屈曲，右手持其足掌前端，迅速用力将其足推向背屈，并保持适度的推力，阳性表现为腓肠肌节律性、连续性收缩使足出现交替性屈伸运动。

16.（2023、2022、2021、2018）演示肠鸣音的检查方法。

【参考答案】

检查时，被检查者取仰卧位，检查者将听诊器体件放在腹部进行听诊，通常脐周或右下腹听诊最清楚。时间不应少于1分钟，如1分钟内未闻及肠鸣音，可持续听诊3～5分钟。正常时肠鸣音每分钟4～5次。肠鸣音超过每分钟10次，但音调不特别高亢，称肠鸣音活跃。肠鸣音次数多，且呈响亮、高亢的金属音，称肠鸣音亢进。肠鸣音明显少于正常，或数分钟才听到1次，称为肠鸣音减弱。持续听诊3～5分钟未闻及肠鸣音，用手指轻叩或搔弹腹部仍未听到，称肠鸣音消失。

17.（2023、2022、2021、2018、2017）演示跟腱反射的检查方法。

【参考答案】

被检查者仰卧，下肢外旋外展，髋、膝关节稍屈曲，检查者左手将被检查者足部背屈成直角，右手用叩诊锤叩击跟腱，正常反应为腓肠肌收缩，足向跖面屈曲，反射中枢在骶髓1～2节。

18.（2023、2022、2021、2018、2016、2015、2014、2012、2011、2010）演示振水音的检查方法。

【参考答案】

被检查者取仰卧位，检查者用耳凑近被检查者上腹部或将听诊器体件放于此处，然后用稍弯曲的手指以冲击触诊法连续迅速冲击其上腹部，如听到胃内液体与气体相撞击的声音，称为振水音。也可用双手左右摇晃被检查者上腹部以闻及振水音。正常人餐后或饮入多量液体时，上腹部可出现振水音，但若在空腹或餐后6～8小时以上仍有此音，则提示胃内有液体潴留，见于胃扩张、幽门梗阻及胃液分泌过多等的患者。

19.（2023、2022、2021、2018、2014）演示腋窝淋巴结的触诊方法。

【参考答案】

检查右腋窝淋巴结时，检查者右手握被检查者右手，向上屈肘外展抬高约45°，左手并拢，掌面贴近胸壁向上逐渐达腋窝顶部滑动触诊，然后依次触诊腋窝后壁、外侧壁、前壁和内侧壁，触诊腋窝后壁时应在腋窝后壁肌群仔细触诊，触诊腋窝外侧壁时应将被检查者上臂下垂，检查腋窝前壁时应在胸大肌深面仔细触诊，检查腋窝内侧壁时应在腋窝近肋骨和前锯肌处进行触诊。用同样方法检查左侧腋窝淋巴结。

20.（2023、2022、2021、2015、2013、2012、2011、2010）演示霍夫曼征的检查方法。

【参考答案】

检查者用左手托住被检查者腕部，用右手食指和中指夹持被检查者中指，稍向上提，使其腕部处于轻度过伸位，用拇指快速弹刮被检查者中指指甲，此时，如其余4指出现掌屈反应为阳性。

21.（2023、2022、2020、2019、2018、2017、2016、2015、2014、2013）演示阑尾压痛及反跳痛的检查方法。

【参考答案】

阑尾点：又称麦氏点，位于右髂前上棘与脐连线外1/3与中1/3交界处。触诊时，由浅入深进行按压，如发生疼痛，称为压痛。在检查到压痛后，手指稍停片刻，使压痛感趋于稳定，然后将手突然抬起，此时如被检查者感觉腹痛骤然加剧，并有痛苦表情，称为反跳痛。

22.（2023、2022、2020、2019、2018、2016、2012）演示脊柱叩击痛的检查方法。

【参考答案】

检查叩击痛时，嘱被检查者取坐位，检查者可用直接叩击法，即中指或叩诊锤垂直叩击胸、腰椎棘突（颈椎位置深，一般不用此法），也可采用间接叩法，具体方法是：检查者将左手掌置于被检查者头部，右手半握拳，以小鱼际肌部位叩击左手背，了解被检查者脊柱各部位有无疼痛。

23.（2023、2022、2020、2019、2018、2014）演示脊柱压痛的检查方法。

【参考答案】

检查脊柱有无压痛时，嘱被检查者取端坐位，身体稍向前倾。检查者以右手拇指从枕骨粗隆开始自上而下逐个按压脊椎棘突及椎旁肌肉，正常时每个棘突及椎旁肌肉均无压痛。

24.（2023、2021、2020、2019、2018、2016、2014、2013、2012、2010）演示语音震颤的检查方法。

【参考答案】

检查者将两手掌或手掌尺侧缘平置于被检查者胸壁的对称部位，嘱其用同样强度重复拉长音发“yi”音，自上而下，从内到外，两手交叉，比较两侧相同部位语颤是否相同。

25.（2023、2021、2018）演示肺部听诊的方法。

【参考答案】

听诊采用听诊器听诊，检查时被检查者取坐位或仰卧位。听诊内容：

（1）呼吸音：支气管呼吸音颇似将舌抬高后张口呼吸时所发出的“哈”音。肺泡呼吸音的吸气音较呼气音强，且音调更高，时限更长。正常人在除支气管呼吸音和支气管肺泡呼吸音的部位外，其余肺部都可听到肺泡呼吸音。正常人在胸骨角附近，肩胛间区的第3、4胸椎水平及右肺尖可以听到支气管肺泡呼吸音。其特点是吸气音和呼气音的强弱、音调、时限大致相等。

（2）啰音：干啰音吸气和呼气时都可听到，但常在呼气时更加清楚；湿啰音吸气和呼气时都可听到，以吸气终末时多而清楚。

（3）胸膜摩擦音：吸气和呼气时皆可听到，一般以吸气末或呼气开始时较为明显，深呼吸或在听诊器体件上加压时听诊更清楚，屏住呼吸时消失，可借此与心包摩擦音区别。

（4）听觉语音：嘱被检查者按一般的说话音调发“一、二、三”音，检查者在胸壁上用听诊器可听到柔和而模糊的声音即听觉语音，也称语音共振。

26.（2023、2021、2016）演示查多克征的检查方法。

【参考答案】

检查者用钝尖物，在被检查者足背外侧由后向前划至跖趾关节处止，阳性表现为踇趾背伸，其余4趾呈扇形展开。

27.（2022）演示胸膜摩擦感的检查方法。

【参考答案】

检查者用手掌轻贴胸壁，令被检查者反复做深呼吸，此时若有皮革相互摩擦的感觉，即为胸膜摩擦感，胸膜的任何部位均可出现，但以腋中线第5～7肋间隙最易触到。见于急性胸膜炎。

28.（2022、2021、2020）演示颈强直的检查方法。

【参考答案】

被检查者去枕仰卧，下肢伸直，检查者左手托其枕部，右手置于其胸前做被动屈颈动作，正常时下颏可贴近前胸。如下颏不能贴近前胸且检查者感到有抵抗感，被检查者感颈后疼痛为阳性。

29.（2022、2021、2020、2019、2018、2017、2016、2014、2013、2012）演示脾脏的触诊方法。

【参考答案】

脾明显大而位置较表浅时，用单手浅部触诊即可触及。如肿大的脾脏位置较深，则用双手触诊法进行检查。被检查者取仰卧位，双腿稍屈曲，检查者位于被检查者右侧，左手绕过其腹部前方，手掌置于其左腰部第9～11肋处，将脾从后向前托起。右手掌平放于脐部，与左肋弓成垂直方向，随被检查者腹式呼吸运动，由下向上逐渐移近左肋弓，直到触及脾缘或左肋缘。脾轻度大而仰卧位不易触及时，可嘱被检查者改为右侧卧位，右下肢伸直，左下肢屈髋、屈膝，用双手触诊较易触及。触及脾脏后应注意其大小、质地、表面形态、有无压痛及摩擦感等。

30.（2022、2021、2020、2019、2018、2017、2016、2014、2013）演示墨菲征的检查方法。

【参考答案】

正常胆囊不能触及。急性胆囊炎时，胆囊肿大未到肋缘以下，检查者将左手掌平放于被检查者右胸下部，以左手拇指指腹用适度压力钩压右肋缘下腹直肌外缘处，然后嘱被检查者缓慢深吸气。此时发炎的胆囊下移时碰到用力按压的拇指引起疼痛，被检查者因疼痛而突然屏气，这一现象称为墨菲征阳性，又称胆囊触痛征。

31.（2022、2021、2020、2019、2018、2017、

2016、2014、2013、2012、2011）演示肝浊音界的叩诊方法。

【参考答案】

肝脏叩诊时用间接叩诊法，被检查者取仰卧位。叩诊确定肝上界时，一般是沿右锁骨中线、右腋中线和右肩胛线，由肺区往下叩向腹部，当清音转为浊音时，即为肝上界，此处相当于被肺遮盖的肝顶部，故又称肝相对浊音界；再往下轻叩1～2肋间，由浊音转为实音时，此处肝脏不被肺遮盖，直接贴近胸壁，称肝绝对浊音界。确定肝下界时，由腹部鼓音区沿右锁骨中线或前正中线向上叩，当鼓音转为浊音处即是。体形匀称型者，正常肝上界在右锁骨中线上第5肋间，下界位于右季肋下缘，两者之间的距离为肝上下径，为9～11cm；在右腋中线上，肝上界在第7肋间，下界相当于第10肋骨水平；在右肩胛线上，肝上界为第10肋间，下界不易叩出。瘦长型者肝上下界均可低1个肋间，矮胖型者则可高1个肋间。

32.（2022、2021、2020、2019、2016、2015、2014）演示液波震颤的检查方法。

【参考答案】

检查时被检查者平卧，检查者以一手掌面贴于被检查者一侧腹壁，另一手4指并拢屈曲，用指端冲击被检查者另一侧腹壁，如腹腔内有大量液体存在，则贴于腹壁的手掌有被液体波动冲击的感觉，即液波震颤（波动感）。为防止腹壁本身震动传至对侧，可让另一人将手掌尺侧缘压于脐部腹中线上。

33.（2022、2021、2020、2018）演示移动性浊音的检查方法。

【参考答案】

当腹腔内有较多游离液体（1000ml以上）时，如被检查者仰卧位，液体因重力作用多积聚于腹腔低处，含气的肠管漂浮其上，故叩诊腹中部呈鼓音，腹部两侧呈浊音；检查者自腹中部脐水平面开始向被检查者左侧叩诊，由鼓音变为浊音时，板指固定不动，嘱被检查者右侧卧位，再度叩诊，如呈鼓音，表明浊音移动。同样方法向右侧叩诊，叩得浊音后嘱被检查者左侧卧位，核实浊音是否移动。这种因体位不同而出现浊音区变动的现象，称移动性浊音阳性。

34.（2022、2021、2020、2018、2017、2012、2011、2010）演示肱二头肌反射的检查方法。

【参考答案】

检查者以左手托扶被检者屈曲的肘部，将拇指置于肱二头肌腱上，右手用叩诊锤叩击左手拇指指甲，正常反应为肱二头肌收缩，前臂快速屈曲，反射中枢在颈髓5～6节。

35.（2022、2021、2020、2015、2014、2012、2011、2010）演示凯尔尼格征的检查方法。

【参考答案】

被检查者仰卧，一腿伸直，检查者将其另一下肢先屈髋、屈膝成直角，然后将其小腿抬高伸膝，正常人膝关节可伸达135°以上。如伸膝受限，达不到135°，且伴有疼痛及屈肌痉挛为阳性。

36.（2022、2021、2019、2018、2017、2016、2013、2011）演示颌下淋巴结的检查方法。

【参考答案】

将左手置于被检查者头顶，使头微向左前倾斜，右手4指并拢，屈曲掌指及指间关节，沿下颌骨内缘向上滑动触摸，检查右侧时，两手换位，让被检查者向右前倾斜。

37.（2022、2021、2018、2016、2013）演示肺下界叩诊的检查方法。

【参考答案】

被检者取坐位或仰卧位。在胸部右锁骨中线上，自第2肋间隙向下轻叩，由清音变为浊音（常在第5肋间隙），再向下叩诊变为实音（常在第6肋间隙），在浊音与实音交界处（一般在第6肋骨）即为肺下界。同样方法，分别在腋中线、肩胛线上叩出肺下界。两侧肺下界大致相同。平静呼吸时，正常成年人肺下界分别在锁骨中线、腋中线、肩胛线第6、8、10肋间。左肺下界叩诊时除在左锁骨中线上变动较大（有胃泡鼓音区）外，其余与右侧叩诊大致相同。

38.（2022、2021、2017）演示桡骨骨膜反射的检查方法。

【参考答案】

检查者左手托住被检查者腕部，并使腕关节自然下垂，右手用叩诊锤轻叩桡骨茎突，正常反应为肱桡肌收缩，屈肘和前臂旋前，反射中枢在颈髓5～6节。

39.（2022、2021、2017、2016、2014、2011）演示浮髌试验的检查方法。

【参考答案】

被检查者取平卧位，下肢伸直放松，检查者左手拇指和其余4指分别固定在患膝关节上方两侧，并加压压迫髌上囊，使关节液集中于髌骨底面，右手拇指和其余4指分别固定在患膝关节下方两侧，用右手食指连续垂直向下按压髌骨数次，压下时有髌骨与关节面的碰触感，松手时有髌骨随手浮起感，即为浮髌试验阳性。

40.（2022、2021、2017、2016、2014）演示髌阵挛的检查方法。

【参考答案】

被检查者取仰卧位，下肢伸直，检查者用拇指与食指持住髌骨上缘，用力向下快速推动数次，保持一定的推力，阳性反应为股四头肌节律性收缩使髌骨上下运动。

41.（2022、2021、2017、2016、2014、2013、2011）演示肱三头肌反射的检查方法。

【参考答案】

检查者让被检者半屈肘关节，上臂稍外展，而后用左手托其肘部，右手用叩诊锤直接叩击尺骨鹰嘴突上方的肱三头肌腱附着处，正常反应为肱三头肌收缩，前臂伸展，反射中枢为颈髓6～7节。

42.（2022、2021、2017、2016、2015、2014、2013）演示膝反射的检查方法。

【参考答案】

被检查者取坐位，小腿完全松弛下垂，或让被检查者取仰卧位，检查者在其腘窝处托起下肢，使髋、膝关节屈曲，右手用叩诊锤叩击髌骨下方之股四头肌腱，正常反应为股四头肌收缩，小腿伸展，反射中枢在腰髓2～4节。

43.（2022、2021、2016、2015、2013）演示甲状腺侧叶后面触诊的检查方法。

【参考答案】

一手食、中指施压于一侧甲状软骨，将气管推向对侧，另一手拇指在对侧胸锁乳突肌后缘向前推挤甲状腺，食、中指在其前缘触诊甲状腺，配合吞咽动作，重复检查。用同样方法检查另一侧甲状腺。

44.（2022、2021、2016、2015、2013、2011）演示肾区叩击痛的检查方法。

【参考答案】

正常时肾区无叩击痛，检查时，被检者取坐位或侧卧位，医生将左手掌平放于患者肾区（肋脊角处），右手握拳用轻到中等力量叩击左手背部，肾区叩击痛见于肾炎、肾盂肾炎、肾结石、肾周围炎及肾结核等。

45.（2022、2015）演示锁骨上窝淋巴结的触诊方法。

【参考答案】

检查者面对被检查者（可取坐位或仰卧位），用右手检查被检查者的左锁骨上窝，用左手检查其右锁骨上窝，检查时将食指与中指屈曲并拢，在锁骨上窝进行触诊，并深入锁骨后深部。

46.（2021、2019、2018、2017、2016、2014）演示眼球的检查方法。

【参考答案】

检查眼球运动，检查者左手置于被检查者头顶并固定其头部，使头部不能随眼转动，右手指尖（或棉签）放在被检查者眼前30～40cm处，嘱被检查者两眼随检查者右手指尖移动方向运动，一般按被检查者的左侧、左上、左下、右侧、右上、右下共6个方向进行，注意眼球运动幅度、灵活性、持久性，两眼是否同步，并询问被检查者有无复视出现。眼球运动受动眼神经（Ⅲ）、滑车神经（Ⅳ）和外展神经（Ⅵ）支配，这些神经麻痹时，会引起眼球运动障碍，并伴有复视。

47.（2021、2019、2018、2017、2016、2014、2013、2010）演示对光反射的检查方法。

【参考答案】

用手电筒照射瞳孔，观察其前后的反应变化，正常人受照射光刺激后，双侧瞳孔立即缩小，移开照射光后双侧瞳孔随即复原。对光反射分为：①直接对光反射，即电筒光直接照射一侧瞳孔，该侧瞳孔立即缩小，移开光线后瞳孔迅速复原。②间接对光反射，即用手隔开双眼，电筒光照射一侧瞳孔后，另一侧瞳孔也立即缩小，移开光线后瞳孔迅速复原。

48.（2021、2017）演示调节反射和集合反射的检查方法。

【参考答案】

嘱被检查者注视1m以外的目标（通常为检查者的食指尖），然后逐渐将目标移至距被检查者眼球约10cm处，同时观察双眼瞳孔和眼球变化情况。正常反应是双侧瞳孔逐渐缩小（调节反射）、双眼球向内聚合（集合反射）。

49.（2019、2018、2017、2016、2015、2014）演示鼻窦的检查方法。

【参考答案】

检查额窦压痛时，一手固定被检查者枕部，另一手拇指置于眼眶上缘内侧，用力向后上方按压，两侧分别进行。检查上颌窦压痛时，双手拇指置于被检查者颧部，其余手指分别置于被检查者的两侧耳后，固定其头部，双拇指向后方按压。检查筛窦压痛时，双手固定于被检查者两侧耳后，双拇指分别置于鼻根部与眼内眦之间，向后方按压。蝶窦因位置较深，不能在体表进行检查。

50.（2019、2018、2017、2015）演示浅表淋巴结的触诊顺序。

【参考答案】

依次为：耳前、耳后、乳突区、枕骨下区、颌下、颏下、颈后三角、颈前三角、锁骨上窝、腋窝、滑车上、腹股沟、腘窝等。

51.（2019、2018、2015、2014）演示气管的检查方法。

【参考答案】

让被检查者取坐位或仰卧位，头颈部保持自然正中位置，检查者分别将右手的食指和环指置于两侧胸锁关节上，中指在胸骨上切迹部位置，于气管正中，观察中指是否在食指和环指的中间，如两侧距离不等，则表示有气管移位，也可将中指置于气管与两侧胸锁乳突肌之间的间隙内，根据两侧间隙是否相等来判断气管有无移位。大量胸腔积液、气胸或纵隔肿瘤等可将气管推向健侧；肺不张、肺硬化、胸膜粘连等可将气管拉向患侧。

52.（2019、2016、2014）演示指鼻试验的检查方法。

【参考答案】

被检查者与检查者相距0.5m，嘱被检查者用食指触及检查者伸出的食指，再以食指触自己的鼻尖，由慢到快，先睁眼、后闭眼，反复进行，观察被检查者动作是否稳准。

53.（2018）演示球结膜的检查方法。

【参考答案】

以拇指和食指将上、下眼睑分开，嘱被检查者向上、下、左、右各方向转动眼球。

54.（2018、2017）演示咽部、扁桃体的检查方法。

【参考答案】

嘱被检查者头稍向后仰，口张大并拉长发“啊”声，检查者用压舌板在其舌的前2/3与后1/3交界处迅速下压舌体，此时软腭上抬，在照明下可见口咽组织，检查时注意咽后壁有无充血、水肿，扁桃体有无肿大。扁桃体肿大分度：Ⅰ度：扁桃体不超过咽腭弓；Ⅱ度：扁桃体超过咽腭弓，但未达到咽后壁中线；Ⅲ度：扁桃体达到或超过咽后壁中线。

55.（2018、2017、2016、2013、2011）演示血压的测量方法。

【参考答案】

被检查者安静休息至少5分钟，采取坐位或仰卧位，裸露右上臂，伸直并外展45°，肘部置于与右心房同一水平（坐位平第4肋软骨，仰卧位平腋中线）。让被检查者脱下该侧衣袖，露出手臂，将袖带平展地缚于上臂，袖带下缘距肘窝横纹2～3cm，松紧适宜。检查者先于肘窝处触知肱动脉搏动，一手将听诊器体件置于肱动脉上，轻压听诊器体件，另一手执橡皮球，旋紧气囊旋钮向袖带内边充气边听诊，待动脉音消失，再将汞柱升高20～30mmHg，开始缓慢（2～6mmHg/s）放气，听到第一个声音时所示的压力值是收缩压；继续放气，声音消失时血压计上所示的压力值是舒张压（个别声音不消失者，可采用变音值作为舒张压并加以注明）。测压时双眼平视汞柱表面，根据听诊结果读出血压值。间隔1～2分钟重复测量，取2次读数的平均值。测量完毕后将袖带解下、排气，平整地放入血压计盒内，将血压计汞柱向右侧倾斜45°，使管中水银完全进入水银槽后，关闭汞柱开关和血压计。

56.（2018、2013、2011）演示脊柱弯曲度的检查方法。

【参考答案】

（1）脊柱前后凸：嘱被检查者取立位，侧面观察脊柱各部形态，了解有无前后凸畸形。正常人直立时，脊柱有4个生理弯曲。从侧面观察，颈段稍前凸，胸段稍后凸，腰椎明显前凸，骶椎明显后凸。

（2）脊柱侧弯：嘱被检查者取立位或坐位，从后面观察脊柱有无侧弯。轻度侧弯时，检查者用食、中指或拇指沿脊椎的棘突以适当的压力由上向下划压，致使被压处皮肤出现一条红色压痕，以此痕为标准，观察脊柱有无侧弯（正常人脊柱无侧弯）。

57.（2017、2016、2015）演示膀胱的叩诊方法。

【参考答案】

被检查者多取仰卧位，在耻骨联合上方进行叩诊。膀胱空虚时，因小肠位于耻骨上方遮盖膀胱，故叩诊呈鼓音，叩不出膀胱的轮廓。膀胱充盈时，耻骨上方叩出圆形浊音区。妊娠、卵巢囊肿或子宫肌瘤等，该区叩诊也呈浊音，应予鉴别。腹水时，耻骨上方叩诊可呈浊音区，但此区的弧形上缘凹向脐部，而膀胱胀大的浊音区弧形上缘凸向脐部。排尿或导尿后复查，如浊音区转为鼓音，即提示为尿潴留而致的膀胱胀大。

58.（2016、2014、2013）演示腹壁静脉血流方向的检查方法。

【参考答案】

选择一段没有分支的腹壁静脉，检查者食指和中指并拢压在静脉上，一指固定，另一手指紧压静脉向外滑动，使静脉暂时排空，然后，向外滑动的手指突然放开，根据静脉是否立刻充盈，即可判断出血流方向。

59.（2015、2014、2011、2010）演示跟-膝-胫试验的检查方法。

【参考答案】

检查者嘱被检查者仰卧，上抬一侧下肢，将足跟置于对侧下肢膝盖下端，再沿胫骨前缘向下移动，先睁眼，后闭眼，反复进行，观察被检查者动作是否稳准。

第十篇　西医操作

考点点拨

一、外科手消毒

1. 操作前准备

（1）着装符合手术室管理要求（戴好口罩、帽子）；双手及手臂皮肤无破损，取下手及手腕佩戴的饰品。

（2）修剪指甲，锉平甲缘，清除指甲下可见的污垢。

（3）查看洗手清洁剂、外科手消毒液、无菌小毛巾、感应式水龙头是否在位、能否正常使用。

2. 操作步骤与方法

（1）洗手

1）用流动水冲洗双手、前臂和上臂下1/3。

2）取适量抗菌洗手液（约3ml）涂满双手、前臂、上臂至肘关节以上10cm处，按“七步洗手法”清洗双手、前臂至肘关节以上10cm处。七步洗手法：手掌相对→手掌对手背→双手十指交叉→双手互握→揉搓拇指→指尖→手腕、前臂至肘关节以上10cm处。两侧在同一水平交替上升，不得回搓。

3）用流动水冲洗清洗剂，水从指尖到双手、前臂、上臂，使水从肘下流走，沿一个方向冲洗，不可让水倒流，彻底冲洗干净。

4）再取适量抗菌洗手液（约3ml）揉搓双手，按照“七步洗手法”第2次清洗双手及前臂至肘关节以上10cm。

5）用流动水冲洗清洗剂，水从指尖到双手、前臂、上臂，使水从肘下流走，沿一个方向冲洗，不可让水倒流，彻底冲洗干净。

6）抓取无菌小毛巾中心部位，先擦干双手，然后将无菌小毛巾对折呈三角形，底边置于腕部，直角部位朝向指端，以另一手拉住两侧对角，边转动边顺势向上移动至肘关节以上10cm处，擦干经过部位的水迹，不得回擦；翻转毛巾，用毛巾的另一面以相同方法擦干另一手臂。操作完毕将擦手巾弃于指定容器内。

7）保持手指朝上，将双手悬空举在胸前，自然晾干手及手臂。

（2）手消毒

1）取适量外科手消毒液（约3ml）于一手的掌心，将另一手指尖在消毒液内浸泡约5秒，搓揉双手，然后将消毒液环形涂抹于前臂直至肘上约10cm处，确保覆盖到所有皮肤。

2）以相同方法消毒另一侧手、前臂至肘关节以上10cm处。

3）取外科手消毒液（约3ml），涂抹双手所有皮肤，按“七步洗手法”揉搓双手，直至消毒液干燥。

4）整个涂抹揉搓过程约3分钟。

5）保持手指朝上，将双手悬空举在胸前，待外科手消毒液自行挥发至彻底干燥。

二、戴无菌手套

1. 操作前准备

（1）着装符合手术室及相关操作工作间的管理要求。

（2）戴好口罩、帽子。

（3）按照操作要求已完成外科手消毒。

（4）查看无菌手套类型、号码是否合适、无菌有效期。

2. 操作步骤与方法

（1）选取合适的操作空间，确保戴无菌手套过程中不会因为手套放置不当或空间不足而发生污染事件。

（2）撕开无菌手套外包装，取出内包装平放在操作台上。

（3）一手捏住2只手套翻折部分，提出手套，适当调整使2只手套拇指相对并对齐。

（4）右手（或左手）手指并拢插入对应的手套内，然后适当张开手指伸入对应的指套内，再用戴好手套的右手（或左手）的2～5指插入左手（或右手）手套的翻折部内，用相同的方法将左手（或右手）插入手套内，并使各手指到位。

（5）分别将手套翻折部分翻回盖住手术衣袖口。

（6）在手术或操作开始前，应将双手举于胸前，严禁碰触任何物品而发生污染事件。

三、穿、脱手术衣（助理不考）

1. 操作前准备

（1）基础着装符合手术室及相关操作工作间的管理要求。

（2）戴好帽子、口罩。

（3）按照操作要求已完成外科手消毒。

（4）查看无菌手术衣的类型、号码是否合适、无菌有效期。

2. 操作步骤与方法

（1）从已打开的无菌手术衣包内取出无菌手术衣1件，环视四周，选择较大的空间穿手术衣。

（2）提起手术衣两肩及衣领折叠处，将衣领展开，内面朝向自己，正面向外，轻轻将手术衣抖开。

（3）稍向上掷起手术衣，顺势将两手同时插入对应的衣袖内并尽量向前伸，将两手自袖口伸出。如双手未能完全伸出，可由巡回护士（或助手）在后面拉紧领部衣带将手伸出袖口。

（4）由巡回护士（或助手）在身后系好领部、背部系带。

（5）戴好无菌手套，然后一手提起腰带，传递给巡回护士（或助手），协助将腰带绕过后背至前侧部，并将手术衣的后面衣幅完全包盖住后背部，由本人自行系好腰带。

（6）手术结束，先自行解开腰带，然后由巡回护士（或助手）协助解开领部及背部的系带，用左手抓住手术衣的右肩部自上向下拉下手术衣，使衣袖由里向外翻，以同样的方法拉下左侧衣袖，脱下手术衣，确保手术衣里面外翻。

（7）脱手术衣时要保护手臂及洗手衣裤不被手术衣正面污染，将手术衣内面向外掷于指定的污物袋内。

四、手术区皮肤消毒

1. 操作前准备

（1）做好手术前皮肤准备，不同的手术对患者手术区域皮肤准备的要求不同。一般外科手术，如患者病情允许，要求患者在手术前1天下午洗浴。如皮肤上有较多油脂或胶布粘贴的残迹，先用松节油或75%乙醇擦净，并进行手术区域除毛。

（2）基础着装符合手术室及相关操作工作间的管理要求。

（3）戴好帽子、口罩。

（4）按照操作要求已完成外科手消毒。

（5）核对手术患者信息、手术名称、手术部位及切口要求，确定消毒区域及范围。

（6）准备消毒器具及消毒剂。弯盘、卵圆钳、无菌纱布或无菌大棉球，消毒剂（0.75%聚维酮碘或2.5%碘酊，70%乙醇）。

2. 操作步骤与方法

（1）将无菌纱布或消毒大棉球用消毒剂彻底浸透，用卵圆钳夹住消毒纱布或大棉球，由手术切口中心向四周稍用力涂擦，涂擦某一部位时方向保持一致，严禁做往返涂擦动作。消毒范围应包括手术切口周围半径15cm的区域，并应根据手术可能发生的变化适当扩大范围。

（2）重复涂擦3遍，第2、3遍涂擦的范围均不能超出上一遍的范围。

（3）如为感染伤口或会阴、肛门等污染处手术，则应从外周向感染伤口或会阴、肛门处涂擦。

（4）使用过的消毒纱布或大棉球应按手术室要求处置。

五、穿、脱隔离衣

1. 操作前准备

（1）戴好帽子、口罩。

（2）确定穿、脱隔离衣的区域，防止隔离衣正面（污染面）碰触其他物品。

（3）用眼查看隔离衣的大小是否合适（一次性隔离衣选择合适的号码）。

2. 操作步骤与方法

（1）进入感染区穿、脱隔离衣

1）穿隔离衣：见表10-1。

表10-1　穿隔离衣的操作步骤与方法

	操作步骤与方法
非一次性隔离衣	①戴好帽子及口罩，取下手表，卷袖过肘，洗手。②手持衣领取下隔离衣，清洁面（内侧面）朝向自己；将衣领两端向外平齐对折并对齐肩缝，露出两侧袖子内口。③右手抓住衣领，将左手伸入衣袖内；右手将衣领向上拉，使左手伸出袖口。④换左手抓住衣领，将右手伸入衣袖内；左手将衣领向上拉，使右手伸出袖口。⑤两手持衣领，由领子前正中顺着边缘向后将领子整理好并扣好领扣，然后分别扎好袖口或系好袖口扣子（此时手已污染）。⑥松开收起腰带的活结，将隔离衣一边约在腰下5cm处渐向前拉，直到见边缘后捏住；同法捏住另一侧边缘的相同部位，注意手勿碰触隔离衣的内面。然后双手在背后将边缘对齐，向一侧折叠，将后背完全包裹。一手按住折叠处，另一手将腰带拉至背后压住折叠处，将腰带在背后交叉，绕回到前面系好
一次性隔离衣	①戴好帽子及口罩，取下手表，卷袖过肘，洗手。②打开一次性隔离衣外包装，取出隔离衣。③选择不会碰触周围物品发生污染的较大的空间，将隔离衣完全抖开。④抓住衣领部位分别将手插进两侧衣袖内，露出双手，整理隔离衣后先系好领部系带，然后将隔离衣两侧边襟互相叠压，自上而下分别系好后背的系带。⑤双手拎住两侧腰部系带在后背交叉，绕回到前面系好

2）脱隔离衣：见表10-2。

表10-2 脱隔离衣的操作步骤与方法

	操作步骤与方法
非一次性隔离衣	①解开腰带，在前面打一活结收起腰带。②分别解开两侧袖口，抓起肘部的衣袖将部分袖子向上向内套塞入袖内，暴露出双手及手腕部，然后清洗、消毒双手。③消毒双手后，解开领扣，右手伸入左手腕部的衣袖内，抓住衣袖内面将衣袖拉下；用遮盖着衣袖的左手抓住右手隔离衣袖子的外面，将右侧袖子拉下，使双手从袖管中退出。④用左手自隔离衣内面抓住肩缝处协助将右手退出，再用右手抓住衣领外面，协助将左手退出。⑤左手抓住隔离衣衣领，右手将隔离衣两边对齐，用夹子夹住衣领，挂在衣钩上。⑥若挂在非污染区，隔离衣的清洁面（内面）向外，若挂在污染区，则污染面（正面）朝外
一次性隔离衣	①解开腰带，在前面将腰带打结收起。②抓起肘部的衣袖将部分袖子向上向内套塞入袖内，暴露出双手及手腕部，清洗、消毒双手。③消毒双手后，解开领扣，右手伸入左手腕部的衣袖内，抓住衣袖内面将衣袖拉下；用遮盖着衣袖的左手抓住右手隔离衣袖子的外面，将右侧袖子拉下，使双手从袖管中退出。④用左手自隔离衣内面抓住肩缝处协助将右手退出，再用右手抓住衣领外面，协助将左手退出。⑤脱下隔离衣后将隔离衣污染面（正面）向内折叠打卷后，掷于指定的污物桶内

（2）进入防污染区穿、脱隔离衣

1）穿隔离衣：见表10-3。

表10-3 穿隔离衣的操作步骤与方法

	操作步骤与方法
非一次性隔离衣	①戴好帽子及口罩，取下手表，卷袖过肘，严格清洗、消毒双手。②手持衣领取下隔离衣，内侧面朝向自己，防止外面碰触任何物品造成污染；将衣领两端向外平齐对折并对齐肩缝，露出两侧袖子内口。③右手抓住衣领，将左手伸入衣袖内；右手将衣领向上拉，使左手伸出袖口。④换左手抓住衣领，将右手伸入衣袖内；左手将衣领向上拉，使右手伸出袖口。⑤两手持衣领，由领子前正中顺着边缘向后将领子整理好并扣好领扣。⑥根据需要戴一次性无菌手套，然后分别扎好袖口。⑦松开腰带的活结，将隔离衣一边约在腰下5cm处渐向前拉，直到见边缘后捏住；同法捏住另一侧边缘的相同部位，注意手勿碰触隔离衣的内面及操作者自己的衣服。然后双手在背后将边缘对齐，向一侧折叠，将后背完全包裹。一手按住折叠处，另一手将腰带拉至背后压住折叠处，将腰带在背后交叉，绕回到前面系好
一次性隔离衣	①戴好帽子及口罩，取下手表，卷袖过肘，严格清洗、消毒双手。②助手协助打开一次性隔离衣外包装，取出隔离衣（手不可碰触到外包装袋）。③选择不会碰触周围物品发生污染的较大的空间，将隔离衣完全抖开。④抓住衣领部位分别将手插进两侧衣袖内，露出双手。⑤根据需要戴一次性无菌手套，整理隔离衣后先系好领部系带，然后将隔离衣两侧边襟互相叠压，自上而下分别系好后背的系带。操作过程中严禁手碰触隔离衣内面及操作者自己的衣服。⑥双手拎住两侧腰部系带在后背交叉，绕回到前面系好

2）脱隔离衣：见表10-4。

表10-4 脱隔离衣的操作步骤与方法

	操作步骤与方法
非一次性隔离衣	①解开腰带，在前面打一活结收起腰带。②脱下一次性手套，掷于指定容器内。③分别解开衣领处、后背部系带，抓起衣袖分别将衣袖拉下，然后脱下隔离衣。④左手抓住隔离衣衣领，右手将隔离衣两边对齐内面向外翻折，确保隔离衣清洁面（正面）完全被内面包裹住，防止发生清洁面污染，用夹子夹住衣领，挂在指定的安全位置
一次性隔离衣	①解开腰带，在前面打一活结收起腰带。②脱下一次性手套，掷于指定容器内。③分别解开衣领处、后背部系带，抓起衣袖分别将衣袖拉下，然后脱下隔离衣。④将脱下的隔离衣折叠打卷后，掷于指定的容器内

六、创伤的现场止血法

1. 操作前准备

（1）判断出血的性质

1）动脉性出血：血液颜色鲜红，呈间歇性喷射状，短时间内出血量大。

2）静脉性出血：血液呈暗红色，流出速度较慢，呈持续涌出状，出血速度较缓慢。

3）毛细血管性出血：血液颜色鲜红，创面渗血，可自凝，不易找到出血点。

（2）根据出血的性质及部位选用止血物品，常用弹性止血带、卡扣式弹性止血带、无菌敷料、绷带、三角巾、毛巾等，也可徒手实施指压动脉止血。

（3）应用弹性止血带或卡扣式弹性止血带之前应检查止血带的弹性及抗拉伸性，确保其使用性。

2. 操作步骤与方法 见表10-5。

表10-5 止血法的操作步骤与方法

止血法		操作步骤与方法
指压止血法	头顶部、额部出血	指压颞浅动脉，一手固定伤者头部，另一手拇指在伤侧耳前将颞浅动脉压向下颌关节
	面部出血	指压面动脉，左、右手拇指分别放在两侧下颌角前1cm处的凹陷处，将左、右侧面动脉压向下颌骨，其余4指置于伤者后枕部与拇指形成对应力
指压止血法	前臂出血	指压肱动脉，一手固定伤者患肢，另一手4指并拢置于肱动脉搏动明显处，拇指放于对应部位，将肱动脉压向肱骨
	手部出血	指压桡、尺动脉，双手拇指与食指分别放在伤侧的桡动脉与尺动脉处，分别将桡动脉、尺动脉压向手腕部骨骼
	下肢出血	指压股动脉，将一手尺侧小鱼际置于伤肢股动脉搏动明显处，用力将股动脉压向股骨
	脚部出血	指压胫前、胫后动脉，双手拇指与食指分别放在伤侧脚踝处的胫前动脉与胫后动脉处，分别将胫前动脉、胫后动脉压向脚踝部骨骼
加压包扎止血法		用无菌敷料或洁净的毛巾、手绢、三角巾等覆盖伤口，加压包扎达到止血目的。必要时可将手掌放在敷料上均匀加压
填塞止血法		用无菌敷料或洁净的毛巾填塞在伤口内，然后加压包扎
止血带止血法	弹性止血带止血法	扎止血带之前先抬高患肢以增加静脉回心血量。将三角巾、毛巾或软布等织物包裹在扎止血带部位的皮肤上，扎止血带时左手掌心向上，手背贴紧肢体，止血带一端用虎口夹住，留出长约10cm的一段，右手拉较长的一端，适当拉紧拉长，绕肢体2~3圈，然后用左手的食指和中指夹住止血带末端用力拉下，使之压在缠绕在肢体上的止血带的下面。精确记录扎止血带的时间并标记在垫布上
	卡扣式弹性止血带止血法	扎止血带之前先抬高患肢以增加静脉回心血量。将三角巾、毛巾或软布等织物包裹在扎止血带部位的皮肤上，将卡扣式弹性止血带卡扣打开，捆扎在止血部位后将卡扣卡上，然后拉紧止血带，以出血明显减少或刚好终止出血的松紧度为宜。精确记录扎止血带的时间并标记在垫布上
屈曲加垫止血法		先抬高患肢以增加静脉回心血量。在肘或腘窝处垫以卷紧的棉垫卷或毛巾卷，然后将肘关节或膝关节尽力屈曲，借衬垫物压住动脉以减少或终止出血，并用绷带或三角巾将肢体固定于能有效止血的屈曲位。精确记录止血的时间并标记在垫布上

七、伤口（切口）换药

1. 操作前准备

（1）清洗双手，戴好帽子、口罩。

（2）核对患者信息，复习病历，明确诊断与换药的目的。

（3）与患者进行床边交流，告知操作的目的，取得患者配合。

（4）根据操作目的及前次换药记录准备换药物品，包括一次性无菌换药包1个（内含弯盘2个、垫单1块、镊子2把、纱布及棉球若干、消毒剂等），医用剪刀1把，医用胶带、医用绷带等。如换药伤口或切口面积较大，估计无菌换药包中的纱布、棉球及消毒剂数量不足时，另用无菌换药弯盘取适量干棉球、纱布及消毒剂做补充，严禁中断操作过程进行物品补充。

（5）特殊伤口在不增加患者痛苦的前提下，可事先查验伤口，以便根据需要另备无菌血管钳、无菌手术剪、生理盐水棉球、凡士林纱布及抗生素药物等。

2. 操作步骤与方法

（1）根据病情及换药需要，给患者取恰当的体位，要求使患者舒适不易疲劳，不易发生意外污染事件，伤口暴露充分，采光良好，便于操作者及需要时有助手相助的操作，伤口部位尽量避开患者的视线。

（2）将一次性换药包打开，并将其他换药物品合理地放置在医用推车上，再一次查验物品是否齐全、能用且够用。

（3）操作开始，先用手取下外层敷料（勿用镊子），再用1把镊子取下内层敷料。揭除内层敷料应轻巧，一般应沿伤口长轴方向揭除；若内层敷料粘连在创面上，则不可硬揭，可用生理盐水棉球浸湿后稍等片刻再揭去，以免伤及创面引起出血。

（4）双手执镊，右手镊接触伤口，左手镊子保持无菌，从换药碗中夹取无菌物品传递给右手镊子，两镊不可碰触。

（5）如为无感染伤口，用0.75%聚维酮碘或2.5%碘酊消毒，由伤口中心向外侧消毒伤口及周围皮肤，涂擦时沿切口方向单向涂擦，范围半径距切口3～5cm，连续擦拭2～3遍。如用2.5%碘酊消毒，待碘酊干后再用70%乙醇涂擦2～3遍脱碘。

（6）如为感染伤口，擦拭消毒时应从外周向感染伤口部位处。

（7）伤口分泌物较多且创面较深时，先用干棉球及生理盐水棉球清除分泌物，然后按感染伤口方法消毒。

（8）消毒完毕，一般创面用消毒凡士林纱布覆盖，污染伤口或易出血伤口根据需要放置引流纱条。

（9）用无菌纱布覆盖伤口，覆盖范围应超过伤口边缘3cm，一般8～10层纱布，医用胶带固定，贴胶带的方向应与肢体或躯干长轴垂直。

八、脊柱损伤的现场搬运

1. 操作前准备

（1）简单快速了解受伤的过程，查看现场安全性。

（2）评估伤者生命征。

（3）准备轻便硬质担架、固定带、颈托、头部固定器或三角巾等。

（4）没有专用搬运器材时可就地取材，用木板或门板代替担架，用床单或衣服卷及长条围巾等代替头部固定器。

2. 操作步骤与方法

（1）搬运前的现场急救处理

1）有脊柱受伤部位的疼痛、压痛，或有隆起、畸形等，伤者意识清醒时，询问并诊查疼痛部位，对意识不清的伤者，进行轻柔的脊柱检查，判断可能的损伤部位，以便加强保护。

2）通过观察是四肢瘫还是截瘫，以确定损伤部位是在颈椎还是颈椎以下的脊柱，以决定搬运方法。

3）确定有脊柱损伤后，应进一步判断有无颅脑损伤、内脏损伤及肢体骨折等，如果发现伤处，应进行恰当的现场处理，再行搬运。

4）实施现场处理及搬运过程中，如伤者发生心搏呼吸骤停，应停止搬运并立即实施心肺复苏术。操作时应严密注意对伤处的保护，防止加重损伤引起不良后果。

（2）颈椎损伤的搬运

1）可先用颈托固定颈部。

2）搬运一般需要由3人或4人共同完成，可求助于现场的成年目击者。进行搬运时一人蹲在伤者的头顶侧，负责托下颌和枕部，并沿脊柱纵轴略加牵引力，使颈部保持中立位，与躯干长轴呈一条直线，其他3人分别蹲在伤者的右侧胸部、右侧腰臀部及右下肢旁，由头侧的搬运者发出口令，4人动作协调一致将伤者平直地抬到担架（或木板）上。

3）放置头部固定器将伤者的头颈部与担架固定在一起，或在伤者头及颈部两侧放置沙袋或卷紧的衣服等，然后用三角巾或长条围巾等将伤者头颈部与担架（或木板）捆扎固定在一起，防止在搬运中发生头颈部移动，并保持呼吸道通畅。

（3）胸腰椎损伤的搬运

1）在搬动时，尽可能减少不必要的活动，以免引起或加重脊髓损伤。

2）搬运一般需要由3人或4人共同完成，可求助于现场的成年目击者。进行搬运时一人蹲在伤者的头顶侧，负责托下颌和枕部，并沿脊柱纵轴略加牵引力，使颈部保持中立位，与躯干长轴成一条直线，其他3人分别蹲在伤者的右侧胸部、右侧腰臀部及右下肢旁，由头侧的搬运者发出口令，4人动作协调一致并保持脊柱平直，将伤者平抬平放至硬质担架（或木板）上。

3）分别在胸部、腰部及下肢处用固定带将伤者捆绑在硬质担架（或木板）上，保持脊柱伸直位。

九、长骨骨折现场急救固定

1. 操作前准备

（1）评估伤者生命征，如出现低血压休克、心搏呼吸骤停等危急情况，先予处理。

（2）查明伤情，根据骨折部位的固定需要，准备数量、长度适宜的夹板（木质、塑料等）、棉垫、绷带、三角巾等。

（3）如无专用小夹板，可现场取材，用竹竿、木棍、纸板、雨伞、树枝及衣服、毛巾、围巾等代替。

2. 操作步骤与方法

（1）闭合性骨折

1）固定前将伤肢放到适当的功能位（固定位），一般上肢骨折采用肘关节屈曲位，下肢骨折采用伸直位。

2）固定物与肢体之间要加衬垫（棉垫、毛巾、衣物等），骨突部位加垫棉花或软布类加以保护。

3）其中一个夹板的长度应长及骨折处上下2个关节。见表10-6。

表10-6　不同骨折部位的操作步骤与方法

骨折部位		操作步骤与方法
上臂骨折		伤肢取肘关节屈曲成直角位，长夹板（长及肩关节及肘关节）放在上臂的外侧，短夹板放置在上臂内侧，用绷带分3个部位捆绑固定，然后用一条三角巾将前臂悬吊于胸前，用另一条三角巾将伤肢与胸廓固定在一起。若无可用的夹板，可用三角巾先将伤肢固定于胸廓，然后用另一条三角巾将伤肢悬吊于胸前
前臂骨折		伤肢取肘关节屈曲成直角位，将2块夹板分别置于前臂的屈侧及伸侧面，用绷带分别捆绑固定肘、腕关节，然后用三角巾将肘关节屈曲功能位悬吊于胸前，用另一条三角巾将伤肢固定于胸廓。若无夹板，先用三角巾将伤肢悬吊于胸前，然后用另一条三角巾将伤肢固定于胸廓
大腿骨折	夹板固定法	将伤肢放置为伸直固定位，取长夹板置于伤肢外侧面，夹板长及伤侧腋窝至脚踝，另一夹板放置在伤肢内侧，然后用绷带取大腿上部、膝关节上方、脚踝上方3处捆绑固定，搬运时可用绷带或三角巾将双下肢与担架固定在一起，加强固定作用
	健肢固定法	无长夹板时，在膝、踝关节及两腿之间的空隙处加棉垫或折叠的衣服，用绷带或三角巾将双下肢分别在大腿上部、膝关节上方、脚踝上方3处捆绑在一起
小腿骨折		伤肢取伸直固定位，取2块夹板分别放置在伤肢的内外两侧，夹板长及大腿中部至脚踝部，然后用绷带或三角巾分别在膝关节上方、膝关节下方、脚踝上方3处捆绑固定；亦可用三角巾以相同方法将伤肢与健侧下肢捆绑固定在一起

（2）开放性骨折

1）应先查验伤口情况，去除污染物及异物，有效止血、包扎破损处，再固定骨折肢体。

2）有外露的骨折端等组织时不应还纳，以免将污染物带入深层组织，应用消毒敷料或清洁布类进行严密地保护性包扎。

3）伴有血管损伤者，先行加压包扎止血后再行伤肢临时固定。加压包扎止血无效时，用弹性止血带或三角巾、绷带等代替止血。

十、心肺复苏术

操作步骤与方法

（1）接到呼救信息到达床边（现场），首先判断环境的安全性，住院患者将隔布拉起以保护患者，减少对其他患者的病情影响。

（2）判断患者意识，用双手轻拍患者的肩部，同时对着耳部大声呼叫："醒醒！""喂！你怎么了?"患者无任何反应，确定意识丧失。

（3）快速检查患者的大动脉搏动及呼吸。施救者位于患者右侧，一手食指与中指并拢置于患者甲状软骨旁开2～3cm处的颈总动脉走行部位，稍用力深压判断大动脉搏动，同时将左侧面部贴近患者的口鼻部，感知有无自主呼吸的气息，眼看向患者胸廓，判断是否有呼吸运动。判断用时不超过5秒。并准确记录事件发生时间。

（4）确定患者自主心搏、自主呼吸消失，立即呼救，高声呼叫："来人啊！喊医生！推抢救车！取除颤仪！"

（5）将患者放置为复苏体位，仰卧于硬板床或在普通病床上加复苏垫板，松解患者衣扣及裤带，充分暴露患者前胸部。因床面过高不便于实施操作时，应立即在床旁加用脚踏凳或直接跪在病床上实施急救。

（6）实施胸外心脏按压

1）按压部位：胸骨中下1/3处（少年、儿童及成年男性可直接取两侧乳头连线的中点）。

2）按压方法：左手掌根部放置在按压点上紧贴患者的胸部皮肤，手指翘起脱离患者胸部皮肤。将右手掌跟重叠在左手掌根背部，手指紧扣向左手的掌心部，上半身稍向前倾，双侧肘关节伸直，双肩连线位于患者的正上方，保持前臂与患者胸骨垂直，用上半身的力量垂直向下用力按压，然后放松使胸廓充分弹起。放松时掌根不脱离患者胸部皮肤，按压与放松的时间比为1∶1。

3）按压要求：成人按压时使胸骨下陷5～6cm，按压频率为100～120次/分。连续按压30次后给予2次人工呼吸。有多位施救者分工实施心肺复苏术时，每2分钟或5个周期后，可互换角色，保证按压质量。

（7）检查口腔、清除口腔异物及义齿。用右手拇指及食指捏住患者下颏处向下拉，打开口腔，取出义齿并检查有无口腔异物，如有异物需要清除，轻轻将患者头部转向右侧，用右手拇指压住患者的舌，将左手食指弯曲约90°从左侧口角处插入患者口腔内，将异物抠出，清理完毕轻轻将患者头部转回。

（8）开放气道：应用仰头举颏法或仰头抬颈法（仰头抬颈法禁用于有颈部损伤的患者）打开气道，要求患者耳垂和下颌角连线与地面成90°。见表10-7。

表10-7 开放气道的操作步骤与方法

方 法	操作步骤与方法
仰头举颏法	施救者将左手小鱼际置于患者前额眉弓上方，下压使其头部后仰，另一手食指和中指置于下颏处，将下颏向前上方抬起，协助头部充分后仰，打开气道
仰头抬颈法	施救者右手置于患者颈项部并抬起颈部，左手小鱼际放在前额眉弓上方向下施压，使头部充分后仰，打开气道

（9）实施人工呼吸：见表10-8。

表10-8 实施人工呼吸的操作步骤与方法

方 法	操作步骤与方法
口对口人工呼吸	在患者口部覆盖无菌纱布（施救者戴着一次性口罩时不需要覆盖无菌纱布，可直接吹气），施救者用左手拇指和食指堵住患者鼻孔，右手固定患者下颏，打开患者口腔，施救者张大口将患者口唇严密包裹住，稍缓慢吹气，吹气时用眼的余光观察患者胸廓是否隆起。每次吹气时间不少于1秒，吹气量500～600ml，以胸廓明显起伏为有效。吹气完毕，松开患者鼻孔，使患者的胸廓自然回缩将气体排出，随后立即给予第2次吹气。吹气2次后立即实施下一周期的心脏按压，交替进行。心脏按压与吹气的比例为30∶2
口对鼻人工呼吸	施救者稍用力抬起患者下颏，使口闭合，先深吸一口气，将口罩住患者鼻孔，将气体通过患者鼻腔吹入气道。其余操作同口对口人工呼吸

（10）以心脏按压：人工呼吸为30∶2的比例实施5个周期的操作，总用时不超过2分钟。5个周期操作完成后，立即判断颈动脉搏动及呼吸，评估复苏是否有效。评价心肺复苏成功的指标：①触摸到大动脉搏动。②有自主呼吸。③瞳孔逐渐缩小。④面色、口唇、甲床发绀逐渐褪去。⑤出现四肢不自主活动或意识恢复。

（11）患者大动脉搏动及自主呼吸恢复，整理患者衣服，如患者意识恢复对患者进行语言安慰，开始进行高级复苏环节。

十一、气囊-面罩简易呼吸器的使用

1. 操作前准备　检查气囊-面罩简易呼吸器各装置是否无破损，单向活瓣工作是否正常，管道是否通畅。

2. 操作步骤与方法

（1）简易呼吸器连接氧气，氧流量8～10L/min。

（2）患者取去枕仰卧位，清除口腔分泌物，摘除义齿，头后仰打开气道。

（3）施救者站在患者头顶处或头部一侧，一手托起患者下颌，使患者头后仰以打开气道，将面罩尖端向上罩在患者的口鼻部。

（4）一手以“CE”手法固定面罩（C法——拇指和食指将面罩紧扣于患者口鼻部，固定面罩，保持面罩密闭无漏气。E法——中指、环指和小指放在患者下颌角处，向前上托起下颌，保持气道通畅），另一手用拇指与其余4指的对应力挤压简易呼吸器气囊，每次挤压时间大于1秒，潮气量为8～12ml/kg，成人频率为12～16次/分，按压和放松气囊的时间比为1∶（1.5～2.0）。

十二、导尿术（男、女）（助理不考）

1. 操作前准备

（1）核查患者信息，并进行膀胱叩诊了解尿潴留程度。向患者说明导尿的目的，取得患者的配合。

（2）清洗双手，戴好帽子、口罩。

（3）根据患者性别准备一次性导尿包（内有弯盘2个、治疗碗1个、镊子2把、卵圆钳1把、消毒棉球2袋、液体石蜡棉球1袋、橡胶手套3只、双腔气囊导尿管1根、洞巾1块、垫布1块，10ml一次性注射器1个、纱布2块、尿袋1个、无菌标本试管1个等），并根据导尿的目的准备标本瓶等物品。

2. 操作步骤与方法

（1）男患者导尿术

1）携带导尿物品至患者床旁，告知房间内除患者以外的其他人员暂时离开，关闭门窗，拉上隔帘（或用屏风遮挡）以保护患者隐私。

2）协助患者退下对侧（左侧）裤腿盖在近侧（右侧）腿上，将盖被斜盖在对侧（左侧）腿上以保暖。

3）嘱患者取仰卧位，双腿稍屈膝外展，露出外阴，将尿垫垫于臀下。

4）打开一次性无菌导尿包，将弯盘放于患者两腿之间，取消毒棉球1包倒入弯盘内的右侧，左手戴手套，右手用镊子夹取消毒棉球，依次擦洗阴阜、阴茎、阴囊，左手用纱布裹住阴茎将包皮向后推暴露尿道口，自尿道口向外向后旋转擦拭尿道口、龟头及冠状沟。用过的棉球放在弯盘内左侧，每个棉球只能用1次，第1次消毒完毕，脱下手套放入弯盘内，与治疗碗一并移至床尾。

5）将打开的一次性无菌导尿包移至两腿之间，双手戴好手套，铺洞巾（洞巾的下缘连接导尿包包布形成临时无菌区），将未使用的弯盘放置于会阴部。

6）检查导尿管是否通畅，气囊是否漏气。撕开液体石蜡棉球包，用液体石蜡棉球润滑导尿管前端18～20cm后放于治疗盘内。撕开消毒棉球包，将消毒棉球倒入弯盘内右侧。

7）左手取纱布扶起阴茎使之与腹壁成60°夹角，将包皮后推露出尿道口，进行第2次消毒，由尿道口向外向后旋转擦拭尿道口、龟头及冠状沟，用过的棉球放在弯盘内左侧（禁止与尚未使用的消毒棉球接触），每个棉球只用1次。

8）嘱患者放松并张口呼吸。将导尿管尾端置于治疗盘内，右手持卵圆钳夹住导尿管的前段轻轻插入尿道口后，缓慢向尿道内插入20～22cm，插入过程中注意观察患者的表情，询问有无不适，见尿液流出后再插入1～2cm，然后固定导尿管，将尿液引流入治疗盘内，仔细观察尿液外观，需要时留取尿标本，嘱患者放松。

9）导尿结束，缓慢拔除尿管，用纱布擦净外阴。

10）如需留置导尿管，用注射器向气囊管内注入无菌水约10ml，牵拉一下导尿管观察是否已固定，连接一次性尿袋，尿袋引流管用别针挂于床旁，将尿管标识粘贴在引流管上。

11）撤去导尿用物品，脱下手套后协助患者穿好裤子，盖好被子，告知患者导尿结束，询问患者有无不适、需要及疑问。拉开床间隔帘（或撤去屏风）。

12）妥善处理导尿用物品，记录导尿量、尿液外观特征等，如留有标本及时送检。

（2）女患者导尿术

1）携带导尿物品至患者床旁，告知房间内除患者以外的其他人员暂时离开，关闭门窗，拉上隔帘（或用屏风遮挡）以保护患者隐私。

2）能自理的患者，嘱其清洗外阴，不能完成的患者，协助其清洗外阴。

3）协助患者退下对侧（左侧）裤腿盖在近侧（右侧）腿上，将盖被斜盖在对侧（左侧）腿上以保暖。嘱患者取仰卧位，双腿稍屈膝外展，露出外阴，将尿垫垫于臀下。

4）打开一次性无菌导尿包，将弯盘放于患者两腿之间，取消毒棉球1包倒入弯盘内的右侧，左手戴手套，右手用镊子夹取消毒棉球，进行第1次消毒，消毒顺序是由上至下，由外向内，阴阜→两侧大阴唇→两侧小阴唇→尿道口，最后1个消毒棉球消毒尿道口至肛门。用过的棉球放在弯盘内左侧，每个棉球只能用1次，第1次消毒完毕，脱下手套放入弯盘内，与治疗碗一并移至床尾。

5）将打开的一次性无菌导尿包移至两腿之间，双手戴好手套，铺洞巾（洞巾的下缘连接导尿包包布形成临时无菌区），将未使用的弯盘放置于会阴部。

6）检查导尿管是否通畅，气囊是否漏气。撕开液体石蜡棉球包，用液体石蜡棉球润滑导尿管前端18～20cm后放于治疗盘内。撕开消毒棉球包，将消毒棉球倒入弯盘内右侧。

7）以左手拇、食指分开并固定小阴唇，右手持镊子夹住消毒棉球进行第2次消毒，顺序是尿道口→两侧小阴唇→尿道口，每个部位用1个消毒棉球，每个棉球只用1次。污染物放于床尾弯盘内。

8）嘱患者放松并张口呼吸，左手固定小阴唇，将导尿管尾端置于治疗盘内，右手持卵圆钳夹住导尿管轻轻插入尿道内4～6cm，插进过程中注意观察患者的表情，询问有无不适，见尿液流出后再插入1～2cm，然后固定导尿管，将尿液引流入治疗盘内，仔细观察尿液外观，需要时留取尿标本，嘱患者放松。

9）导尿结束，缓慢拔除尿管，用纱布擦净外阴。

10）如需留置导尿管，用注射器向气囊管内注入无菌水约10ml，并稍用力牵拉导尿管观察是否已固定，连接一次性尿袋，尿袋引流管用别针挂于床旁，将尿管标识粘贴在引流管上。

11）撤去导尿用物品，脱下手套后协助患者穿好裤子，盖好被子，告知患者导尿结束，询问患者有无不适、需要及疑问。拉开床间隔帘（或撤去屏风）。

12）妥善处理导尿用物品，记录导尿量、尿液外观特征等，如留有标本及时送检。

十三、胸膜腔穿刺术（助理不考）

1. 操作前准备

（1）核查患者诊断及病情信息，复习相关辅助检查结果，如胸部X线检查、超声检查等，查看患者最新的血液一般检查、肝功能、出凝血时间等实验室检查报告，明确有无出血倾向及可经血液传播的疾病。

（2）就穿刺术与患者及家属进行交流沟通，取得患者的理解和配合，督促其做好面对操作中可能发生的病情变化的心理准备。

（3）询问患者有无麻醉药过敏史，并签署手术同意书。

（4）物品准备：一次性胸膜腔穿刺包（内有16号或18号带胶皮管的胸膜腔穿刺针、血管钳、无菌纱布、弯盘、洞巾、带7号针头的5ml注射器、50ml注射器、标本试管等），无菌手套，皮肤消毒液，局部麻醉药注射液，可待因片，医用胶带，盛装胸腔积液的容器（1000ml以上容量），弯盘等。

（5）将穿刺用物品置于医用推车上带至操作地点。

（6）事先安排好操作协助者，并进行操作过程及需要其配合完成的动作的沟通，一起到达操作地点。

（7）清洁双手，戴好帽子、口罩。

2. 操作步骤与方法

（1）再次核对患者基本信息及诊断。

（2）根据患者病情及穿刺目的，给患者取恰当的体位并确定、标记穿刺点。

1）胸膜腔穿刺抽气者，患者取仰卧半坐位，穿刺点选择在患侧叩诊为鼓音或听诊呼吸音降低最明显的部位，一般位于患侧锁骨中线第2肋间。

2）胸膜腔穿刺抽液者，一般情况良好者，反向骑跨坐于带靠背的椅子上，上肢屈肘交叉置于椅背，前额伏于前臂上，坐好后询问患者是否舒适，能否坚持此坐姿。病情不允许久坐的患者，取仰卧半卧位，患侧后背稍向前垫高，患侧前臂上举抱于枕部，充分暴露胸部后外侧。胸膜腔穿刺抽液的穿刺点应选择在叩诊为实音或听诊呼吸音降低最明显的部位，一般取肩胛线或腋后线第7～8肋间，腋中线第6～7肋间，腋前线第5肋间。

3）包裹性积液和局限性积气患者，需结合X线或B超定位穿刺点。

4）确定穿刺点后用蘸甲紫的棉签在皮肤上做精确的标记，或用拇指指甲在患者皮肤上稍用力掐压出一个“十”字掐痕。

（3）用无菌医用棉签蘸取消毒液进行穿刺点周围皮肤的常规消毒，由穿刺点向外展开，范围超过穿刺点半径15cm，消毒2～3次，后一次消毒范围应小于前一次范围。戴无菌手套，覆盖消毒洞巾。

（4）让助手打开局部麻醉药安瓿，用5ml注射器抽取麻醉药，在穿刺点的下一肋间上缘倾斜进针穿入皮下，以免损伤肋间血管和神经，少量推注麻醉剂后，将注射针直立，自皮肤至胸膜壁层逐层进行局部浸润麻醉。麻醉过程中边进针边回抽，直至有突破感并能回抽出积液或积气，用无菌纱布压住进针部位拔出注射器，进针深度作为胸腔穿刺针进针深度的参考。

（5）胸穿针连接好胶皮管，用血管钳将胶皮管夹闭。一手食指、中指绷紧并固定住穿刺处皮肤，另一手持胸穿针刺入穿刺点皮下，然后沿肋骨上缘按局部浸润麻醉的路径缓慢进针，当有落空感时提示穿透壁层胸膜进入胸膜腔。

（6）助手将胶皮管末端接排空的50ml注射器，松开夹闭胶皮管的血管钳，开始抽液或抽气。注射器吸满后，先用血管钳夹闭胶皮管，拔出注射器将液体注入留标本试管及备好的容器内（气体则排入大气中），排空注射器后再接上胶皮管松开血管钳继续抽液或抽气。反复操作达到穿刺目的，注意记录抽液量或抽气量。

（7）夹闭乳胶管，用无菌纱布按压住穿刺点拔出穿刺针，压迫穿刺点片刻（1～2分钟）后，用无菌棉签蘸取消毒液进行局部消毒，观察针刺点有无溢液，覆盖无菌纱布，用医用胶带固定。

（8）详细记录抽出液体的量、色泽、混浊度等，并尽快送检标本。

（9）协助患者回到病床，整理好衣服，仰卧位休息，与患者简单交流操作情况，检查血压、脉搏有无明显变化，术后严密观察患者有无气胸、血胸、肺水肿及胸腔感染等并发症。

（10）按要求妥善处理穿刺用物品。

十四、腹腔穿刺术（助理不考）

1. 操作前准备

（1）核查患者诊断及病情信息，复习相关辅助检查结果如腹部 B 超等，查看患者最新的血液一般检查、肝功能、出凝血时间等实验室检查报告，明确有无出血倾向及可经血液传播的疾病。

（2）就穿刺术与患者及家属进行交流沟通，取得患者的理解和配合，督促其做好面对操作中可能发生的病情变化的心理准备。

（3）询问患者有无麻醉药过敏史，并签署手术同意书。

（4）物品准备：一次性腹腔穿刺包（内有无菌手套、洞巾、消毒棉球、无菌纱布、镊子 2 把、带胶皮管腹腔穿刺针、弯盘、带 7 号针头的 5ml 注射器、50ml 注射器、引流袋、无菌标本试管等），无菌医用棉签，无菌手套，皮肤消毒液，局部麻醉药注射液，医用胶带，盛装腹水的容器（1000ml 以上容量），弯盘，血压计，皮尺等。

（5）将穿刺用物品置于医用推车上带至操作地点。

（6）事先安排好操作协助者，并进行操作过程及需要其配合完成的动作的沟通，一起到达操作地点。

（7）清洁双手，戴好帽子、口罩。

2. 操作步骤与方法

（1）再次核对患者基本信息及诊断，视诊、叩诊腹部，用皮尺测量腹围，核实腹水情况。

（2）根据患者病情及穿刺目的，给患者取恰当的体位并确定、标记穿刺点。

1）疑为腹腔内出血或腹水量少，进行诊断性腹腔穿刺时，患者取侧卧位，穿刺点选择在贴近床面侧脐水平线与腋前线或腋中线交点处。

2）抽取腹水缓解腹腔内压力时，患者取仰卧半卧位或平卧位，穿刺点有 2 个：①脐与左髂前上棘连线的中外 1/3 交界处，此处穿刺可避免损伤腹壁下动脉及肠管（放腹水时首选用左侧）。②下腹部正中线上脐与耻骨联合上缘连线中点的上 1cm，偏左或偏右 1.0～1.5cm 处，此处穿刺较安全。

（3）用无菌医用棉签蘸取皮肤消毒液（聚维酮碘等），在穿刺部位自内向外进行画圈式皮肤消毒，消毒范围直径约 15cm，待消毒液晾干后，再重复消毒 1 次，第 2 次消毒范围应略小于第 1 次。查看局部麻醉药名称及剂量。

（4）打开一次性腹腔穿刺包，戴无菌手套，检查一次性腹腔穿刺包内物品是否齐全。

（5）铺无菌洞巾，助手打开局部麻醉药安瓿，操作者用 5ml 注射器抽取，一手拇指与食指绷紧穿刺点皮肤，另一手持针斜行刺进穿刺点皮下，注射麻醉药形成小皮丘后，自皮肤至腹膜壁层逐层注射麻醉。每次注药前应回抽观察有无血液、腹水抽出。

（6）检查穿刺针，夹闭穿刺针连接的胶皮管，操作者用左手拇指与食指固定穿刺部位皮肤，右手持腹腔穿刺针在麻醉处先稍倾斜刺进皮下然后垂直刺入腹壁，待有明显抵抗感时，提示针尖已穿过腹膜壁层。助手戴手套后，用消毒血管钳在皮肤接近进针处协助固定穿刺针，操作者用 50ml 注射器连接胶皮管抽取腹水，并留样送检。

（7）诊断性穿刺时，可直接用 20ml 或 50ml 注射器及适当长度针头直接进行穿刺。大量放液时，每次应夹闭胶皮管后再拔出注射器排放腹水，注意抽取腹水的速度不宜过快，将腹水注入备好的容器中计量并根据需要送实验室检查。

（8）抽液完毕，用无菌纱布压住穿刺部位拔出穿刺针，穿刺点用消毒棉球擦拭后，覆盖无菌纱布，稍用力压迫穿刺部位数分钟，用医用胶带固定。

（9）操作结束后协助患者平卧位休息，测量腹围、脉搏、血压，检查腹部体征。简单与患者沟通操作情况，嘱患者卧床休息，如有不适及时呼叫医护人员。

（10）详细记录穿刺操作过程及腹水性状、抽取腹水量等。

经典试题

1.（2023、2022）演示从污染区回非污染区脱隔离衣的操作方法。

【参考答案】

（1）非一次性隔离衣：①解开腰带，在前面打一活结收起腰带。②脱下一次性手套，掷于指定容器内。③分别解开衣领处、后背部系带，抓起衣袖分别将衣袖拉下，然后脱下隔离衣。④左手抓住隔离衣衣领，右手将隔离衣两边对齐内面向外翻折，确保隔离衣清洁面（正面）完全被内面包裹住，防止发生清洁面污染，用夹子夹住衣领，挂在指定的安全位置。

（2）一次性隔离衣：①解开腰带，在前面打一活结收起腰带。②脱下一次性手套，掷于指定容器内。③分别解开衣领处、后背部系带，抓起衣袖分别将衣袖拉下，然后脱下隔离衣。④将脱下的隔离衣折叠打卷后，掷于指定的容器内。

2.（2023、2022、2021、2020）演示女患者导尿术的操作方法。

【参考答案】

（1）操作前准备：核查患者信息，进行膀胱叩诊了解尿潴留程度，说明目的，取得配合；清洗双手，戴好帽子、口罩；根据性别准备一次性导尿包，并根据导尿目的准备标本瓶等。

（2）操作步骤与方法：①携带导尿物品至患者床旁，告知房间内除患者以外的其他人员暂时离开，关闭门窗，拉上隔帘（或用屏风遮挡）以保护患者隐私。②能自理的患者，嘱其清洗外阴，不能完成的患者，协助其清洗外阴。③协助患者退下对侧（左侧）裤腿盖在近侧（右侧）腿上，将盖被斜盖在对侧（左侧）腿上以保暖。嘱患者取仰卧位，双腿稍屈膝外展，露出外阴，将尿垫垫于臀下。④打开一次性无菌导尿包，将弯盘放于患者两腿之间，取消毒棉球1包倒入弯盘内的右侧，左手戴手套，右手用镊子夹取消毒棉球，进行第1次消毒，消毒顺序是由上至下，由外向内，阴阜→两侧大阴唇→两侧小阴唇→尿道口，最后1个消毒棉球消毒尿道口至肛门。用过的棉球放在弯盘内左侧，每个棉球只能用1次，第1次消毒完毕，脱下手套放入弯盘内，与治疗碗一并移至床尾。⑤将打开的一次性无菌导尿包移至两腿之间，双手戴好手套，铺洞巾（洞巾的下缘连接导尿包包布形成临时无菌区），将未使用的弯盘放置于会阴部。⑥检查导尿管是否通畅，气囊是否漏气。撕开液体石蜡棉球包，用液体石蜡棉球润滑导尿管前端18～20cm后放于治疗盘内。撕开消毒棉球包，将消毒棉球倒入弯盘内右侧。⑦以左手拇、食指分开并固定小阴唇，右手持镊子夹住消毒棉球进行第2次消毒，顺序是尿道口→两侧小阴唇→尿道口，每个部位用1个消毒棉球，每个棉球只用1次。污染物放于床尾弯盘内。⑧嘱患者放松并张口呼吸，左手固定小阴唇，将导尿管尾端置于治疗盘内，右手持卵圆钳夹住导尿管轻轻插入尿道内4～6cm，插进过程中注意观察患者的表情，询问有无不适，见尿液流出后再插入1～2cm，然后固定导尿管，将尿液引流入治疗盘内，仔细观察尿液外观，需要时留取尿标本，嘱患者放松。⑨导尿结束，缓慢拔除尿管，用纱布擦净外阴。⑩如需留置导尿管，用注射器向气囊管内注入无菌水约10ml，并稍用力牵拉导尿管观察是否已固定，连接一次性尿袋，尿袋引流管用别针挂于床旁，将尿管标识粘贴在引流管上。⑪撤去导尿用物品，脱下手套后协助患者穿好裤子，盖好被子，告知患者导尿结束，询问患者有无不适、需要及疑问。拉开床间隔帘（或撤去屏风）。⑫妥善处理导尿用物品，记录导尿量、尿液外观特征等，如留有标本及时送检。

3.（2023、2022、2021、2020、2019、2018、2017、2016、2015、2014）演示外科洗手法的操作方法。

【参考答案】

（1）操作前准备：着装符合要求（戴好口罩、帽子）；双手及手臂无破损，取下饰品；修剪指甲；查看洗手清洁剂能否正常使用。

（2）操作步骤与方法：①用流动水冲洗双手、前臂和上臂下1/3。②取适量抗菌洗手液（约3ml）涂满双手、前臂、上臂至肘关节以上10cm处，按“七步洗手法”清洗双手、前臂至肘关节以上10cm处。七步洗手法：手掌相对→手掌对手背→双手十指交叉→双手互握→揉搓拇指→指尖→手腕、前臂至肘关节以上10cm处。两侧在同一水平交替上升，不得回搓。③用流动水冲洗清洗剂，水从指尖到双手、前臂、上臂，使水从肘下流走，沿一个方向冲洗，不可让水倒流，彻底冲洗干净。④再取适量抗菌洗手液（约3ml）揉搓双手，按照“七步洗手法”第2次清洗双手及前臂至肘关节以上10cm。⑤用流动水冲洗清洗剂，水从指尖到双手、前臂、上臂，使水从肘下流走，沿一个方向冲洗，不可让水倒流，彻底冲洗干净。⑥抓取无菌小毛巾中心部位，先擦干双手，然后将无菌小毛巾对折呈三角形，底边置于腕部，直角部位朝向指端，以另一手拉住两侧对角，边转动边顺势向上移动至肘关节以上10cm处，擦干经过部位的水迹，不得回擦；翻转毛巾，用毛巾的另一面以相同方法擦干另一手臂。操作完毕将擦手巾弃于指定容器内。⑦保持手指朝上，将双手悬空举在胸前，自然晾干手及手臂。

4.（2023、2022、2021、2020、2019、2018、2017、2016、2015、2014、2013、2012、2011、2010）演示进入感染区脱隔离衣的操作方法。

【参考答案】

（1）非一次性隔离衣：①解开腰带，在前面打一活结收起腰带。②分别解开两侧袖口，抓起肘部的衣袖将部分袖子向上向内套塞入袖内，暴露出双手及手腕部，然后清洗、消毒双手。③消毒双手后，解开领扣，右手伸入左手腕部的衣袖内，抓住衣袖内面将衣袖拉下；用遮盖着衣袖的左手抓住右手隔离衣袖子的外面，将右侧袖子拉下，使双手从袖管中退出。④用左手自隔离衣内面抓住肩缝处协助将右手退出，再用右手抓住衣领外面，协助将左手退出。⑤左手抓住隔离衣衣领，右手将隔离衣两边对齐，用夹子夹住衣领，挂在衣钩上。⑥若挂在非污染区，隔离衣的清洁面（内面）向外，若挂在污染区，则污染面（正面）朝外。

（2）一次性隔离衣：①解开腰带，在前面将腰带打结收起。②抓起肘部的衣袖将部分袖子向上向内套塞入袖内，暴露出双手及手腕部，清洗、消毒双手。③消毒双手后，解开领扣，右手伸入左手腕部的衣袖内，抓住衣袖内面将衣袖拉下；用遮盖着衣袖的左手抓住右手隔离衣袖子的外面，将右侧袖子拉下，使双手从袖管中退出。④用左手自隔离衣内面抓住肩缝处协助将右手退出，再用右手抓住衣领外面，协助将左手退出。⑤脱下隔离衣后将隔离衣污染面（正面）向内折叠打卷后，掷于指定的污物桶内。

5.（2023、2022、2021、2020、2019、2018、2017、2016）演示气囊-面罩简易呼吸器的使用方法。

【参考答案】

（1）操作前准备：检查气囊-面罩简易呼吸器各装置是否无破损，单向活瓣工作是否正常，管道是否通畅。

（2）操作步骤与方法：①简易呼吸器连接氧气，氧流量 8～10L/min。②患者取去枕仰卧位，清除口腔分泌物，摘除义齿，头后仰打开气道。③施救者站在患者头顶处或头部一侧，一手托起患者下颌，使患者头后仰以打开气道，将面罩尖端向上罩在患者的口鼻部。④一手以“CE”手法固定面罩（C 法——拇指和食指将面罩紧扣于患者口鼻部，固定面罩，保持面罩密闭无漏气。E 法——中指、环指和小指放在患者下颌角处，向前上托起下颌，保持气道通畅），另一手用拇指与其余 4 指的对应力挤压简易呼吸器气囊，每次挤压时间大于 1 秒，潮气量为 8～12ml/kg，成人频率为 12～16 次/分，按压和放松气囊的时间比为 1：（1.5～2.0）。

6.（2023、2022、2021、2020、2019、2018、2017）演示穿手术衣的操作方法。

【参考答案】

（1）操作前准备：基础着装符合要求；戴好帽子、口罩；完成外科手消毒；查看无菌手术衣的类型、号码是否合适、无菌有效期。

（2）操作步骤与方法：①从已打开的无菌手术衣包内取出无菌手术衣 1 件，环视四周，选择较大的空间穿手术衣。②提起手术衣两肩及衣领折叠处，将衣领展开，内面朝向自己，正面向外，轻轻将手术衣抖开。③稍向上掷起手术衣，顺势将两手同时插入对应的衣袖内并尽量向前伸，将两手自袖口伸出。如双手未能完全伸出，可由巡回护士（或助手）在后面拉紧领部衣带将手伸出袖口。④由巡回护士（或助手）在身后系好领部、背部系带。⑤戴好无菌手套，然后一手提起腰带，传递给巡回护士（或助手），协助将腰带绕过后背至前侧部，并将手术衣的后面衣幅完全包盖住后背部，由本人自行系好腰带。

7.（2023、2022、2021、2020、2019、2018、2017、2015、2013、2012、2011、2010）演示戴无菌手套的操作方法。

【参考答案】

（1）操作前准备：着装符合要求；戴好口罩、帽子；完成外科手消毒；查看无菌手套类型、号码是否合适、无菌有效期。

（2）操作步骤与方法：①选取合适的操作空间，确保戴无菌手套过程中不会因为手套放置不当或空间不足而发生污染事件。②撕开无菌手套外包装，取出内包装平放在操作台上。③一手捏住 2 只手套翻折部分，提出手套，适当调整使 2 只手套拇指相对并对齐。④右手（或左手）手指并拢插入对应的手套内，然后适当张开手指伸入对应的指套内，再用戴好手套的右手（或左手）的 2～5 指插入左手（或右手）手套的翻折部内，用相同的方法将左手（或右手）插入手套内，并使各手指到位。⑤分别将手套翻折部分翻回盖住手术衣袖口。⑥在手术或操作开始前，应将双手举于胸前，严禁碰触任何物品而发生污染事件。

8.（2023、2022、2021、2020、2019、2018、2017、2016）演示胸腰椎损伤的搬运方法。

【参考答案】

（1）操作前准备：了解受伤过程，查看现场安全性；评估伤者生命征；准备担架、固定带、颈托等；没有专用搬运器材时可就地取材。

（2）操作步骤与方法

1）搬运前的现场急救处理：①确定有胸腰椎损伤后，应进一步判断有无颅脑损伤、内脏损伤及肢体骨折等，如果发现伤处，应进行恰当的现场处理，再行搬运。②实施现场处理及搬运过程中，如伤者发生心搏呼吸骤停，应停止搬运并立即实施心肺复苏术。

2）胸腰椎损伤的搬运：①在搬动时，尽可能减少不必要的活动，以免引起或加重脊髓损伤。②搬运一般需要由3人或4人共同完成，可求助于现场的成年目击者。进行搬运时一人蹲在伤者的头顶侧，负责托下颌和枕部，并沿脊柱纵轴略加牵引力，使颈部保持中立位，与躯干长轴成一条直线，其他3人分别蹲在伤者的右侧胸部、右侧腰臀部及右下肢旁，由头侧的搬运者发出口令，4人动作协调一致并保持脊柱平直，将伤者平抬平放至硬质担架（或木板）上。③分别在胸部、腰部及下肢处用固定带将伤者捆绑在硬质担架（或木板）上，保持脊柱伸直位。

9.（2023、2022、2021、2020、2019、2018、2017、2016、2015、2014、2013、2012、2011、2010）演示心肺复苏胸外按压的操作方法。

【参考答案】

①按压部位：胸骨中下1/3处（少年、儿童及成年男性可直接取两侧乳头连线的中点）。②按压方法：左手掌根部放置在按压点上紧贴患者的胸部皮肤，手指翘起脱离患者胸部皮肤。将右手掌跟重叠在左手掌根背部，手指紧扣向左手的掌心部，上半身稍向前倾，双侧肘关节伸直，双肩连线位于患者的正上方，保持前臂与患者胸骨垂直，用上半身的力量垂直向下用力按压，然后放松使胸廓充分弹起。放松时掌根不脱离患者胸部皮肤，按压与放松的时间比为1∶1。③按压要求：成人按压时使胸骨下陷5～6cm，按压频率为100～120次/分。连续按压30次后给予2次人工呼吸。有多位施救者分工实施心肺复苏术时，每2分钟或5个周期后，可互换角色，保证按压质量。

10.（2023、2022、2021、2020、2019、2016、2015、2014、2013、2012、2011）演示伤口（切口）换药的操作方法。

【参考答案】

（1）操作前准备：清洗双手，戴好帽子、口罩；核对患者信息等；告知操作目的，取得配合；准备换药物品；特殊伤口可事先查验伤口。

（2）操作步骤与方法：①根据病情及换药需要，给患者取恰当的体位，要求使患者舒适不易疲劳，不易发生意外污染事件，伤口暴露充分，采光良好，便于操作者及需要时有助手相助的操作，伤口部位尽量避开患者的视线。②将一次性换药包打开，并将其他换药物品合理地放置在医用推车上，再一次查验物品是否齐全、能用且够用。③操作开始，先用手取下外层敷料（勿用镊子），再用1把镊子取下内层敷料。揭除内层敷料应轻巧，一般应沿伤口长轴方向揭除；若内层敷料粘连在创面上，则不可硬揭，可用生理盐水棉球浸湿后稍等片刻再揭去，以免伤及创面引起出血。④双手执镊，右手镊接触伤口，左手镊子保持无菌，从换药碗中夹取无菌物品传递给右手镊子，两镊不可碰触。⑤如为无感染伤口，用0.75%聚维酮碘或2.5%碘酊消毒，由伤口中心向外侧消毒伤口及周围皮肤，涂擦时沿切口方向单向涂擦，范围半径距切口3～5cm，连续擦拭2～3遍。如用2.5%碘酊消毒，待碘酊干后再用70%乙醇涂擦2～3遍脱碘。⑥如为感染伤口，擦拭消毒时应从外周向感染伤口部位处。⑦伤口分泌物较多且创面较深时，先用干棉球及生理盐水棉球清除分泌物，然后按感染伤口方法消毒。⑧消毒完毕，一般创面用消毒凡士林纱布覆盖，污染伤口或易出血伤口根据需要放置引流纱条。⑨用无菌纱布覆盖伤口，覆盖范围应超过伤口边缘3cm，一般8～10层纱布，医用胶带固定，贴胶带的方向应与肢体或躯干长轴垂直。

11.（2023、2015）演示加压包扎止血法的操作方法。

【参考答案】

（1）操作前准备：判断出血的性质（动脉性、静脉性、毛细血管性出血）；根据出血的性质及部位选用止血物品。

（2）操作步骤与方法：用无菌敷料或洁净的毛巾、手绢、三角巾等覆盖伤口，加压包扎达到止血目的。必要时可将手掌放在敷料上均匀加压。

12.（2022、2021、2020、2019、2018）演示上臂闭合性骨折的固定方法。

【参考答案】

（1）操作前准备：评估伤者生命征；查明伤情，根据需要准备夹板、棉垫、绷带、三角巾等；如无专用小夹板，可现场取材。

（2）操作步骤与方法：伤肢取肘关节屈曲成直角位，长夹板（长及肩关节及肘关节）放在上臂的外侧，短夹板放置在上臂内侧，用绷带分3个部位捆绑固定，然后用一条三角巾将前臂悬吊于胸前，用另一条三角巾将伤肢与胸廓固定在一起。若无可用的夹板，可用三角巾先将伤肢固定于胸廓，然后用另一条三角巾将伤肢悬吊于胸前。

13.（2022、2021、2020、2019、2018、2017、2016、2013、2012、2011、2010）演示腹部手术区皮肤消毒的操作方法。

【参考答案】

（1）操作前准备：做好手术前皮肤准备；基础

着装符合要求；戴好帽子、口罩；完成外科手消毒；核对患者信息等；准备消毒器具及消毒剂。

（2）操作步骤与方法：①将无菌纱布或消毒大棉球用消毒剂彻底浸透，用卵圆钳夹住消毒纱布或大棉球，由腹部手术切口中心向四周稍用力涂擦，涂擦某一部位时方向保持一致，严禁做往返涂擦动作。消毒范围应包括手术切口周围半径15cm的区域，并应根据手术可能发生的变化适当扩大范围。②重复涂擦3遍，第2、3遍涂擦的范围均不能超出上一遍的范围。③如为感染伤口，则应从外周向感染伤口处涂擦。④使用过的消毒纱布或大棉球应按手术室要求处置。

14.（2022、2021、2019、2018、2017、2016、2015、2014、2013）演示前臂屈曲加垫止血法的操作方法。

【参考答案】

（1）操作前准备：判断出血的性质（动脉性、静脉性、毛细血管性出血）；根据出血的性质及部位选用止血物品。

（2）操作步骤与方法：先抬高患肢以增加静脉回心血量。在肘或腘窝处垫以卷紧的棉垫卷或毛巾卷，然后将肘关节或膝关节尽力屈曲，借衬垫物压住动脉以减少或终止出血，并用绷带或三角巾将肢体固定于能有效止血的屈曲位。精确记录止血的时间并标记在垫布上。

15.（2022、2019、2018）演示前臂闭合性骨折的固定方法。

【参考答案】

（1）操作前准备：评估伤者生命征；查明伤情，根据需要准备夹板、棉垫、绷带、三角巾等；如无专用小夹板，可现场取材。

（2）操作步骤与方法：伤肢取肘关节屈曲成直角位，将2块夹板分别置于前臂的屈侧及伸侧面，用绷带分别捆绑固定肘、腕关节，然后用三角巾将肘关节屈曲功能位悬吊于胸前，用另一条三角巾将伤肢固定于胸廓。若无夹板，先用三角巾将伤肢悬吊于胸前，然后用另一条三角巾将伤肢固定于胸廓。

16.（2022、2019、2018、2017、2016）演示颈椎损伤的搬运方法。

【参考答案】

（1）操作前准备：了解受伤过程，查看现场安全性；评估伤者生命征；准备担架、固定带、颈托等；没有专用搬运器材时可就地取材。

（2）操作步骤与方法

1）搬运前的现场急救处理：①确定有颈椎损伤后，应进一步判断有无颅脑损伤、内脏损伤及肢体骨折等，如果发现伤处，应进行恰当的现场处理，再行搬运。②实施现场处理及搬运过程中，如伤者发生心搏呼吸骤停，应停止搬运并立即实施心肺复苏术。

2）颈椎损伤的搬运：①可先用颈托固定颈部。②搬运一般需要由3人或4人共同完成，可求助于现场的成年目击者。进行搬运时一人蹲在伤者的头顶侧，负责托下颌和枕部，并沿脊柱纵轴略加牵引力，使颈部保持中立位，与躯干长轴成一条直线，其他3人分别蹲在伤者的右侧胸部、右侧腰臀部及右下肢旁，由头侧的搬运者发出口令，4人动作协调一致将伤者平直地抬到担架（或木板）上。③放置头部固定器将伤者的头颈部与担架固定在一起，或在伤者头及颈部两侧放置沙袋或卷紧的衣服等，然后用三角巾或长条围巾等将伤者头颈部与担架（或木板）捆扎固定在一起，防止在搬运中发生头颈部移动，并保持呼吸道通畅。

17.（2021）演示穿一次性隔离衣的操作方法。

【参考答案】

（1）操作前准备：戴好帽子、口罩。确定穿、脱隔离衣的区域，防止隔离衣正面（污染面）碰触其他物品。用眼查看隔离衣的大小是否合适（一次性隔离衣选择合适的号码）。

（2）操作步骤与方法：①戴好帽子及口罩，取下手表，卷袖过肘，洗手。②打开一次性隔离衣外包装，取出隔离衣。③选择不会碰触周围物品发生污染的较大的空间，将隔离衣完全抖开。④抓住衣领部位分别将手插进两侧衣袖内，露出双手，整理隔离衣后先系好领部系带，然后将隔离衣两侧边襟互相叠压，自上而下分别系好后背的系带。⑤双手拎住两侧腰部系带在后背交叉，绕回到前面系好。

18.（2020、2019、2018、2016、2015、2014）演示口对口人工呼吸的操作方法。

【参考答案】

在患者口部覆盖无菌纱布（施救者戴着一次性口罩时不需要覆盖无菌纱布，可直接吹气），施救者用左手拇指和食指堵住患者鼻孔，右手固定患者下颏，打开患者口腔，施救者张大口将患者口唇严密包裹住，稍缓慢吹气，吹气时用眼的余光观察患者胸廓是否隆起。每次吹气时间不少于1秒，吹气量500～600ml，以胸廓明显起伏为有效。吹气完毕，松开患者鼻孔，使患者的胸廓自然回缩将气体排出，随后立即给予第2次吹气。吹气2次后立即实施下一周期的心脏按压，交替进行。心脏按压与吹气的比例为30∶2。

19.（2019、2018）演示股骨闭合性骨折的固定方法。

【参考答案】

（1）操作前准备：评估伤者生命征；查明伤情，根据需要准备夹板、棉垫、绷带、三角巾等；如无专用小夹板，可现场取材。

（2）操作步骤与方法：①夹板固定法：将伤肢放置为伸直固定位，取长夹板置于伤肢外侧面，夹板长及伤侧腋窝至脚踝，另一夹板放置在伤肢内侧，然后用绷带取大腿上部、膝关节上方、脚踝上方3处捆绑固定，搬运时可用绷带或三角巾将双下肢与担架固定在一起，加强固定作用。②健肢固定法：无长夹板时，在膝、踝关节及两腿之间的空隙处加棉垫或折叠的衣服，用绷带或三角巾将双下肢分别在大腿上部、膝关节上方、脚踝上方3处捆绑在一起。

20.（2018、2014、2013、2012、2011、2010）演示颈椎无损伤开放气道的操作方法。

【参考答案】

①仰头举颏法：施救者将左手小鱼际置于患者前额眉弓上方，下压使其头部后仰，另一手食指和中指置于下颏处，将下颏向前上方抬起，协助头部充分后仰，打开气道。②仰头抬颈法：施救者右手置于患者颈项部并抬起颈部，左手小鱼际放在前额眉弓上方向下施压，使头部充分后仰，打开气道。

21.（2018、2013）演示颈椎损伤后开放气道的操作方法。

【参考答案】

仰头举颏法：施救者将左手小鱼际置于患者前额眉弓上方，下压使其头部后仰，另一手食指和中指置于下颏处，将下颏向前上方抬起，协助头部充分后仰，打开气道。

22.（2016、2015、2014、2013、2011、2010）演示弹性止血带止血法的操作方法。

【参考答案】

（1）操作前准备：判断出血的性质（动脉性、静脉性、毛细血管性出血）；根据出血的性质及部位选用止血物品；应用止血带前应检查弹性及抗拉伸性。

（2）操作步骤与方法：扎止血带之前先抬高患肢以增加静脉回心血量。将三角巾、毛巾或软布等织物包裹在扎止血带部位的皮肤上，扎止血带时左手掌心向上，手背贴紧肢体，止血带一端用虎口夹住，留出长约10cm的一段，右手拉较长的一端，适当拉紧拉长，绕肢体2～3圈，然后用左手的食指和中指夹住止血带末端用力拉下，使之压在缠绕在肢体上的止血带的下面。精确记录扎止血带的时间并标记在垫布上。

第十一篇　西医临床答辩（含辅助检查结果判读分析）

第一节　西医临床答辩

考点点拨

一、呼吸系统疾病

呼吸系统疾病的临床答辩要点，见表 11-1。

表 11-1　呼吸系统疾病的临床答辩要点

病　名		临床表现	防治措施
急性上呼吸道感染		普通感冒、急性病毒性咽喉炎、急性疱疹性咽峡炎、急性咽结膜炎、急性扁桃体炎	一般治疗、对症治疗、应用抗生素等
慢性支气管炎		咳嗽一般晨间为主，睡眠时有阵咳或排痰。痰一般呈白色黏痰或浆液泡沫痰，偶可带血	急性加重期：控制感染、镇咳祛痰、平喘 缓解期：戒烟、增强体质等
慢性阻塞性肺疾病（COPD）		慢性咳嗽、咳痰、气短及呼吸困难、喘息和胸闷。桶状胸，双肺语颤减弱，叩诊呈过清音，呼吸音减弱，呼气延长，部分可闻及湿啰音和/或散在的干啰音	急性加重期：控制感染、扩张支气管、控制性氧疗、应用糖皮质激素等 稳定期：健康教育与管理，应用支气管扩张药、糖皮质激素、祛痰药，长期家庭氧疗，康复治疗
慢性肺源性心脏病（慢性肺心病）		肺、心功能代偿期（缓解期）：原发病表现伴肺动脉高压和右心室肥大体征 肺、心功能失代偿期（急性加重期）：上述症状加重，呼吸衰竭、心力衰竭	急性加重期：控制感染；改善呼吸功能，纠正呼吸衰竭；控制心力衰竭；控制心律失常；应用糖皮质激素；抗凝；处理并发症 缓解期：呼吸生理治疗，增强机体免疫力和长期家庭氧疗
支气管哮喘		反复发作喘息、气急、胸闷或咳嗽，发作时在双肺可闻及散在或弥漫性、以呼气相为主的哮鸣音，呼气相延长	脱离变应原环境、药物治疗（β_2 受体激动药、茶碱类、抗胆碱药、糖皮质激素、白三烯调节剂等）
肺炎	肺炎链球菌肺炎	刺激性干咳，铁锈色痰。有肺实变体征，包括患侧呼吸运动减弱、触觉语颤增强、叩诊呈浊音、听诊呼吸音减低或消失，并可出现支气管呼吸音	一般治疗、对症治疗、抗菌药物治疗（首选青霉素 G）、感染性休克的处理
	支原体肺炎	乏力、咽痛、头痛、咳嗽（多为阵发性刺激性呛咳）、发热、皮炎（斑丘疹和多形红斑），查体可见咽部充血等	多数可自愈。抗感染治疗首选大环内酯类抗菌药（红霉素等）
肺结核		长期午后低热、盗汗、乏力、全身不适，伴食欲减退、消瘦。体征见慢性病容，营养不良与消瘦等	常用抗结核药：一线杀菌剂（异烟肼、利福平等）；二线抑菌剂（乙胺丁醇、对氨基水杨酸钠等）、化疗、对症治疗
原发性支气管肺癌		刺激性咳嗽、痰中带血、四肢关节疼痛及杵状指（趾）等	手术、化疗、靶向治疗、放射治疗、生物反应调节剂、介入治疗
慢性呼吸衰竭		原发病表现、缺氧表现和二氧化碳潴留表现	保持气道通畅、氧疗、增加通气量、纠正酸碱失衡和电解质紊乱、防治感染、治疗并发症

（一）急性上呼吸道感染

1. 概述　急性上呼吸道感染约80%由病毒引起，常用的致病病毒包括鼻病毒、冠状病毒、腺病毒等。少数患者由细菌致病，常见的细菌有流感嗜血杆菌、肺炎链球菌、葡萄球菌等。

2. 临床诊断

（1）诊断要点

1）主要诊断依据来自症状与体征，结合血液一般检查结果即可作出诊断。

2）有咳嗽症状的患者应进行胸部X线检查排除下呼吸道感染。

3）一般无须进行病因学诊断，需要时可通过病毒分离、病毒血清学检查或细菌培养，确定病原体。

（2）主要鉴别诊断

1）流行性感冒：病原体为流感病毒，可呈散发或小规模流行；早期出现发热、咽痛等症状与上呼吸道感染相似，但鼻咽部症状较轻而全身症状重，多有高热、全身肌肉酸痛等；免疫荧光学检查或快速血清PCR检查，最有助于鉴别诊断。

2）急性气管-支气管炎：咳嗽、咳痰症状突出，而鼻咽部多症状较轻；肺部听诊多有呼吸音异常，伴有外周血白细胞增多；胸部X线的相应改变最有助于鉴别诊断。

3. 防治措施

（1）一般治疗：注意休息，多饮水，进食易消化的清淡饮食，保持室内空气流通。发热明显的患者应卧床休息，吸烟的患者应戒烟。

（2）对症治疗：鼻咽部症状严重的患者可应用伪麻黄碱，中等程度以上发热的患者应给予解热镇痛药，大量出汗者注意补充水、电解质。

（3）抗生素治疗：有免疫功能缺陷者，常用利巴韦林、奥司他韦等。普通感冒伴有外周血白细胞增多等细菌感染证据者，可考虑使用青霉素类、头孢菌素类或大环内酯类抗生素。

（二）慢性支气管炎

1. 概述　病因尚不完全清楚。病理改变主要累及支气管黏膜，病情继续发展炎症由支气管壁向其周围组织扩散，最终可发展成为阻塞性肺疾病。

2. 临床诊断

（1）诊断依据：依据咳嗽、咳痰，或伴有喘息，每年发病持续超过3个月，连续2年或2年以上，咳、痰、喘具有慢性支气管炎的临床特点，并排除其他慢性气道疾病，即可诊断。

慢性支气管炎的主要临床特点是缓慢起病，病程长，反复急性发作而病情加重。咳嗽一般晨间为主，睡眠时有阵咳或排痰。痰一般呈白色黏痰或浆液泡沫痰，偶可带血。部分患者急性加重时有喘息，称为喘息性支气管炎。

（2）主要鉴别诊断

1）咳嗽变异性哮喘：以刺激性咳嗽为特征，灰尘、油烟、冷空气等容易诱发咳嗽，常有过敏疾病史。发病后经抗生素治疗无效，支气管激发试验或支气管扩张试验阳性有助于鉴别。

2）肺结核：常有发热、乏力、盗汗及消瘦等症状，痰液查找抗酸杆菌及胸部X线检查有助于鉴别。

3）原发性支气管肺癌：多有长期吸烟史，以顽固性刺激性咳嗽为特征，或过去有咳嗽史，近期咳嗽性质发生改变，痰中带血。痰脱落细胞学、胸部CT、支气管镜及组织活检等检查可明确诊断。

4）间质性肺炎：早期仅有咳嗽、咳痰，偶有气短感与慢性支气管炎相似。但病情呈进行性加重，血气分析以动脉血氧分压降低为主，二氧化碳分压升高不明显，肺功能显示弥散功能障碍，有助于鉴别诊断。

5）支气管扩张症：反复大量咳脓痰，或反复咯血。胸部X线检查见肺野纹理粗乱或呈卷发状，高分辨率CT有助于鉴别诊断。

（3）临床分期：①急性发作期。1周内出现脓性或黏液脓性痰，痰量明显增加；或伴有发热等炎症表现或咳、痰、喘等症状任何一项明显加剧。②慢性迁延期。有不同程度的咳、痰、喘症状迁延1个月以上者。③临床缓解期。经治疗或临床缓解，症状基本消失或偶有轻微咳嗽，咳少量痰液，保持2个月以上者。

（4）辅助检查的临床应用

1）X线检查：可观察到慢性支气管炎因支气管壁增厚、细支气管或肺泡间质炎症细胞浸润或纤维化而出现的肺纹理增粗、紊乱，可呈网状或条索状、斑点状阴影，以双下肺野明显。

2）肺功能检查：发生广泛小气道阻塞时，出现最大呼气流速明显降低，第一秒用力呼气容积（FEV_1）明显降低。

3）血液一般检查：合并肺部细菌感染时出现外周血白细胞总数和中性粒细胞计数增多。

4）痰液检查：可发现革兰阳性菌或革兰阴性菌及大量被破坏的白细胞、杯状细胞。

3. 防治措施

（1）急性加重期治疗：①控制感染。氟喹诺酮类、大环内酯类、β-内酰胺类或磺胺类抗生素。如果能痰培养查明致病菌，应按药敏试验选用抗菌药。②镇咳祛痰。复方氯化铵合剂、溴己新、盐酸氨溴索等。干咳为主者可用镇咳药物如右美沙芬等。③平喘。氨茶碱或茶碱控释剂，或长效 β_2 激动药、糖皮质激素吸入剂等。

（2）缓解期治疗：①戒烟，避免吸入有害气体和其他有害颗粒。②增强体质，预防感冒。③反复呼吸道感染者，可试用免疫调节剂或中医中药治疗。

（三）慢性阻塞性肺疾病

1. 概述　病因：①吸烟（最主要）。②职业粉尘和化学物质。③环境污染。④感染。⑤氧化应激等。

2. 临床诊断

（1）诊断要点

1）有长期吸烟等高危因素史。

2）结合临床症状、体征及肺功能检查结果等综合分析诊断。

3）不完全可逆的气流受限是诊断的必备条件，吸入支气管扩张药后第一秒用力呼气容积（FEV_1）与用力肺活量（FVC）的比值（FEV_1/FVC）<70%即可诊断。

（2）分级诊断：COPD 患者气流受限严重程度的肺功能分级见表 11-2。

表 11-2　COPD 患者气流受限严重程度的肺功能分级

肺功能分级	患者 FEV_1 占预计值的百分比/%
GOLD 1 级（轻度）	≥80
GOLD 2 级（中度）	50～79
GOLD 3 级（重度）	30～49
GOLD 4 级（极重度）	<30

（3）临床分期：①急性加重期。短期内咳嗽、咳痰、气短和/或喘息加重，痰量增多，呈脓性或黏液脓性，可伴发热等症状。②稳定期。咳嗽、咳痰、气短等症状稳定或症状较轻。

（4）并发症诊断：①慢性呼吸衰竭。②自发性气胸。③慢性肺心病。

（5）辅助检查的临床应用

1）肺功能检查：为判断气流受限的主要客观指标，对 COPD 诊断、严重程度评估及判断疾病进展、预后及治疗效果等有重要意义。其中最有价值的指标是 FEV_1 减少，且 FEV_1/FVC<70%，是诊断气流受限的主要客观依据。

2）胸部 X 线检查：早期可无变化，疾病进展可出现肺纹理增粗、紊乱等非特异性改变及肺气肿改变。一般作为明确肺部并发症、排除其他肺部疾病的常规检查。

3）动脉血气分析：用于明确是否发生呼吸衰竭及呼吸衰竭的类型。

3. 防治措施

（1）急性加重期治疗

1）控制感染：敏感抗生素治疗。

2）扩张支气管：急性加重期一般应用短效 β_2 受体激动药，若效果不显著，加用抗胆碱药。病情严重者，可考虑静脉滴注茶碱类药物。

3）控制性氧疗。

4）应用糖皮质激素。

5）其他治疗。

（2）稳定期治疗

1）健康教育与管理：劝导患者戒烟，脱离污染环境。

2）应用支气管扩张药：①β_2 肾上腺素受体激动药。短效药有沙丁胺醇气雾剂、特布他林气雾剂等；长效药有沙美特罗、福莫特罗等。②抗胆碱药。短效药有异丙托溴铵气雾剂；长效药有噻托溴铵等。③茶碱类药。常用氨茶碱、茶碱缓释片或控释片等。

3）祛痰治疗：应用盐酸氨溴索、N-乙酰半胱氨酸、稀化黏素等。

4）应用糖皮质激素：常用沙美特罗+氟替卡松、福莫特罗+布地奈德等。

5）长期家庭氧疗。

6）康复治疗。

（四）慢性肺源性心脏病

1. 概述　COPD 是慢性肺心病最常见的病因，占病因的 80%～90%，其他病因有重症支气管哮喘、支气管扩张症、间质性肺病、严重的脊柱畸形、特发性肺动脉高压等。

2. 临床诊断

（1）诊断要点：结合病史、体征及实验室检查，综合作出诊断。在慢性呼吸系统疾病的基础上，一旦发现有肺动脉高压、右心室肥大的体征或右心功能不全的征象，排除其他引起右心病变的心脏病，即可诊断。若出现呼吸困难、颈静脉怒张、发绀，或神经精神症状，为发生呼吸衰竭的表现；如有下肢或全身水肿、腹胀、肝区疼痛，提示发生右心衰竭，为急性加重期的主要诊断依据。

（2）分期诊断：①肺、心功能代偿期（缓解期）。以原发病表现为主，同时伴有肺动脉高压和右心室肥大体征，包括肺动脉瓣区 S_2 亢进；三尖瓣区出现收缩期杂音，剑突下触及心脏收缩期搏动；可出现颈静脉充盈、肝淤血肿大等。②肺、心功能失代偿期（急性加重期）。除上述症状加重外，相继出现呼吸衰竭和心力衰竭的临床表现，甚至出现并发症。

（3）主要鉴别诊断：主要与冠状动脉性心脏病（冠心病）鉴别，两者均多见于中老年患者，均可出现心脏增大、肝大、下肢水肿及发绀等，慢性肺心病患者心电图 $V_1 \sim V_3$ 可呈QS型，又酷似心肌梗死的心电图改变，但冠心病患者多有心绞痛或心肌梗死病史，心脏增大主要为左心室肥大，心尖区可闻及收缩期杂音，X线检查显示心脏向左下扩大，心电图显示缺血型ST-T改变等客观改变，有助于鉴别诊断。

（4）并发症诊断：①肺性脑病。②酸碱平衡失调及电解质紊乱。③心律失常。④休克。⑤消化道出血。⑥其他，如功能性肾衰竭、弥散性血管内凝血等。

（5）辅助检查的临床应用

1）胸部X线检查：除肺、胸原发疾病及急性肺部感染的征象外，尚有肺动脉高压征及右心室肥大。

2）心电图检查：判断有无肺动脉高压及右心室肥大。

3）超声心动图：肺动脉内径增大，右心室内径增大，右心室流出道增宽，右心室前壁厚度增加，肺动脉压力超过20mmHg。

4）动脉血气分析：多数出现Ⅱ型呼吸衰竭，表现为 PaO_2<60mmHg伴有 $PaCO_2$>50mmHg。

5）血液检查：血液一般检查可见红细胞、血红蛋白升高，合并感染时，白细胞总数和中性粒细胞增多。

3. 防治措施

（1）急性加重期

1）控制感染。

2）改善呼吸功能，纠正呼吸衰竭。

3）控制心力衰竭：利尿药（氢氯噻嗪联合螺内酯）、强心药、血管扩张药。

4）控制心律失常。

5）应用糖皮质激素。

6）抗凝治疗。

7）处理并发症：肺性脑病、休克等。

（2）缓解期

1）呼吸锻炼。

2）增强机体免疫力。

3）家庭长期氧疗。

（五）支气管哮喘

1. 概述　病因包括：①遗传因素。②环境因素。吸入性激发因素，如尘螨、花粉、动物羽毛、汽车尾气等；食入性激发因素，包括鱼、虾、蟹、牛奶等动物蛋白；药物，如阿司匹林、抗生素等；其他，如运动、寒冷空气等。

2. 临床诊断

（1）诊断标准

1）反复发作喘息、气急、胸闷或咳嗽，多与接触变应原、冷空气、物理、化学性刺激以及病毒性上呼吸道感染、运动等有关。

2）发作时在双肺可闻及散在或弥漫性，以呼气相为主的哮鸣音，呼气相延长。

3）上述症状和体征可经治疗缓解或自行缓解。

4）除外其他疾病所引起的喘息、气急、胸闷和咳嗽。

5）临床表现不典型者（如无明显喘息或体征），应至少具备以下1项阳性：支气管激发试验阳性；支气管舒张试验阳性；昼夜最大呼气流量（PEF）变异率≥20%。

符合上述1）～4）或4）、5）者，即可诊断。

（2）病情分级

1）急性发作期严重程度分级：轻度发作、中度发作、重度发作、危重发作。

2）慢性持续期病情评估：根据过去4周内患者以下指标的拥有项多少，将哮喘控制水平分为控制良好、部分控制和未控制3个等级：①日间哮喘症状>2次/周。②夜间因哮喘憋醒。③使用缓解药物频次>2次/周。④哮喘引起活动受限等。无上述任何一项为良好控制；具有上述4项中的1～2项为部分控制；具有上述4项中的3～4项为未控制。

（3）主要鉴别诊断

1）左心衰竭引起的呼吸困难：左心衰竭临床表现为呼吸困难、发绀、咳嗽、咳白色或粉红色泡沫痰，与支气管哮喘症状相似，但左心衰竭引起的呼吸困难多有原发性高血压、冠心病、风湿性心脏病等病史和体征，两肺不仅可闻及哮鸣音，尚可闻及广泛的水泡音，查体左心界扩大，心率增快，心尖部可闻及奔马律。影像学改变为以肺门为中心的蝶状或片状模糊阴影。

2）慢性阻塞性肺疾病：多于中年后起病，症状缓慢进展，逐渐加重，多有长期吸烟史或吸入有害气体史，气流受限基本为不可逆性；哮喘则多在儿童或青少年期起病，症状起伏大，常伴过敏性鼻炎等，部分患者有哮喘家族史，气流受限多为可逆性。

3）原发性支气管肺癌：中央型支气管肺癌肿瘤压迫支气管，引起支气管狭窄，或伴有感染时，亦可出现喘鸣音或哮喘样呼吸困难，但肺癌的呼吸困难及喘鸣症状呈进行性加重，常无明显诱因，咳嗽咳痰，痰中带血。痰找癌细胞、胸部X线、CT、MRI或纤维支气管镜检查可明确诊断。

（4）特殊类型的哮喘：咳嗽变异性哮喘、运动性哮喘、药物诱发性哮喘、危重哮喘。

（5）并发症诊断：发作期并发症可见自发性气胸、纵隔气肿、肺不张、急性呼吸衰竭等。晚期并发症可见慢性肺心病、支气管扩张、间质性肺炎等。

（6）辅助检查的临床应用

1）血液一般检查：发作期可有嗜酸性粒细胞增多，并发肺部感染者可有白细胞总数增多和中性粒细胞比例升高。

2）肺功能：PEF 测定值占预计值的百分率和 PEF 昼夜率是判断病情严重程度的重要指标。

3）免疫学和变应原检测：慢性持续期血清中特异性 IgE 和嗜酸性粒细胞阳离子蛋白（ECP）含量测定有助于诊断。皮肤变应原测试用于指导避免变应原接触和进行脱敏治疗。

4）胸部 X 线检查：急性发作期两肺透光度增加，呈过度充气状态，慢性持续期多无明显改变。

5）动脉血气分析：哮喘发作程度较轻，PaO_2 和 $PaCO_2$ 正常或轻度下降；中度哮喘发作，PaO_2 下降而 $PaCO_2$ 正常，重度哮喘发作，PaO_2 明显下降而 $PaCO_2$ 超过正常，并可出现呼吸性酸中毒和/或代谢性酸中毒。

3. 防治措施

（1）脱离变应原环境：急性发作期立即使患者脱离变应原环境是防治哮喘最有效的方法。

（2）药物治疗：①β_2 受体激动药。②茶碱类药物。③抗胆碱药。④糖皮质激素。⑤白三烯受体调节剂。⑥其他，如钙通道阻滞药（维拉帕米、硝苯地平等）、酮替芬、曲尼司特、肥大细胞膜稳定剂色甘酸钠、血栓烷 A_2 受体阻断药等。钙通道阻滞药用于治疗运动性哮喘，酮替芬对过敏性哮喘有效，曲尼司特、色甘酸钠主要用于哮喘的预防。

（3）危重哮喘的处理

1）氧疗与辅助通气：维持 PaO_2>60 mmHg，开始机械通气的指征包括：①呼吸肌疲劳。②$PaCO_2$>45mmHg。③有明显意识改变。

2）有效解痉平喘：联合应用解痉平喘药。

3）纠正水、电解质及酸碱失衡：①补液。②纠正酸中毒。③纠正电解质紊乱。

4）控制感染：静脉应用广谱抗生素。

5）其他：应用糖皮质激素。

（六）肺炎

1. 概述

（1）肺炎按病因分为：①细菌性肺炎：最为常见，常见致病菌为肺炎链球菌、葡萄球菌、甲型溶血性链球菌、肺炎克雷伯菌、流感嗜血杆菌等。②非典型病原体所致肺炎。③病毒性肺炎。④肺真菌病。⑤其他病原体所致肺炎。

（2）肺炎按患病环境分为：①社区获得性肺炎。②医院获得性肺炎。

2. 临床诊断

（1）诊断要点

1）肺炎链球菌肺炎：根据典型症状与体征，结合胸部 X 线检查，可作出初步诊断。初期为刺激性干咳，继而咳白色黏液痰或痰带血丝，2 天后可咳出黏液血性或铁锈色痰，铁锈色痰为其特征性临床表现之一，部分患者有病侧胸痛。查体呈急性热病面容，部分有鼻翼扇动、口唇单纯疱疹等，典型患者有肺实变体征，包括患侧呼吸运动减弱、触觉语颤增强、叩诊呈浊音、听诊呼吸音减低或消失，并可出现支气管呼吸音。重症患者有肠胀气，上腹部压痛，多与炎症累及膈、胸膜有关。

2）支原体肺炎：综合临床症状、胸部 X 线结果及血清学检查结果作出诊断。症状主要有乏力、咽痛、头痛、咳嗽、发热、食欲缺乏、腹泻、肌痛、耳痛等。咳嗽多为阵发性刺激性呛咳，咳少量黏液痰。发热可持续 2～3 周，体温恢复正常后可仍有咳嗽，偶伴有胸骨后疼痛，肺外表现更为常见，如皮炎（斑丘疹和多形红斑）等。查体可见咽部充血，儿童偶可并发鼓膜炎或中耳炎，伴颈部淋巴结肿大。胸部查体与肺部病变程度常不相称，可无明显体征。

（2）主要鉴别诊断：肺炎链球菌肺炎应与下列疾病进行鉴别。

1）急性结核性肺炎：急性结核性肺炎（干酪性肺炎）临床表现与肺炎链球菌肺炎相似，X 线亦有肺实变，但肺结核常有低热、乏力，痰中可找到结核分枝杆菌。X 线显示病变多在肺尖或锁骨上下，密度不均匀，久不消散，且可形成空洞和肺内播散，抗结核治疗有效。肺炎链球菌肺炎经抗生素治疗 3～5 天，体温多能恢复正常，肺内炎症也较快吸收。

2）肺癌：起病缓慢，常有刺激性咳嗽和少量咯血，无明显全身中毒症状，血白细胞计数增多不显著，若痰中发现癌细胞可确诊。

3）急性肺脓肿：早期临床表现与肺炎链球菌肺炎相似，但随病程进展，以咳出大量脓臭痰为特征性表现。X 线检查可见脓腔及液平面。

（3）并发症的诊断：严重感染患者易发生感染性休克。其他并发症有胸膜炎、脓胸、心肌炎、脑膜炎、关节炎等。

（4）辅助检查的临床应用

1）血液一般检查：血白细胞计数明显增多，中性粒细胞比例多在0.8以上，并有核左移或细胞内可见中毒颗粒，提示细菌性感染。

2）病原学检查：痰直接涂片发现典型的革兰染色阳性、带荚膜的链球菌，即可初步作出肺炎链球菌肺炎的诊断。

3）胸部X线检查：肺炎链球菌肺炎早期仅见肺纹理增粗、紊乱；肺实变期呈肺叶、肺段分布的密度均匀阴影，并在实变阴影中可见支气管气道征，肋膈角可有少量胸腔积液征；消散期显示实变阴影密度逐渐减低，呈散在的、大小不等的片状阴影。支原体肺炎出现肺部多种形态的浸润影，呈节段性分布，以肺下野为多见，可从肺门附近向外伸展。

4）血清学检查：对支原体肺炎的诊断有一定意义。起病2周后，患者冷凝集试验阳性，滴度大于1：32，如果滴度逐步升高，更具诊断价值。约半数患者链球菌MG凝集试验阳性。血清支原体IgM抗体的测定可进一步确诊。

3. 防治措施

（1）肺炎链球菌肺炎

1）一般治疗：卧床休息，高热、食欲缺乏者应静脉补液，注意补充足够蛋白质、热量及维生素。密切观察生命体征，防止休克发生。

2）对症治疗：高热者采用物理降温；氧疗止咳祛痰，胸痛剧烈者可热敷或酌用镇痛药。禁用抑制呼吸中枢明显的镇静药。

3）抗菌药物治疗：首选青霉素G。对青霉素过敏者，可用红霉素或阿奇霉素、林可霉素；重症患者可选用氟喹诺酮类、头孢菌素类等。多重耐药菌株感染者可用万古霉素、替考拉宁。疗程通常为5～7天，或在退热后3天可由静脉用药改为口服，维持数日。

4）感染性休克的处理：①一般处理。平卧，吸氧，监测生命体征等。②补充血容量。③纠正水、电解质和酸碱平衡紊乱。④应用糖皮质激素。⑤应用血管活性药物。⑥控制感染。⑦防治心力衰竭、肾功能不全、上消化道出血及其他并发症。

（2）支原体肺炎

1）治疗措施：具有自限性，多数病例不经治疗可自愈。抗感染治疗首选大环内酯类抗菌药，常用红霉素、罗红霉素和阿奇霉素等。其他如氟喹诺酮类及四环素类抗生素也用于肺炎支原体肺炎的治疗。对症治疗以镇咳治疗为主。

2）预防措施：避免密切接触患者，多锻炼、适当营养饮食等。

（七）肺结核

1. 概述　主要经呼吸道传播，排菌的肺结核患者是重要的传染源，也可通过消化道传染，经皮肤、泌尿生殖道传染现已很少见。

2. 临床诊断

（1）诊断要点：根据病史尤其是结核病史及结核病接触史，结合症状、体征、胸部X线检查及痰结核分枝杆菌检查综合作出诊断。肺结核的症状有全身症状及呼吸系统症状，常见长期午后低热、盗汗、乏力、全身不适，伴食欲减退、消瘦。女性可出现月经失调或闭经。呼吸系统症状有慢性咳嗽，多为干咳或咳少量白色痰，继发感染后可有脓性痰，部分患者有不同程度的咯血。全身体征主要有慢性病容，营养不良与消瘦等。

（2）结核病的分类：原发型肺结核、血行播散型肺结核、继发型肺结核、结核性胸膜炎、其他肺外结核、菌阴肺结核。

（3）主要鉴别诊断

1）原发性肺癌：①病史不同，肺癌多有长期吸烟史，肺结核可有结核病史或接触史。②肺癌多见于40岁以上患者，男性居多，肺结核可见于任何年龄。③痰结核分枝杆菌检查、细胞学检查、胸部CT检查及纤维支气管镜检查有助于鉴别诊断。

2）肺炎：均为肺部感染性炎症的表现，需加以鉴别。①主要与继发型肺结核鉴别。②肺炎起病急，寒战、高热，咳痰明显；而肺结核起病较缓，急性感染的全身表现不突出，早期咳痰较少。③肺炎多伴有外周血白细胞显著增多，X线胸片表现为片状或斑片状阴影；肺结核白细胞多轻度增多，肺部X线表现具有多样性、特征性。④痰结核分枝杆菌检查有助于鉴别诊断。⑤肺炎一般抗生素治疗多有效，肺结核需用敏感的抗结核药物治疗方可见效。

（4）辅助检查的临床应用

1）结核分枝杆菌检查：结核分枝杆菌检查是确诊肺结核最特异性的方法。应用痰涂片法、集菌法、痰培养法、聚合酶链反应等查找结核分枝杆菌。痰中找到结核分枝杆菌是确诊肺结核的重要依据，并提示患者具有传染性，痰菌由阳性转为阴性是判断肺结核疗效的主要根据。

2）X线检查：胸部X线检查是早期发现肺结核的重要方法，并可进行临床分型、治疗后病情随访等。常见X线征象有渗出性、干酪样、空洞、纤维钙化等。

3）结核菌素（PPD）试验：皮内注射0.1ml（5IU）PPD后48～72小时测量皮肤硬结直径，结果判断：硬结≥5mm者为阳性。试验结果的临床意义见表11-3。

表 11-3　结核菌素试验结果的临床意义

试验结果	临床意义
试验阳性	提示曾有过结核感染，目前并不一定患病。如3岁以下的幼儿呈强阳性反应，则提示为新近感染的活动性结核病，应予以治疗
试验阴性	提示没有结核菌感染；或感染在4～8周内机体变态反应尚未充分建立。患者应用糖皮质激素后、营养不良者、老年人、合并有淋巴细胞系统免疫缺陷病的患者、各种危重患者及应用抗肿瘤药者或严重结核病患者，虽已患病但试验可呈阴性。结果阴性者可在1周后再用5IU皮试，若仍为阴性，多可除外结核菌感染

3. 防治措施

（1）化学药物治疗原则：早期、规律、全程、适量、联合。治疗过程包括强化治疗和巩固治疗两个阶段。

（2）常用抗结核药

1）一线杀菌剂：异烟肼、利福平、链霉素、吡嗪酰胺等。

2）二线抑菌剂：乙胺丁醇、对氨基水杨酸钠、卷曲霉素等。

3）抗结核新药：利福布汀、左氧氟沙星、环丙沙星等。

（3）标准化疗方案：见表 11-4。

（4）对症治疗

1）毒性症状：中毒症状较重者，可在使用有效抗结核药的同时适当应用糖皮质激素。

2）咯血：小量咯血需安静休息，消除紧张情绪，适当应用氨基已酸、卡巴克洛等止血药。大量咯血者应取患侧卧位，轻轻将气管内积血咯出，同时给予垂体后叶素。

表 11-4　标准化疗方案

	给药方案	
初治	每日给药方案	强化期异烟肼、利福平、吡嗪酰胺和乙胺丁醇，每日顿服×2个月+巩固期异烟肼、利福平，每日顿服×4个月
	间歇给药方案	强化期异烟肼、利福平、吡嗪酰胺和乙胺丁醇，隔日1次或每周3次×2个月+巩固期异烟肼、利福平，隔日1次或每周3次×4个月
复治	每日给药方案	强化期异烟肼、利福平、吡嗪酰胺、链霉素和乙胺丁醇，每日顿服×2个月+巩固期异烟肼、利福平和乙胺丁醇，每日顿服×（6～10）个月。巩固期治疗至4个月时查痰菌，如仍未转阴，继续延长治疗至6～10个月
	间歇给药方案	强化期异烟肼、利福平、吡嗪酰胺、链霉素和乙胺丁醇，隔日1次或每周3次×2个月+巩固期异烟肼、利福平和乙胺丁醇，隔日1次或每周3次×（6～10）个月

（5）结核病预防性化疗：常用异烟肼 300mg 每日顿服×（6～9）个月，或常规剂量异烟肼+利福平每日顿服×3个月。

（八）原发性支气管肺癌

1. 概述　肺癌的病因迄今尚不明确，认为与吸烟、空气污染、职业致癌因子、某些癌基因的活化及抗癌基因的丢失、电离辐射、病毒感染、β胡萝卜素和维生素A缺乏、机体免疫功能低下、内分泌失调及家族遗传等有关。

2. 临床诊断

（1）诊断要点：早期诊断依赖于患者的及时就诊及给予的必要的辅助检查，影像学、细胞学和病理学检查是肺癌诊断的必要手段。40岁以上长期大量或过度吸烟患者有下列情况时应注意肺癌的可能：①刺激性咳嗽持续2～3周，治疗无效。②原有慢性呼吸道疾病，咳嗽性质改变者。③持续痰中带血而无其他原因可解释者。④反复发作同一部位的肺炎者，特别是节段性肺炎。⑤原因不明的肺脓肿，无中毒症状，无大量脓痰，抗感染治疗效果不显著者。⑥原因不明的四肢关节疼痛及杵状指（趾）者。⑦X线的局限性肺气肿或段、叶性肺不张，孤立性圆形病灶和单侧性肺门阴影增大者。⑧原有肺结核病灶已稳定，而形态或性质发生改变者。⑨无中毒症状的胸腔积液，尤以血性、进行性增加者。

（2）分型诊断

1）按生长部位分类如下。①中央型肺癌：以鳞状上皮细胞癌和小细胞肺癌较常见。②周围型肺癌：以腺癌较为常见。

2）按组织病理学分类如下。①非小细胞肺癌：包括鳞状上皮细胞癌（简称鳞癌）、腺癌、大细胞癌和其他（腺鳞癌、类癌、肉瘤样癌等）。②小细胞肺癌：包括燕麦细胞型、中间细胞型、复合燕麦细胞型。

（3）主要鉴别诊断

1）肺结核：多见于青壮年，病程长，常有持续性发热及全身中毒症状，可有反复的咯血，痰液可检出结核分枝杆菌，X线检查有结核灶的特征，抗结核药物治疗有效。

2）肺炎：多见于青壮年，急性起病，寒战高热，咳铁锈色痰，白细胞增多，抗生素治疗有效。若起病缓慢，无毒血症表现，抗生素治疗效果不明显，或在同一部位反复发生肺炎等，应注意肺癌的可能。

3）肺脓肿：起病急，中毒症状明显，伴咳大量脓臭痰，白细胞和中性粒细胞增多，胸部X线呈薄壁空洞，内壁光整，内有液平，周围有炎症改变。

4）结核性胸膜炎：胸液多呈透明，草黄色，有时为血性，而癌性胸腔积液增长迅速，以血性多见，并结合胸腔积液癌胚抗原（CEA）、腺苷酸脱氨酶、能否找到癌细胞及抗结核治疗疗效等进行鉴别。

（4）辅助检查的临床应用

1）影像学检查：胸部X线如发现可疑肿块阴影，可进一步选用高电压摄片、体层摄片、CT、磁共振显像（MRI）、单光子发射计算机断层显像（SPECT）和正电子发射计算机体层显像（PET）等检查进一步明确。

2）痰脱落细胞：非小细胞肺癌的阳性率较小细胞肺癌者高，可达70%～80%。

3）支气管镜检查：确诊的重要检查方法。

4）肿瘤标志物：包括蛋白质、内分泌物质等。

3. 防治措施

（1）手术治疗：手术治疗为非小细胞肺癌的主要治疗方法，主要适用于Ⅰ期、Ⅱ期患者，根治性手术切除是首选的治疗措施，Ⅱ～Ⅲ期的患者实施根治手术后需辅助化疗。推荐肺叶切除术，肺功能不良者及外周性病变患者可行肺段切除术和楔形切除术。

（2）化学药物治疗（简称化疗）：小细胞肺癌对化疗最敏感，鳞癌次之，腺癌最差。

（3）靶向治疗。

（4）放射治疗（简称放疗）。

（5）生物反应调节剂。

（6）介入治疗。

（九）慢性呼吸衰竭

1. 概述　支气管-肺疾病是慢性呼吸衰竭的主要病因，常见于慢性阻塞性肺疾病、重症肺结核、肺间质纤维化、肺尘埃沉着症等。原发疾病导致呼吸衰竭的主要机制有：①肺通气不足。②通气/血流比例失调。③肺动-静脉分流。④弥散障碍。⑤机体氧耗量增加。

2. 临床诊断

（1）诊断要点

1）有慢性支气管-肺疾病如COPD、重症肺结核、肺间质纤维化等导致呼吸功能障碍的原发疾病史。

2）有缺氧和二氧化碳潴留的临床表现。缺氧表现为呼吸困难（最早出现）、发绀、神经精神症状等。CO_2潴留表现为昼睡夜醒，呼吸、心率增快等。

3）动脉血气分析 $PaO_2<60mmHg$，或伴有 $PaCO_2>50mmHg$，即可确立诊断。

（2）临床分型：①Ⅰ型，缺氧而无CO_2潴留，即$PaO_2<60mmHg$，$PaCO_2$正常或降低，主要发生机制为换气功能障碍，见于严重肺部感染性疾病、急性肺栓塞等。②Ⅱ型，缺氧伴CO_2潴留，即$PaO_2<60mmHg$，$PaCO_2>50mmHg$，主要发生机制为肺泡通气不足，见于慢性阻塞性肺疾病等。

（3）主要鉴别诊断

急性呼吸衰竭：急性呼吸衰竭原有呼吸功能正常，无慢性支气管-肺疾病史，常由急性病因如严重急性肺部感染、急性呼吸道阻塞性病变、危重哮喘、急性肺水肿、肺血管疾病及外伤所致。除呼吸困难表现外，伴有多脏器功能性障碍。以Ⅰ型呼吸衰竭多见。

（4）辅助检查的临床应用

1）动脉血气分析：①典型的动脉血气改变是$PaO_2<60mmHg$，可伴（或不伴）有$PaCO_2>50mmHg$，以伴有$PaCO_2>50mmHg$的Ⅱ型呼吸衰竭为常见。②pH改变不如$PaCO_2$改变明显，当$PaCO_2$增高伴有$pH>7.35$时，称为代偿性呼吸性酸中毒，如$pH<7.35$则称为失代偿性呼吸性酸中毒。③呼吸性酸中毒合并代谢性酸中毒见于低氧血症、血容量不足、心排血量减少和周围循环衰竭、肾功能损害等，在呼吸性酸中毒的基础上可并发代谢性酸中毒。④呼吸性酸中毒合并代谢性碱中毒常见于慢性呼吸性酸中毒的治疗过程中，由于机械通气不当或由于补充碱性药物过量，导致代谢性碱中毒。

2）X线检查：用于进一步明确原发病等。

3. 防治措施

（1）治疗原则：积极处理原发病，去除诱因。保持呼吸道通畅，纠正缺氧、二氧化碳潴留和代谢紊乱。维持心、脑、肾等重要脏器的功能，防治并发症。

（2）保持气道通畅

1）给予祛痰药以降低痰液黏度。

2）应用支气管扩张药，必要时用糖皮质激素解除支气管痉挛。

3）若痰液黏稠难以咳出，导致气道阻塞不易解除时，应及时建立人工气道，吸出呼吸道分泌物，保持气道通畅。

（3）氧疗：氧疗原则为低浓度（<35%）持续给氧，一般吸入低浓度氧气时，$PaCO_2$ 的上升与 PaO_2 的上升比值不超过 17/21，即 PaO_2 上升 21mmHg，则 $PaCO_2$ 上升不超过 17mmHg。常用鼻导管吸氧。

（4）增加通气量

1）合理应用呼吸兴奋剂。

2）合理应用机械通气。

（5）纠正酸碱平衡和电解质紊乱：见表 11-5。

表 11-5　纠正酸碱平衡和电解质紊乱

酸碱代谢紊乱类型	治疗方法
呼吸性酸中毒	改善通气，解除二氧化碳潴留
呼吸性酸中毒合并代谢性酸中毒	除纠正二氧化碳潴留和改善缺氧外，当 pH<7.20 时应适当补充 5% 碳酸氢钠
呼吸性酸中毒合并代谢性碱中毒	针对引起碱中毒的原因进行处理，如纠正低钾血症，避免通气过度等

（6）防治感染。

（7）治疗并发症

1）肺性脑病：甘露醇、山梨醇等。

2）上消化道出血：输血，质子泵抑制剂。

二、心血管系统疾病

心血管系统疾病的临床答辩要点，见 11-6。

表 11-6　心血管系统疾病的临床答辩要点

病名			临床表现	防治措施
心力衰竭	急性		突发严重呼吸困难，强迫坐位、面色灰白、发绀、大汗、烦躁不安，咳粉红色泡沫样痰，两肺满布湿啰音和哮鸣音	一般治疗、有效镇静、快速利尿减轻心脏容量负荷、应用血管扩张药减轻心脏负荷、应用正性肌力药增强心肌收缩力、机械辅助治疗、原发病治疗
	慢性		左心衰竭：劳力性呼吸困难、夜间阵发性呼吸困难、端坐呼吸、急性肺水肿（心源性哮喘）、心排血量不足等 右心衰竭：食欲缺乏、腹胀、上腹隐痛等；身体低垂部位可有压陷性水肿；颈静脉搏动增强、充盈、怒张，肝颈静脉反流征阳性；肝大伴压痛；三尖瓣关闭不全的反流性杂音；发绀	病因治疗、一般治疗、药物治疗（利尿药、肾素-血管紧张素-醛固酮系统（RAAS）抑制剂等）、舒张性心力衰竭的治疗；难治性心力衰竭的治疗
心律失常	期前收缩	房性期前收缩	提前出现的 P′波与窦性 P 波形态各异；PR 间期≥0.12s；代偿间歇常不完全	无器质性心脏病的期前收缩：无症状者无须药物治疗；症状明显者可给予镇静药和 β 受体阻断药等 频繁发作，症状明显或伴有器质性心脏病的期前收缩：治疗病因及诱因，对症治疗；抗心律失常药物治疗等
		房室交界性期前收缩	提前出现的室上性 QRS 波群，其前面无相关的 P 波；有逆行 P 波；代偿间歇多完全	
		室性期前收缩	提前出现的 QRS 波群前无相关 P 波；提前出现的 QRS 波群宽大畸形，时限大于 0.12s，T 波的方向与 QRS 波群的主波方向相反；代偿间歇完全	
	阵发性心动过速	房性心动过速	自律性：心房率多<200 次/分；P 波形态在Ⅱ、Ⅲ、aVF 导联通常直立 折返性：心房率多在 150～200 次/分；P 波形态与窦性不同；PR 间期常延长 紊乱性：3 种或 3 种以上形态各异的 P 波，PR 间期各不相同，心房率 100～130 次/分	心室率在 140 次/分以上时，应予紧急治疗：洋地黄中毒引起者，立即停用洋地黄并补钾；非洋地黄引起者，可口服或静脉注射洋地黄、钙通道阻滞药等
		房室交界区相关的折返性心动过速	心率 150～250 次/分，节律绝对规则；逆行 P 波不能辨认；可有继发性 ST-T 改变；发作突然，常由一个房性期前收缩触发，下传的 PR 间期显著延长，随之引起心动过速	急性发作期首选机械刺激迷走神经；腺苷与钙通道阻滞药、洋地黄与 β 受体阻断药等
		室性心动过速	3 个或 3 个以上的连续室性期前收缩；心室率 100～250 次/分；QRS 波群宽大畸形，ST-T 波方向与 QRS 波群主波方向相反；P、QRS 间无固定关系；可出现心室夺获与室性融合波	终止发作：无显著血流动力学障碍者，宜选用胺碘酮、利多卡因、β 受体阻断药治疗；同步直流电复律；超速起搏

续　表

病　　名		临床表现	防治措施
心律失常	心房颤动	P 波消失，f 波代之，频率为 350～600 次/分；心室率绝对不规则；QRS 波群形态正常，伴室内差异性传导时则增宽变形	病因治疗；积极治疗急性、慢性心房颤动；预防栓塞
原发性高血压		非同日 3 次测量血压，收缩压 ≥ 140mmHg 和/或舒张压≥90mmHg	非药物治疗、药物治疗（利尿药、β 受体阻断药、钙通道阻滞药等）
冠状动脉粥样硬化性心脏病	心绞痛	疼痛部位位于胸骨体上段或中段之后，胸痛性质呈压迫感、多伴濒死感；持续时间为 3～5 分钟；去除诱因或舌下含服硝酸甘油可迅速缓解	发作时立刻休息；较重的发作，常用硝酸甘油、硝酸异山梨酯
	急性心肌梗死	胸痛、心律失常、低血压和休克、心力衰竭、胃肠道症状、发热、心悸等	监护和一般治疗、解除疼痛、再灌注治疗、紧急主动脉-冠状动脉旁路移植术、消除心律失常、控制休克、治疗心力衰竭等
病毒性心肌炎		上呼吸道感染、腹泻等病毒感染后严重乏力、胸闷头晕（心排血量降低）、心尖第一心音明显减弱、舒张期奔马律、心包摩擦音、心脏扩大、充血性心力衰竭或阿-斯综合征等	一般治疗、对症治疗、应用糖皮质激素、支持治疗

（一）心力衰竭

1. 急性心力衰竭（AHF）

（1）临床诊断

1）诊断要点：应根据病史、典型症状与体征，快速作出诊断。临床表现是诊断的主要线索及依据：①突发严重呼吸困难，呼吸频率常达每分钟 30～40 次。②强迫坐位、面色灰白、发绀、大汗、烦躁不安。③频繁咳嗽，咳粉红色泡沫样痰。④听诊两肺满布湿啰音和哮鸣音。⑤危重患者可因脑缺氧而致神志模糊甚至昏迷。

2）严重程度分级：①Ⅰ级，无 AHF。②Ⅱ级，有 AHF，中下肺野可闻及湿啰音，有舒张期奔马律，X 线胸片见肺淤血征象。③Ⅲ级，严重 AHF，严重肺水肿，双肺满布湿啰音。④Ⅳ级，心源性休克。

3）主要鉴别诊断：急性呼吸困难表现主要应与支气管哮喘急性发作相鉴别；肺水肿并存的心源性休克应与其他原因所致的休克鉴别。

（2）防治措施

1）一般治疗：患者取坐位，双腿下垂。立即高流量鼻管给氧，病情严重者采用面罩呼吸机持续加压给氧。

2）有效镇静：吗啡。

3）快速利尿减轻心脏容量负荷：呋塞米静脉注射。

4）应用血管扩张药减轻心脏负荷：硝酸甘油、硝普钠、重组人脑钠肽。

5）应用正性肌力药增强心肌收缩力：多巴酚丁胺、洋地黄类药。

6）机械辅助治疗。

7）原发病治疗。

2. 慢性心力衰竭

基本病因有原发性心肌损害（冠心病最常见，尚有心肌炎和心肌病、糖尿病心肌病等），心脏负荷过重（压力负荷过重见于高血压、主动脉瓣狭窄等；容量负荷过重见于二尖瓣关闭不全、主动脉瓣关闭不全等）。

（1）临床诊断

1）诊断要点：器质性心脏病是发生心力衰竭的基础，首先应明确原发器质性心脏病的诊断，结合症状、体征、实验室及其他检查可作出诊断。

左心衰竭表现：①劳力性呼吸困难。②夜间阵发性呼吸困难。③端坐呼吸。④急性肺水肿（心源性哮喘）。⑤心排血量不足的表现：体能下降、乏力、疲倦，记忆力减退、尿量减少等。⑥体征，肺部湿啰音可从局限于肺底部发展到全肺。病情严重出现心源性哮喘时，可闻及散在哮鸣音。心脏轻度扩大、心率加快、心音低钝，肺动脉瓣区第二心音亢进、心尖区可闻及舒张期奔马律和/或收缩期杂音，可触及交替脉等。

右心衰竭表现：①食欲缺乏、腹胀、上腹隐痛等，伴有夜尿增多、轻度气喘等。②身体低垂部位可有压陷性水肿。③颈静脉搏动增强、充盈、怒张，肝颈静脉反流征阳性。④肝脏因淤血肿大伴压痛。⑤三尖瓣关闭不全的反流性杂音。⑥发绀。

2）心功能分级诊断：见表 11-7。

表 11-7　心功能分级诊断

分级	诊断要点
Ⅰ级	有心脏病但活动不受限制，平时一般活动不引起疲乏、心悸、呼吸困难或心绞痛。为心功能代偿期
Ⅱ级	心脏病患者的体力活动受到轻度限制，休息时无自觉症状，但平时一般活动下可出现疲乏、心悸、呼吸困难或心绞痛发作等
Ⅲ级	心脏病患者的体力活动明显受限，小于平时一般活动即可引起上述症状
Ⅳ级	心脏病患者不能从事任何体力活动。休息状态下即有心力衰竭的症状，体力活动后显著加重

3）临床分期诊断：见表 11-8。

表 11-8　临床分期诊断

分期	诊断要点
A 期	前心衰阶段，存在心力衰竭的高危因素，尚无心脏结构或功能异常，也无心力衰竭的症状与体征，包括高血压、冠心病、2 型糖尿病、代谢综合征等疾病，以及使用心肌毒性药物史、酗酒史、风湿热病史及心肌病家族史等可发展为心脏病的高危因素
B 期	前临床心衰阶段，无心力衰竭的症状与体征，已有器质性心脏病变，如左心室肥厚、左心室收缩分数降低、无症状的心脏瓣膜病、陈旧性心肌梗死等
C 期	临床心衰阶段，有器质性心脏病，既往或目前有心力衰竭症状
D 期	难治性终末期心衰阶段，经严格优化的内科治疗，仍然有心力衰竭的症状与体征，需要特殊干预治疗的难治性心力衰竭

4）主要鉴别诊断：①心源性哮喘与支气管哮喘，前者多见于老年人，有心脏病症状及体征，后者多见于青少年，有过敏史；前者发病时肺部有干、湿啰音，甚至咳粉红色泡沫痰，后者发作时双肺可闻及典型哮鸣音，咳出白色黏痰后呼吸困难常可缓解。血浆脑钠肽水平对鉴别有较重要的参考价值。②心包积液、缩窄性心包炎，由于腔静脉回流受阻同样可以引起颈静脉怒张、肝大、下肢水肿等表现，应根据病史、心脏及周围血管体征进行鉴别，超声心动图检查可得以确诊。

5）辅助检查的临床应用：①血浆脑钠肽（BNP）及 N 端前脑钠肽（NT-proBNP）检测有助于心力衰竭的诊断及判断预后，BNP<100pg/ml 不支持心力衰竭的诊断；BNP＞400pg/ml 支持心力衰竭的诊断；NT-proBNP<300pg/ml 为正常，可排除心力衰竭，其阴性预测值为 99%；心力衰竭治疗后 NT-proBNP<200pg/ml 提示预后良好。②X 线检查可协助明确肺淤血的严重程度。肺淤血的表现：a. 心影增大；b. 肺纹理增粗，早期主要表现为肺门血管影增强。急性肺泡性肺水肿时肺门呈蝴蝶状，肺野可见大片融合的阴影。③超声心动图是诊断心力衰竭最有价值的方法。左心室收缩分数（LVEF）≤40% 为收缩期心力衰竭的诊断标准。舒张功能不全时，E/A 比值降低。

（2）防治措施

1）病因治疗。

2）一般治疗：休息，监测体重，控制钠盐摄入。

3）药物治疗：见表 11-9。

表 11-9　药物治疗

分类	具体药物
利尿剂	噻嗪类利尿药如氢氯噻嗪；袢利尿药如呋塞米；保钾利尿药如螺内酯、阿米洛利
RAAS 抑制剂	血管紧张素转换酶抑制药 ACEI（卡托普利、依那普利等）；血管紧张素受体阻断药（氯沙坦、厄贝沙坦、替米沙坦等）；醛固酮受体阻断药（螺内酯等）
β 受体阻断药	美托洛尔、比索洛尔等
正性肌力药	洋地黄类药（地高辛、毛花苷 C 等）；肾上腺素能受体激动药（多巴胺、磷酸二酯酶抑制剂）。洋地黄的适应证：在利尿药、ACEI 和 β 受体阻断药治疗过程中，持续有心力衰竭症状的患者，可考虑加用地高辛，如同时伴有心房颤动则更是应用洋地黄的最好指征。洋地黄中毒及其处理：低血钾、肾功能不全及与其他药物的相互作用都是引起洋地黄中毒的因素。洋地黄中毒最重要的反应是各类心律失常及加重心力衰竭，胃肠道反应如恶心、呕吐，以及中枢神经的症状如视物模糊、黄视、倦怠等。发生洋地黄中毒后应立即停药，对症处理
血管扩张剂	小静脉扩张药如硝酸酯类药；小动脉扩张药如酚妥拉明等；同时扩张动、静脉药如硝普钠等

4）舒张性心力衰竭的治疗：应用利尿药、β 受体阻断药、钙通道阻断药、ACEI 等；维持窦性心律；对肺淤血症状较明显者，可适量应用静脉扩张药或利尿药；在无收缩功能障碍的情况下，禁用正性肌力药物。

5）难治性心力衰竭的治疗：积极治疗原发病；联合应用强效利尿药、血管扩张药及正性肌力药物等；高度顽固性水肿者使用血液滤过或超滤；心脏再同步化治疗；心脏移植。

（二）心律失常

1. 期前收缩

（1）心电图诊断

1）房性期前收缩：①提前出现的P′波与窦性P波形态各异；PR间期≥0.12s。②提前出现的QRS波群形态通常正常。③代偿间歇常不完全。

2）房室交界性期前收缩：①提前出现的室上性QRS波群，其前面无相关的P波。②有逆行P波，可在QRS波群之前、之中或之后。③QRS波群形态正常。④代偿间歇多完全。

3）室性期前收缩：①提前出现的QRS波群前无相关P波。②提前出现的QRS波群宽大畸形，时限大于0.12s，T波的方向与QRS波群的主波方向相反。③代偿间歇完全。

（2）防治措施

1）无器质性心脏病的期前收缩，无症状者一般无须药物治疗，症状明显者可给予镇静药和β受体阻断药等。

2）频繁发作，症状明显或伴有器质性心脏病的期前收缩，应予以治疗。①积极治疗原发病及诱因，对症治疗。②抗心律失常药物治疗：房性和交界性期前收缩可选用Ⅰa类、Ⅰc类、Ⅱ类和Ⅳ类抗心律失常药；室性期前收缩多选用Ⅰ类和Ⅲ类抗心律失常药；洋地黄中毒所致的室性期前收缩，应立即停用洋地黄，给予苯妥英钠、氯化钾等治疗。③心动过缓基础上出现的室性期前收缩，宜给予阿托品、山莨菪碱等。

2. 阵发性心动过速（助理不考）

（1）心电图诊断

1）房性心动过速：见表11-10。

表11-10 房性心动过速

分类	心电图表现
自律性房性心动过速	①心房率多<200次/分。②P波形态与窦性者不同，在Ⅱ、Ⅲ、aVF导联通常直立。③常合并二度Ⅰ型或Ⅱ型房室传导阻滞，P波之间的等电线仍存在。④发作开始时心率逐渐加速；QRS形态、时限多与窦性相同。房室交界区相关的折返性心动过速通常发生于无器质性心脏病表现的患者，少数患者可由心脏疾病或药物诱发
折返性房性心动过速	①心房率多在150～200次/分，较为规则。②P波形态与窦性不同。③PR间期常延长，发生房室传导阻滞时不能终止发作。④心电生理检查可确诊
紊乱性房性心动过速	通常有3种或3种以上形态各异的P波，PR间期各不相同，心房率100～130次/分。部分P波因过早发生而不能下传，此时心室率不规则，常进一步发展为心房颤动

2）房室交界区相关的折返性心动过速：①心率150～250次/分，节律绝对规则。②逆行P波可埋藏于QRS波群内或位于其终末部分，不能辨认，P波与QRS波群关系恒定。③QRS波群正常，伴室内差异性传导或束支传导阻滞时，可使QRS波群增宽、畸形。④可有继发性ST-T改变。⑤发作突然，常由一个房性期前收缩触发，下传的PR间期显著延长，随之引起心动过速。

3）室性心动过速：①3个或3个以上的连续室性期前收缩。②心室率100～250次/分，节律可略不规则。③QRS波群宽大畸形，时限>0.12s，ST-T波方向与QRS波群主波方向相反。④P、QRS间无固定关系，形成房室分离。⑤可出现心室夺获与室性融合波，为室性心动过速的特征性表现。

（2）防治措施

1）房性心动过速：出现严重血流动力学障碍，心室率在140次/分以上时，应予紧急治疗。①洋地黄中毒引起者，立即停用洋地黄并补钾。②非洋地黄引起者，可口服或静脉注射洋地黄、钙通道阻滞药、β受体阻断药以减慢心室率。如未能转复为窦性心律，可用Ⅰa、Ⅰc或Ⅲ类抗心律失常药试行转律，药物治疗无效可考虑做射频消融术根治。

2）房室交界区相关的折返性心动过速：急性发作期防治措施如下。①首选机械刺激迷走神经（压迫眼球、按压颈动脉、刺激会厌引起恶心等）。②腺苷与钙通道阻滞药：腺苷6～12mg快速静脉注射，无效可改维拉帕米或地尔硫䓬静脉注射。③洋地黄与β受体阻断药。常用毛花苷C 0.4～0.8mg静脉注射。④Ⅰa、Ⅰc与Ⅲ类抗心律失常药。可选用普罗帕酮、索他洛尔、胺碘酮等。⑤其他。无冠心病、原发性高血压而血压偏低患者，可通过升高血压反射性兴奋迷走神经终止心动过速。⑥直流电复律。出现严重心绞痛、低血压、充血性心力衰竭时，应立刻行同步直流电复律。⑦经静脉心房或心室起搏或经食管心房起搏。⑧射频消融术。对于反复发作或药物难以奏效的患者可应用。

3）室性心动过速：终止发作。①药物治疗。无显著血流动力学障碍者，宜选用胺碘酮、利多卡因、β受体阻断药治疗。②同步直流电复律。用于伴有血流动力学异常的室性心动过速。③超速起搏。复发性室性心动过速患者，如病情稳定，可试行超速起搏终止心动过速。

3. 心房颤动（房颤）

（1）心电图诊断：①P波消失，代之以一系列大小不等、形状不同、节律完全不规则的房颤波（f波），频率为350～600次/分。②心室律绝对不规则，心室率通常在100～160次/分。③QRS波群形态正常，伴室内差异性传导时则增宽变形。

（2）防治措施

1）病因治疗。

2）急性房颤：①控制快速的心室率。心室率过快或伴有心功能不全的患者，可静脉注射毛花苷C将心室率控制在100次/分以下，随后给予地高辛口服维持。②药物或电复律。药物治疗未能恢复窦性心律，伴急性心力衰竭或血压明显下降者，宜紧急施行电复律。③房颤转复后，维持窦性心律。

3）慢性房颤：①阵发性房颤常能自行终止。如发作频繁或伴随明显症状，可口服胺碘酮或普罗帕酮，以减少发作的次数与持续时间。②持续性房颤应给予复律：选用药物复律或电复律，复律前应用抗凝药物预防血栓栓塞，复律后给予抗心律失常药物，预防复律后房颤复发。③经复律无效者，以控制心室率为主，首选药物为地高辛，也可应用β受体阻断药。

4）预防栓塞。

5）其他：安装起搏器、射频消融术、外科手术、植入式心房除颤器等。

（三）原发性高血压

1. 概述　原发性高血压是遗传因素与环境因素交互作用的结果，除遗传因素外，还包括：①饮食因素。②超重和肥胖。③饮酒。④长期精神紧张。⑤其他：缺乏体力活动，服用口服避孕药等。

2. 临床诊断

（1）诊断标准：在未使用降压药物的情况下，非同日3次测量血压，收缩压≥140mmHg和/或舒张压≥90mmHg，即可诊断为高血压。收缩压≥140mmHg而舒张压<90mmHg为单纯收缩期高血压。患者既往有高血压史，目前正在使用降压药物，血压虽然低于140/90mmHg，也诊断为高血压。血压水平分类和定义，见表11-11。

表11-11　高血压分类

分　类	收缩压/mmHg		舒张压/mmHg
正常血压	<120	和	<80
正常高值血压	120～139	和/或	80～89
高血压	≥140	和/或	≥90
1级高血压（轻度）	140～159	和/或	90～99
2级高血压（中度）	160～179	和/或	100～109
3级高血压（重度）	≥180	和/或	≥110
单纯收缩期高血压	≥140	和	<90

（2）高血压的危险分层：见表11-12。

表11-12　高血压的危险分层

其他危险因素和病史	1级高血压	2级高血压	3级高血压
无	低危	中危	高危
1～2个其他危险因素	中危	中危	很高危
≥3个其他危险因素或靶器官损害	高危	高危	很高危
临床并发症或合并糖尿病	很高危	很高危	很高危

（3）并发症诊断

1）靶器官损害并发症：①心脏并发症。②脑卒中。③慢性肾脏病。④血管并发症。视网膜动脉硬化、主动脉夹层。

2）高血压急症：①高血压脑病。②高血压危象。血压可高达200/110mmHg以上，常因紧张、寒冷、突然停服降压药物等原因诱发，伴有交感神经亢进的表现，如心悸、汗出、烦躁、手抖等，常伴发急性脏器功能障碍，如急性心力衰竭、心绞痛、脑出血、主动脉夹层动脉瘤破裂等。③高血压亚急症。

（4）主要鉴别诊断

1）肾实质性疾病：急性肾小球肾炎、慢性肾小球肾炎、慢性肾盂肾炎、肾病综合征或糖尿病肾病均可出现高血压，根据病史，尿常规、肾功能等检查不难鉴别。

2）肾血管性疾病：肾血管性高血压患者常起病急、血压显著增高；上腹部或肾区可闻及血管性杂音；静脉肾盂造影、肾动脉多普勒、肾动脉造影、放射性核素肾图等可明确诊断。

3）嗜铬细胞瘤：剧烈头痛、出汗、恶心、呕吐、心悸、面色苍白、乏力等，持续数分钟至数天不等，发作间歇血压正常；血和尿儿茶酚胺及其代谢产物的测定、酚妥拉明试验、胰高血糖素激发试验等有助于诊断。

4）原发性醛固酮增多症：血压升高伴有多尿、夜尿增多和尿比重下降，口渴，发作性肌无力、手足搐搦，血钾降低伴血钠升高；实验室检查血和尿醛固酮升高有助于鉴别诊断。

（5）辅助检查的临床应用

1）尿液检查：合并肾脏损害时出现少量蛋白、红细胞，偶有透明管型和颗粒管型。

2）肾功能检测：晚期肾实质损害可有血肌酐、尿素氮和尿酸升高，内生肌酐清除率降低，浓缩及稀释功能减退。

3）血脂测定：必查且定期随访的实验室检查项目。部分患者有血清总胆固醇、甘油三酯及低密度脂蛋白胆固醇增高，高密度脂蛋白降低。

4）血糖、葡萄糖耐量试验及血浆胰岛素测定：部分患者有空腹和/或餐后2小时血糖及血胰岛素水平增高。

5）眼底检查：长期持续血压升高出现眼底动脉变细、反光增强、交叉压迫及动静脉比例降低；视网膜病变有出血、渗出、视盘水肿等。眼底改变是临床申办高血压门诊慢性病的必备条件。

6）胸部X线检查：可见主动脉迂曲延长，局部可见动脉粥样硬化病变钙化等改变。

7）心电图检查：出现左心室肥厚的相应改变可诊断为高血压心脏病，并发冠心病时出现相应的ST-T等改变。

8）超声心动图：可见主动脉内径增大、左心房扩大、左心室肥厚等高血压心脏病的改变。

9）动态血压监测：可测定白昼与夜间各时间段血压的平均值和离散度。

3. 防治措施

（1）非药物治疗：适用于所有高血压患者，包括减少钠盐摄入、增加钾盐摄入；控制体重；戒烟限酒；合理有氧运动；减轻精神压力，保持心理平衡等。

（2）药物治疗

1）降压药治疗原则：①小剂量开始。②尽量使用长效制剂。③联合用药。④个体化。

2）常用降压药分类如下。①利尿药：有噻嗪类、袢利尿药和保钾利尿药3类。常用噻嗪类有氢氯噻嗪和氯噻酮、吲达帕胺。②β受体阻断药：有美托洛尔、阿替洛尔、倍他洛尔。③钙通道阻滞药（CCB）：又称钙拮抗药，分为氨氯地平类和非氨氯地平类，前者有氨氯地平、非洛地平、硝苯地平等，后者有维拉帕米和地尔硫䓬。④血管紧张素转换酶抑制药（ACEI）：卡托普利、依那普利、贝那普利、福辛普利。⑤血管紧张素Ⅱ受体阻断药（ARB）：氯沙坦、缬沙坦、厄贝沙坦、替米沙坦、坎地沙坦和奥美沙坦。⑥α_1受体阻断药：哌唑嗪、特拉唑嗪等。

3）降压药物治疗方案：①无并发症患者可以单独或者联合使用噻嗪类利尿药、β受体阻断药、CCB、ACEI和ARB，治疗应从小剂量开始，逐步递增剂量。②2级高血压在治疗开始时就应采用两种降压药物联合治疗。合理联合治疗方案：利尿药与ACEI或ARB；氨氯地平类钙通道阻滞药与β受体阻断药；钙通道阻滞药与ACEI或ARB等。③3种降压药合理的联合治疗方案，除有禁忌证外必须包含利尿药。

（3）高血压急症的治疗：降压药物选择：常用硝普钠加入5%葡萄糖溶液中静脉滴注；或硝酸甘油加入5%葡萄糖溶液中静脉滴注。暂时没有条件静脉用药时，可舌下含服硝酸甘油片。无禁忌证的情况下，可含服卡托普利片或硝苯地平。

（四）冠状动脉粥样硬化性心脏病

冠心病的易患因素

（1）年龄：多见于40岁以上的中老年人。

（2）性别：男性发病率高于女性。

（3）脂质代谢异常。

（4）高血压。

（5）吸烟。

（6）糖尿病和糖耐量异常。

（7）其他：肥胖、缺乏体力活动、高热量高脂肪饮食、遗传及性格因素等。

1. 心绞痛

（1）临床诊断

1）诊断依据：根据典型心绞痛的发作特点，含用硝酸甘油后可短时间内缓解，结合年龄及存在的冠心病危险因素，除外其他原因所致的心绞痛，即可建立诊断。必要时行选择性冠状动脉造影明确诊断。

2）典型心绞痛发作的特点是：①发作多有诱因，常以体力劳动、情绪激动、饱食、寒冷、心动过速等诱发，胸痛发生于诱因出现的当时。②疼痛部位位于胸骨体上段或中段之后，可放射至肩、左臂内侧甚至达环指和小指，边界模糊，范围约一个手掌大小。③胸痛性质呈压迫感、紧缩感、压榨感，多伴有濒死感。④一般持续时间短暂，为3～5分钟，很少超过15分钟。⑤去除诱因或舌下含服硝酸甘油症状可迅速缓解。⑥发作时常有心率增快、血压升高、皮肤湿冷、出汗等。有时可出现第四心音或第三心音奔马律；暂时性心尖部收缩期杂音，第二心音分裂及交替脉。

3）主要鉴别诊断：①急性心肌梗死。急性心肌梗死的胸痛多剧烈，持续时间多超过30分钟，甚至长达数小时，伴有发热、心律失常、心力衰竭或/和休克等。含用硝酸甘油多不能缓解。心电图面向梗死部位的导联ST段抬高，或同时有异常Q波。血白细胞计数增多、红细胞沉降率增快，心肌坏死标志物增高。②心脏神经症。患者多为中年或更年期女性，常诉胸痛，但为短暂的刺痛或持久的隐痛，多有叹息样呼吸，胸痛多位于心尖部附近，或经常变动，伴有心悸、疲乏、头昏、失眠及其他神经症的症状。

4）心绞痛严重度的分级诊断：见表11-13。

表11-13　心绞痛严重度的分级诊断及其表现

分级	表　现
Ⅰ级	一般体力活动（如步行和登楼）不受限，仅在强、快或持续用力时发生心绞痛
Ⅱ级	一般体力活动轻度受限。快步、饭后、寒冷或刮风中、精神应激或醒后数小时内发作心绞痛。一般情况下平地步行200m以上或登楼1层以上受限
Ⅲ级	一般体力活动明显受限，一般情况下平地步行200m，或登楼1层引起心绞痛
Ⅳ级	轻微活动或休息时即可发生心绞痛

5）辅助检查的临床应用：①心电图。大多数患者于发作时出现暂时性ST段压低≥0.1mV，提示内膜下心肌缺血，可伴有T波倒置，发作缓解后恢复；有时相关导联ST段抬高，提示透壁性心肌缺血，为变异型心绞痛的特征。②冠状动脉造影。选择性冠状动脉造影可使左、右冠状动脉及其主要分支显影，来判断冠脉的狭窄程度及部位，还可评估心肌血流灌注情况。

（2）防治措施

1）治疗原则：改善冠状动脉的血供，降低心肌的耗氧，同时治疗动脉粥样硬化。

2）发作时治疗：①休息。②药物治疗，如硝酸甘油、硝酸异山梨酯。

3）缓解期的治疗：①药物治疗。硝酸酯类（硝酸异山梨酯、单硝酸异山梨酯、戊四硝酯）、β受体阻断药（美托洛尔、比索洛尔）、钙通道阻滞药（氨氯地平、硝苯地平、地尔硫䓬）。②介入治疗。③主动脉-冠状动脉旁路移植术。

2. 急性心肌梗死

（1）临床诊断

1）诊断依据：根据有冠心病危险因素的相关病史，典型的临床表现，典型的心电图改变，以及血清肌钙蛋白和心肌酶的改变，一般可确立诊断。

发病后的典型临床表现：①胸痛为最早出现和最突出的症状，部位、性质与心绞痛相似，程度更剧烈，持续时间可达数小时到数天，休息和含服硝酸甘油多不能缓解，伴有烦躁不安、出汗、恐惧、濒死感。②出现各种心律失常，以室性心律失常最多见。③胸痛剧烈时可有血压下降，若疼痛缓解后收缩压仍<80mmHg，伴周围循环不足的表现，甚至昏厥，应考虑发生了休克。④发生急性心力衰竭，主要是急性左心衰竭，可在最初几天内发生。⑤伴有胃肠道症状，常有恶心呕吐、上腹胀痛和肠胀气，部分患者出现呃逆。⑥坏死心肌组织吸收引起发热、心悸等。⑦查体心脏浊音界可轻至中度增大，心率增快或减慢，S_1减弱，可出现舒张期奔马律等。所有患者发病后均出现血压降低。

2）主要鉴别诊断：①心绞痛。疼痛发生在胸骨体上段或中段之后，可放射至肩、左臂内侧甚至达环指和小指，边界模糊，范围约一个手掌大小，为压迫感、紧缩感、压榨感，多伴有濒死感。持续时间3～5分钟，很少超过15分钟。②急性心包炎。胸痛与发热多同时出现，咳嗽、深呼吸及身体前倾时胸痛加剧，早期即有心包摩擦音。心电图除aVR外，其余导联均有ST段弓背向下的抬高伴T波倒置，无异常Q波。血清酶无明显升高。③急性肺动脉栓塞。突发剧烈胸痛，气急、咳嗽症状明显，多伴有咯血及休克，同时有右心负荷急剧增加的表现，如发绀、右心室扩大、肺动脉瓣第二心音亢进、颈静脉怒张、肝大等。典型的心电图为出现$S_Ⅰ$、$Q_Ⅲ$、$T_Ⅲ$改变；肺动脉造影可确诊。④急腹症。急性胰腺炎、消化性溃疡穿孔、急性胆囊炎、胆石症等，均有上腹部疼痛，可能伴休克。病史、体格检查、心电图、血清肌钙蛋白和血清心肌酶测定可帮助鉴别。⑤主动脉夹层。胸痛迅速达高峰，呈撕裂样，常放射至背、腹、腰或下肢，两上肢血压和脉搏有明显差别。超声心动图及 MRI 可确诊。

（2）辅助检查的临床应用

1）心电图检查：①特征性改变。ST 段抬高反映心肌损伤；病理性 Q 波反映心肌坏死；T 波倒置反映心肌缺血。②动态性改变。起病数小时内，无异常或出现异常高大两肢不对称的 T 波；数小时后，ST 段明显抬高呈弓背向上，并与直立的 T 波连接，形成单相曲线，数小时至 2 日内出现病理性 Q 波，同时 R 波减低；ST 段抬高持续数日至 2 周左右，逐渐回到基线水平，T 波则变为平坦或倒置；数周至数月后，T 波呈 V 形倒置，两肢对称，是为慢性期改变。③特定部位和特定范围。ST 段抬高型心肌梗死的特定部位和特定范围，可根据出现特征性心电图改变的导联判断（表 11-14）。

表 11-14　ST 段抬高型心肌梗死的心电图定位诊断

部　位	特征性心电图改变的导联
前间壁	$V_1 \sim V_3$
局限前壁	$V_3 \sim V_5$
前侧壁	$V_5 \sim V_7$、Ⅰ、Ⅱ、aVL
广泛前壁	$V_1 \sim V_6$
下壁	Ⅱ、Ⅲ、aVF
下间壁	Ⅱ、Ⅲ、aVF
下侧壁	Ⅱ、Ⅲ、aVF、$V_5 \sim V_7$
高侧壁	Ⅰ、aVL、“高” $V_4 \sim V_6$
正后壁	$V_7 \sim V_8$
右心室	$V_3R \sim V_7R$

2）超声心动图检查：有助于了解心室壁的运动情况和左心室功能，诊断室壁瘤和乳头肌功能失调等。

3）放射性核素检查：可显示梗死的部位和范围。

4）实验室检查：①血液一般检查。起病 24～48 小时后外周血白细胞可增至（10～20）×10^9/L，中性粒细胞比例升高，嗜酸性粒细胞减少或消失；红细胞沉降率增快。②血心肌损伤标志物。肌红蛋白起病后 2 小时内升高，12 小时内达高峰，24～48 小时内恢复正常。肌钙蛋白 I（cTnI）或 T（cTnT），起病 3～4 小时后升高，cTnI 于 11～24 小时达高峰，7～10 天降至正常，cTnT 于 24～48 小时达高峰，10～14 天降至正常。肌酸激酶同工酶 CK-MB 在起病后 4 小时内增高，16～24 小时达高峰，3～4 天恢复正常，其增高的程度能较准确地反映梗死的范围，其高峰出现时间是否提前有助于判断溶栓治疗是否成功。

（3）防治措施

1）监护和一般治疗：①卧床休息。②监护。③以流质饮食为主。④建立静脉通道。

2）解除疼痛：①哌替啶。②硝酸甘油或硝酸异山梨酯。

3）再灌注治疗：①介入治疗。②溶栓疗法：尿激酶，重组链激酶，重组组织型纤维蛋白溶酶原激活剂。

4）紧急主动脉-冠状动脉旁路移植术。

5）消除心律失常。

6）控制休克。

7）治疗心力衰竭。

8）非 ST 段抬高型心肌梗死的处理。

（五）病毒性心肌炎

1. 概述　心肌炎根据病因分为感染性和非感染性。感染性病因有细菌、病毒、螺旋体、立克次体、真菌、原虫、蠕虫等。非感染性病因包括变态反应、理化因素或药物（如阿霉素）等。

2. 临床诊断

（1）诊断依据

1）病史与体征：在上呼吸道感染、腹泻等病毒感染后 3 周内出现与心脏相关的表现，如不能用一般原因解释的感染后严重乏力、胸闷头晕（心排血量降低）、心尖第一心音明显减弱、舒张期奔马律、心包摩擦音、心脏扩大、充血性心力衰竭或阿-斯综合征等。

2）上述感染后 3 周内出现下列心律失常或心电图改变者：①窦性心动过速、房室传导阻滞、窦房传导阻滞或束支阻滞。②多源、成对室性期前收缩，自主性房性或交界性心动过速，阵发或非阵发性室性心动过速，心房或心室扑动或颤动。③2 个以上导联 ST 段呈水平型或下斜型下移≥0.05mV 或 ST 段异常抬高或出现异常 Q 波。

3）心肌损伤的参考指标：血清心肌肌钙蛋白 I 或肌钙蛋白 T、CK-MB 明显增高。超声心动图示心腔扩大或室壁活动异常和/或核素心功能检查证实左心室收缩或舒张功能减弱。

4）病原学依据：①急性期从心内膜、心肌、心包或心包穿刺液中检测出病毒、病毒基因片段或病毒蛋白抗原。②病毒抗体第 2 份血清中同型病毒抗体滴度较第 1 份血清升高 4 倍或一次抗体效价≥640 者为阳性，320 者为可疑。③病毒特异性 IgM≥1∶320 者为阳性。如同时有血中肠道病毒核酸阳性者更支持有近期病毒感染。

同时具有上述 1)、2)（①、②、③中任何一项)、3) 中任何两项，排除其他原因引起的心肌疾病，诊断可成立。如具有 4) 中的第①项者可从病原学上确诊。如仅具有 4) 中第②、③项者，在病原学上只能拟诊为急性病毒性心肌炎。

（2）辅助检查的临床应用

1）心电图：一般有各种心律失常和/或非特异性 ST-T 改变，如出现高度房室传导阻滞或室性心动过速，提示为重症病毒性心肌炎。

2）心肌损伤标志物：如患者血清心肌损伤标志物升高，包括 CK-MB、cTnI 等，提示有心肌损伤，有助于诊断。

3）心脏超声：部分患者可出现左心室扩大，室壁运动减弱等，仅能辅助诊断。

4）心内膜心肌活检：重要的客观诊断依据，并有助于对病情及预后的判断。心内膜心肌活检可见心肌炎性细胞浸润，伴心肌细胞坏死或变性。病毒基因探针原位杂交、原位 RT-PCR 等发现致病病毒。

3. 防治措施

（1）一般治疗：卧床休息，进富含维生素及蛋白质的食物。

（2）对症治疗。

（3）应用糖皮质激素：早期不常规使用，合并有房室传导阻滞、难治性心力衰竭及重症患者可慎用。

（4）支持治疗：应用免疫调节剂及中医药加强支持治疗，常用中药黄芪、牛磺酸、辅酶 Q_{10}、干扰素等，具有抗病毒、调节免疫等作用。

三、消化系统疾病

消化系统疾病的临床答辩要点，见表 11-15。

表 11-15　消化系统疾病的临床答辩要点

病　名	临床表现	防治措施
慢性胃炎	上腹痛、饱胀不适，以进餐后明显，可伴嗳气、反酸、恶心等	一般措施、病因治疗、对症治疗、胃癌前状态的治疗
消化性溃疡	典型表现为慢性、周期性、节律性的上腹部疼痛。并发症：出血、穿孔、幽门梗阻、癌变	一般治疗、药物治疗（根除幽门螺杆菌、抑制胃酸分泌、保护胃黏膜药物)、治疗并发症、外科治疗、维持治疗
胃癌	进展期胃癌常有体重减轻、上腹痛（可呈持续性，且不能被抑酸剂所缓解)、食欲缺乏、乏力等。上腹疼痛是最常见的症状	早期选择手术治疗，中晚期采用综合疗法
溃疡性结肠炎	慢性或反复发作性腹泻、脓血黏液便、腹痛，伴不同程度全身症状	一般治疗、药物治疗（氨基水杨酸制剂、糖皮质激素、免疫抑制剂)、手术治疗
肝硬化	全身症状（消瘦、食欲缺乏、不规则低热等)、消化道症状、出血倾向和贫血、内分泌失调（性欲减退、乳房发育，出现肝掌、蜘蛛痣、皮肤色素沉着等)	病因治疗、一般治疗、药物治疗（熊去氧胆酸、强力宁、拉米夫定、干扰素等)、腹水的治疗、肝性脑病的治疗、肝移植
急性胰腺炎	急性、持续性中上腹痛，可迅速扩散至全腹，多伴恶心，频繁呕吐，多有中度以上发热	监护与一般治疗；减少胰液分泌、抑制胰酶活性；防治感染；营养支持治疗；急诊内镜治疗；外科治疗；中医中药治疗

（一）慢性胃炎

1. 概述　慢性胃炎的病因目前还未完全阐明，一般认为主要与幽门螺杆菌（Hp）感染、自身免疫、理化因素、十二指肠液反流等因素有关。

2. 临床诊断

（1）诊断要点：慢性胃炎无特异性临床表现，常出现上腹痛、饱胀不适，以进餐后明显，可伴嗳气、反酸、恶心等，少数患者伴有上消化道出血，慢性胃体炎可有食欲缺乏、体重减轻及贫血等表现，发生恶性贫血的患者，可有舌炎、四肢感觉异常等表现，一般无阳性体征。因此，确诊必须依靠胃镜检查及胃黏膜活组织病理学检查。Hp 检测及免疫学检查有助于病因学分析及诊断。怀疑自身免疫性胃炎应检测相关自身抗体。

（2）辅助检查的临床应用

1）Hp 检测：有助于慢性胃炎的分类诊断和选择治疗措施。

2）胃镜检查：最可靠的方法。①非萎缩性胃炎，黏膜红斑，粗糙不平，出血点或出血斑。②萎缩性胃炎，黏膜苍白或灰白色，呈颗粒状，可透见黏膜下血管，皱襞细小。

（3）血清学检查：有助于慢性萎缩性胃炎的诊断。

（4）血维生素 B_{12} 水平测定：明显降低有助于自身免疫性胃炎的诊断。

3. 防治措施

（1）一般措施：尽量避免进食刺激胃黏膜的食物，如酒、浓茶、咖啡等，多食水果、蔬菜，饮食规律，保持心情舒畅，戒烟。

（2）病因治疗

1）根除 Hp 治疗：质子泵抑制剂（PPI）或胶体铋剂为主，配合 2 种或 3 种抗菌药物，如阿莫西林、替硝唑、克拉霉素等，10～14 天为 1 个疗程。目前主要使用 1 种 PPI+2 种抗生素+1 种铋剂的用药方案。

2）十二指肠-胃反流的治疗：应用胃黏膜保护药、促胃动力药等。

3）对症治疗：腹胀、恶心、呕吐、腹痛明显者，可应用胃肠动力药如莫沙必利等；伴发恶性贫血者长期应予维生素 B_{12} 治疗；补充多种维生素及微量元素，对逆转黏膜肠化生及不典型增生有一定效果。

4）胃癌前状态的治疗：首先应进行根治 Hp 的治疗，出现恶性贫血的患者应注意长期补充维生素 B_{12}，发现有重度异型增生时，宜内镜下或手术治疗。

（二）消化性溃疡

1. 概述　消化性溃疡（PU）即胃溃疡（GU）和十二指肠溃疡（DU）。最常见的病因是幽门螺杆菌感染和非甾体抗炎药损害胃、十二指肠黏膜屏障作用，胃酸及胃蛋白酶分泌增多，长期精神紧张、焦虑、抑郁、恐惧等环境因素也和消化性溃疡的发病有关。DU 多发生在球部，前壁比较常见；GU 多在胃角和胃窦小弯。

2. 临床诊断

（1）诊断要点：根据患者有慢性、周期性、节律性上腹部疼痛的典型病史，即可作出初步诊断，但确诊依靠胃镜或 X 线钡餐检查。

消化性溃疡的典型表现为慢性、周期性、节律性的上腹部疼痛，体征多不典型。但是少数患者可无症状，部分患者以出血、穿孔等并发症表现为首诊原因。消化性溃疡典型的腹痛特点：①慢性病程，病情反复加重、缓解病史可达数年到数十年。②周期性发作，发作与缓解交替出现，发作期与缓解期亦长短不一。③有季节性，多在秋冬或冬春之交发病，可因精神情绪不良或过劳而诱发。④上腹痛呈节律性，表现为餐后痛（餐后 1 小时内）、空腹痛（餐后 2～4 小时）和/或午夜痛，腹痛多可在服用抗酸药后缓解。上腹部疼痛是消化性溃疡的主要症状，常因精神刺激、过度疲劳、饮食不当、服用药物、气候变化等因素诱发或加重，疼痛呈慢性过程，反复周期性发作，尤以 DU 明显。疼痛位于上腹部，GU 疼痛部位多位于中上腹部或偏左，DU 疼痛多位于中上腹部偏右侧。疼痛发作期与缓解期交替，一般秋冬和冬春换季时易发病。腹痛呈节律性并与进食相关，DU 饥饿时疼痛，多在餐后 2～4 小时出现，进食后缓解，部分患者可有午夜痛；GU 疼痛不甚规则，常在餐后 1 小时内发生，至下次餐前自行消失。腹痛的性质可为钝痛、灼痛、胀痛或饥饿痛，常伴有反酸、嗳气、恶心等消化道症状。疼痛剧烈且突然发生或加重，由上腹部迅速向全腹弥漫者，应疑诊为急性穿孔。疼痛较重，向背部放射，经抗酸治疗不能缓解者，应考虑后壁慢性穿透性溃疡。

（2）主要鉴别诊断

胃癌：溃疡内镜下有以下特点时，应考虑为恶性溃疡：①溃疡形状不规则，一般较大。②底部凹凸不平，有秽苔。③边缘呈结节状隆起。④周围皱襞中断。⑤胃壁僵硬、蠕动减弱。

（3）特殊类型的溃疡：见表 11-16。

表 11-16　特殊类型的溃疡

分　类	临床表现
无症状型溃疡	15%～20% 的患者可无任何症状。做胃镜或 X 线钡餐检查时被偶然发现，或出现出血、穿孔等并发症时被发现，可见于任何年龄，以老年人多见
复合性溃疡	胃和十二指肠同时存在溃疡称为复合性溃疡，DU 常先于 GU 发生，男性多见，易并发幽门狭窄和上消化道出血
幽门管溃疡	发生于幽门孔 2cm 以内的溃疡称为幽门管溃疡，男性多见，一般呈高胃酸分泌，常缺乏典型的周期性和节律性疼痛而表现为餐后立即出现的中上腹剧烈疼痛，应用抗酸药可部分缓解，易并发幽门痉挛、幽门狭窄及出血，内科治疗效果较差
球后溃疡	发生于十二指肠球部以下，多位于十二指肠乳头近端的溃疡，称为球后溃疡，夜间痛及背部放射痛常见，易并发出血，内科治疗效果差。X 线及胃镜检查易漏诊

续　表

分　类	临床表现
难治性溃疡	DU 正规治疗 8 周或 GU 正规治疗 12 周后，经内镜检查确定未愈合的溃疡和/或愈合缓慢、复发频繁的溃疡
巨大溃疡	巨大溃疡指直径>2cm 的溃疡，对药物治疗反应较差、愈合时间较慢，易发生慢性穿透或穿孔。胃的巨大溃疡注意与恶性溃疡鉴别
老年人消化性溃疡	指患者年龄超过 65 岁的消化性溃疡，临床表现多不典型，溃疡常较大，易并发出血，应与胃癌鉴别

（4）并发症：①出血（最常见）。②穿孔。③幽门梗阻。④癌变。

（5）辅助检查的临床应用

1）胃镜检查和黏膜活检：内镜下溃疡分期及表现如下。①活动期，病灶多呈圆形或椭圆形，溃疡基底部覆有白色或黄白色厚苔，周围黏膜充血、水肿。②愈合期，溃疡缩小变浅，苔变薄，黏膜皱襞向溃疡集中。③瘢痕期，基底部白苔消失，呈现红色瘢痕，最后转变为白色瘢痕。

2）X 线钡餐：直接征象为龛影，对溃疡的诊断有确诊意义。间接征象有局部压痛、胃大弯侧痉挛性切迹、十二指肠球部激惹及变形。

3）Hp 检测：有助于病因诊断，并可以指导治疗措施的选择。

4）大便隐血试验：大便隐血试验呈阳性，提示溃疡活动。大便隐血持续阳性者，应排除癌变的可能。

3. 防治措施

（1）一般治疗：生活规律，劳逸结合；合理饮食，少饮浓茶、咖啡，少食酸辣刺激性食物；戒烟酒；调节情绪，避免过度紧张；慎用非甾体抗炎药（NSAID）、肾上腺皮质激素等药物。

（2）药物治疗

1）根除 Hp：①三联疗法。1 种质子泵抑制剂（PPI）或 1 种胶体铋剂，联合克拉霉素、阿莫西林、甲硝唑（或替硝唑）3 种抗菌药物中的 2 种。②四联疗法。以铋剂为主的三联疗法加 1 种 PPI 组成。疗程为 10～14 天。三联疗法根治失败后，停用甲硝唑，改用呋喃唑酮或改用 PPI、铋剂联合 2 种抗生素的四联疗法。

2）抑制胃酸分泌：①碱性药。氢氧化铝、氢氧化镁、碳酸氢钠等。②抗胃酸分泌药。H_2 受体阻断药如西咪替丁、雷尼替丁、法莫替丁等；PPI 如奥美拉唑、兰索拉唑、泮托拉唑、雷贝拉唑等，通过抑制 H^+、K^+-ATP 酶（质子泵）使壁细胞内的 H^+ 不能转移至胃腔等。

3）保护胃黏膜药物：有硫糖铝、枸橼酸铋钾、米索前列醇等。

（3）治疗并发症。

（4）外科治疗：外科治疗的适用情况如下。①大量或反复出血，内科治疗无效者。②急性穿孔。③瘢痕性幽门梗阻。④GU 癌变或癌变不能除外者。⑤内科治疗无效的顽固性溃疡。

（5）维持治疗。

（三）胃癌

1. 概述　目前病因尚未完全明了，与胃癌发病相关的因素有幽门螺杆菌（Hp）感染、饮食因素、环境因素、遗传因素、癌前变化。胃癌的转移途径有直接蔓延、淋巴结转移、血行播散和种植转移。

2. 临床诊断

（1）诊断要点：胃癌诊断主要依赖于胃镜加活组织检查。为提高早期诊断率，凡年龄在 40 岁以上，出现不明原因的上腹不适、食欲缺乏、体重明显减轻者，尤其是原有上腹痛而近期疼痛性质及节律发生改变者，或经积极治疗而病情继续发展者，无禁忌证的患者均应给予胃镜检查，及早进行排查。

胃癌的临床表现取决于肿瘤发生的部位、病理性质、病程长短及有否转移，但不具有特异性，绝大多数早期胃癌无症状，进展期胃癌常有体重减轻、上腹痛、食欲缺乏、乏力等，因此，应对因消化道症状就诊的患者进行细致的病史采集及必要的辅助检查，以期发现早期胃癌。上腹疼痛是胃癌最常见的症状，早期仅为上腹部不适、饱胀或隐痛，餐后为甚，经治疗可缓解，进展期胃癌腹痛可呈持续性，且不能被抑酸剂所缓解。

（2）辅助检查的临床应用

1）血液检查：多数患者呈低色素性贫血，红细胞沉降率增快，血清癌胚抗原（CEA）阳性。

2）大便隐血试验：常持续阳性，可作为胃癌筛选的首选方法。

3）X 线钡餐检查：X 线征象有充盈缺损，癌性龛影，皮革胃及胃潴留等表现。但对早期胃癌诊断率低，胃底癌易漏诊。

4）胃镜检查：诊断早期胃癌最重要的手段。

①早期胃癌：胃镜下早期胃癌呈小息肉样隆起、凹陷或平坦，黏膜粗糙，碰触易出血，可见斑片状糜烂。癌灶直径小于1cm者称小胃癌，小于0.5cm者称微小胃癌。内镜下较小、缺乏特异性，易发生漏诊。②进展期胃癌：内镜下易发现，表面凹凸不平，伴有糜烂及污秽苔，取活检组织时易出血，也可是巨大溃疡型，底部覆有污秽灰白苔，溃疡边缘呈结节状隆起，无聚合皱襞，病变处无蠕动。

5）超声内镜检查：可显示胃壁各层与周围5cm范围内的声学结构，能清晰观察肿瘤的浸润范围与深度，了解有无周围转移。

3. 防治措施　早期选择手术治疗，中晚期采用综合疗法，并针对肿瘤的不同情况拟订不同的治疗方案。

（四）溃疡性结肠炎

1. 概述　与溃疡性结肠炎的发病有关的因素包括免疫因素、遗传因素、感染因素、神经精神因素。

2. 临床诊断

（1）诊断依据：①慢性或反复发作性腹泻、脓血黏液便、腹痛，伴不同程度全身症状。②多次大便检查无病原体发现。③内镜检查及X线钡剂灌肠显示结肠炎病变等。完整的诊断应包括临床类型、严重程度、病变范围及病情分期。

（2）主要鉴别诊断

1）克罗恩病：腹泻一般无肉眼血便，结肠镜及X线检查病变主要在回肠末段和邻近结肠且呈非连续性、非弥漫性分布并有其特征改变，与溃疡性结肠炎鉴别一般不难。

2）大肠癌：多见于中老年人，经直肠指检常可触到肿块，结肠镜或X线钡剂灌肠检查对鉴别诊断有价值，活检可确诊。但应注意排除溃疡性结肠炎发生的结肠癌变。

（3）分型诊断：初发型、慢性复发型、慢性持续型、急性暴发型。

（4）分期诊断：活动期、缓解期。

（5）严重程度分级诊断：①轻度。腹泻4次/日以下，便血轻或无，无发热、脉速，贫血无或轻，红细胞沉降率正常。②中度。介于轻度与重度之间。③重度。腹泻6次/日以上，并有明显黏液脓血便，体温>37.5℃，脉搏>90次/分，血红蛋白<100g/L，红细胞沉降率>30mm/h。

（6）严重并发症：中毒性巨结肠、直肠结肠癌变。

（7）辅助检查的临床应用

1）血液检查：血红蛋白降低，为小细胞低色素性贫血；急性期中性粒细胞增多；红细胞沉降率增快等。

2）大便检查：常有黏液脓血便，镜检见红细胞、白细胞和巨噬细胞。大便培养致病菌阴性。

3）结肠镜检查：诊断与鉴别诊断的最重要手段。内镜下特征：急性期肠黏膜充血水肿，分泌亢进，可有针尖大小的红色斑点和黄白色点状物，肠腔痉挛，皱襞减少；慢性期黏膜粗糙不平，呈细颗粒状，血管模糊，质脆易出血，有假息肉形成。活组织检查显示特异性炎性病变和纤维瘢痕，同时可见糜烂、隐窝脓肿、腺体排列异常及上皮变化等。

4）X线检查：主要征象如下。①黏膜粗乱或颗粒样改变。②多发性浅溃疡见小龛影，亦可有炎症性息肉而表现为多个小的圆或卵圆形充盈缺损。③肠管缩短，结肠袋消失，肠壁变硬，可呈铅管状。

3. 防治措施

（1）一般治疗：强调休息、饮食及营养。急性发作或重症患者应住院治疗，流质少渣饮食并给予支持疗法。及时纠正水、电解质平衡紊乱等。

（2）药物治疗：①氨基水杨酸制剂，常用柳氮磺吡啶。②糖皮质激素，常用泼尼松。③免疫抑制剂，环孢素。

（3）手术治疗。

（五）肝硬化

1. 概述　在我国由病毒性肝炎所致的肝硬化最常见，国外则以慢性酒精中毒多见，其他病因有非酒精性脂肪性肝病、长期胆汁淤积、肝脏循环障碍等。

2. 临床诊断

（1）诊断要点

1）失代偿期肝硬化的诊断依据：①有病毒性肝炎、长期大量饮酒等可导致肝硬化的相关病史。②有肝功能减退和门静脉高压的临床表现。③肝功能指标检测有血清白蛋白下降、血清胆红素升高及凝血酶原时间延长等。④B超或CT提示肝硬化改变；内镜检查证实食管-胃底静脉曲张。⑤肝活组织检查见假小叶形成是诊断本病的金标准。

2）肝功能减退的临床表现：①全身症状。消瘦、食欲缺乏、乏力、精神萎靡等。②消化道症状。上腹饱胀不适、恶心呕吐、易腹泻。查体示肝脏缩小、质硬、边缘锐利，可有结节感，半数以上患者轻度黄疸。③出血倾向和贫血。皮肤黏膜出血、贫血等。④内分泌失调。男性睾丸萎缩、性欲减退、乳房发育，女性月经失调、闭经、不孕等；出现肝掌、蜘蛛痣、皮肤色素沉着。门静脉高压症的表现主要有脾大，食管-胃底静脉曲张，腹壁和脐周静脉曲张，痔静脉曲张等。腹水是肝硬化失代偿期最突出的体征之一。

（2）并发症：①急性上消化道出血。②肝性脑病，晚期肝硬化最严重的并发症，也是最常见死亡原因之一。③原发性肝癌。④感染。⑤肝肾综合征。⑥肝肺综合征。⑦其他。门静脉高压性胃病、电解质和酸碱平衡紊乱、门静脉血栓形成等。

（3）辅助检查的临床应用

1）肝功能检查：明确肝细胞的功能状态。

2）免疫学检查：用于明确病毒性肝炎的诊断，了解自身免疫功能状态，尽早发现与排除肝癌。

3）腹水检查：用于检测腹水的性质，诊断自发性腹膜炎，协助诊断肝癌。

4）影像学检查：①X线检查，食管吞钡X线检查显示虫蚀样或蚯蚓状充盈缺损，以及纵行黏膜皱襞增宽；胃底静脉曲张时，吞钡检查可见菊花样充盈缺损。②超声检查，肝硬化时肝实质回声增强、不规则、不均匀，为弥漫性病变。进行常规B超检查，有助于早期发现原发性肝癌。

5）内镜检查：腹腔镜能窥视肝外形、表面、色泽、边缘及脾等改变，在直视下还可做穿刺活组织检查，其诊断准确性优于盲目性肝穿。

6）肝穿刺活检：确诊代偿期肝硬化的唯一方法。若见有假小叶形成，可确诊。

3. 防治措施

（1）病因治疗。

（2）一般治疗：休息，宜进高热量、高蛋白、足量维生素、低脂肪及易消化的食物。

（3）药物治疗：①保护肝细胞治疗。熊去氧胆酸、强力宁、B族维生素、维生素C等。②抗肝纤维化药物。丹参、黄芪、虫草菌丝等。③抗病毒治疗。拉米夫定、干扰素等。

（4）腹水的治疗：①限制水、钠的摄入。②应用利尿药。轻度腹水首选螺内酯口服；疗效不佳或腹水较多的患者，螺内酯和呋塞米联合应用。③提高血浆胶体渗透压。人血清白蛋白、血浆。④放腹水疗法。

（5）肝性脑病的治疗：①去除诱因。②减少肠道毒物的生成和吸收。③降低血氨药物。谷氨酸盐谷氨酸钠、精氨酸等。④应用支链氨基酸。

（6）其他对症治疗：纠正水、电解质和酸碱平衡失调，抗感染，防治脑水肿，保持呼吸道通畅等。

（7）肝移植。

（六）急性胰腺炎

1. 概述　胆石症及胆道感染等是急性胰腺炎的主要病因。大量饮酒、暴饮暴食、胰管结石或蛔虫、胰管狭窄等亦可引发本病。

2. 临床诊断

（1）诊断要点：确诊应具备下列3条中的任意2条：①急性、持续性中上腹痛。②血淀粉酶或脂肪酶>正常值上限3倍。③急性胰腺炎的典型影像学改变。

（2）分级诊断

1）轻症急性胰腺炎：有剧烈而持续的上腹部疼痛，伴有恶心、呕吐、轻度发热，上腹部压痛，但无腹肌紧张，同时有血清淀粉酶和/或尿淀粉酶显著升高，排除其他急腹症者，即可诊断。

2）重症急性胰腺炎：患者除具备轻症急性胰腺炎的诊断标准外，还具有局部并发症（胰腺坏死、假性囊肿、脓肿）和/或器官衰竭。

（3）分期诊断

1）急性期：发病后2周内，以全身炎症反应综合征及脏器功能障碍为主要表现，是患者的死亡高峰期。

2）进展期：发病后2～4周，以急性坏死物胰周液体积聚及急性坏死物积聚为主，可无感染，也可合并感染。

3）感染期：发病4周后，出现胰腺及胰周坏死性改变伴有感染，脓毒症，出现多系统器官功能障碍，是患者的第2个死亡高峰期。

（4）主要鉴别诊断

1）消化性溃疡急性穿孔：该类患者多有溃疡病史，以突然出现的腹痛为主要特点，血淀粉酶可有轻中度升高，一般不超过500U，早期即见腹膜炎症状，腹部X线透视见膈下游离气体有助于诊断。

2）胆囊炎和胆石症：可有血、尿淀粉酶轻度升高，腹痛以右上腹多见，向右肩背部放射，右上腹压痛，Murphy征阳性。B超检查有助于鉴别。

3）急性肠梗阻：以腹痛、呕吐、腹胀、排便排气停止为特征，肠鸣音亢进或消失，腹部X线平片可见气液平面。

4）急性心肌梗死：多有冠心病病史，以突然发生的胸骨后及心前区压迫感或疼痛为主要表现，血尿淀粉酶多正常，心肌损伤标志物升高，心电图见心肌梗死的相应改变及动态改变。

（5）并发症：局部并发症如下。①胰腺脓肿。②胰腺假性囊肿。全身并发症如下。①急性呼吸衰竭。②急性肾衰竭。③心力衰竭与心律失常。④消化道出血。⑤胰性脑病。⑥脓毒症。⑦高血糖。⑧慢性胰腺炎等。

（6）辅助检查的临床应用

1）标志物检测：①淀粉酶测定。超过正常值上限3倍（每升超过500苏氏单位）即可确诊急性胰腺炎。②血清脂肪酶测定。对延迟就诊的患者有诊断价值，且特异性高。

2）血液一般检查：多有白细胞增多及中性粒细胞分类比例升高，中性粒细胞核左移。

3）血生化检查：①暂时性血糖升高。②血胆红素升高。③暂时性血钙降低。④血清谷草转氨酶（GOT）、乳酸脱氢酶（LDH）可升高。⑤血甘油三酯可升高。⑥C反应蛋白升高提示胰腺组织坏死。

4）腹部影像学检查：腹部X线平片、B超、CT。

3. 防治措施

（1）监护与一般治疗：加强监护，维持水、电解质平衡，加强营养支持治疗。

（2）减少胰液分泌、抑制胰酶活性：①禁食。②抑制胃酸分泌，H_2受体阻断药或质子泵抑制剂。③应用生长抑素，如奥曲肽等。④抑制胰酶活性，抑肽酶。

（3）防治感染：必要时选择针对革兰阴性菌和厌氧菌且能透过血胰屏障的抗生素，如喹诺酮类或头孢类联合抗厌氧菌抗生素甲硝唑。

（4）营养支持治疗。

（5）急诊内镜治疗。

（6）外科治疗：手术适应证：①胰腺坏死合并感染。②胰腺脓肿。③胰腺假性囊肿。④胆道梗阻或感染。⑤诊断未明确，疑有腹腔脏器穿孔或肠坏死者行剖腹探查术。

（7）中医中药治疗。

四、泌尿系统疾病

泌尿系统疾病的临床答辩要点，见表11-17。

表11-17　泌尿系统疾病的临床答辩要点

病　名	临床表现	防治措施
慢性肾小球肾炎	血尿、蛋白尿、高血压和水肿	饮食治疗；控制高血压，减少蛋白尿；抗血小板聚集；糖皮质激素和细胞毒性药物；避免加重肾脏损害的因素
尿路感染	有尿路刺激征、感染的全身症状及输尿管压痛、肾区叩击痛等体征	急性膀胱炎：选用氟喹诺酮类、半合成青霉素类、头孢类或磺胺类等抗生素中的一种 急性肾盂肾炎：常用喹诺酮类、半合成青霉素类、头孢类 慢性肾盂肾炎：急性发作时，治疗同急性肾盂肾炎
慢性肾衰竭	有慢性肾脏病史，常见水、电解质及酸碱失衡，各系统表现	早、中期：病因及诱因的治疗、营养治疗、并发症治疗、胃肠道透析等 终末期：上述治疗+透析和肾移植

（一）慢性肾小球肾炎

1. 概述　慢性肾小球肾炎以蛋白尿、血尿、高血压、水肿为基本临床表现。绝大多数患者病因尚不明确，部分与溶血性链球菌、乙型肝炎病毒等感染有关。

2. 临床诊断

（1）诊断要点：凡存在临床表现如血尿、蛋白尿、水肿和高血压者均应疑诊为慢性肾小球肾炎。但确诊前需排除继发性肾小球疾病如系统性红斑狼疮、糖尿病、高血压肾病等。诊断困难时，应作肾穿刺病理学检查。

（2）主要鉴别诊断

1）继发性肾小球疾病：需与狼疮性肾炎鉴别。系统性红斑狼疮多见于女性，可伴有发热、皮疹、关节炎等多系统受累表现，实验室检查血中可见狼疮细胞，抗ds-DNA抗体、抗Sm抗体、抗核抗体阳性等，肾组织学检查有助于诊断。

2）高血压肾损害：本病患者年龄较大，先有高血压后出现蛋白尿，尿蛋白定量多<1.5g/d，肾小管功能损害一般早于肾小球损害。肾穿刺病理检查有助鉴别。

3）慢性肾盂肾炎：多见于女性，常有反复发作的尿路感染病史。多次尿沉渣镜检见白细胞、细菌，尿细菌培养异常，肾功能损害以肾小管功能损害为主，可有高氯性酸中毒，低磷性肾性骨病，而氮质血症和尿毒症较轻，且进展缓慢。静脉肾盂造影和核素检查有助于诊断。

（3）辅助检查的临床应用

1）尿液检查：轻重不等的蛋白尿，多为非选择性蛋白尿；镜下血尿，尿畸形红细胞>80%，尿红细胞MCV<75fL，可见颗粒管型。

2）肾功能检测：早期正常或轻度受损，晚期出现血肌酐升高、内生肌酐清除率（Ccr）下降。

3）肾穿刺活检：可明确诊断及病理改变的类型。

4）肾脏超声：有辅助诊断价值。表现为肾实质回声增强、双肾体积缩小等。

3. 防治措施

（1）饮食治疗：优质低蛋白饮食。

（2）控制高血压，减少蛋白尿：首选 ACEI 或 ARB。

（3）抗血小板聚集：常用双嘧达莫、肠溶阿司匹林等。

（4）糖皮质激素和细胞毒性药物。

（5）避免加重肾脏损害的因素。

（二）尿路感染

1. 概述　尿路感染最常见的致病菌为革兰阴性杆菌，其中大肠埃希菌感染占全部尿路感染的80%~90%，其次为变形杆菌、克雷伯菌。致病菌进入上、下尿路的最主要途径是上行感染，其他有血行感染、直接感染和经淋巴道感染。

2. 临床诊断

（1）诊断要点

1）确立诊断：典型的尿路感染应有尿路刺激征、感染的全身症状及输尿管压痛、肾区叩击痛等体征，结合尿液改变和尿液细菌学检查，即可确诊。无论有无典型临床表现，凡有真性细菌尿者，均可诊断为尿路感染。无症状性细菌尿的诊断主要依靠尿细菌学检查，先后 2 次细菌培养均为同一菌种的真性菌尿，即可诊断。

2）区分上下尿路感染：上尿路感染的判断依据有全身（发热、寒战，甚至毒血症状）、局部（明显腰痛、输尿管点和/或肋脊点压痛、肾区叩击痛）症状和体征。伴有以下情况可诊断。①膀胱冲洗后尿培养阳性。②尿沉渣镜检见白细胞管型，除外间质性肾炎、狼疮性肾炎等。③尿 N-乙酰-β-D-氨基葡萄糖苷酶（NAG）、β_2-MG 升高。④尿渗透压降低。

3）慢性肾盂肾炎的诊断：①反复发作的尿路感染病史。②影像学显示肾外形凹凸不平，且双肾大小不等，或静脉肾盂造影见肾盂肾盏变形、缩窄。③合并持续性肾小管功能损害，即可确诊。

（2）主要鉴别诊断

肾结核：膀胱刺激征多较明显，晨尿结核杆菌培养可阳性，尿沉渣可找到抗酸杆菌，静脉肾盂造影可发现肾结核 X 线征象，部分患者可有肺、生殖器等肾外结核病灶。肾结核可与尿路感染并存，如经积极抗菌治疗后，仍有尿路感染症状或尿沉渣异常者，应考虑肾结核。

（3）辅助检查的临床应用

1）血常规：急性肾盂肾炎时，血白细胞及中性粒细胞常升高。

2）尿常规：外观多混浊、尿沉渣镜检白细胞超过 5 个/HP，诊断意义较大；出现白细胞管型多提示为肾盂肾炎。部分患者尿沉渣镜检可有红细胞，少数出现肉眼血尿。尿蛋白含量多为（±~+）。

3）尿细菌学检查：取清洁中段尿，必要时导尿或膀胱穿刺取标本，进行培养及药敏试验。如细菌定量培养菌落计数≥10^5/ml，可确诊；如菌落计数为 10^4~10^5/ml，结果可疑；如<10^4/ml，多为污染。

3. 防治措施

（1）一般治疗：①卧床休息。②多饮水。③给予足够热量及维生素。

（2）抗菌治疗：①急性膀胱炎，氟喹诺酮类、半合成青霉素类、头孢类或磺胺类等抗生素中的一种。②急性肾盂肾炎，喹诺酮类、半合成青霉素类、头孢类。③慢性肾盂肾炎，急性发作时，治疗同急性肾盂肾炎，反复发作者应根据病情和参考药敏试验结果制定治疗方案。

（三）慢性肾衰竭

1. 概述　病因：原发性与继发性肾小球肾炎、糖尿病肾病、高血压肾小动脉硬化、肾小管间质病变、肾血管病变、遗传性肾病等。

2. 临床诊断

（1）诊断要点：原有慢性肾脏病史，出现食欲缺乏、恶心、呕吐、腹泻、头痛、意识障碍时，肾功能检查有不同程度的功能减退，应考虑本病。对因乏力、食欲缺乏、恶心、贫血、高血压等就诊者，均应排除本病。常见的临床表现有水、电解质及酸碱失衡，各系统表现。

（2）分期诊断：按肾小球滤过率（GFR）进行临床分期，慢性肾衰竭是慢性肾脏病的中后期，包括 4~5 期。见表 11-18。

表 11-18　慢性肾脏病按 GFR 的分期

分期	特　征	GFR/ml·(min·1.73m^2)$^{-1}$
1	GFR 正常或增加	≥90
2	GFR 轻度下降	60~89
3a	GFR 轻到中度下降	45~59
3b	GFR 中到重度下降	30~44
4	GFR 重度下降	15~29
5	肾衰竭	<15 或透析

（3）辅助检查的临床应用

1）血液检查：血生化指标是诊断肾功能不全的主要依据。①血尿素氮、血肌酐升高，可合并低蛋白血症，血浆白蛋白常<30g/L。②贫血显著，血红蛋白常<80g/L，为正红细胞性贫血。③酸中毒时，二氧化碳结合力下降，血气分析显示代谢性酸中毒（pH<7.35和血 HCO_3^-<22mmol/L）。④低血钙、高血磷。⑤血钾紊乱等。

2）尿液检查：①尿蛋白量多少不等，晚期因肾小球大部分已损坏，尿蛋白反减少。②尿沉渣检查可有不等的红细胞、白细胞和颗粒管型。③尿渗透压降低，甚至为等张尿。

3）肾功能检查：①Ccr和GFR下降。②肾小管浓缩稀释功能下降。③肾血流量及同位素肾图示肾功能受损。

3. 防治措施

（1）延缓病情进展：①积极控制高血压。②严格控制血糖。③控制蛋白尿。④营养疗法。⑤ACEI和ARB的应用。

（2）非透析治疗：①纠正水、电解质失衡和酸中毒。②控制高血压，未进入透析阶段的患者血压应<130/80mmHg，维持性透析患者的目标血压为140/90mmHg。③纠正贫血，促红细胞生成素（EPO）每周80～120U/kg皮下注射。④低血钙、高血磷与肾性骨病的治疗。⑤防治感染。⑥高脂血症的治疗。⑦吸附剂治疗。

（3）肾脏替代疗法：主要包括维持性血液透析、腹膜透析及肾移植。

（4）肾移植。

五、血液系统疾病

血液系统疾病的临床答辩要点，见表11-19。

表11-19　血液系统疾病的临床答辩要点

病　名	临床表现	防治措施
缺铁性贫血	乏力、易倦、头晕、头痛、食欲缺乏、面色苍白、心率增快、心尖区收缩期杂音、异食癖、匙状甲等	口服铁剂（最常用硫酸亚铁片）、注射铁剂
再生障碍性贫血	进行性贫血、出血及感染	一般治疗、支持疗法、刺激骨髓造血（首选雄激素）、应用免疫抑制剂、异基因骨髓移植
原发免疫性血小板减少症	广泛皮肤、黏膜及内脏出血，血小板减少，骨髓巨核细胞发育成熟障碍，血小板生存时间缩短及血小板膜糖蛋白特异性自身抗体出现等	一般治疗、应用糖皮质激素（首选）、免疫抑制剂、脾切除术等

（一）缺铁性贫血

1. 概述　慢性失血是成年人引起缺铁性贫血的最常见原因。需铁量增加，补给不足及铁的吸收不良也常发生缺铁性贫血。

2. 临床诊断

（1）诊断依据：确立是否系缺铁引起的贫血和明确引起缺铁的病因。①有明确的缺铁病因和临床表现。②小细胞低色素性贫血。③血清铁等铁代谢测定和原卟啉（FEP）测定异常。④骨髓铁染色阴性。上述实验指标中以骨髓可染铁及血清铁蛋白测定最有诊断意义。缺铁性贫血患者服用铁剂后，短时期网织红细胞计数明显增多，常于5～10天到达高峰，平均达0.06～0.08，以后又降，随后血红蛋白（Hb）上升。

（2）组织缺铁与缺铁性贫血的诊断

1）组织缺铁的诊断要点：常见精神行为异常，如烦躁、易怒，注意力不集中，异食癖，体力、耐力下降，易患各种感染，儿童生长发育迟缓、智力低下，反复口腔炎、舌炎、口角炎，缺铁性吞咽困难，毛发干枯、易脱落，皮肤干燥，指（趾）甲缺乏光泽、脆薄易裂，重者指（趾）甲变平，呈匙状甲。诊断要点：①血清铁蛋白<12μg/L。②骨髓铁染色显示骨髓小粒可染铁消失，铁粒幼红细胞少于15%。

2）缺铁性贫血的诊断要点：常见乏力、易倦，头晕、头痛、耳鸣，心悸、气促、食欲缺乏等；伴面色苍白、心率增快、心尖区收缩期杂音等。诊断要点：①符合组织缺铁的诊断标准。②血清铁<8.95μmol/L，总铁结合力升高>64.44μmol/L，转铁蛋白饱和度<15%。③FEP/Hb>4.5μg/gHb。

（3）贫血程度的诊断：①轻度贫血。男性Hb 90～120g/L；女性Hb 90～110g/L。②中度贫血。Hb 60～90g/L。③重度贫血。Hb 30～60g/L。④极重度贫血。Hb<30g/L。

（4）主要鉴别诊断

1）珠蛋白生成障碍性贫血：有家族史，周围血片可见多量靶形细胞，血清铁蛋白及骨髓可染铁均增多，血红蛋白电泳常有异常。

2）慢性病性贫血：血清铁降低，但总铁结合力正常或降低，血清铁蛋白正常或增高。常伴有肿瘤或感染性疾病。

3）铁粒幼细胞性贫血：较罕见，多见于中年和老年人。血清铁增高，而总铁结合力降低，骨髓铁染色可见典型的环状铁粒幼细胞。

（5）辅助检查的临床应用

1）血液检查：典型表现为小细胞低色素性贫血。平均红细胞体积（MCV）<80fL，平均红细胞血红蛋白浓度（MCHC）<32%。成熟红细胞苍白区扩大，大小不一。白细胞和血小板计数一般正常或轻度减少。

2）骨髓检查：骨髓增生活跃，幼红细胞增生，中幼红细胞及晚幼红细胞比例升高。幼红细胞核染色质致密，胞质较少，血红蛋白形成不良，边缘不整齐。骨髓铁染色显示骨髓小粒可染铁消失，铁粒幼红细胞消失或显著减少。

3）铁代谢检查：①血清铁及总铁结合力测定，血清铁浓度常<8.9μmol/L，总铁结合力>64.4μmol/L，转铁蛋白饱和度常降至15%以下。②血清铁蛋白测定，血清铁蛋白<12μg/L，可作为缺铁依据。由于血清铁蛋白浓度稳定，与体内贮铁量的相关性好，可用于缺铁性贫血早期诊断和人群铁缺乏症的筛检。

4）红细胞游离原卟啉（FEP）测定：缺铁时血红素合成障碍，FEP增高超过4.5μg/g，有诊断意义。

3. 防治措施

（1）病因治疗：尽可能明确病因，针对病因治疗。单纯铁剂治疗有可能使血液检查结果好转，但对原发病并无疗效。如不重视病因诊断及治疗，会延误病情，失去治愈的机会。

（2）铁剂治疗

1）口服铁剂：硫酸亚铁片、琥珀酸亚铁及富马酸亚铁等。

2）注射铁剂：所需补充铁的总剂量（mg）=［150-患者Hb(g/l)］×体重(kg)×0.33。

（二）再生障碍性贫血

1. 概述　病因：接触药物及化学物质：最常见的药物是氯霉素、抗肿瘤药、保泰松等解热镇痛药，其次是磺胺、有机砷及抗癫痫药，偶有西咪替丁、肼屈嗪、氯丙嗪及抗甲状腺药甲巯咪唑等。杀虫剂、农药、染发剂等也可引起再生障碍性贫血（再障）。电离辐射，如X线、放射性核素。生物因素：再障可以发生于病毒性肝炎之后，且病情较重。部分患者发病前有病毒性呼吸道感染病史，如腮腺炎、麻疹、流行性感冒等。各种严重感染也可能影响骨髓造血。

2. 临床诊断

（1）诊断标准：再障的主要临床表现为进行性贫血、出血及感染。重型再障起病急，进展快，病情重，感染及出血症状重。非重型再障起病和进展较缓，贫血、感染和出血的程度较轻，也较易控制。贫血呈慢性过程，表现为皮肤黏膜苍白、活动后心悸、乏力等；感染后高热少见，以上呼吸道感染最常见；有皮肤黏膜出血倾向，内脏出血少见，久治无效者可发生颅内出血而危及生命。

1）典型再障的诊断标准：①全血细胞减少，网织红细胞百分数<0.01，淋巴细胞比例高。②一般无肝、脾大。③骨髓多部位增生减低，造血细胞减少，非造血细胞比例升高，骨髓小粒空虚。有条件者做骨髓活检，可见造血组织均匀减少。④能除外引起全血细胞减少的其他疾病。⑤一般抗贫血药物治疗无效。

2）不典型再障的诊断需慎重，要进行动态观察，多次和多处骨髓穿刺，结合骨髓活检及核素扫描等综合诊断。

3）重型再障的血液检查诊断标准：①网织红细胞<0.01，绝对值<15×10^9/L。②中性粒细胞绝对值<0.5×10^9/L。③血小板<20×10^9/L。

（2）重型再障的分型诊断

1）急性型：发病急，贫血进行性加重，严重感染和出血，血液一般检查具备下述3项中的2项。①网织红细胞绝对值<15×10^9/L。②中性粒细胞<0.5×10^9/L。③血小板<20×10^9/L。骨髓增生广泛重度减低，如中性粒细胞<0.2×10^9/L，为极重型再障，预后凶险。

2）慢性型：多无严重感染及内脏出血，经治疗可缓解，预后相对良好，但与非重型再生障碍性贫血（NSAA）比较仍属预后不良。

（3）辅助检查的临床应用

1）血液检查：呈全血细胞减少，但发病早期可先有一个或两个血细胞系列减少。为正常细胞正常色素性贫血。网织红细胞显著减少，少数慢性型网织红细胞百分数可轻度升高，但绝对值减少；中性粒细胞和单核细胞均减少，急性型减少显著；淋巴细胞的百分数增高但绝对值不增高；血小板计数减少，急性型常低于10.0×10^9/L。

2）骨髓检查：急性型者骨髓穿刺物中骨髓小粒很少，脂肪滴显著增多。骨髓有核细胞量少，幼红细胞、粒系细胞及巨核细胞均明显减少或无；淋巴细胞、浆细胞、组织嗜碱性粒细胞等非造血细胞相对增多。慢性型者在骨髓再生不良部位，其骨髓检查与急性型相似或稍轻；如抽取灶性增生部位的骨髓，则细胞数量减少不很明显，甚至幼红细胞可增多，但巨核细胞难见。

3. 防治措施

（1）一般治疗：预防感染；注意饮食及环境卫生；避免出血，防止外伤及剧烈活动；禁用对骨髓和血小板功能有抑制作用的药物，防止患者与任何对骨髓造血有毒性作用的物质接触。

（2）支持疗法：①纠正贫血。②控制出血。③控制感染。④护肝治疗。

（3）刺激骨髓造血：①雄激素（首选），常用药物有司坦唑醇、十一酸睾酮、达那唑、丙酸睾酮等。②造血生长因子，有重组人粒系集落刺激因子、重组人红细胞生成素等。③造血干细胞移植。

（4）应用免疫抑制剂。

（5）异基因骨髓移植。

（三）原发免疫性血小板减少症（助理不考）

1. 概述　原发免疫性血小板减少症（ITP）又称特发性血小板减少性紫癜，以广泛皮肤、黏膜及内脏出血，血小板减少，骨髓巨核细胞发育成熟障碍，血小板生存时间缩短及血小板膜糖蛋白特异性自身抗体出现等为特征。临床上分为急、慢性2类，脾是ITP产生PAIg的主要场所。

2. 临床诊断

（1）诊断依据：①广泛出血累及皮肤、黏膜及内脏。②多次检查血小板计数减少。③脾不大或轻度大。④骨髓巨核细胞数增多或正常，有成熟障碍。⑤并具备下列5项中任何1项：泼尼松治疗有效；切脾治疗有效；PAIg阳性；PAC_3阳性；血小板寿命测定缩短。⑥排除继发性血小板减少症。

（2）分型诊断

1）急性型：①多数患者发病前1～2周有上呼吸道等感染史，特别是病毒感染史。起病急骤，部分患者可有畏寒、寒战、发热。②皮肤、黏膜出血，内脏出血。

2）慢性型：①起病隐匿，多在常规查血时偶然发现。②皮肤、黏膜出血。严重内脏出血较少见，女性患者多以月经过多为主症。病程半年以上者，部分可出现轻度脾大。病情可因感染等而骤然加重，出现广泛、严重的皮肤黏膜及内脏出血。

（3）辅助检查的临床应用

1）血液检查：急性型发作期血小板计数常低于$20\times10^9/L$，慢性型常在$(30\sim80)\times10^9/L$，偶见形态异常，如体积增大、颗粒减少、染色过深。贫血程度与出血有关。白细胞计数正常或稍多。90%以上患者血小板生存时间明显缩短。

2）出凝血检查：出血时间延长；血块退缩不良；毛细血管脆性试验阳性；凝血时间正常；血小板寿命明显缩短。

3）骨髓检查：急性型骨髓巨核细胞数量轻度增加或正常，慢性型骨髓检查中巨核细胞显著增加；巨核细胞发育成熟障碍，急性型者尤为明显；有血小板形成的巨核细胞显著减少；红系及粒系、单核系正常。

4）免疫学检测：80%以上患者可检出血小板相关抗体PAIgG、IgM及相关补体PAC_3。

3. 防治措施

（1）一般治疗：出血症状严重者，应卧床休息，防止创伤，避免使用可能引起血小板减少的药物。

（2）糖皮质激素：为ITP治疗的首选药物，适用于急性型和慢性型发作期。

（3）免疫抑制剂：常用长春新碱、环磷酰胺、硫唑嘌呤、环孢素等。

（4）脾切除术：慢性型患者治疗的重要方法。

（5）其他：①达那唑。②输新鲜血液。③高剂量球蛋白。④血浆置换。

（6）急性情况的处理

1）ITP患者的急性情况：①血小板低于$20\times10^9/L$者。②出血严重、广泛者。③疑有或已发生颅内出血者。④近期将实施手术或分娩者。

2）处理：①输注血小板。②静脉注射免疫球蛋白。③应用甲泼尼龙。④血浆置换。

六、内分泌与代谢疾病

内分泌与代谢疾病的临床答辩要点，见表11-20。

表 11-20　内分泌与代谢疾病的临床答辩要点

病　名	临床表现	防治措施
甲状腺功能亢进症（甲亢）	甲亢：高代谢症状和体征，甲状腺肿大，血清 TT_3、FT_3、TT_4、FT_4 增高，TSH 减低 Graves 病（GD）：甲亢+甲状腺弥漫性肿大，眼球突出和其他浸润性突眼征，胫前黏液性水肿等	甲状腺功能亢进的治疗：抗甲状腺药物有硫脲类（如丙硫氧嘧啶）和咪唑类（如甲巯咪唑和卡比马唑）2 类药物；放射性 ^{131}I 治疗；手术治疗
甲状腺功能减退症（甲减）	典型症状有怕冷、少汗、乏力、手足肿胀感、女性月经紊乱或月经过多、不孕等，查体可见面色苍白、声音嘶哑、听力障碍，颜面及眼睑水肿、常有齿痕（甲减面容），皮肤干燥等	药物治疗：主要措施为甲状腺素补充或替代治疗
糖尿病	三多一少症状	糖尿病健康教育、医学营养治疗、体育锻炼、病情监测、口服降糖药物治疗（促胰岛素分泌剂、双胍类、噻唑烷二酮类、α 葡萄糖苷酶抑制剂）、胰岛素治疗、手术治疗等
血脂异常	血浆胆固醇或/和甘油三酯升高，或高密度脂蛋白胆固醇降低	治疗性生活方式干预、药物治疗（主要降低胆固醇的药物——他汀类、肠道胆固醇吸收抑制剂等；主要降低 TG 的药物——贝特类、烟酸类等）
高尿酸血症与痛风	高尿酸血症：非同日 2 次空腹血尿酸水平>420μmol/L 痛风：高尿酸血症基础上，出现特征性关节炎表现，尿路结石，或肾绞痛发作	高尿酸血症药物治疗：苯溴马隆、别嘌醇、非布司他、碳酸氢钠片等 痛风药物治疗：急性发作期使用非甾体抗炎药、秋水仙碱和糖皮质激素

（一）甲状腺功能亢进症

1. 概述　Graves 病（GD）为器官特异性自身免疫病。

2. 临床诊断

（1）诊断要点

1）甲状腺功能亢进症（甲亢）的诊断：①高代谢症状和体征。②甲状腺肿大。③血清 TT_3、FT_3、TT_4、FT_4 增高，TSH 减低。

具备以上 3 项诊断即可成立。

2）GD 的诊断：①甲亢诊断确立。②甲状腺弥漫性肿大（触诊和 B 超证实）。③眼球突出和其他浸润性突眼征。④胫前黏液性水肿。⑤TRAb、TSAb 阳性。⑥TGAb、TPOAb 阳性。

①、②项为诊断必备条件，少数病例可以无甲状腺肿大。③～⑤项虽为诊断的辅助条件，但是 GD 甲亢诊断的重要依据。⑥项虽非本病的致病性抗体，但提示本病的自身免疫病因。

（2）特殊类型甲亢的诊断

甲状腺危象：体温>39℃、心率增快>140 次/分、烦躁不安、大汗淋漓、食欲缺乏、恶心、呕吐、腹泻，继而出现虚脱、休克、嗜睡或谵妄，甚至昏迷。部分可伴有心力衰竭、肺水肿，偶有黄疸。白细胞总数及中性粒细胞常增多。血 T_3、T_4 升高，促甲状腺激素（TSH）显著降低，病情轻重与血甲状腺激素（TH）水平可不平行。

（3）主要鉴别诊断

1）亚急性甲状腺炎：发病与病毒感染有关。多有发热，短期内甲状腺肿大，触之坚硬而疼痛。白细胞正常或升高，红细胞沉降率增高，^{131}I 摄取率下降，TGAb、TPOAb 正常或轻度升高。

2）慢性淋巴细胞性甲状腺炎：发病与自身免疫有关。多见于中年女性，甲状腺弥漫肿大，尤其是峡部肿大更为明显，质较坚实。TGAb、TPOAb 阳性，且滴度较高。B 超显示甲状腺内部不均匀低密度回声，核素扫描显示甲状腺功能减退，甲状腺细针穿刺可见成堆淋巴细胞。本病常可逐渐发展成甲减。

（4）辅助检查的临床应用

1）血清甲状腺激素测定

①TT_3 和 TT_4：TT_3 较 TT_4 更为灵敏，更能反映本病的程度与预后。

②FT_3 和 FT_4：游离甲状腺激素是实现该激素生物效应的主要部分，且不受血中 TBG 浓度和结合力的影响，是诊断甲亢的首选指标。

2）TSH 测定：反映甲状腺功能最敏感的指标，也是反映下丘脑-垂体-甲状腺轴功能、鉴别原发性与继发性甲亢的敏感指标，尤其对亚临床型甲亢和甲减的诊断具有更重要意义。测定高敏TSH（sTSH）灵敏度更高。

3）甲状腺自身抗体测定：TSH受体抗体（TRAb）阳性率75%~96%，是鉴别甲亢病因、诊断GD的指标之一。TRAb中的TSH受体抑制性抗体（TSBAb）更能反映自身抗体对甲状腺细胞的刺激功能。多数患者血中可检出甲状腺球蛋白抗体（TGAb）和/或甲状腺过氧化物酶抗体（TPOAb），如长期持续阳性，且滴度较高则提示可能进展为自身免疫性甲减。

4）甲状腺^{131}I摄取率：主要用于甲状腺毒症病因鉴别：甲状腺功能亢进类型的甲状腺毒症^{131}I摄取率增高；非甲状腺功能亢进类型的甲状腺毒症^{131}I摄取率减低。

3. 防治措施

（1）一般治疗

1）休息，避免精神紧张及过度劳累。

2）补充足够热量和营养，减少碘摄入量，忌用含碘药物。

3）精神紧张和失眠患者可酌用镇静药。

（2）甲状腺功能亢进症的治疗

1）抗甲状腺药物：①硫脲类。丙硫氧嘧啶。②咪唑类。甲巯咪唑和卡比马唑。

2）放射性^{131}I治疗。

3）手术疗法适应证：①中、重度甲亢，长期服药无效或停药后复发，或不愿长期服药者。②甲状腺显著肿大，压迫邻近器官。③胸骨后甲状腺肿伴甲亢者。④结节性甲状腺肿伴甲亢者。

4）其他治疗：①β受体阻断药，如比索洛尔、美托洛尔。②复方碘液。

5）Graves眼病的治疗：轻度以局部治疗和控制甲亢为主；中、重度根据具体情况强化治疗，包括甲状腺制剂、免疫抑制剂、放射治疗和眶减压手术。

（3）甲状腺危象的治疗

1）消除诱因。

2）抑制TH合成，使用大量抗甲状腺药物，首选丙硫氧嘧啶。

3）抑制TH释放，如抗甲状腺药物、复方碘溶液和碘化钠。

4）迅速阻滞儿茶酚胺释放，降低周围组织对甲状腺激素的反应性，如普萘洛尔。

5）肾上腺糖皮质激素，常用氢化可的松。

6）对症治疗，如降温、镇静、保护脏器功能、防治感染等。

7）其他，如血液透析、腹膜透析或血浆置换等。

（二）甲状腺功能减退症

1. 概述　甲状腺功能减退症（甲减）根据病变部位分为：①原发性甲减。②中枢性甲减或继发性甲减。③甲状腺激素抵抗综合征。根据甲状腺功能减退的程度分为临床甲减和亚临床甲减。

2. 临床诊断

（1）诊断要点：有甲减的症状和体征，血清TSH增高，TT_4、FT_4均降低，即可诊断原发性甲减。应进一步明确甲减的原因；血清TSH减低或者正常，TT_4、FT_4降低，应考虑为中枢性甲减，需进一步进行下丘脑和垂体的相关检查，明确下丘脑和垂体病变。

甲减的主要临床特点：有^{131}I治疗史、甲状腺手术史、桥本甲状腺炎、Graves病等病史或甲状腺疾病家族史。典型症状有怕冷、少汗、乏力、手足肿胀感、嗜睡、记忆力减退、关节疼痛、体重增加、便秘、女性月经紊乱或月经过多、不孕等。查体可见面色苍白、表情呆滞、反应迟钝、声音嘶哑、听力障碍，颜面及眼睑水肿、唇厚、舌大常有齿痕（甲减面容），皮肤干燥、粗糙、皮温低，毛发稀疏干燥，常有水肿，脉率缓慢，跟腱反射时间延长。少数患者出现胫前黏液性水肿。病情严重者可以发生黏液性水肿昏迷。

（2）辅助检查的临床应用

1）甲状腺功能检查：确诊甲减及评估病情、随访治疗的主要辅助检查。原发性甲减者血清TSH增高，TT_4、FT_4均降低。血清总T_3（TT_3）、游离T_3（FT_3）早期正常，晚期减低。

2）自身抗体检查：甲状腺过氧化物酶抗体（TPOAb）的诊断意义确切，TPOAb升高伴血清TSH水平增高，提示甲状腺细胞已经发生损伤。

3. 防治措施

（1）药物治疗：甲状腺素补充或替代治疗。

（2）亚临床甲减的治疗：①高胆固醇血症患者，血清TSH>10mU/L，予L-T_4治疗。②妊娠期女性，尽快使血清TSH降到<2.5mU/L。③年轻患者，尤其是TPOAb阳性者，经治疗应将TSH降到2.5mU/L以下。

（3）黏液性水肿昏迷的治疗：①去除或治疗诱因。②补充甲状腺激素。③应用糖皮质激素。④对症治疗。

（三）糖尿病

1. 概述　糖尿病的分类：①1型糖尿病（T1DM）。②2型糖尿病（T2DM）。③其他特殊类型糖尿病。④妊娠糖尿病（GDM）。

2. 临床诊断

（1）诊断线索：有“三多一少”症状，原因不明的酸中毒、脱水、昏迷、休克，反复发作的皮肤疖或痈、真菌性阴道炎、结核病等，血脂异常、高血压、冠心病、脑卒中、肾病、视网膜病、周围神经炎、下肢坏疽以及代谢综合征，高危人群糖调节受损（IGR）、年龄45岁以上、肥胖、糖尿病或肥胖家族史等均为糖尿病的重要诊断线索。

（2）诊断标准：①空腹血糖（FPG），3.9～6.0mmol/L为正常；6.1～6.9mmol/L为空腹血糖受损（IFG）；≥7.0mmol/L（126mg/dl）应考虑糖尿病。②口服葡萄糖耐量试验（OGTT），2小时血糖（PG）<7.7mmol/L为正常糖耐量；7.8～11.0mmol/L为糖耐量减低（IGT）；≥11.1mmol/L应考虑糖尿病。③糖尿病的诊断标准，糖尿病症状加任意时间血浆葡萄糖≥11.1mmol/L或FPG≥7.0mmol/L，或OGTT 2h PG≥11.1mmol/L。需重复一次确认，诊断才能成立。

（3）并发症诊断：①急性并发症，酮症酸中毒、高渗高血糖综合征、乳酸性酸中毒等。②慢性并发症，大血管病变、微血管病变（糖尿病肾病、糖尿病视网膜病变）、神经系统并发症、糖尿病足、其他（视网膜黄斑病、白内障、青光眼等）。

（4）主要鉴别诊断

1）肾性糖尿病：因肾糖阈降低所致，虽尿糖阳性，但OGTT正常。

2）T1DM与T2DM的鉴别：见表11-21。

表11-21　T1DM与T2DM的鉴别

鉴别项	1型糖尿病	2型糖尿病
年龄	多见于儿童和青少年	多见于中、老年
起病	急	多数缓慢
症状（三多一少）	明显	较轻或缺如
酮症酸中毒	易发生	少见
自身免疫性抗体	阳性率高	阴性
血浆胰岛素和C肽	低于正常	正常、高于正常或轻度降低
治疗原则	必须胰岛素	基础治疗、口服降糖药，必要时用胰岛素

（5）辅助检查的临床应用

1）尿糖：诊断的重要线索，但非诊断依据。

2）血糖：诊断的主要依据，也是长期监控病情和判断疗效的主要指标。

3）口服葡萄糖耐量试验（OGTT）：当血糖高于正常范围而又未达到糖尿病诊断标准时，须在清晨空腹做OGTT。

4）糖化血红蛋白A1（GHbA1c）测定：主要测定GHbA1c，其可反映取血前8～12周的平均血糖状况，GHbA1c≥65g/L有助于糖尿病的诊断，GHbA1c还是监测糖尿病病情控制的重要指标，尤其是对于血糖波动较大的患者。

5）胰岛功能检测：反映胰岛B细胞的功能情况。

3. 防治措施

（1）糖尿病健康教育。

（2）医学营养治疗（MNT）。

（3）体育锻炼。

（4）病情监测。

（5）口服降糖药物治疗：见表11-22。

表11-22　口服降糖药物

分类		机制	适应证	药物名称
促胰岛素分泌剂	磺脲类	刺激胰岛B细胞分泌胰岛素	新诊断的T2DM非肥胖患者、用饮食和运动治疗血糖控制不理想时	格列吡嗪和格列齐特的控释药片
	格列奈类	快速作用的胰岛素促分泌剂，可改善早相胰岛素分泌，降血糖作用快而短	T2DM早期餐后高血糖阶段或以餐后高血糖为主的老年患者	瑞格列奈或那格列奈
双胍类		抑制肝葡萄糖输出，也可改善外周组织对胰岛素的敏感性、增加对葡萄糖的摄取和利用	①T2DM尤其是无明显消瘦的患者及伴血脂异常、高血压或高胰岛素血症的患者，作为一线用药。②T1DM与胰岛素联合应用可能减少胰岛素用量和血糖波动	二甲双胍
噻唑烷二酮类（格列酮类）		刺激外周组织的葡萄糖代谢，降低血糖，改善血脂异常、提高纤溶系统活性	T2DM患者，尤其是肥胖、胰岛素抵抗明显者	罗格列酮或吡格列酮

续 表

分 类	机 制	适应证	药物名称
α 葡萄糖苷酶抑制剂	抑制 α-葡萄糖苷酶，延迟碳水化合物吸收，降低餐后高血糖	空腹血糖正常而餐后血糖明显升高者	阿卡波糖或伏格列波糖

（6）胰岛素治疗

1）适应证：①1 型糖尿病。②2 型糖尿病经饮食、运动和口服降糖药治疗未获得良好控制。③糖尿病酮症酸中毒、高渗性昏迷和乳酸酸中毒伴高血糖时。④各种严重的糖尿病急性或慢性并发症。⑤手术、妊娠和分娩。⑥2 型糖尿病 B 细胞功能明显减退者。⑦某些特殊类型糖尿病。目前主张 2 型糖尿病患者早期使用胰岛素，以保护 B 细胞功能。

2）使用原则：应在综合治疗基础上进行。根据血糖水平、B 细胞功能缺陷程度、胰岛素抵抗程度、饮食和运动状况等，决定胰岛素剂量。一般从小剂量开始，用量、用法必须个体化，及时稳步调整剂量。

（7）手术治疗。

（8）糖尿病酮症酸中毒的治疗：①静脉补液。②应用胰岛素。③纠正电解质及酸碱平衡失调。④去除诱因及防治并发症。

（四）血脂异常

1. 临床诊断

（1）诊断标准：见表 11-23。

表 11-23 诊断标准 单位：mmol/L

分 层	总胆固醇	LDL-C	HDL-C	非 HDL-C	TG
理想水平		<2.6		<3.4	
合适水平	<5.2	<3.4		<4.1	<1.7
边缘升高	≥5.2 且<6.2	≥3.4 且<4.1		≥4.1 且<4.9	≥1.7 且<2.3
升高	≥6.2	≥4.1		≥4.9	≥2.3
降低			<1.0		

（2）临床分类诊断：①高胆固醇血症。②高甘油三酯血症。③混合型高脂血症。④低高密度脂蛋白血症。

（3）辅助检查的临床应用：血脂 4 项检测，测定空腹（禁食 12 小时以上）血浆或血清血脂 4 项是诊断的主要方法，包括 TC、TG、LDL-C 和 HDL-C。

2. 防治措施

（1）治疗性生活方式干预：①控制饮食。②改善生活方式。

（2）药物治疗

1）主要降低胆固醇的药物：①他汀类，阿托伐他汀、瑞舒伐他汀、氟伐他汀等。②肠道胆固醇吸收抑制剂，依折麦布。③胆酸螯合剂，考来烯胺等。④普罗布考。

2）主要降低甘油三酯的药物：①贝特类，非诺贝特、吉非贝齐和苯扎贝特等。②烟酸类，烟酸缓释片。③高纯度鱼油制剂。

3）新型调脂药物：包括前蛋白转化酶枯草溶菌素 9 抑制剂等。

（五）高尿酸血症与痛风

1. 临床诊断

（1）诊断要点

1）高尿酸血症：日常嘌呤饮食状态下，非同日 2 次空腹血尿酸水平>420μmol/L，即可诊断。诊断的同时应注意分析血尿酸升高的病因。高尿酸血症的病因：①尿酸生成增多。②尿酸排泄减少。

2）痛风：在高尿酸血症基础上，出现特征性关节炎表现，尿路结石，或肾绞痛发作，即应考虑痛风，如在滑囊液及痛风石的穿刺和活检中找到尿酸盐结晶即可确诊。痛风的病因分析应首先考虑高尿酸血症，但应主要考虑某些疾病及药物的作用。痛风的病因包括：①高尿酸血症。②遗传因素。③其他：某些疾病如肾脏疾病，恶性肿瘤化疗，长期应用某些药物等。

（2）主要鉴别诊断

1）类风湿关节炎：以青中年女性多见，好发于小关节和腕、踝、膝关节，伴明显晨僵。血尿酸不高，但有高滴度的类风湿因子。X 线示关节面粗糙，间隙狭窄，甚至关节面融合。

2）风湿性关节炎：多见于年轻女性，大关节游走性、对称性红、肿、热、痛，无关节畸形，可伴其他风湿活动的临床表现及实验室依据如红细胞沉降率增快、抗 O 增高等，血尿酸正常，X 线无关节畸形。

（3）辅助检查的临床应用

1）血尿酸测定：诊断高尿酸血症及痛风的必备检查。血尿酸>420μmol/L 为高尿酸血症。

2）尿尿酸测定：限制嘌呤饮食 5 天后，每日尿酸排出量超过 3.57mmol，判断为尿酸生成增多。

3）X 线检查：主要用于痛风的诊断。痛风患者可见病变周围软组织肿胀，关节软骨及骨皮质破坏，典型者表现为骨质穿凿样或虫蚀样缺损。

4）关节超声：关节肿胀患者有双轨征或不均匀低回声与高回声混合团块影，可辅助诊断痛风。

5）关节 CT 或 MRI 检查：受累部位可见高密度痛风石影，可辅助诊断痛风。

2. 防治措施

（1）高尿酸血症的治疗

1）非药物治疗：①限酒戒烟。②低嘌呤饮食。③避免剧烈运动。④避免富含果糖的饮料。⑤保证每日的饮水量及排尿量。⑥恢复体重至个体化标准体重范围并保持。⑦增加新鲜蔬菜的摄入比例。⑧生活规律，有规律性的有氧运动。

2）药物治疗：①促尿酸排泄药：苯溴马隆。②抑制尿酸生成药物：别嘌醇、非布司他。③碱性药物：碳酸氢钠片。④新型降尿酸药：拉布立酶、普瑞凯希等。

（2）痛风的治疗

1）非药物治疗：同高尿酸血症的非药物治疗。

2）药物治疗：①急性发作期的治疗。a. 非甾体抗炎药，常用吲哚美辛，也可使用双氯芬酸、布洛芬等；b. 秋水仙碱；c. 糖皮质激素，如泼尼松等。②发作间歇期和慢性期的治疗，在急性发作缓解 2 周后，从小剂量开始应用降尿酸药，逐渐加量，根据血尿酸的目标水平调整至最小有效剂量并长期甚至终身维持。

3）伴发疾病的治疗。

4）手术治疗。

七、风湿性疾病

类风湿关节炎的临床答辩要点，见表 11-24。

表 11-24　类风湿关节炎的临床答辩要点

病　名	临床表现	防治措施
类风湿关节炎	晨僵、关节痛与压痛、关节肿胀、关节畸形、关节功能障碍	一般治疗、药物治疗（塞来昔布、美洛昔康、甲氨蝶呤等）

（六）类风湿关节炎

1. 概述　自身免疫病。

2. 临床诊断

（1）诊断要点

1）类风湿关节炎的临床特点：①晨僵。②关节痛与压痛。③关节肿胀。④关节畸形。⑤关节功能障碍。

2）诊断依据：①晨僵持续至少 1 小时（≥6 周）。②3 个或 3 个以上关节肿（≥6 周）。③腕关节或掌指关节或近端指间关节肿（≥6 周）。④对称性关节肿（≥6 周）。⑤类风湿皮下结节。⑥手和腕关节的 X 线片有关节端骨质疏松和关节间隙狭窄。⑦类风湿因子阳性（该滴度在正常的阳性率<5%）。上述 7 项中，符合 4 项即可诊断。

（2）主要鉴别诊断

1）骨关节炎：①发病年龄多在 50 岁以上。②主要累及膝、髋等负重关节和手指远端指间关节。③关节活动后疼痛加重，经休息后明显减轻。④红细胞沉降率轻度增快，类风湿因子（RF）阴性。⑤X 线显示关节边缘呈唇样骨质增生或骨疣形成。

2）痛风性关节炎：①患者多为中年男性。②关节炎的好发部位为第一跖趾关节。③高尿酸血症。④关节附近或皮下可见痛风结节。⑤血清自身抗体阴性。

3）强直性脊柱炎：①青年男性多见，起病缓慢。②主要侵犯骶髂关节及脊柱，或伴有下肢大关节的非对称性肿胀和疼痛。③X 线片可见骶髂关节侵蚀、破坏或融合。④90%～95% 患者 HLA-B_{27} 阳性而 RF 为阴性。⑤有家族发病倾向。

4）系统性红斑狼疮：①X 线检查无关节骨质改变。②多为女性。③常伴有面部红斑等皮肤损害。④多数有肾损害或多脏器损害。⑤血清抗核抗体和抗双链 DNA 抗体显著增高。

（3）关节功能障碍分级诊断：见表 11-25。

表 11-25 关节功能障碍分级诊断

分 级	临床表现
Ⅰ级	能照常进行日常生活和各项工作
Ⅱ级	可进行一般的日常生活和某种职业工作，但参与其他项目活动受限
Ⅲ级	可进行一般的日常生活，但参与某种职业工作或其他项目活动受限
Ⅳ级	日常生活的自理和参与工作的能力均受限

（4）辅助检查的临床应用

1）血液检查：有轻度至中度贫血。活动期血小板可增高，白细胞总数及分类大多正常。

2）炎性标志物：可判断类风湿关节炎活动程度。活动期红细胞沉降率增快，C反应蛋白升高。

3）自身抗体：①类风湿因子（RF），常规检测为IgM型，见于约70%的患者，且其滴度与疾病的活动性和严重性成比例。②抗角蛋白抗体，有抗角蛋白抗体（AKA）、抗核周因子（APF）和抗环瓜氨酸肽抗体（CCP）等自身抗体，抗CCP抗体对类风湿关节炎的诊断敏感性和特异性高，有助于类风湿关节炎的早期诊断，尤其是血清RF阴性、临床症状不典型的患者。

4）关节影像学检查：①X线片对疾病的诊断、关节病变分期均很重要。首选双手指及腕关节摄片检查，骨损害的X线表现分为4期（表11-26）。②CT和MRI，CT有助于发现早期骨侵蚀和关节脱位等改变。MRI有助于发现关节内透明软骨、滑膜、肌腱、韧带和脊髓病变。

表 11-26 骨损害的X线表现分期

分 期	表 现
Ⅰ期	可见关节周围软组织肿胀或关节端骨质疏松
Ⅱ期	可见关节间隙狭窄
Ⅲ期	可见关节面出现虫蚀样破坏
Ⅳ期	可见关节脱位或半脱位或关节强直（纤维性强直或骨性强直）

5）关节滑液检查：滑液增多，微混浊，黏稠度降低，白细胞增多。

6）关节镜及针刺活检：关节镜对诊断及治疗均有价值，针刺活检操作简单、创伤小。

3. 防治措施

（1）一般治疗：休息、活动期关节制动、缓解期进行适当的关节功能锻炼、物理疗法等。急性期、发热及内脏受累的患者应卧床休息。

（2）药物治疗

1）非甾体抗炎药：常用塞来昔布、美洛昔康和双氯芬酸。

2）改变病情抗风湿药：甲氨蝶呤（首选）、柳氮磺吡啶、TNF-α拮抗剂、青霉胺、金制剂和环孢素等。

3）糖皮质激素：常用泼尼松。

4）植物药制剂：雷公藤多甙、白芍总苷和青藤碱等。

（3）外科治疗：滑膜切除术；晚期患者关节畸形，失去功能者，可采用关节置换术。

八、神经系统疾病

神经系统疾病的临床答辩要点，见表11-27。

表 11-27 神经系统疾病的临床答辩要点

病 名		临床表现		防治措施
脑梗死	脑血栓形成	静息状态下或睡眠中发病	迅速出现局限性神经缺失症状，并持续24小时以上，意识常清楚或轻度障碍，多无脑膜刺激征	一般治疗、溶栓治疗、抗血小板聚集治疗、抗凝治疗、神经保护治疗、降纤治疗、介入治疗
	脑栓塞	体力活动中骤然起病		
脑出血		突然出现剧烈头痛、呕吐，快速出现意识障碍和偏瘫、失语等局灶性神经缺失症状，病程发展迅速；颅脑CT检查可见脑内高密度区		内科治疗、外科治疗、康复治疗
蛛网膜下腔出血		突发剧烈头痛伴脑膜刺激征阳性，喷射性呕吐。眼底检查可见出血，尤其是玻璃体膜下出血		一般处理、降低颅压、预防再出血、防治脑血管痉挛

（一）脑梗死

1. 概述

（1）脑梗死的临床分型：完全性前循环梗死、部分性前循环梗死、后循环梗死、腔隙性脑梗死。

（2）脑梗死的病因学分型：大动脉粥样硬化型、心源性脑栓塞型、小动脉闭塞型、其他病因型、不明原因型。

（3）病理生理分型：脑血栓形成、脑栓塞、血流动力学机制导致的脑梗死。

2. 临床诊断

（1）诊断要点

1）脑血栓形成：①中年以上，有动脉硬化、高血压、糖尿病等病史，常有短暂性脑缺血发作（TIA）病史。②静息状态下或睡眠中发病，迅速出现局限性神经缺失症状，并持续24小时以上。神经系统症状和体征可用某一血管综合征解释。③意识常清楚或轻度障碍，多无脑膜刺激征。④脑部CT、MRI检查可显示梗死部位和范围，并可排除脑出血、肿瘤和炎症性疾病。

2）脑栓塞：①冠心病心肌梗死、心脏瓣膜病、心房颤动等病史。②体力活动中骤然起病，迅速出现局限性神经缺失症状，症状在数秒到数分钟达到高峰，并持续24小时以上。神经系统症状和体征可用某一血管综合征解释。③意识常清楚或轻度障碍，多无脑膜刺激征。④脑部CT、MRI检查可显示梗死部位和范围，并可排除脑出血、肿瘤和炎症性疾病。

（2）定位诊断

1）颈内动脉闭塞综合征：可有视力减退或失明、一过性黑矇、Horner综合征；病变对侧偏瘫、皮质感觉障碍；优势半球受累可出现失语、失读、失写和失认。

2）大脑中动脉：出现典型的“三偏征”，即病变对侧偏瘫、偏身感觉障碍和同向偏盲，伴有眼向病灶侧凝视，优势半球病变伴失语。

3）大脑前动脉：病变对侧中枢性面、舌瘫；下肢重于上肢的偏瘫；对侧足、小腿运动和感觉障碍；排尿障碍；可有强握、吸吮反射、精神障碍。

4）大脑后动脉：对侧同向偏盲及丘脑综合征。优势半球受累，有失读、失写、失用及失认。

5）椎-基底动脉：可突发眩晕、呕吐、共济失调。并迅速出现昏迷、面瘫、四肢瘫痪、去脑强直、眼球固定、瞳孔缩小、高热。可因呼吸、循环衰竭而死亡。小脑梗死常有眩晕、恶心、呕吐、眼球震颤和共济失调。

6）小脑后下动脉或椎动脉：①延髓背外侧综合征，突发头晕、呕吐、眼震；同侧面部痛、温觉丧失，吞咽困难，共济失调，Horner征；对侧躯干痛温觉丧失。②中脑腹侧综合征，病侧动眼神经麻痹、对侧偏瘫。③脑桥腹外侧综合征，病侧外展神经和面神经麻痹，对侧偏瘫。④闭锁综合征，意识清楚，四肢瘫痪，不能说话和吞咽。

7）特殊类型脑梗死：①大面积脑梗死。②分水岭脑梗死。

（3）分型诊断：①完全性卒中。②进展性卒中。③可逆性缺血性神经功能缺失。

（4）主要鉴别诊断：中枢性面瘫与周围性面瘫：脑卒中引起的面瘫为中枢性面瘫，表现病灶对侧眼裂以下面瘫，皱眉和闭眼动作正常，常伴舌瘫和偏瘫；周围性面瘫表现为同侧表情肌瘫痪、额纹减少或消失、眼睑闭合不全，无偏瘫。

（5）辅助检查的临床应用

1）颅脑CT：快速确诊脑梗死的首选的辅助检查。急性脑梗死通常在起病24～48小时后可见低密度病变区，并能发现周围水肿区，以及有无合并出血和脑疝。

2）颅脑磁共振（MRI）：可以早期发现大面积脑梗死。

3. 防治措施

（1）急性期治疗措施

1）一般治疗：①保持呼吸道通畅。②控制血压。③控制血糖。④控制脑水肿。⑤预防感染。⑥防治消化道出血。⑦维持水、电解质平衡。⑧预防深静脉血栓形成。

2）溶栓治疗：常用的溶栓药物有重组组织型纤溶酶原激活剂（rt-PA）和尿激酶（UK）。

3）抗血小板聚集治疗：未接受溶栓治疗的患者应在48小时内尽早服用阿司匹林。

4）抗凝治疗：脑栓塞者，如无出血倾向，可考虑抗凝治疗。常用低分子量肝素每天1～2次皮下注射。

5）神经保护治疗：常用胞磷胆碱、尼莫地平等。

6）降纤治疗：常用巴曲酶。

7）介入治疗。

（2）恢复期治疗措施：①康复治疗。②控制卒中危险因素。③抗血小板治疗（常用阿司匹林或氯吡格雷）。

（二）脑出血

1. 概述　病因有：①高血压性动脉硬化。②血液病的低凝倾向、动脉瘤、脑血管畸形、脑动脉炎、脑肿瘤、抗凝或溶栓治疗等。

2. 临床诊断

（1）诊断要点

1）多数为50岁以上高血压患者，在活动或情绪激动时突然发病。

2）突然出现头痛、呕吐、意识障碍和偏瘫、失语等局灶性神经缺失症状，病程发展迅速。

3）CT检查可见脑内高密度区。

（2）定位诊断：见表11-28。

表 11-28　定位诊断

出血部位	临床表现
壳核出血（内囊外侧型）	典型“三偏”征，即对侧偏瘫、对侧偏身感觉障碍和对侧同向偏盲。部分病例同向偏视
丘脑出血（内囊内侧型）	“三偏”征，以感觉障碍明显。上、下肢瘫痪程度基本均等；眼球上视障碍，可凝视鼻尖，瞳孔缩小，对光反射消失
桥脑出血	一侧出血表现为交叉性瘫痪，两眼向病灶侧凝视麻痹。两侧出血出现深度昏迷，双侧瞳孔针尖样缩小，四肢瘫痪和中枢性高热的特征性体征，并出现中枢性呼吸障碍和去脑强直
小脑出血	眩晕、频繁呕吐，后枕剧痛，步履不稳，构音障碍，有共济失调和眼球震颤，无瘫痪。重者昏迷、中枢性呼吸困难，常因急性枕骨大孔疝死亡
脑叶出血	头痛、呕吐、脑膜刺激征及出血脑叶的定位症状
脑桥出血	迅速出现昏迷、针尖样瞳孔、呕吐咖啡渣样胃内容物，随后出现中枢性高热，中枢性呼吸衰竭、四肢瘫痪及去大脑强直发作

（3）辅助检查的临床应用

1）颅脑 CT：头颅 CT 可显示血肿的部位和形态以及是否破入脑室。血肿灶为高密度影，边界清楚，血肿被吸收后显示为低密度影。对进展型脑出血病例进行动态观察，可显示血肿大小变化、血肿周围的低密度水肿带、脑组织移位和梗阻性脑积水，对脑出血的治疗有指导意义。

2）MRI：可明确部位、范围、脑水肿和脑室情况，除高磁场强度条件下，急性期脑出血不如 CT 敏感。但对脑干出血、脑血管畸形、脑肿瘤比 CT 敏感。

3. 防治措施

（1）内科治疗

1）一般治疗：保持安静，避免不必要搬动。确保气道通畅。吸氧，建立静脉通道，维持水、电解质平衡。注意纠正高血糖和高热。昏迷患者禁食 2 ~ 3 天后应酌情鼻饲营养。加强护理，防止感染和压疮等。

2）减轻脑水肿，降低颅内压。

3）调整血压。

4）亚低温治疗。

5）止血治疗。

6）并发症的处理：控制抽搐，首选苯妥英钠或地西泮静脉注射，可重复使用。同时用长效抗癫痫药物。及时处理上消化道出血，注意预防肺部、尿路及皮肤感染等。

（2）外科治疗：脑出血后出现颅内高压和脑水肿并有明显占位效应者，外科清除血肿、制止出血是降低颅内压、挽救生命的重要手段。

（3）康复治疗。

（三）蛛网膜下腔出血（助理不考）

1. 概述　原发性蛛网膜下腔出血最常见的病因是脑底囊性动脉瘤破裂，其次为脑动静脉畸形，其他非动脉瘤性病因有高血压脑动脉硬化、脑动脉炎、结缔组织病、颅内肿瘤、血液病、溶栓或抗凝治疗后等。

2. 临床诊断

（1）诊断要点：①突发剧烈头痛伴脑膜刺激征阳性，起病前数天或数周有头痛、恶心症状，常在剧烈运动和活动中突然起病，剧烈头痛呈爆裂样发作，可放射至枕后或颈部，并伴喷射性呕吐；少数人有癫痫样发作和精神症状，查体脑膜刺激征阳性。眼底检查可见出血，尤其是玻璃体膜下出血。②颅脑 CT 检查阳性，脑脊液均匀血性。③有条件可选择 DSA、MRA、CTA 等脑动脉造影，有助于明确病因。

（2）主要鉴别诊断：见表 11-29。

表 11-29　常见脑卒中的鉴别诊断

鉴别要点	动脉血栓性脑梗死	脑栓塞	脑出血	蛛网膜下腔出血
发病年龄	60 岁以上多见	青壮年多见	50 ~ 60 岁多见	不定
常见病因	动脉粥样硬化	心脏病、房颤	高血压及动脉粥样硬化	动脉瘤、血管畸形
起病状态	多于安静时、血压下降时	不定	活动、情绪激动、血压升高时	活动、激动时
起病速度	较缓（小时、天）	最急（秒、分）	急（分、小时）	急（分）
意识障碍	较少	少、短暂	常有，进行性加重	少、轻、谵妄

续 表

鉴别要点	动脉血栓性脑梗死	脑栓塞	脑出血	蛛网膜下腔出血
头痛、呕吐	少有	少有	常有	剧烈
偏瘫等	有	有	多有	多无
脑膜刺激征	无	无	偶有	明显
头颅 CT	脑内低密度灶	脑内低密度灶	脑内高密度灶	蛛网膜下腔高密度影
脑脊液	多正常	多正常	血性，压力高	均匀血性
DSA	可见阻塞的血管	可见阻塞的血管	可见破裂的血管	可见动静脉畸形或动脉瘤

（3）严重并发症：再出血、迟发性脑血管痉挛、脑积水。

（4）辅助检查的临床应用

1）颅脑 CT：快速的无创伤性诊断方法。出现脑基底部脑池、脑沟及外侧裂的高密度影。

2）脑脊液检查：确诊的客观依据。脑脊液在起病 12 小时后呈特征性改变，为均匀血性，压力增高，离心后呈淡黄色。

3）脑血管造影：可明确动脉瘤、脑血管畸形的部位、大小。

3. 防治措施

（1）一般处理：绝对卧床 4～6 周。避免用力；保持大便通畅；注意水、电解质平衡；预防再出血和迟发性脑梗死。

（2）降低颅压：常用甘露醇、呋塞米、甘油果糖等。

（3）预防再出血：①应用止血药，6-氨基己酸、氨甲苯酸。②调节血压，尼卡地平或拉贝洛尔等。③外科或介入治疗，夹闭动脉瘤。

（4）防治脑血管痉挛：口服或静脉泵入尼莫地平。

（5）其他：处理脑积水，预防癫痫发作，必要时放脑脊液治疗。

九、传染病

考点点拨

病毒性肝炎的临床答辩要点，见表 11-30。

表 11-30 病毒性肝炎的临床答辩要点

病名		临床表现	防治措施
病毒性肝炎	急性肝炎	起病急，有畏寒、发热、消化道症状，血清谷丙转氨酶（GPT）显著升高	急性肝炎：急性甲型、乙型和戊型肝炎以对症及支持治疗为主；急性丙型肝炎应尽早抗病毒治疗，早期应用干扰素利巴韦林口服 慢性肝炎：一般治疗、改善和恢复肝脏功能、免疫调节治疗、抗肝纤维化治疗、抗病毒治疗 重型肝炎：抗病毒治疗、免疫调节、促进肝细胞再生、积极防治并发症
	慢性肝炎	急性肝炎病程超过半年，或原有乙型、丙型、丁型肝炎或 HBsAg 携带者，本次又因同一病原再次出现肝炎症状、体征及肝功能异常者可以诊断为慢性肝炎	
	重型肝炎（肝衰竭）	主要有肝衰竭症候群表现	
	淤胆型肝炎	黄疸持续 3 周以上，症状轻，有肝内梗阻表现	
	肝炎肝硬化	多有慢性肝病病史，有肝功能损害和门静脉高压表现	

病毒性肝炎

1. 概述 见表11-31。

表11-31 各型肝炎的基本特征

	甲型肝炎	乙型肝炎	丙型肝炎	丁型肝炎	戊型肝炎
传染源	急性患者和亚临床感染者	急、慢性乙型肝炎患者和病毒携带者	急、慢性患者，以慢性患者尤为重要	急性或慢性丁型肝炎患者，HDV及HBV携带者	患者及隐性感染者
传播途径	日常生活接触而经粪口传染	母婴传播；血液、体液传播；经破损消化道、呼吸道黏膜传播	输血及血制品传播；密切生活接触传播；性接触传播；母婴传播	同乙型肝炎	粪口传播
易感人群	普遍易感，主要发生于儿童及青少年	抗HBs阴性者均易感	未感染过HCV者均易感	普遍易感	未受过HEV感染者普遍易感

2. 临床诊断

（1）诊断要点

1）流行病学资料：甲肝流行区儿童发病的急性黄疸型肝炎考虑甲型肝炎可能，中年以上的急性肝炎考虑戊型肝炎可能。有乙肝家族史，有乙肝患者或HBsAg携带者密切接触史，有利于乙型肝炎诊断。对有输血制品史的患者，应考虑丙型肝炎可能。

2）诊断依据：见表11-32。

表11-32 诊断依据

分类	临床表现
急性肝炎	起病急，有畏寒、发热、消化道症状，血清GPT显著升高
慢性肝炎	急性肝炎病程超过半年，或原有乙型、丙型、丁型肝炎或HBsAg携带者，本次又因同一病原再次出现肝炎症状、体征及肝功能异常者可以诊断
重型肝炎（肝衰竭）	主要有肝衰竭症候群表现
淤胆型肝炎	黄疸持续3周以上，症状轻，有肝内梗阻表现
肝炎肝硬化	多有慢性肝病病史，有肝功能损害和门静脉高压表现

（2）重型肝炎（肝衰竭）的诊断

1）临床表现：出现肝衰竭症候群：①极度乏力，严重消化道症状，神经精神症状。②明显出血现象，凝血酶原时间显著延长，凝血酶原活动度（PTA）<40%。③黄疸进行性加深，每日胆红素上升≥17.1μmol/L。④可出现中毒性鼓肠、肝臭、肝肾综合征等。⑤可见扑翼样震颤及病理反射，肝浊音界进行性缩小。⑥胆酶分离，血氨升高。

2）分类诊断：见表11-33。

表11-33 分类诊断

分类	临床表现
急性重型肝炎	起病急，发病2周内出现Ⅱ度以上肝性脑病为特征的肝衰竭症候群。本型病死率高，病程不超过3周
亚急性重型肝炎	起病较急，发病15天至26周内出现肝衰竭症候群。首先出现Ⅱ度以上肝性脑病者为脑病型；首先出现腹水及相关症候者为腹水型。晚期可有脑水肿，消化道大出血，严重感染，电解质紊乱及酸碱平衡失调，肝肾综合征等并发症。低胆固醇，低胆碱酯酶
慢加急性（亚急性）重型肝炎	在慢性肝病基础上出现的急性或亚急性肝功能失代偿
慢性肝衰竭	在肝硬化基础上，肝功能进行性减退导致的以腹水或门静脉高压、凝血功能障碍和肝性脑病等为主要表现的慢性肝功能失代偿

（3）辅助检查的临床应用

1）肝功能试验：①胆红素，重型肝炎胆红素可呈进行性升高，且出现胆红素升高与GPT和GOT下降的“胆酶分离”现象。②血清酶，GPT、GOT常在肝炎潜伏期、发病初期及隐性感染者均可升高，有助于早期诊断。γ-GT在慢性肝炎时可轻度升高，在淤胆型肝炎可明显升高。碱性磷酸酶（AKP）在胆道梗阻、淤胆型肝炎中可升高。③胆固醇、胆固醇酯、胆碱酯酶，肝细胞损害时，血内总胆固醇减少，梗阻性黄疸时，胆固醇增加。重症肝炎患者胆固醇、胆固醇酯、胆碱酯酶均可明显下降，提示预后不良。④血清蛋白，反映肝脏合成功能。慢性肝炎中度以上肝炎、肝硬化失代偿期、重型肝炎时，白蛋白下降，γ-球蛋白常升高。白/球比例下降或倒置。⑤凝血酶原时间（PT）和凝血酶原活动度（PTA），PT 反映肝脏凝血因子合成功能。PT 延长或 PTA 下降，与肝脏损害严重程度密切相关。PTA≤40% 是诊断重型肝炎的重要依据。

2）病原学检测：病原学检测是诊断的客观依据，确诊各型肝炎的必查指标，并作为判断患者传染性的重要依据。见表 11-34。

表 11-34　病原学检测

分　类	临床意义
甲型肝炎	抗-HAV IgM 阳性提示存在 HAV 现症感染。抗-HAV IgG 为保护性抗体，阳性提示既往感染
乙型肝炎	①HBsAg 和抗-HBs：HBsAg 阳性表明存在现症 HBV 感染。抗-HBs 阳性表示对 HBV 有免疫力，抗-HBs 阴性说明对 HBV 易感。②HBeAg 与抗-HBe：HBeAg 持续阳性表明存在 HBV 活动性复制，提示传染性较大，易转为慢性。抗-HBe 持续阳性提示 HBV 复制处于低水平，HBV-DNA 和宿主 DNA 整合。③HBcAg 与抗-HBc：HBcAg 阳性表示血清中存在 Dane 颗粒，HBV 处于复制状态，有传染性。抗-HBc IgM 高滴度提示 HBV 有活动性复制，低滴度应注意假阳性。仅抗-HBc IgG 阳性提示为过去感染或现在的低水平感染。④HBV-DNA：病毒复制和传染性的直接指标
丙型肝炎	抗-HCV 是存在 HCV 感染的标志。抗-HCV IgM 持续阳性，提示病毒持续复制，易转为慢性。抗-HCV IgG 长期存在，可诊断 HCV 感染
丁型肝炎	HDAg、抗-HDV IgM 阳性有助于早期诊断。持续高滴度的抗-HDV IgG 是丁型肝炎的主要血清学标志。HDV-RNA 阳性是 HDV 复制的直接证据
戊型肝炎	抗-HEV IgM 和抗-HEV IgG 均可作为近期感染 HEV 的标志

3）肝活体组织检查：能准确判断炎症活动度、纤维化程度及评估预后。同时可进行 PCR 确定病毒类型和复制状态。

3. 防治措施

（1）急性肝炎：急性甲型、乙型和戊型肝炎以对症及支持治疗为主。急性丙型肝炎应尽早抗病毒治疗，早期应用干扰素利巴韦林口服。

（2）慢性肝炎的治疗

1）一般治疗：合理休息、饮食、心理平衡。

2）改善和恢复肝脏功能：①非特异性护肝药，维生素、还原型谷胱甘肽等。②降酶药，甘草提取物、五味子提取物、垂盆草等。③退黄药，茵栀黄、苦黄、腺苷蛋氨酸、门冬氨酸钾镁等。

3）免疫调节治疗：应用胸腺肽、转移因子等。中草药提取物如猪苓多糖、香菇多糖等。

4）抗肝纤维化治疗：丹参、冬虫夏草、核仁提取物等。

5）抗病毒治疗：①α 干扰素。②核苷酸类似物，常用药物有拉米夫定、阿德福韦酯等。

（3）重型肝炎的治疗

1）抗病毒治疗：以核苷类药物为主。

2）免疫调节。

3）促进肝细胞再生：可采用肝细胞生长因子、前列腺素 E_1、肝细胞或肝干细胞或（骨髓间充质/脐带血）干细胞移植。

4）积极防治并发症。

十、外科疾病

外科疾病的临床答辩要点，见表 11-35。

表 11-35　外科疾病的临床答辩要点

病　名	临床表现	防治措施
乳腺增生病	乳房胀痛有明显的周期性，双侧或单侧乳房内有肿块，好发于乳房的外上象限，常为多发性，呈结节状，质韧而不硬，推之能移，有压痛	药物治疗（维生素类药物、激素类药物）、手术治疗
急性阑尾炎	典型的症状是转移性右下腹疼痛	阑尾切除术等
肠梗阻	腹痛、呕吐、腹胀、停止排气排便	手术治疗、非手术治疗

续 表

病名		临床表现	防治措施
胆石症	胆囊结石	有典型的胆绞痛病史，右上腹有轻度压痛	胆囊切除术；解痉、镇痛、消炎利胆，应用抗生素，纠正水、电解质紊乱及酸碱平衡失调等
	肝外胆管结石症	出现典型的胆绞痛发作，伴有黄疸。合并胆道感染时，可出现典型的夏柯三联征，即腹痛、寒战高热和黄疸	胆总管切开取石、T管引流术、胆肠吻合术；非手术疗法同胆囊结石
	肝内胆管结石症	临床症状取决于结石的部位、范围、炎症轻重和梗阻程度。常有典型的胆石梗阻和急性胆管炎的病史	胆管切开取石、胆肠吻合术和肝脏切除术
良性前列腺增生症		尿频、排尿困难、血尿、尿潴留，直肠指检可于直肠前壁触及增生的前列腺	一般治疗、药物治疗（5α还原酶抑制剂、α受体阻断药、植物药）、手术治疗
下肢动脉硬化性闭塞症		肢体超声多普勒检查有动脉内管腔狭窄或闭塞，动脉腔内有粥样硬化斑块形成，（MRA）或DSA下动脉造影显示动脉闭塞性改变，有肢体远端缺血的临床表现	药物治疗（他汀类、丁咯地尔、前列地尔、肠溶阿司匹林、尿激酶等）、手术治疗

（一）乳腺增生病

1. 概述　乳腺增生病发病与卵巢功能失调有关，与黄体酮减少及雌激素相对增多，二者比例失衡有关，症状常与月经周期有密切关系，且患者多有较高的流产率。

2. 临床诊断

（1）诊断要点

1）患者多为中青年妇女，常伴有月经不调。

2）乳房胀痛，有周期性，常发生或加重于月经前期，经后可减轻或消失，也可随情志的变化而加重或减轻。

3）双侧或单侧乳房内有肿块，好发于乳房的外上象限，常为多发性，呈数目不等、大小不一、形态不规则的结节状，质韧而不硬，推之能移，有压痛。

4）5%～15%患者可有乳头溢液，呈黄绿色、棕色或血性，少数为无色浆液。

5）钼靶X线乳房摄片、B型超声检查、分泌物涂片细胞学检查、活体组织病理切片检查等均有助于诊断。

（2）主要鉴别诊断

1）乳房纤维腺瘤：多见于20～30岁妇女；多为单个发病，少数属多发性；肿块多为圆形或卵圆形，表面光滑，边缘清楚，质地坚韧，活动，常在检查时的手指下滑脱；生长缓慢。

2）乳腺导管扩张症：常发生于45～52岁的中老年妇女；常在乳头、乳晕及其附近部位出现细小的结节，乳头常溢出棕黄色或血性分泌物，有时可挤出粉渣样分泌物。

3）乳腺癌：本病早期应注意与乳腺囊性增生病的结节状肿块鉴别。乳腺癌早期的肿块多为单发性，质地坚硬，活动性差，无乳房胀痛；主要应依据活体组织病理切片检查进行鉴别。

（3）辅助检查的临床应用

1）X线钼靶摄片：确定乳腺肿块基本性质的常用方法，表现为边缘模糊不清的阴影或有条索状组织穿越其间。

2）乳腺B超：诊断及随访本病的常用检查方法，表现为不均匀的低回声区以及无回声囊肿。

3）活组织病理检查：最确切的诊断方法。

3. 防治措施

（1）药物治疗

1）维生素类药物，如维生素B_6、维生素E及维生素A。

2）激素类药物，如黄体酮、达那唑、丙酸睾酮等。

（2）手术治疗：对可疑癌变的患者，应及时进行活体组织病理学检查，如发现有癌变，应及时行乳癌根治手术。若患者有乳癌家族史，或组织病理学检查发现上皮细胞增生活跃，宜及时施行单纯乳房切除手术。

（二）急性阑尾炎

1. 概述　急性阑尾炎的致病菌多为革兰阴性杆菌及厌氧菌。

2. 临床诊断

（1）诊断要点

1）根据转移性右下腹疼痛的病史，以及右下腹局限性压痛的典型阑尾炎的特点，一般即可作出诊断。症状不典型的阑尾炎，或异位阑尾炎的诊断有一定困难，应结合详细的病史、仔细的体格检查，并辅以化验及特殊检查，综合判断，以提高阑尾炎的诊断率。

2）急性阑尾炎典型的症状是转移性右下腹疼痛，腹痛多起始于上腹部或脐周围，呈阵发性疼痛并逐渐加重，数小时甚至1～2天后疼痛转移至右下腹部。单纯性阑尾炎多呈隐痛或钝痛，程度较轻；梗阻化脓性阑尾炎一般为阵发性剧痛或胀痛；坏疽性阑尾炎开始多为持续性跳痛，程度较重，而当阑尾坏疽后即变为持续性剧痛。患者发病初期常伴有恶心、呕吐等消化道症状，及发热、头痛、乏力、口干、尿黄等全身症状。查体最重要的体征是右下腹麦氏点局限性显著压痛，合并急性弥漫性腹膜炎时出现腹膜刺激三联征。

3）有助于诊断与鉴别诊断的检查方法：①结肠充气试验。②腰大肌试验。③闭孔内肌试验。

（2）分型诊断：见表11-36。

表11-36　分型诊断

分　型	临床表现
急性单纯性阑尾炎	炎症局限于阑尾黏膜及黏膜下层，逐渐扩展至肌层、浆膜层。阑尾轻度肿胀，浆膜充血，有少量纤维素性渗出物。阑尾壁各层均有水肿和中性粒细胞浸润，黏膜上有小溃疡形成
化脓性阑尾炎	炎症发展到阑尾壁全层，阑尾显著肿胀，浆膜充血严重，附着纤维素渗出物，并与周围组织或大网膜粘连，腹腔内有脓性渗出物。此时阑尾壁各层均有大量中性粒细胞浸润，壁内形成脓肿，黏膜坏死脱落或形成溃疡，腔内充满脓液
坏疽或穿孔性阑尾炎	阑尾壁全层坏死，变薄而失去组织弹性，局部呈暗紫色或黑色，可局限在一部分或累及整个阑尾，极易破溃穿孔，阑尾腔内脓液呈黑褐色而带有明显臭味，阑尾周围有脓性渗出。穿孔后感染扩散可引起弥散性腹膜炎或门静脉炎、败血症等
阑尾周围脓肿	化脓或坏疽的阑尾被大网膜或周围肠管粘连包裹，脓液局限于右下腹而形成阑尾周围脓肿或炎性肿块

（3）主要鉴别诊断

1）胃十二指肠溃疡穿孔：多有上消化道溃疡病史，突然出现上腹部剧烈疼痛并迅速波及全腹。部分患者穿孔后，胃肠液可沿升结肠旁沟流至右下腹，出现类似急性阑尾炎的转移性右下腹痛，可出现休克，腹膜刺激征明显，多有肝浊音界消失，肠鸣音消失。X线检查见膈下游离气体有助于鉴别诊断。必要时可行诊断性腹腔穿刺。

2）急性胃肠炎：多有饮食不洁史，临床表现与急性阑尾炎相似，腹部压痛部位不固定，肠鸣音亢进，无腹膜刺激征。便常规检查见脓细胞、未消化食物等有助于鉴别诊断。

（4）辅助检查的临床应用

1）血液一般检查：多数患者白细胞增多，中性粒细胞比例不同程度升高。

2）腹腔镜检查：可直观观察阑尾的情况，对诊断及鉴别诊断有决定性价值，一旦明确诊断，可直接进行腹腔镜下阑尾切除术。

3. 防治措施

（1）诊断明确的急性阑尾炎，及早手术治疗。主要方法为阑尾切除术。

（2）腹腔渗液严重，或腹腔已有脓液的急性化脓性或坏疽性阑尾炎，应同时行腹腔引流。

（3）阑尾周围脓肿如有扩散趋势，可行脓肿切开引流。

（4）较大和脓液多的阑尾周围脓肿，除药物治疗外，可进行脓肿穿刺抽脓，或在合适的位置放入引流管，并能进行冲洗或局部应用抗生素。

（三）肠梗阻（助理不考）

1. 概述　肠梗阻的分类如下。①根据梗阻原因：分为机械性肠梗阻、动力性肠梗阻、血运性肠梗阻。②根据肠壁是否有血运障碍：分为单纯性与绞窄性肠梗阻。③根据梗阻部位：分为高位（空肠）梗阻、低位（回肠）梗阻和结肠梗阻。④根据梗阻的程度：分为完全性与不完全性梗阻。

2. 临床诊断

（1）诊断要点

1）典型的肠梗阻具有痛、呕、胀、闭四大症状，腹部可见肠型及肠蠕动波，肠鸣音亢进，可出现全身脱水等体征；结合腹部X线检查，即可诊断。

2）痛、呕、胀、闭是各类肠梗阻共同的四大症状。单纯性肠梗阻的早期一般无明显变化，梗阻晚期有脱水表现，严重脱水或绞窄性肠梗阻可出现休克表现。腹部膨胀，机械性肠梗阻多可见肠型及肠蠕动波，绞窄性肠梗阻出现压痛、反跳痛、肌紧张等腹膜刺激征。肠鸣音亢进，呈高调金属音或气过水声；麻痹性肠梗阻时，则肠鸣音减弱或消失。直肠指检可触及直肠内肿物，肠套叠、绞窄性肠梗阻时，指套可染有血迹。

（2）主要鉴别诊断

1）机械性与动力性肠梗阻：机械性肠梗阻具有上述典型的症状及体征，早期腹胀不明显。麻痹性肠梗阻则腹胀显著，多无阵发性腹部绞痛，肠鸣音减弱或消失，常继发于腹腔内严重感染、腹膜后出血、腹部大手术后等，X线检查可显示大、小肠全部均匀胀气。而机械性肠梗阻胀气限于梗阻以上的肠管，即使晚期并发肠绞窄和肠麻痹，结肠也不会全部胀气。

2）单纯性与绞窄性肠梗阻：当肠梗阻有下列临床表现时，应考虑到绞窄性肠梗阻的可能。①腹痛发作急骤、剧烈，呈持续性并有阵发性加重。②呕吐出现早而频繁，呕吐物为血性或肛门排出血性液体，或腹穿抽出血性液体。③早期出现脉率加快，体温升高，白细胞增多，甚至出现休克。④腹膜刺激征明显且固定，肠鸣音由亢进变为减弱，甚至消失。⑤腹胀不对称，有局部隆起或可触及孤立胀大的肠袢。⑥X线检查可见孤立胀大的肠袢，位置固定，不随时间而改变，或肠间隙增宽，提示有腹水。⑦经积极非手术治疗后症状体征无明显改善。

3）高位肠梗阻与低位肠梗阻：高位小肠梗阻的特点是呕吐发生早而频繁，腹胀不明显；低位小肠梗阻的特点是腹胀明显，呕吐出现晚而次数少，并可吐出粪样物。结肠梗阻与低位小肠梗阻的临床表现相似，通过X线检查有助于鉴别诊断。低位小肠梗阻时，扩张的肠袢在腹中部，呈阶梯状液平，而结肠内无积气；结肠梗阻扩大的肠袢分布在腹部周围，可见结肠袋，胀气的结肠阴影在梗阻部位突然中断，盲肠胀气最显著，小肠内胀气不明显。并可借助钡剂灌肠造影明确诊断。

4）完全性肠梗阻与不完全性肠梗阻：完全性肠梗阻呕吐频繁，低位梗阻者腹胀明显，完全停止排气排便。不完全性肠梗阻呕吐与腹胀都较轻或无呕吐，尚有少量排气排便。

（3）辅助检查的临床应用

1）血液一般检查：严重失水，血液浓缩时，血红蛋白及血细胞比容升高；肠绞窄伴腹膜炎时，白细胞总数增多及中性粒细胞比例升高。

2）血液生化检查：患者常出现血钾、钠、氯离子及二氧化碳结合力、血气分析等测定能判断电解质、酸碱平衡紊乱情况。

3）尿液检查：根据尿量及尿比重，可以判断机体脱水情况，指导补液治疗。脱水时尿量减少，尿比重升高。

4）呕吐物及大便检查：协助判断是否发生肠管缺血性损伤及出血。

5）X线检查：腹部立位X线透视或摄片是快速诊断肠梗阻常用的检查方法，X线检查一般在肠梗阻发生4～6小时后进行。肠管的气液平面是肠梗阻特有的X线表现。

3. 防治措施

（1）非手术治疗

1）适应证：①单纯性粘连性肠梗阻。②动力性肠梗阻。③蛔虫团、大便或食物团堵塞所致的肠梗阻。④肠结核等炎症引起的不完全性肠梗阻、肠套叠早期。

2）治疗方法：①禁食与胃肠减压。②纠正水、电解质和酸碱平衡紊乱。③防治感染和脓毒症。④灌肠疗法。⑤颠簸疗法。⑥穴位注射阿托品，嵌顿疝的手法复位回纳等。

（2）手术治疗

1）适应证：①绞窄性肠梗阻。②有腹膜刺激征或弥漫性腹膜炎征象的各型肠梗阻。③应用非手术疗法后经6～8小时观察，病情不见好转，或腹痛、腹胀加重，肠鸣音减弱或消失，脉搏加快，血压下降或出现腹膜刺激征者。④肿瘤及先天性肠道畸形等不可逆转的器质性病变引起的肠梗阻。

2）治疗方法：①解除梗阻病因：如粘连松解术、束带切断术、肠套叠和肠扭转复位术等。②切除病变肠管行肠吻合术。③短路手术。④肠造口术或肠外置术。

（四）胆石症

1. 概述　胆石症包括胆囊结石和胆管结石，常与胆道感染有关，是外科常见病和多发病。根据胆石的构成成分比例不同，分为胆固醇结石、胆色素结石和混合结石3类。

2. 临床诊断

（1）胆囊结石症：有典型的胆绞痛病史，右上腹有轻度压痛，提示胆囊结石的可能，影像学检查可确诊，B超阳性率可高达95%。体格检查可有上腹部压痛及墨非征阳性。

（2）肝外胆管结石症：出现典型的胆绞痛发作，伴有黄疸，除考虑胆囊结石外，需考虑肝外管结石的可能，主要依据影像学检查诊断。结石位于肝总管则触不到胆囊，结石在胆总管，可触到肿大的胆囊。合并胆道感染时，可出现典型的查科（Charcot）三联征，即腹痛、寒战高热和黄疸的临床表现。B超可见到扩张的肝内、外胆管及结石影像。CT、MRI和ERCP检查可有助于诊断。

（3）肝内胆管结石症：常有典型的胆石梗阻和急性胆管炎的病史。如不合并感染常有肝区、胸背部的深在而持续性的疼痛。如肝内胆管结石脱落成为继发肝外胆管结石，其临床症状和体征同肝外胆管结石的表现。肝区可有叩击痛，合并感染时临床表现和体征同胆管炎，影像学可确定诊断。

（4）主要鉴别诊断

消化性溃疡：溃疡病多有反复发作病史，男性多于女性；胆石症多有胆绞痛发作诱因，如饱食、高脂肪性食物、暴饮暴食、过度疲劳等，女性多于男性。

临床表现相似，鉴别存在困难。胃镜和 B 超可提供鉴别诊断。

3. 防治措施

（1）胆囊结石

1）手术治疗：胆囊切除术适用于有症状和/或有并发症的胆囊结石。腹腔镜胆囊切除术为首选治疗方法。

2）非手术治疗：主要适用于胆囊结石伴有急性期炎症、胆囊内结石较小（<0.5cm）或有全身基础疾病不能耐受手术者。主要措施包括解痉、镇痛、消炎利胆，应用抗生素，纠正水、电解质紊乱及酸碱平衡失调等。溶石口服药物有鹅去氧胆酸和熊去氧胆酸。

（2）肝外胆管结石

1）非手术治疗：适用于肝内外胆管结石直径<1cm 或合并有严重心、肺、脑等严重疾病不能耐受手术者，也可作为手术前的准备治疗。具体治疗措施同胆囊结石非手术治疗。

2）手术治疗：①胆总管切开取石、T 管引流术，有开腹及腹腔镜手术 2 种方法。适用于单纯胆总管结石、胆道上下端通畅无狭窄或其他病变者。若伴有胆囊结石和胆囊炎，可同时行胆囊切除术。②胆肠吻合术适用于胆总管远端炎症狭窄造成的梗阻无法解除、胆总管扩张、胆胰汇合部异常，胰液直接流入胆管或胆管病变切除后无法再吻合时，常用 Roux-en-Y 吻合术式。

（3）肝内胆管结石：手术为主要的治疗方法，治疗原则同肝外胆管结石治疗。手术治疗包括胆管切开取石、胆肠吻合术和肝脏切除术。

（五）良性前列腺增生症

1. 概述　病因目前仍不十分明确。一般认为与体内性激素水平紊乱有关，年龄老化与有功能的睾丸是公认的 2 个发病基础。

2. 临床诊断

（1）诊断要点：男性 50 岁后出现进行性尿频、排尿困难，应考虑前列腺增生的可能。有的患者可出现急性尿潴留、充溢性尿失禁、血尿。部分老年患者虽无明显排尿困难，但有膀胱炎、膀胱结石、肾功能不全时，也应注意有无前列腺增生。结合其他体征、直肠指检、辅助检查结果可明确诊断。

良性前列腺增生症的常见临床表现：①尿频，早期表现为尿频，尤其夜尿次数明显增多，每夜 2 次以上。②排尿困难，进行性排尿困难是前列腺增生最重要的症状。③血尿，可发生镜下血尿或肉眼血尿，也可出现大出血，血块阻塞尿道或充满膀胱。④尿潴留，急性尿潴留表现为下腹部疼痛、膀胱区膨胀。由于气候变化、饮酒、劳累等诱因，常导致排尿困难加重，尿液突然完全不能排出。慢性尿潴留是残余尿随梗阻加重而增多，过多的残余尿使膀胱失去收缩能力，逐渐发生尿潴留。尿潴留可损害肾功能，严重者可导致肾衰竭。⑤直肠指检，可于直肠前壁触及增生的前列腺。

（2）分度诊断：见表 11-37。

表 11-37　前列腺增生分度及其临床表现

分度	临床表现
Ⅰ度	前列腺大小为正常的 1.5～2.0 倍，约鸡蛋大，质地中等，中央沟变浅，重量为 20～25g
Ⅱ度	前列腺大小为正常的 2～3 倍，约鸭蛋大，质地中等，中央沟极浅，重量为 25～50g
Ⅲ度	前列腺大小为正常的 3～4 倍，约鹅蛋大，质地硬韧，中央沟消失，重量为 50～70g

（3）辅助检查的临床应用

1）尿流率检查：可以评估下尿路有无梗阻及梗阻的程度。常用测定指标有最大尿流率（MFR）、平均尿流率（AFR）、排尿时间（T）、尿量（V）。排尿量超过 150ml 是评估 MFR 的前提，MFR<15 ml/s 说明排尿不畅，<10ml/s 说明梗阻严重，需要治疗。

2）血清前列腺特异性抗原（PSA）测定：可以帮助排除前列腺肿瘤。当前列腺体积较大，质地较硬，或有结节时，应测定血清 PSA。正常 PSA<4ng/ml，如异常增高，应考虑癌肿。

3）前列腺 B 超检查：可以评估前列腺的形态、大小等、测定残余尿。经腹 B 超可观察前列腺形态、结构、大小、突入腔内的情况。测定膀胱内残余尿量，有助于了解有无肾积水以及积水程度。经直肠 B 超可显示前列腺的断面像、前列腺病变发展程度及形态变化。

4）膀胱镜检查：可以观察后尿道、膀胱颈形态、腔内前列腺增生情况，有助于了解后尿道梗阻程度，发现膀胱内有无占位性病变及结石，对临床出现无痛性血尿的患者尤为必要。

5）X 线检查：①静脉尿路造影，可以观察下尿路梗阻及肾盂、输尿管扩张程度。造影剂充满膀胱时，显示充盈缺损，说明前列腺中叶或侧叶明显突出于膀胱内。排尿后摄片，可观察残余尿是否存在及程度。②前列腺造影，可以观察前列腺形态、大小、密度及病变性质。经会阴或直肠黏膜穿刺，分别将造影剂注入腺体的左右叶，注射后拍摄正侧位片，可清楚观察前列腺包膜轮廓。

6）CT 及 MRI 检查。

3. 防治措施

（1）一般治疗：戒烟禁酒，不吃辛辣刺激性食物，气候变化时避免受凉，预防感染，保持心态平和，适当多饮水，不憋尿。

（2）药物治疗

1）5α-还原酶抑制药，如非那雄胺。

2）α-受体阻断药，如特拉唑嗪、阿夫唑嗪、坦索罗辛。

3）植物药，如非洲臀果木提取物胶囊、普适泰片及中药制剂。

（3）手术治疗

1）开放性手术，如经耻骨上前列腺摘除术、耻骨后前列腺摘除术、经会阴前列腺摘除术。

2）非开放性腔内手术，如经尿道前列腺电切术、等离子双级切除术。

（4）其他：①激光治疗。②前列腺尿道支架置入术。③经尿道气囊高压扩张术。④电磁波疗法包括微波和射频治疗。⑤高强度聚集超声治疗。

（六）下肢动脉硬化性闭塞症（助理不考）

1. 概述　下肢动脉硬化性闭塞症的病因尚未完全清楚，发病的危险因素包括高血压、血脂异常、吸烟、糖尿病、肥胖等。

2. 临床诊断

（1）诊断要点

1）45岁以上男性，有原发性高血压、冠心病、糖尿病或动脉粥样硬化等病史。

2）有眼底动脉硬化，血低密度脂蛋白胆固醇、甘油三酯、β-脂蛋白增高。

3）X线检查发现大中动脉的粥样硬化钙化斑点。

4）心电图检查有心肌缺血、心律失常、陈旧性心肌梗死等异常改变。

5）肢体超声多普勒检查有动脉内管腔狭窄或闭塞，动脉腔内有粥样硬化斑块形成。

6）磁共振血管成像（MRA）或数字减影血管造影（DSA）显示动脉闭塞性改变。

7）有肢体远端缺血的临床表现：①早期出现肢体发凉、沉重无力。病情进一步加重出现肢体酸痛麻木、间歇性跛行、刺痛、烧灼感。继而出现静息痛。②皮肤温度下降，有闭塞的动脉血供不足时，可有皮肤苍白、潮红、发绀等改变。初期一般呈苍白，如时间久者可出现潮红、发绀等，伴有肌萎缩、皮肤萎缩变薄、趾甲增厚变形、坏疽或溃疡。查体出现胫后动脉、足背动脉及腘动脉、股动脉搏动减弱或消失。

（2）主要鉴别诊断

1）血栓闭塞性脉管炎：发病年龄多见于青壮年；一般不伴有冠心病、高血压、高脂血症、糖尿病和其他动脉病变；受累血管为中小动静脉；可见游走性浅静脉炎表现；受累动脉无钙化改变，且在动脉造影中呈节段性闭塞，病变段的近、远侧血管壁光滑。

2）大动脉炎：好发于10～20岁女性；病变主要累及主动脉弓头臂动脉起始部，其次是腹主动脉和主要分支。髂、股动脉闭塞或狭窄少见；起病缓慢，多伴风湿症状。

（3）辅助检查的临床应用

1）无创伤性血管检查：超声多普勒肢体血流检查或光电容积血流描记（PPG）的检查，特别是双功彩色超声多普勒，可以清晰地显示血管腔形态及血流状态。还可测定节段动脉压，以了解病变部位和缺血严重程度。

2）踝肱压指数（ABI）：踝肱压指数正常在0.9～1.3之间，若明显降低则提示下肢动脉循环不良。

3）影像学检查：DSA和MRA检查能提供周围血管的形态观察及侧支循环、腔内斑块等情况。有金属物于体内者，可以行计算机体层血管成像（CTA）检查。

3. 防治措施

（1）药物治疗：①调节血脂，根据个体情况选用合理的他汀类药物治疗。②扩血管药物，可选用丁咯地尔、前列地尔、贝前列素钠、烟酸占替诺等药物。③抗凝抗血小板聚集，常用肠溶阿司匹林、氯吡格雷、华法林等药物。④去纤溶栓药物，溶栓药常用尿激酶、组织型纤溶酶原激活剂rt-PA；降纤药有降纤酶、东菱巴曲酶等。

（2）手术治疗：①经皮腔内血管成形术（PTA），适用于单处或多处短段狭窄者。②动脉旁路转流术，主髂或股动脉旁路术、腋腹动脉旁路术、双侧股动脉旁路术、股-腘（胫）动脉旁路术。③动脉内膜剥膜术。④截肢术。

十一、妇科疾病

妇科疾病的临床答辩要点，见表11-38。

表 11-38　妇科疾病的临床答辩要点

病　名		临床表现	防治措施
排卵性异常子宫出血		子宫不规则出血，表现为月经周期紊乱，经期长短不一，经量不定或增多，甚至大量出血	黄体功能不全：雌激素、人绒毛膜促性腺激素（hCG）等 黄体功能不足合并高催乳素血症：溴隐亭 子宫内膜不规则脱落：孕激素、人绒毛膜促性腺激素（hCG）
绝经综合征		近期症状：月经紊乱、血管舒缩症状、自主神经失调症状、神经精神症状 远期症状：泌尿生殖道症状、骨质疏松、阿尔茨海默病、心血管病变	一般治疗、性激素补充治疗（雌激素，可辅以孕激素）、非激素类药物治疗
阴道炎	细菌性阴道病	阴道分泌物增多，有鱼腥味，症状在性交后加重，伴有轻度的外阴瘙痒或灼热感	抗菌治疗：首选抗厌氧菌药物，常用甲硝唑、替硝唑、克林霉素等
	念珠菌性阴道炎	外阴瘙痒、灼痛、性交痛，常伴有尿频，排尿时尿液刺激水肿的外阴及前庭导致疼痛，阴道分泌物白色稠厚呈凝乳或豆渣样	消除诱因、局部用药（咪康唑栓剂、克霉唑栓剂等）、全身用药（氟康唑、伊曲康唑等）
	滴虫性阴道炎	阴道口和外阴瘙痒明显，阴道分泌物增多，分泌物呈黄绿色稀薄脓性，带泡沫，有臭味	阴道局部用药（甲硝唑阴道泡腾片）、全身用药（甲硝唑口服）、性伴侣应同时进行治疗
	老年性阴道炎	阴道分泌物增多，外阴瘙痒等，常伴有性交痛	症状明显时可采用局部中药治疗，一般不需要应用抗生素
	婴幼儿外阴阴道炎	阴道脓性分泌物增多伴外阴瘙痒	保持外阴清洁、对症处理、针对病原体合理选择抗生素
先兆流产		停经后有早孕反应，后出现阴道少量流血，或时下时止，或淋漓不断，色红，持续数日或数周，无腹痛或有轻微下腹胀痛，腰痛及下腹坠胀感	卧床休息，禁止性生活，避免不必要的阴道检查；黄体功能不全的患者，黄体酮肌内注射；甲状腺功能减退者，可口服小剂量甲状腺素片等
异位妊娠		停经、腹痛、阴道出血、昏厥休克	手术治疗、药物治疗（甲氨蝶呤）、救治休克
产褥感染		急性外阴、阴道、宫颈炎；急性子宫内膜炎、子宫肌炎；急性盆腔结缔组织炎、急性输卵管炎；急性盆腔腹膜炎及弥漫性腹膜炎；血栓性静脉炎；脓毒症	加强营养支持治疗，清除宫腔残留物，应用抗生素控制感染，手术治疗等

（一）排卵性异常子宫出血

1. 临床诊断

（1）诊断依据

1）病史：详细了解异常子宫出血的类型、发病时间、病程经过、流血前有无停经病史及其以往的治疗情况。

2）临床表现：最常见的症状是子宫不规则出血，表现为月经周期紊乱，经期长短不一，经量不定或增多，甚至大量出血。出血期间一般无腹痛或其他不适，出血量多或时间长时常继发贫血，大量出血可导致休克。不同患者可有不同表现。体格检查有贫血的阳性体征。妇科检查无阴道、宫颈及子宫器质性病变。

3）基础体温：呈双相型，高温相小于 11 天，子宫内膜活检分泌反应至少落后 2 天。

（2）辅助检查的临床应用

1）血液检测：根据全血细胞计数确定与评估有无贫血及血小板减少，了解贫血是否为失血性贫血或缺铁性贫血，判断贫血的程度。血小板计数、出凝血时间和凝血酶原时间、活化部分凝血酶原时间等有利于了解贫血程度和排除血液系统病变。

2）尿妊娠试验或血 hCG 检测：有性生活者，应除外妊娠及妊娠相关疾病。

3）盆腔B超检查：了解子宫大小、形态、宫腔内有无赘生物、子宫内膜厚度等，除外多囊卵巢综合征，明确有无宫腔内占位病变及其他生殖道器质性病变等。

4）基础体温测定：了解有无排卵及黄体功能。基础体温呈单相型提示无排卵；黄体功能不全时显示双相型，后期升高时间短，9～11天；子宫内膜脱落不全时虽呈双相型但下降缓慢。

5）诊断性刮宫：施术时必须搔刮整个宫腔，并注意宫腔大小、形态，宫壁是否光滑，刮出物的性质和量。未婚患者，在激素等保守治疗无效或疑有器质性病变情况下也应经患者或家属知情同意后考虑诊刮。为了确定排卵和黄体功能应在经前期或月经来潮6小时内诊刮；若怀疑子宫内膜脱落不全，应在月经来潮第5天诊刮；不规则阴道流血者可在消毒条件下随时进行诊刮。

6）宫腔镜检查：在宫腔镜的直视下，选择病变区域进行组织活检。排卵障碍性异常子宫出血可见增生期变化或增生过长，呈无分泌期状态。

7）激素测定：经前测血孕酮值，孕酮浓度<3ng/ml提示无排卵；测血催乳激素水平及甲状腺功能，排除其他内分泌疾病。

8）宫颈细胞学检查：用于排除宫颈癌及癌前病变。

9）宫颈黏液结晶检查：经前出现羊齿状结晶提示无排卵。

2. 防治措施

（1）一般治疗：明显贫血的患者应补充铁剂、维生素，注意补充营养物质尤其是蛋白质。严重贫血有输血指征者应输血治疗。行经时间长流血时间长者，适当给予抗生素预防感染。出血期间应加强营养，避免过劳，保证充分休息。

（2）药物治疗

1）黄体功能不全型患者：①促进卵泡发育，增生期使用低剂量雌激素，妊马雌酮或17-β雌二醇，或氯米芬。②促进LH峰形成，hCG。③黄体功能刺激疗法，隔日肌内注射hCG。④黄体功能替代疗法，黄体酮。

2）黄体功能不足合并高催乳素血症：溴隐亭。

3）子宫内膜不规则脱落型患者：①孕激素，甲羟孕酮。有生育要求者可注射黄体酮注射液。无生育要求者，可单服口服避孕药。②hCG。

（二）绝经综合征

1. 临床诊断

（1）诊断要点

1）近期症状：①月经紊乱。②血管舒缩。③自主神经失调。④神经精神症状，注意力不易集中，情绪波动大，记忆力减退。

2）远期症状：①泌尿生殖道症状，泌尿生殖道萎缩症状，出现阴道干燥、性交困难及反复阴道感染，排尿困难、尿痛、尿急等尿路感染反复发生。②骨质疏松。③阿尔茨海默病。④心血管病变，动脉硬化、冠心病。

（2）辅助检查的临床应用

1）血清卵泡刺激素（FSH）值及雌二醇（E_2）值测定：绝经过渡期血清FSH>10U/L，提示卵巢储备功能下降。闭经、FSH>40U/L且E_2<20pg/ml，提示卵巢功能衰竭。

2）氯米芬兴奋试验：停药第1日测血清FSH>12U/L，提示卵巢储备功能降低。

2. 防治措施

（1）一般治疗：围绝经期神经精神症状可因神经类型不稳定，或精神状态不健全而加剧，应进行心理治疗。

（2）性激素补充治疗：见表11-39。

表11-39 性激素治疗药物

分　类	具体药物
雌激素	戊酸雌二醇、结合雌激素、17-β-雌二醇经皮贴膜、尼尔雌醇
组织选择性雌激素活性调节剂	替勃龙
选择性雌激素受体调节剂	雷洛昔芬
孕激素制剂	醋酸甲羟孕酮

（3）非激素类药物

1）选择性5-羟色胺再摄取抑制剂，如盐酸帕罗西汀。

2）钙剂，如氨基酸螯合钙。

3）维生素D。

（三）阴道炎

1. 临床诊断

（1）诊断依据：见表11-40。

表 11-40　诊断依据

分　类	诊断依据
细菌性阴道病	临床表现：阴道分泌物增多，有鱼腥味，症状在性交后加重，伴轻度外阴瘙痒或灼热感。妇科检查的主要表现是阴道黏膜一般无充血等，分泌物呈灰白色，均匀一致，稀薄，黏附于阴道壁，容易拭去
	诊断要点：满足下列 4 条中的任何 3 条即可作出临床诊断，其中第 4 条为诊断的金标准。①阴道分泌物呈牛奶样均质，有臭味。②阴道 pH>4.5。③胺试验（+）。④线索细胞阳性（>20%）
念珠菌性阴道炎	临床表现：外阴瘙痒、灼痛、性交痛，常伴有尿频，排尿时尿液刺激水肿的外阴及前庭导致疼痛，阴道分泌物白色稠厚呈凝乳或豆渣样，部分患者可见外阴呈地图样红斑、水肿，有抓痕
	诊断要点：①有上述阴道炎症状或体征的妇女。②在阴道分泌物中找到白念珠菌的芽生孢子或假菌丝即可确诊。③pH 测定具有鉴别意义，pH>4.5 一般为混合感染，尤其是细菌性阴道病的混合感染
滴虫性阴道炎	临床表现：阴道口和外阴瘙痒明显，阴道分泌物增多。分泌物呈黄绿色稀薄脓性，带泡沫，有臭味。妇科检查见阴道黏膜充血，有散在出血斑点，宫颈后穹隆呈“草莓样”，白带多，呈灰黄色、黄白色稀薄液体或黄绿色脓性分泌物，常呈泡沫状，阴道黏膜无异常改变
	诊断要点：①有上述临床表现。②在阴道分泌物中找到滴虫即可确诊
老年性阴道炎	临床表现：阴道分泌物增多，外阴瘙痒等，常伴性交痛
	诊断要点：①绝经、卵巢手术史、盆腔放射治疗史或药物性闭经史。②有阴道炎的临床表现。③排除其他类型阴道炎
婴幼儿外阴阴道炎	临床表现：阴道脓性分泌物增多伴外阴瘙痒
	诊断要点：①病史采集：婴幼儿一般难以准确描述病史，采集病史应详细询问患儿母亲（或其他家长），同时询问患儿母亲有无阴道炎病史。②患儿有抓挠外阴的症状，检查可见阴道分泌物增多，可作出初步诊断

（2）主要鉴别诊断：见表 11-41。

表 11-41　阴道炎的鉴别诊断

临床类型	病原体	易患人群及感染途径	主要临床表现
细菌性阴道病	混合性细菌	—	白带质稀薄，阴道 pH>4.5，阴道分泌物中加 10% 氢氧化钾产生鱼腥味；阴道涂片中见线索细胞
滴虫性阴道炎	毛滴虫	月经期，便桶、浴巾、性交、自身尿便	白带增多、灰黄色泡状、质稀、有臭味、混血、脓样物。外阴、阴道瘙痒；尿急、尿频
念珠菌性阴道炎	白念珠菌	孕妇，糖尿病、长期应用抗生素者	白带增多、白色凝乳状或豆渣状、阴道奇痒、坐立不安、影响睡眠、表皮破损伴局部灼痛
老年性阴道炎	病菌	—	白带增多、黄色浆液状，甚至血性脓样，阴道灼热、外阴瘙痒

2. 防治措施

（1）细菌性阴道病

1）抗菌治疗：首选抗厌氧菌药物，常用甲硝唑、替硝唑、克林霉素等。①口服给药，首选甲硝唑。②局部用药，选用上述抗生素阴道内塞药治疗。

2）其他治疗：可以同时使用中药外洗、坐浴等治疗方法。

3）性伴侣无须常规治疗。

（2）念珠菌性阴道炎

1）消除诱因：若有糖尿病应给予积极治疗使血糖达标，及时停用广谱抗生素、雌激素及皮质醇等与发病有关的药物。勤换内裤，用过的内裤、盆、毛巾均应用开水烫洗。

2）局部用药：常用咪康唑栓剂、克霉唑栓剂、制霉菌素栓剂等。

3）全身用药：常用氟康唑、伊曲康唑、酮康唑口服。

4）性伴侣无须常规治疗。

（3）滴虫性阴道炎

1）阴道局部用药：甲硝唑阴道泡腾片或 0.75% 甲硝唑凝胶，1% 乳酸或 0.5% 醋酸液冲洗。

2）全身用药：初次治疗可选甲硝唑口服。

3）性伴侣应同时进行治疗，治愈前应避免无保护措施的性交。

(4）老年性阴道炎：补充雌激素；增强阴道免疫力，抑制细菌生长；症状明显时可采用局部中药治疗，一般不需要应用抗生素。

(5）婴幼儿外阴阴道炎：保持外阴清洁、对症处理、针对病原体合理选择抗生素。

（四）先兆流产

1. 临床诊断

(1）诊断要点：①妊娠<28周。②停经后有早孕反应，以后出现阴道少量流血，或时下时止，或淋漓不断，色红，持续数日或数周，无腹痛或有轻微下腹胀痛，腰痛及下腹坠胀感。③妇科检查见宫口未开，胎膜未破，妊娠物尚未排出，子宫大小与停经周数相符。

(2）主要鉴别诊断

1）流产不同类型的鉴别如下（表11-42)。

2）与妇产科疾病的鉴别

异位妊娠：有腹痛、停经、不规则阴道出血症状，妇科检查宫颈有举痛，附件可触及包块，压痛，B超检查宫内无胚胎，宫外有包块或孕囊，尿妊娠试验阳性，后穹隆穿刺抽出不凝血。

葡萄胎：停经后阴道不规则出血，恶心、呕吐较重，子宫大于孕周，血hCG检查明显升高，B超检查不见胎体及胎盘的反射图像，只见雪花样影像称为“落雪状”改变。

排卵性异常子宫出血：可引起阴道不规则流血，一般无停经史，无早孕反应，尿妊娠试验阴性，B超检查无宫内外妊娠迹象。

子宫肌瘤：子宫增大可不均匀，且子宫硬，一般无停经史，无早孕反应，尿妊娠试验阴性，可借助血hCG和B超检查鉴别。

(3）辅助检查的临床应用

1）B型超声检查：对疑为先兆流产者，根据妊娠囊的形态，有无胎心搏动，确定胚胎或胎儿是否存活，以指导正确的治疗方法。若妊娠囊形态异常或位置下移，预后不良。不全流产及稽留流产均可借助B型超声检查协助确诊。

2）妊娠试验：多采用尿妊娠试验，对诊断妊娠有价值。为进一步了解流产的预后，多选用各种敏感方法连续测定血hCG的水平，正常妊娠6～8周时，其值每日应以66%的速度增长，若48小时增长速度小于66%，提示妊娠预后不良。

3）孕激素测定：测定血黄体酮水平，能协助诊断先兆流产的预后。

表11-42　不同类型流产的鉴别

流产类型	症状		妇科检查			辅助检查	
	出血	下腹痛	妊娠物排出	宫颈口	子宫大小	妊娠试验	B超检查
先兆流产	少	轻	无	闭	与孕周相符	(+)	胚胎存活
难免流产	中→多	重	无	扩张	相符或略小	(+) 或 (-)	胚胎堵在宫口
不全流产	少→多	减轻	部分排出	扩张或有物堵塞	小于孕周	(+) 或 (-)	排空或有
完全流产	少→无	无	全部排出	无	正常或稍大	(+) 或 (-)	宫内无妊娠物

2. 防治措施

(1）卧床休息，减少活动，禁止性生活，避免不必要的阴道检查。

(2）黄体功能不全的患者，肌内注射黄体酮、绒毛膜促性腺激素，也可口服维生素E。甲状腺功能减退者，可口服小剂量甲状腺片。

(3）经治疗症状不缓解或反而加重者，应进行B超及血hCG测定，根据情况给予相应处理。

（五）异位妊娠

1. 概述

(1）根据受精卵种植部位不同分为：输卵管妊娠、卵巢妊娠、腹腔妊娠、阔韧带妊娠、宫颈妊娠等等。临床上95%的异位妊娠为输卵管妊娠，其中以输卵管壶腹部最多见，约占78%，其次为输卵管峡部、伞部，输卵管间质部较少见。

(2）输卵管妊娠的病因：①输卵管炎症，是异位妊娠的主要病因。②有输卵管手术史。③输卵管发育不良或功能异常。④辅助生殖技术的应用。⑤宫内节育器避孕失败，带节育器妊娠。⑥输卵管周围肿瘤压迫影响受精卵运行。

2. 临床诊断

(1）诊断要点：①停经史。②腹痛，为输卵管妊娠的主要症状。典型的输卵管妊娠破裂或流产时出现一侧下腹部撕裂样疼痛，常伴有恶心、呕吐。③阴道出血。④昏厥休克。⑤查体。体温一般正常或略低，腹腔内血液吸收时体温可略升高。可有贫血貌，下腹有明显压痛、反跳痛，尤以患侧为著，内出血多时可出现移动性浊音。少数患者下腹部可触及包块。盆腔检查阴道内可有少量暗红色血液，后穹隆可饱满、触痛，宫颈可有举痛或摆痛，子宫相当于停经月份或略大而软，宫旁可触及有轻压痛的包块。内出血多时，子宫有漂浮感。⑥发生失血性休克时，患者面色苍白，四肢湿冷，脉搏细弱，血压下降。

（2）辅助检查的临床应用

1）血 β-hCG 定量：异位妊娠时，该值通常低于同期正常宫内妊娠。

2）血黄体酮定量：输卵管妊娠时，黄体酮一般偏低。

3）超声检查：有助于诊断异位妊娠，阴道超声优于腹部超声。超声与血 β-hCG 结合对确诊帮助很大。

4）阴道后穹隆穿刺：适用于疑有腹腔内出血的患者，可抽出不凝血液。

5）腹腔镜检查术：腹腔镜检查术是诊断的“金标准”。

6）诊断性刮宫及子宫内膜病理检查：可刮宫后 24 小时复查血清 β-hCG，较术前无明显下降或上升，协助支持诊断。

3. 防治措施

（1）手术治疗：分为保守手术和根治手术。前者保留患侧输卵管，后者切除患侧输卵管。手术适应证如下。①生命体征不稳定或有腹腔内出血征象者。②病情有进展，hCG>3000IU/L 或持续升高，有胎心搏动，附件区包块大。③诊断不明确者。④随诊不可靠者。⑤药物治疗禁忌或无效者。

（2）药物治疗：常用甲氨蝶呤。

（3）救治休克。

（六）产褥感染（助理不考）

1. 概述　常见原因有产妇体质虚弱、营养不良、孕期贫血、妊娠晚期性生活、胎膜早破、羊膜腔感染、慢性疾病、产科手术操作、产程延长、产前产后出血过多。

2. 临床诊断

（1）诊断要点

1）病史：详细询问病史及分娩经过，排除引起产褥病率的其他疾病。

2）全身及局部查体：仔细检查腹部、盆腔及会阴伤口，确定感染的部位和严重程度。

3）确定病原体：病原体培养，分泌物涂片检查，病原体抗原和特异抗体检查。

（2）临床类型的诊断：①急性外阴、阴道、宫颈炎。②急性子宫内膜炎、子宫肌炎。③急性盆腔结缔组织炎、急性输卵管炎。④急性盆腔腹膜炎及弥漫性腹膜炎。⑤血栓性静脉炎。⑥脓毒症。

（3）主要鉴别诊断：主要与上呼吸道感染、急性乳腺炎、尿路感染、血栓静脉炎相鉴别。

（4）辅助检查的临床应用：B 型超声、彩色超声多普勒、CT、磁共振成像等检测手段能对产褥感染形成的炎性包块、脓肿以及静脉血栓做出定位及定性诊断。血常规检查，血清 C 反应蛋白检测，有助于早期感染的诊断。

3. 防治措施

1）加强营养支持治疗，增强抵抗力，纠正贫血与电解质紊乱。

2）清除宫腔残留物，脓肿切开引流，采取半卧位以利于引流。

3）应用抗生素控制感染。根据药敏试验选用广谱高效抗生素。中毒症状严重者，可短期加用肾上腺糖皮质激素，提高机体应激能力，减轻炎症反应。

4）有血栓性静脉炎者，在应用大量抗生素的同时，加用肝素、尿激酶，用药期间监测凝血功能。口服双香豆素、阿司匹林等。

5）手术治疗：子宫全切术。

十二、儿科疾病

儿科疾病的临床答辩要点，见表 11-43。

表 11-43　儿科疾病的临床答辩要点

病　名	临床表现	防治措施
小儿肺炎	发热、咳嗽、气促或呼吸困难，肺部有较固定的中、细湿啰音	一般治疗及护理、病因治疗、对症治疗、应用糖皮质激素、并发症治疗、生物制剂的应用
小儿腹泻病	大便次数增多，每日数次至数十次，多为黄色水样或蛋花样大便，含有少量黏液。食欲低下，常有呕吐，严重者可吐咖啡色液体	饮食疗法、液体疗法、控制感染、辅助治疗、加强护理等
肾病综合征	大量蛋白尿、低白蛋白血症、高度水肿、高脂血症	一般治疗、应用糖皮质激素、应用免疫抑制剂等

续　表

病　　名	临床表现	防治措施
过敏性紫癜	皮肤紫癜、关节肿痛、腹痛、便血及血尿、蛋白尿	一般治疗、应用肾上腺皮质激素与免疫抑制剂、抗凝治疗等
水痘	发热，皮肤黏膜分批出现瘙痒性斑、丘、疱疹及结痂，上述各期皮疹可同时存在	一般治疗、抗病毒治疗（首选阿昔洛韦）
流行性腮腺炎	腮腺肿胀、疼痛	高热患儿可用物理降温或解热药；严重头痛和并发睾丸炎者可酌情使用止痛药；合并睾丸炎用丁字带托住阴囊等
手足口病	口痛、食欲缺乏，低热，手足、口腔等部位出现小疱疹或小溃疡	一般治疗、并发症与合并症治疗、抗病毒治疗

（一）小儿肺炎

1. 概述

（1）病因

1）感染因素：细菌和病毒。

2）非感染因素：吸入性肺炎、坠积性肺炎、过敏性肺炎等。

（2）肺炎的分类

1）按病理分类：①大叶性肺炎。②小叶性肺炎（支气管肺炎）。③间质性肺炎。

2）按病因分类：①病毒性肺炎。②细菌性肺炎。③支原体肺炎。④衣原体肺炎。⑤原虫性肺炎。⑥真菌性肺炎。⑦非感染因素引起的肺炎。

3）按病程分类：①急性肺炎。②迁延性肺炎。③慢性肺炎。

4）按病情分类：①轻症肺炎。②重症肺炎。

5）按临床表现典型与否分类：①典型肺炎。②非典型肺炎。

6）按肺炎发生的地点分类：①社区获得性肺炎。②医院获得性肺炎。

2. 临床诊断

（1）诊断要点：①根据临床有发热、咳嗽、气促或呼吸困难，肺部有较固定的中、细湿啰音，一般不难诊断。②胸部X线检查有各型肺炎相关的改变，结合血液一般检查及痰病原学检查，可协助诊断。③确诊后，应进一步进行病情分类诊断，根据全身症状轻重及并发症表现，做出轻型或重型的诊断，以指导治疗和评估预后。

（2）常见小儿肺炎的临床特点：见表11-44。

表11-44　常见小儿肺炎的临床特点

肺　　炎	症　　状	体　　征	检　　查
支气管肺炎	发热、咳嗽、气促、全身症状（精神不振、食欲减退、烦躁不安等）	呼吸增快、发绀、肺部啰音	早期肺纹理增强，透光度减低；以后两肺下野、中内带出现大小不等的点状或小斑片状阴影，或融合成大片状阴影，甚至波及节段
呼吸道合胞病毒肺炎	轻者发热、呼吸困难等症不重；重者有较明显的呼吸困难、喘憋、口唇发绀、鼻翼扇动及三凹征阳性，发热多为低、中度热和高热	肺部听诊多有中、细湿啰音	①病原学检测。②X线胸片：两肺可见小点片状、斑片状阴影
腺病毒肺炎	发热、中毒症状重，呼吸道、消化系统症状，可因脑水肿而致嗜睡、昏迷或惊厥发作	肺部啰音出现较迟；肝脾大；麻疹样皮疹；心率加速、心音低钝等	肺部X线出现大小不等的片状阴影或融合成大病灶，甚至累及1个肺大叶；病灶吸收较慢
肺炎链球菌肺炎	寒战、高热；呼吸急促、鼻翼扇动、发绀，后可有痰呈铁锈色；重者可有烦躁、惊厥、谵妄，甚至昏迷等	早期轻度叩诊浊音或呼吸音减弱，肺实变后可有典型叩诊呈浊音、语颤增强及管状呼吸体征；消散期可闻及湿啰音	①X线：早期肺纹理增强或局限于1个节段的浅薄阴影，以后有大片阴影均匀致密。②外周血白细胞总数及中性粒细胞均增多，红细胞沉降率、C反应蛋白、降钙素原增加

续　表

肺　炎		症　状	体　征	检　查
金黄色葡萄球菌肺炎		全身中毒症状明显，发热多呈弛张热，面色苍白、烦躁不安、咳嗽、呼吸浅快和发绀，重者可发生休克；可伴有呕吐、腹泻和腹胀	两肺有散在中、细湿啰音，脓胸、脓气胸和皮下气肿时则有相应体征。纵隔气肿时呼吸困难加重	①X线示小片状影，数小时内可出现小脓肿、肺大疱或胸腔积液。②外周白细胞多数明显增多，中性粒细胞比例升高伴核左移并有中毒颗粒
革兰阴性杆菌肺炎		发热、精神萎靡、嗜睡、咳嗽、呼吸困难、面色苍白、口唇发绀，重者甚至出现休克	肺部听诊可闻及湿啰音，病变融合则有实变体征	X线：①基本改变为支气管肺炎征象，或呈一叶或多叶节段性或大叶性炎症阴影，易见胸腔积液。②肺炎克雷伯菌肺炎肺段或大叶性致密实变阴影，边缘膨胀凸出。③铜绿假单胞菌肺炎：结节状浸润阴影及细小脓肿，可融合成大脓肿。④流感嗜血杆菌肺炎：粟粒状阴影
肺炎支原体肺炎		发热、咳嗽、咳痰，可伴咽痛和肌肉酸痛	年长儿缺乏显著的肺部体征，婴幼儿肺部叩诊呈浊音，听诊呼吸音减弱，有时可闻及湿啰音	①病原学检查：血清早期特异性IgM抗体阳性有诊断价值。②X线：支气管肺炎；间质性肺炎；均匀一致的片状阴影似大叶性肺炎改变；肺门阴影增浓
衣原体肺炎	沙眼衣原体肺炎	不发热或仅有低热，开始可有鼻塞、流涕等，半数患儿可有结膜炎，呼吸增快，阵发性不连贯咳嗽	肺部偶闻及干、湿啰音，甚至捻发音和哮鸣音	X线胸片可显示双侧间质性或小片状浸润，双肺过度充气
	肺炎衣原体肺炎	咽痛、声音嘶哑、发热，咳嗽	肺部偶闻及干、湿啰音或哮鸣音	X线可见肺炎病灶，多为单侧下叶浸润，也可为广泛单侧或双侧性病灶

（3）病情分类诊断：①轻症肺炎，以呼吸系统症状为主，一般无全身中毒症状或全身症状轻微。②重症肺炎，除呼吸系统受累外，全身中毒症状明显，伴有其他系统受累的表现。

（4）主要鉴别诊断：急性支气管炎，以咳嗽为主，一般无发热或仅有低热，肺部听诊呼吸音粗糙或有不固定的干、湿啰音。

（5）辅助检查的临床应用

1）血液一般检查：细菌性肺炎白细胞总数增多和中性粒细胞比例升高，甚至可见核左移，胞质中有中毒颗粒；病毒性肺炎白细胞总数正常或减少，淋巴细胞增多，有时可见异型淋巴细胞。

2）C反应蛋白：细菌感染时，CRP水平上升；非细菌感染时则上升不明显。

3）病原学检查：①细菌培养和涂片，可明确病原菌。②病毒分离。③病原特异性抗体检测，急性期特异性IgM测定有早期诊断价值；急性期与恢复期双份血清特异性IgG检测4倍以上增高或降低，对诊断有重要意义。④细菌或病毒核酸检测。

4）动脉血气分析：有助于诊断、治疗和判断预后。

5）X线检查：可协助确定诊断。

3. 防治措施

（1）一般治疗及护理：室内空气要流通，及时清除鼻腔分泌物，供给易消化、富营养的食物等。

（2）病因治疗

1）针对不同病原选择抗菌药物：见表11-45。

表11-45　针对不同病原选择抗菌药物

病　原	药　物
肺炎链球菌感染	青霉素敏感者首选青霉素或阿莫西林
金黄色葡萄球菌感染	甲氧西林敏感者首选苯唑西林钠或氯唑西林，耐药者选用万古霉素或联用利福平
流感嗜血杆菌感染	阿莫西林/克拉维酸、氨苄西林/舒巴坦
大肠埃希菌和肺炎克雷伯菌	不产超广谱β-内酰胺酶（ESBLs）菌首选头孢他啶、头孢哌酮；产ESBLs菌首选亚胺培南、美罗培南
铜绿假单胞菌	替卡西林/克拉维酸
肺炎支原体、衣原体感染	大环内酯类抗生素，如红霉素、罗红霉素、阿奇霉素等

2）抗病毒治疗：利巴韦林、α-干扰素。

（3）对症治疗：①氧疗。②保持呼吸道通畅。③腹胀的治疗。④合并心力衰竭的治疗。

（4）应用糖皮质激素。

（5）并发症及合并症的治疗。

（6）生物制剂的应用。

（二）小儿腹泻病

1. 概述　病因：感染性因素，如病毒、细菌、真菌、寄生虫等。非感染性因素，如饮食不当、过敏、双糖酶缺乏等。

2. 临床诊断

（1）诊断要点

1）根据发病季节、病史、临床表现和大便性状易于作出临床诊断。

2）必须判定有无脱水（程度和性质）、电解质紊乱和酸碱失衡。作出病因分类诊断。一般大便无或偶见少量白细胞者，为侵袭性细菌以外的病因（如病毒、非侵袭性细菌、寄生虫等肠道内、外感染或喂养不当）引起的腹泻，多为水泻，有时伴脱水症状；大便有较多白细胞者，常由各种侵袭性细菌感染所致。

（2）腹泻的共同临床表现

1）胃肠道症状：大便次数增多，每日数次至数十次，多为黄色水样或蛋花样大便，含有少量黏液，少数患儿也可有少量血便。食欲低下，常有呕吐，严重者可吐咖啡色液体。

2）重型腹泻：①脱水。②代谢性酸中毒，出现精神不振、口唇樱红、呼吸深大等症状，但小婴儿症状很不典型。③低钾血症，精神不振、无力、腹胀、心律不齐等。④低钙和低镁血症，低钙症状（手足搐搦和惊厥）；极少数久泻和营养不良患儿输液后出现震颤、抽搐，用钙治疗无效时应考虑低镁血症的可能。

（3）几种常见类型肠炎的临床特点：见表11-46。

表11-46　几种常见类型肠炎的临床表现

类型	临床表现
轮状病毒肠炎	病程3～8天，起病急，常伴发热和上呼吸道感染症状，病初即有呕吐，常先于腹泻；大便次数多，量多，水分多，黄色水样便或蛋花样便带少量黏液，无腥臭味，常并发脱水、酸中毒及电解质紊乱，大便镜检有少量白细胞
产毒性细菌性肠炎	病程3～7天，起病急，轻症仅大便次数稍增，性状轻微改变；重症腹泻频繁，量多，呈水样或蛋花样，混有黏液，伴呕吐，常发生脱水、电解质和酸碱平衡紊乱，大便镜检无白细胞
侵袭性细菌性肠炎	起病急，腹泻频繁，大便呈黏胨状，带脓血。常伴恶心、呕吐、高热、腹痛和里急后重，可出现严重的中毒症状，如高热、意识改变，甚至出现休克。大便镜检有大量白细胞和数量不等的红细胞，大便细菌培养可找到相应的致病菌
出血性大肠埃希菌肠炎	大便次数增多，开始为黄色水样便，后转为血水便，有特殊臭味；大便镜检有大量红细胞，常无白细胞。临床常伴腹痛。个别病例可伴发溶血性尿毒综合征和血小板减少性紫癜
抗生素诱发的肠炎	①金黄色葡萄球菌肠炎的典型大便为暗绿色，量多带黏液，少数为血便。大便镜检有大量脓细胞和成簇的革兰阳性球菌，培养有葡萄球菌生长，凝固酶阳性。②真菌性肠炎多为白念珠菌所致，大便次数增多，黄色稀便，泡沫较多，带黏液，有时可见豆腐渣样细块（菌落）。大便镜检有真菌孢子和菌丝

（4）辅助检查的临床应用

1）大便常规：显微镜检查，注意有无脓细胞、白细胞、红细胞及吞噬细胞，有无虫卵、寄生虫、真菌孢子和菌丝。

2）血常规检查：病毒性肠炎白细胞总数一般不增多，细菌性肠炎白细胞总数可增多或不增多，50%以上的患儿有杆状核增高，杆状核超过10%，有助于细菌感染的诊断。

3）大便培养：对确定腹泻病的病原体及病因有重要意义，一次大便培养阳性率较低，需多次培养，新鲜标本立即培养可提高阳性检出率。

4）大便乳胶凝集试验：对某些病毒性肠炎有诊断价值，如轮状病毒、肠道腺病毒等，有较好敏感性和特异性，对空肠弯曲菌肠炎的诊断有帮助。

5）血生化检查：对腹泻较重的患儿，应及时检查pH、二氧化碳结合力、碳酸氢根、血钠、血钾、血氯、血渗透压等，对诊断及治疗有重要意义。

（5）主要鉴别诊断

1）生理性腹泻：多见于6个月以内婴儿，外观虚胖，常有湿疹，生后不久即出现腹泻，除大便次数增多外，无其他症状，食欲好，不影响生长发育。近年来发现此类腹泻可为乳糖不耐受的一种特殊类型，添加辅食后，大便即转为正常。

2）细菌性痢疾：常有传染源接触史，便次多，量少，脓血便伴里急后重，大便镜检有较多脓细胞、红细胞和吞噬细胞，大便细菌培养有痢疾杆菌生长可确诊。

3）坏死性肠炎：中毒症状较严重，腹痛，腹胀，频繁呕吐，高热，大便呈暗红色糊状，渐出现典型的赤豆汤样血便，常伴休克，腹部X线片呈小肠局限性充气扩张、肠间隙增宽、肠壁积气等。

3. 防治措施

（1）饮食疗法：①母乳喂养的患儿可继续母乳喂养；混合喂养或人工喂养的患儿，用稀释牛奶或奶制品喂养，逐渐恢复正常饮食；儿童则采用半流质易消化饮食，然后恢复正常饮食。②有严重呕吐者可暂时禁食4～6小时，但不禁水，待病情好转，再由少到多，由稀到稠逐渐恢复正常饮食。③病毒性肠炎多有继发性双糖酶缺乏，可采用去乳糖饮食，如用去乳糖配方奶粉或去乳糖豆奶粉。

（2）液体疗法：①口服补液。②静脉补液，定量、定性、定速；纠正酸中毒；纠正低血钾。

（3）控制感染：病毒性及非侵袭性细菌所致，选用微生态制剂和黏膜保护剂。对重症患儿、新生儿、小婴儿和免疫功能低下的患儿应选用抗生素。根据大便培养和药敏试验结果进行调整。有黏液脓血便患儿多为侵袭性细菌感染，针对病原体选用第三代头孢菌素类、氨基糖苷类抗生素。

（4）辅助治疗：①微生态疗法。②肠黏膜保护剂。③补锌治疗。④禁用止泻药。

（5）加强护理。

（6）迁延性和慢性腹泻病的治疗：①液体疗法。②营养治疗。③药物疗法：依据药敏试验结果选用抗生素，注意补充微量元素和维生素，同时给予微生态疗法和肠黏膜保护剂。

（三）肾病综合征（助理不考）

1. 概述　肾病综合征表现为大量蛋白尿、低白蛋白血症、高度水肿、高脂血症的一组临床症候群。根据其病因及临床表现，分为原发性、继发性及先天性，原发性包括单纯型肾病、肾炎型肾病。

2. 临床诊断

（1）肾病综合征诊断标准：凡有：①大量蛋白尿（24小时尿蛋白定量>0.1g/kg，或>3.5g/kg）。②高度水肿。③高胆固醇血症（>5.7mmol/L或>220mg/dl）。④低白蛋白血症（<30g/L），均可诊为肾病综合征。其中①②两项为诊断的必备条件。

（2）并发症诊断：①感染。②血栓栓塞。③急性肾衰竭。④钙及维生素D代谢紊乱。⑤低血容量。

（3）主要鉴别诊断

1）过敏性紫癜性肾炎：好发于青少年，有典型皮肤紫癜，常于四肢远端对称分布，多于出皮疹后1～4周出现血尿和/或蛋白尿。

2）系统性红斑狼疮性肾炎：有系统性红斑狼疮病史，免疫学检查可见多种自身抗体以及多系统的损伤，可明确诊断。

（4）辅助检查的临床应用

1）尿液检查：可以进行尿蛋白的定性、定量诊断，随访病情及治疗效果。

2）血浆蛋白：血浆总蛋白低于正常，白蛋白下降更明显，并有白蛋白、球蛋白比例倒置。

3）肾功能检测：了解肾功能状态。

4）经皮肾穿刺活检：可明确肾病综合征的病理类型，协助诊断。

3. 防治措施

（1）一般治疗：休息，优质蛋白饮食，热量充分，防止各种感染，利尿。

（2）应用糖皮质激素：常用药物为泼尼松。

（3）应用免疫抑制剂：环磷酰胺和苯丁酸氮芥等。

（4）其他治疗：①应用免疫调节剂：左旋咪唑。②抗凝及纤溶药物：常用肝素、尿激酶等，口服抗凝药一般选用双嘧达莫。③应用血管紧张素转换酶抑制药：常用依那普利、福辛普利等。

（四）过敏性紫癜（助理不考）

1. 临床诊断

（1）诊断要点：多数患儿在发病前1～3周有上呼吸道感染史，多以皮肤紫癜为首发症状。主要依靠典型的皮肤紫癜，或同时伴腹痛、便血、关节肿痛、肾损害等表现进行诊断。具备典型紫癜皮疹，结合弥漫性腹痛、关节炎或关节痛、任何部位活检显示IgA免疫复合物沉积、肾损害4项中的任何1项，即可确诊。

（2）主要鉴别诊断：免疫性血小板减少症：皮肤、黏膜可见出血点及瘀斑，不高出皮肤，分布在全身各处，血小板计数减少，出血时间延长，骨髓中成熟巨核细胞减少。

（3）辅助检查的临床应用

1）血常规：白细胞正常或增多，嗜酸性粒细胞可增多；血小板计数正常或增多。部分患儿毛细血管脆性试验阳性。红细胞沉降率轻度增快。

2）尿常规：肾脏受累时可出现镜下血尿及蛋白尿，重症有肉眼血尿。

3）大便常规：腹痛患儿，大便隐血试验可阳性。

4）免疫学检查：约半数患儿血IgA水平升高，IgG、IgM水平升高或正常，补体C3、C4正常或升高。抗核抗体及类风湿因子阴性。

2. 防治措施

（1）一般治疗：卧床休息，有腹痛时应用山莨菪碱（654-2）、阿托品等解痉药物；有消化道症状时应限制粗糙饮食；有消化道出血时应禁食，可静脉滴注西咪替丁，必要时输血。

（2）应用肾上腺皮质激素与免疫抑制剂：泼尼松，或甲基泼尼松龙。

（3）抗凝治疗：①抗血小板聚集，阿司匹林、双嘧达莫。②抗凝，低分子量肝素治疗。

（4）其他：可应用钙通道阻滞药、非甾体抗炎药等辅助治疗。中成药黄芪颗粒（口服液）、复方丹参片、银杏叶片等有辅助治疗作用。

（五）水痘

1. 临床诊断

（1）诊断要点

1）典型水痘：①前驱期，可无症状或仅有轻微症状，可见低热或中等程度发热、头痛、乏力等。②出疹期，皮疹特点如下。a. 初为红斑疹，数小时后变为深红色丘疹，再经数小时发展为疱疹；位置表浅，形似露珠水滴，椭圆形，3～5mm大小，壁薄易破，周围有红晕；疱液初透明，数小时后变为混浊；b. 皮疹呈向心分布，先出现于头面、躯干，继为四肢；c. 水痘皮疹先后分批陆续出现，数目为数个至数百个不等；同一时期常可见斑、丘、疱疹和结痂同时存在；d. 疱疹持续2～3天后从中心开始干枯结痂，再经1周痂皮脱落，一般不留瘢痕。

2）重症水痘：高热及全身中毒症状重，皮疹多而密集，易融合成大疱型或呈出血性，或伴有血小板减少而发生暴发性紫癜。此外，还可出现水痘肺炎、水痘脑炎等并发症。若多脏器受病毒侵犯，病死率极高。

3）先天性水痘：妊娠早期感染水痘可能引起胎儿先天畸形；若发生水痘后数天分娩亦可发生新生儿水痘。该型水痘易发生弥漫性水痘感染，呈出血性，并累及肺和肝，病死率高。

（2）主要鉴别诊断

1）丘疹样荨麻疹：本病多见于婴幼儿，系皮肤过敏性疾病，皮疹多见于四肢，可分批出现，为红色丘疹，顶端有小水疱，壁较坚实，痒感显著，周围无红晕，不结痂。

2）手足口病：本病皮疹多以疱疹为主，疱疹出现的部位以口腔、臀部、手掌、足底为主，疱疹分布以离心性为主。

（3）辅助检查的临床应用

1）血常规检查：白细胞总数正常或稍低。

2）疱疹刮片检查：刮取新鲜疱疹基底组织涂片，瑞氏染色见多核巨细胞，苏木素-伊红染色可见细胞核内包涵体。

3）病毒分离：将疱疹液直接接种于人胚成纤维细胞，分离出病毒再做鉴定，仅用于非典型病例。

4）血清学检测：检测水痘病毒特异性IgM抗体或血清特异性IgG抗体4倍以上升高可协助诊断。

2. 防治措施

1）一般治疗：发热期卧床休息，注意水分和营养补充，高热应降温治疗，禁用糖皮质激素及对乙酰氨基酚。皮肤瘙痒可局部应用炉甘石洗剂。

2）抗病毒治疗：首选阿昔洛韦。

3）其他：①早期应用α-干扰素可促进疾病恢复。②继发皮肤细菌感染时加用抗菌药物。

（六）流行性腮腺炎

1. 临床诊断

（1）诊断要点：主要根据流行病史、接触史以及腮腺肿大疼痛的临床表现，诊断一般不困难。对疑似病例需根据血清学检查或病毒分离确诊。

1）本病表现：潜伏期为2～3周。常无前驱期症状，腮腺肿大通常先于一侧肿大，继之累及对侧。以耳垂为中心，向前、后、下发展，边缘不清，触之有弹性感及触痛，表面皮肤不红，张口咀嚼困难，当进食酸性食物促使唾液腺分泌时疼痛加剧。腮腺导管口在早期常有红肿。腮肿1～3天达高峰，1周左右逐渐消退。有时颌下腺或舌下腺可以同时受累。

2）并发症：①脑膜脑炎。②生殖器并发症。③胰腺炎。④心肌炎、乳腺炎、甲状腺炎、关节炎、肝炎等。

（2）主要鉴别诊断

1）化脓性腮腺炎：多为一侧腮腺肿大，局部疼痛剧烈拒按，红肿灼热明显，挤压腮腺时有脓液自腮腺管口流出。无传染性。白细胞增多中性粒细胞比例升高。

2）急性淋巴结炎：耳前、颈部、颌下淋巴结炎，有时易与腮腺炎、颌下腺炎相混淆，应注意鉴别。淋巴结发炎时，局部疼痛较重，肿胀的淋巴结边缘清楚，质地较硬，不以耳垂为中心，局部红肿灼热明显，腮腺管口无红肿，常有头面或口咽部感染灶，周围血白细胞总数及中性粒细胞增多。

（3）辅助检查的临床应用

1）血清和尿淀粉酶测定：90%患儿发病早期有血淀粉酶和尿淀粉酶增高，有助于该病的诊断。无腮腺肿大的脑膜炎患儿，血淀粉酶和尿淀粉酶也可升高。故测定淀粉酶可与其他原因引起的腮腺肿大或其他病毒性脑膜炎相鉴别。血脂肪酶增高，有助于流行性腮腺炎继发胰腺炎的诊断。

2）血清学检查：抗体检查：检测血清中腮腺炎病毒的IgM抗体可作为近期感染的诊断依据。病原检查：应用特异性抗体或单克隆抗体来检测腮腺炎病毒抗原可作为早期诊断依据。应用PCR技术检测腮腺炎病毒RNA，可大大提高可疑患者的诊断率。

3）病毒分离：从患儿的唾液、血、尿或脑脊液，可分离出腮腺炎病毒。

2. 防治措施

1）对高热患儿可采用物理降温或使用解热药。

2）严重头痛和并发睾丸炎者可酌情使用镇痛药，合并睾丸炎时，用丁字带托住阴囊。

3）对并发脑膜脑炎、心肌炎的患儿，可短期应用氢化可的松。合并胰腺炎时应禁食，静脉输液加用抗生素；也可使用干扰素。

（七）手足口病

1. 临床诊断

（1）诊断要点

1）普通病例：急性起病，发热、口痛、食欲缺乏，口腔黏膜出现散在疱疹或溃疡，位于舌、颊黏膜及硬腭等处，也可波及软腭、牙龈、扁桃体和咽部。手足、臀部、手臂、腿部等处出现斑丘疹，后转为疱疹，疱疹周围可有炎性红晕，疱内液体较少。手足部皮疹较多，掌背面均有。皮疹数少则几个多则几十个，消退后不留痕迹，无色素沉着。

2）重症病例：多见于年龄小于3岁者，病情进展迅速，在发病1～5天出现脑膜炎、脑炎、脑脊髓炎、肺水肿、循环障碍等，极少数病例病情危重，可致死亡，存活病例可留有后遗症。①神经系统表现：常出现精神差、嗜睡、易惊，急性弛缓性麻痹；惊厥。查体可见脑膜刺激征阳性，腱反射减弱或消失，巴宾斯基征阳性。②呼吸系统表现：呼吸浅促、呼吸困难或有呼吸节律的异常改变，口唇发绀，咳嗽，咳白色或粉红色、血性泡沫样痰；肺部可闻及湿啰音或痰鸣音。③循环系统表现：面色苍灰、皮肤花纹、四肢发凉，指（趾）发绀；出冷汗；毛细血管再充盈时间延长。心率增快或减慢，脉搏浅速或减弱甚至消失；血压升高或下降。

（2）主要鉴别诊断：应与单纯疱疹性口炎、疱疹性咽峡炎相鉴别。

（3）辅助检查的临床应用：以三大常规检查为主。外周血白细胞计数减低或正常；尿、便常规检查一般无异常。取咽拭子或粪便标本送至实验室检测病毒，但病毒检测需要2～4周才能出结果。

2. 防治措施

（1）一般治疗：①隔离患儿，接触者应注意消毒隔离，避免交叉感染。②对症治疗，做好口腔护理。③衣服、被褥要清洁，衣着要舒适、柔软，经常更换。剪短患儿的指甲，必要时包裹双手，防止抓破皮疹。臀部有皮疹的患儿，应随时清理其大小便，保持臀部清洁干燥。④可服用抗病毒药物及清热解毒中草药，补充B族维生素、维生素C等。

（2）并发症与合并症治疗。

（3）抗病毒治疗：发病24～48小时前使用最佳。

经典试题

1.（2023）试述糖尿病的分型。

【参考答案】

糖尿病的分型：①1型糖尿病（T1DM）。②2型糖尿病（T2DM）。③其他特殊类型糖尿病。④妊娠糖尿病（GDM）。

2.（2023）试述溃疡性结肠炎的药物治疗。

【参考答案】

（1）氨基水杨酸制剂：适用于轻、中型患者及重型经糖皮质激素治疗病情缓解者。

（2）糖皮质激素：适用于重型或暴发型及柳氮磺吡啶治疗无效的轻型、中型患者。

（3）免疫抑制剂：上述两类药物治疗无效者可试用环孢素。

3.（2023）试述绝经综合征的临床表现。

【参考答案】

（1）近期症状：月经紊乱、血管舒缩症状（潮热等）、自主神经失调症状（如心悸、眩晕、头痛、失眠、耳鸣）、神经精神症状（激动易怒、焦虑不安或情绪低落、抑郁等）。

（2）远期症状：泌尿生殖道症状（阴道干燥、性交困难及反复阴道感染等）、骨质疏松、阿尔茨海默病、心血管病变（动脉硬化、冠心病较绝经前明显增加）。

4.（2023）试述慢性肝炎的治疗。

【参考答案】

（1）一般治疗：合理休息、饮食、心理平衡。

（2）改善和恢复肝脏功能：①非特异性护肝药，如维生素、还原型谷胱甘肽等。②降酶药，如甘草提取物。③退黄药，如茵栀黄等。

（3）免疫调节治疗：应用胸腺肽、转移因子等。中草药提取物如猪苓多糖、香菇多糖等。

（4）抗肝纤维化治疗：丹参、冬虫夏草、核仁提取物等。

（5）抗病毒治疗：①α干扰素。②核苷酸类似物，如恩替卡韦、阿德福韦酯等。

5. 试述与原发性高血压发病有关的环境因素。

【参考答案】

与原发性高血压发病有关的环境因素：①饮食因素，主要是高钠、低钾膳食。②超重和肥胖。③饮酒。④长期精神紧张。⑤其他，如缺乏体力活动，服用口服避孕药、非甾体抗炎药等，睡眠呼吸暂停低通气综合征等。

6. 试述水痘的好发季节、人群和预后。

【参考答案】

水痘全年均可发病，以冬春季节多见，传染性很强，易在集体儿童机构中流行。发病年龄以6～9岁多见。一般预后良好，预后皮肤不留瘢痕。感染水痘后可获得持久免疫力，但以后可以发生带状疱疹。

7. 试述异位妊娠药物治疗的适应证。

【参考答案】

药物治疗的适应证：①无药物治疗禁忌。②输卵管妊娠未破裂。③妊娠囊直径≤4cm。④血hCG<2000IU/L。⑤无明显内出血。

8.（2023、2020）试述慢性支气管炎的诊断要点。

【参考答案】

依据咳嗽、咳痰，或伴有喘息，每年发病持续超过3个月，连续2年或2年以上，咳、痰、喘具有慢性支气管炎的临床特点，并排除其他慢性气道疾病，即可诊断。慢性支气管炎的主要临床特点是缓慢起病，病程长，反复急性发作而病情加重。咳嗽一般晨间为主，睡眠时有阵咳或排痰。痰一般呈白色黏痰或浆液泡沫痰，偶可带血。部分患者急性加重时有喘息，称为喘息性支气管炎。

9.（2023、2015）试述慢性支气管炎3个分期。

【参考答案】

（1）急性发作期：指在1周内出现脓性或黏液脓性痰，痰量明显增加，或伴有发热等炎症表现，或咳、痰、喘等症状任何一项明显加剧。

（2）慢性迁延期：指有不同程度的咳、痰、喘症状迁延1个月以上者。

（3）临床缓解期：经治疗或临床缓解，症状基本消失或偶有轻微咳嗽，咳少量痰液，保持2个月以上者。

10.（2023、2012）试述脑出血的颅脑CT表现及价值。

【参考答案】

颅脑CT是快速诊断的首选检查。可显示血肿的部位和形态以及是否破入脑室。血肿灶为高密度影，边界清楚，血肿被吸收后显示为低密度影。对进展型脑出血病例进行动态观察，可显示血肿大小变化、血肿周围的低密度水肿带、脑组织移位和梗阻性脑积水，对脑出血的治疗有指导意义。

11.（2023、2011）试述急性胰腺炎的临床表现。

【参考答案】

急性腹痛是急性胰腺炎的主要和首发症状，常于饱餐、饮酒后突然发生，初起疼痛位于中上腹或左上腹部，可迅速扩散至全腹。腹痛轻重不一，持续性疼痛伴阵发性加剧，可向腰背部呈束带状放射。多数患者伴有恶心，频繁呕吐，多有中度以上发热。重症急性胰腺炎（SAP）及危重急性胰腺炎（CAP）常伴发休克，上腹压痛明显，腹肌紧张及反跳痛阳性，脐周皮肤出现青紫（Cullen征），两腰部皮肤呈暗灰蓝色（Grey-Turner征）。急性胰腺炎属于急腹症，应在患者就诊后48小时内明确诊断。

12.（2022）试述原发性支气管肺癌的相关辅助检查。

【参考答案】

（1）影像学检查：胸部X线检查为常规检查方法，如检查发现块影或可疑肿块阴影，可进一步选用高电压摄片、体层摄片、CT、磁共振显像（MRI）、单光子发射计算机断层显像（SPECT）和正电子发射计算机体层显像（PET）等检查进一步明确。

（2）痰脱落细胞：是简单而有效的早期诊断手段之一，并能进行组织学检查。非小细胞肺癌的阳性率较小细胞肺癌者高，可达70%～80%。

（3）支气管镜检查：是确诊肺癌的重要检查方法。中央型肺癌确诊率可达90%左右，周围型确诊率偏低。

（4）肿瘤标志物：包括蛋白质、内分泌物质、肽类和各种抗原物质如癌胚抗原（CEA）及可溶性膜抗原如糖类抗原125（CA125）、糖类抗原19-9（CA19-9），神经元特异性烯醇化酶（NSE）等，这些标志物虽然对诊断有一定的帮助，但缺乏特异性，对某些肺癌的病情监测有参考价值。

（5）其他检查：淋巴结活检、肺组织针吸活检、胸膜活检、纵隔镜活检、开胸活检等均可采用。放射性核素扫描检查，利用肿瘤细胞摄取放射性核素与正常组织的差异，进行肿瘤的定位、定性诊断。

13.（2022、2021）试述先兆流产的诊断要点。

【参考答案】

①妊娠<28周。②停经后有早孕反应，以后出现

阴道少量流血，或时下时止，或淋漓不断，色红，持续数日或数周，无腹痛或有轻微下腹胀痛，腰痛及下腹坠胀感。③妇科检查见宫口未开，胎膜未破，妊娠物尚未排出，子宫大小与停经周数相符。

14.（2022、2021）试述良性前列腺增生症的临床表现。

【参考答案】

①尿频：早期表现为尿频，尤其夜尿次数明显增多，每夜2次以上。②排尿困难：进行性排尿困难是前列腺增生最重要的症状。③血尿：可发生镜下血尿或肉眼血尿，也可出现大出血，血块阻塞尿道或充满膀胱。④尿潴留：可损害肾功能，严重者可导致肾衰竭。⑤直肠指检：可于直肠前壁触及增生的前列腺。

15.（2022、2021、2016、2015、2014、2013）试述慢性肺源性心脏病的并发症。

【参考答案】

①肺性脑病。②酸碱平衡失调及电解质紊乱。③心律失常。④休克。⑤消化道出血。⑥其他，如功能性肾衰竭，弥散性血管内凝血。

16.（2022、2015）试述脑出血的诊断要点。

【参考答案】

①多数为50岁以上高血压患者，在活动或情绪激动时突然发病。②突然出现头痛、呕吐、意识障碍和偏瘫、失语等局灶性神经缺失症状，病程发展迅速。③CT检查可见脑内高密度区。

17.（2022、2015、2014）试述消化性溃疡的治疗。

【参考答案】

（1）一般治疗：生活规律，合理饮食，调节情绪，慎用非甾体抗炎药、肾上腺皮质激素等药物。

（2）药物治疗

1）抑制胃酸分泌：①H_2受体阻断药有西咪替丁、雷尼替丁、法莫替丁等；PPI如奥美拉唑、兰索拉唑、泮托拉唑。②碱性药如氢氧化铝等。

2）根除Hp的治疗：①三联疗法即1种PPI或1种胶体铋剂联合克拉霉素、阿莫西林、甲硝唑（或替硝唑）3种抗菌药物中的2种。②四联疗法即以铋剂为主的三联疗法加1种PPI组成。

3）保护胃黏膜药物：枸橼酸铋钾、米索前列醇、硫糖铝等。

（3）治疗并发症：并发急性上消化道出血、急性穿孔、幽门梗阻时，应及时明确诊断，并行积极治疗，无效者应考虑手术治疗。

（4）外科治疗。

（5）维持治疗。

18.（2022、2014）试述小儿腹泻病的治疗方法。

【参考答案】

（1）饮食疗法：①母乳喂养的患儿可继续母乳喂养；混合喂养或人工喂养的患儿，用稀释牛奶或奶制品喂养，逐渐恢复正常饮食；儿童则采用半流质易消化饮食，然后恢复正常饮食。②有严重呕吐者可暂时禁食4～6小时，但不禁水，待病情好转，再由少到多，由稀到稠逐渐恢复正常饮食。③病毒性肠炎多有继发性双糖酶缺乏，可采用去乳糖饮食，如用去乳糖配方奶粉或去乳糖豆奶粉。

（2）液体疗法：①口服补液。②静脉补液：定量、定性、定速；纠正酸中毒；纠正低血钾。

（3）控制感染。

（4）辅助治疗：①微生态疗法。②肠黏膜保护剂。③补锌治疗。④禁用止泻药。

（5）加强护理。

（6）迁延性和慢性腹泻病的治疗：①液体疗法。②营养治疗。③药物疗法：依据药敏试验结果选用抗生素，注意补充微量元素和维生素，同时给予微生态疗法和肠黏膜保护剂。

19.（2021、2016、2014）试述慢性肺源性心脏病急性加重期治疗。

【参考答案】

（1）控制感染：一般可首选青霉素类、氨基糖苷类、氟喹诺酮类及头孢菌素类等。

（2）改善呼吸功能，纠正呼吸衰竭。

（3）控制心力衰竭：①利尿药：一般可用氢氯噻嗪联合螺内酯口服。②强心药。③应用血管扩张药。

（4）控制心律失常。

（5）应用糖皮质激素。

（6）抗凝治疗。

（7）并发症的处理。

20.（2021、2015、2014）试述急性心肌梗死的症状。

【参考答案】

①胸痛为最早出现和最突出的症状，部位、性质与心绞痛相似，程度更剧烈，持续时间可达数小时到数天，休息和含服硝酸甘油多不能缓解，伴有烦躁不安、出汗、恐惧、濒死感。②出现各种心律失常，以

室性心律失常最多见。③胸痛剧烈时可有血压下降，若疼痛缓解而收缩压仍<80mmHg，伴周围循环不足的表现，甚至昏厥，应考虑发生了休克。④发生急性心力衰竭，主要是急性左心衰竭，可在最初几天内发生。⑤伴有胃肠道症状，常有恶心呕吐、上腹胀痛和肠胀气，部分患者出现呃逆。⑥坏死心肌组织吸收引起发热、心悸等。

21.（2021、2014）试述右心衰竭的临床表现。

【参考答案】

右心衰竭的症状与体征主要源于体循环淤血，表现：①食欲缺乏、腹胀、上腹隐痛等，伴有夜尿增多、轻度气喘等。②身体低垂部位可有压陷性水肿，多由脚踝部开始，逐渐向上进展，午后加重，晨起相对较轻。③颈静脉搏动增强、充盈、怒张，肝颈静脉反流征阳性。④肝脏因淤血肿大伴压痛。⑤三尖瓣关闭不全的反流性杂音。⑥发绀。

22.（2021、2014）试述肝硬化的肝功能减退表现。

【参考答案】

①全身症状：消瘦、食欲缺乏、乏力、精神萎靡等。②消化道症状：上腹饱胀不适、恶心呕吐、易腹泻。查体示肝脏缩小、质硬、边缘锐利，可有结节感，半数以上患者轻度黄疸。③出血倾向和贫血：皮肤黏膜出血、贫血等。④内分泌失调：男性睾丸萎缩、性欲减退、乳房发育，女性月经失调、闭经、不孕等；出现肝掌、蜘蛛痣、皮肤色素沉着。门静脉高压症的表现主要有脾大，食管-胃底静脉曲张，腹壁和脐周静脉曲张，痔静脉曲张等。腹水是肝硬化失代偿期最突出的体征之一。

23.（2020）试述典型心绞痛的发作特点。

【参考答案】

①发作多有诱因，常以体力劳动、情绪激动、饱食、寒冷、心动过速等诱发，胸痛发生于诱因出现的当时。②疼痛部位位于胸骨体上段或中段之后，可放射至肩、左臂内侧甚至达环指和小指，边界模糊，范围约一个手掌大小。③胸痛性质呈压迫感、紧缩感、压榨感，多伴有濒死感。④一般持续时间短暂，为3~5分钟，很少超过15分钟。⑤去除诱因或舌下含服硝酸甘油症状可迅速缓解。⑥发作时常有心率增快、血压升高、皮肤湿冷、出汗等。有时可出现第四心音或第三心音奔马律；暂时性心尖部收缩期杂音，第二心音分裂及交替脉。

24.（2016）试述支气管哮喘的临床表现。

【参考答案】

常见症状是发作性的喘息、气急、胸闷或咳嗽等症状，少数患者还可能以胸痛为主要表现，很多患者在哮喘发作时自己可闻及哮鸣音。症状通常是发作性的，多数患者可自行缓解或经治疗缓解。

25.（2016）试述慢性肾小球肾炎的临床表现。

【参考答案】

临床表现呈多样性，早期患者可有乏力、疲倦、腰部疼痛、食欲缺乏等，以血尿、蛋白尿、高血压和水肿为基本临床表现。

26.（2016、2015）试述溃疡性结肠炎的严重程度分级。

【参考答案】

①轻度：腹泻每天少于4次，无发热，贫血和便血轻或无，红细胞沉降率正常。②中度：介于轻、重度之间。③重度：腹泻每天超过6次，并有明显黏液脓血便，体温超过37.5℃，脉搏超过90次/分，血红蛋白<100g/L，红细胞沉降率>30mm/h。

27.（2015）试述原发性支气管肺癌的分型。

【参考答案】

（1）按生长部位分类：①中央型肺癌：以鳞状上皮细胞癌和小细胞肺癌常见。②周围型肺癌：以腺癌较为常见。

（2）按组织病理学分类：①非小细胞肺癌：包括鳞状上皮细胞癌、腺癌、大细胞癌及其他肺癌如腺鳞癌、类癌、肉瘤样癌等。②小细胞肺癌：燕麦细胞型、中间细胞型、复合燕麦细胞型。

28.（2015）试述期前收缩应用抗心律失常药物适应证。

【参考答案】

抗心律失常药物治疗：①房性和交界性期前收缩可选用Ⅰa类、Ⅰc类、Ⅱ类和Ⅳ类抗心律失常药。②室性期前收缩多选用Ⅰ类和Ⅲ类抗心律失常药。③洋地黄中毒所致的室性期前收缩，应立即停用洋地黄，给予苯妥英钠、氯化钾等治疗。④心动过缓时出现的室性期前收缩，宜给予阿托品、山莨菪碱等。

29.（2015）试述高血压危象的治疗。

【参考答案】

（1）血压控制策略：控制性降压，初始阶段（数分钟到1小时内），平均动脉压降低不超过治疗前的25%或保持血压在160~170/100~110mmHg水平；

随后的 2～6 小时内，将血压降至安全水平即 160/100mmHg 以内；24～48 小时逐步降至正常。

（2）降压药物选择：常用硝普钠加入 5% 葡萄糖溶液中静脉滴注；或硝酸甘油加入 5% 葡萄糖溶液中静脉滴注。暂时没有条件静脉用药时，可舌下含服降压药物。常用硝酸甘油片舌下含服；无禁忌证的情况下，可含服卡托普利片或硝苯地平。

30.（2015）试述缺铁性贫血的血液检查表现。

【参考答案】

典型表现为小细胞低色素性贫血。MCV<80fL，MCHC<32%。成熟红细胞苍白区扩大，体积偏小，大小不一。白细胞和血小板计数一般正常或轻度减少。

31.（2015）试述原发免疫性血小板减少症的诊断方法。

【参考答案】

①广泛出血累及皮肤、黏膜及内脏。②多次检查血小板计数减少。③脾不大或轻度大。④骨髓巨核细胞数增多或正常，有成熟障碍。⑤并具备下列 5 项中任何 1 项：泼尼松治疗有效；切脾治疗有效；PAIg 阳性；PAC_3 阳性；血小板寿命测定缩短。⑥排除继发性血小板减少症。

32.（2015）试述胰岛素的使用原则。

【参考答案】

应在综合治疗基础上进行。根据血糖水平、B 细胞功能缺陷程度、胰岛素抵抗程度、饮食和运动状况等，选择胰岛素剂型及剂量。一般从小剂量开始，用量、用法必须个体化，及时稳步调整剂量。

33.（2015）试述糖尿病的慢性并发症。

【参考答案】

①大血管病变：动脉粥样硬化。②微血管病变：糖尿病肾病、糖尿病视网膜病变等。③神经系统并发症：中枢神经系统并发症（缺血性脑卒中、脑老化加速及老年性痴呆等）、周围神经病变（肢端感觉异常，可伴痛觉过敏、疼痛等）、自主神经病变。④糖尿病足。⑤其他：视网膜黄斑病、白内障、青光眼等。

34.（2015）试述脑出血的内科处理。

【参考答案】

①一般治疗：保持安静，避免不必要搬动。确保气道通畅。吸氧，建立静脉通道，维持水、电解质平衡。注意纠正高血糖和高热。昏迷患者禁食 2～3 天后应酌情鼻饲营养。加强护理，防止感染和压疮等。②减轻脑水肿、降低颅内压。③控制血压。④亚低温治疗。⑤止血治疗。⑥并发症的处理：控制抽搐，首选苯妥英钠或地西泮静脉注射，可重复使用。同时用长效抗癫痫药物。及时处理上消化道出血，注意预防肺部、尿路及皮肤感染等。

35.（2015）试述原发免疫性血小板减少症的治疗。

【参考答案】

（1）一般治疗：出血症状严重者，应卧床休息，防止创伤，避免使用可能引起血小板减少的药物。

（2）应用糖皮质激素：糖皮质激素为 ITP 治疗的首选药物，适用于急性型和慢性型发作期。

（3）免疫抑制剂：常用长春新碱、环磷酰胺、硫唑嘌呤、环孢素等。

（4）脾切除术：脾脏切除是慢性型患者治疗的首要方法。

（5）其他：①达那唑。②输新鲜血液。③高剂量球蛋白。④血浆置换。

（6）急性情况的处理：①输注血小板。②静脉注射免疫球蛋白。③应用甲泼尼龙。④血浆置换。

36.（2015、2014、2011）试述小脑出血的表现。

【参考答案】

常有眩晕、频繁呕吐，后枕剧痛，步履不稳，构音障碍，有共济失调和眼球震颤，无瘫痪。重症者因血肿压迫脑干或破入第四脑室，迅速出现昏迷、中枢性呼吸困难，常因急性枕骨大孔疝死亡。

37.（2014）试述原发性支气管肺癌的病因。

【参考答案】

肺癌的病因迄今尚不明确，认为与吸烟、空气污染、职业致癌因子、某些癌基因的活化及抗癌基因的丢失、电离辐射、病毒感染、β 胡萝卜素和维生素 A 缺乏、机体免疫功能低下、内分泌失调以及家族遗传等有关。其中，吸烟是最重要的原因。

38.（2014）试述慢性胃炎的病因。

【参考答案】

慢性胃炎的病因目前还未完全阐明，一般认为主要与幽门螺杆菌（Hp）感染、自身免疫、理化因素、十二指肠液反流等因素有关。

39.（2014）试述急性胰腺炎的病因。

【参考答案】

①胆石症及胆道感染。②酗酒和暴饮暴食。③胰

管阻塞等。

40.（2014）试述急性阑尾炎和急性胃肠炎的鉴别。

【参考答案】

急性阑尾炎：表现为转移性右下腹疼痛、胃肠道症状、全身症状，腹部有压痛、反跳痛、腹肌紧张体征，右下腹见包块。尿常规检查时，刺激输尿管、膀胱，部分患者尿中可出现少量红细胞与白细胞。多数患者白细胞增多，中性粒细胞比例不同程度升高。白细胞计数常在（10~15）×10^9/L之间，出现阑尾穿孔合并腹膜炎或门静脉炎时，白细胞计数可达20×10^9/L以上。

急性胃肠炎：多有饮食不洁史，临床表现与急性阑尾炎相似，腹部压痛部位不固定，肠鸣音亢进，无腹膜刺激征。大便常规检查见脓细胞和未消化食物。

41.（2014）试述溃疡型结肠炎的诊断。

【参考答案】

①慢性或反复发作性腹泻、脓血黏液便、腹痛，伴不同程度全身症状。②多次大便检查无病原体发现。③内镜检查及X线钡剂灌肠显示结肠炎病变。

42.（2014）试述急性胰腺炎的内科治疗。

【参考答案】

（1）监护与一般治疗：加强监护，维持水、电解质平衡，加强营养支持治疗。

（2）减少胰液分泌、抑制胰酶活性：①禁食。②抑制胃酸分泌：H_2受体阻断药或质子泵抑制剂。③应用生长抑素：如奥曲肽等。④抑制胰酶活性：抑肽酶。

（3）防治感染：必要时选择针对革兰阴性菌和厌氧菌且能透过血胰屏障的抗生素，如喹诺酮类或头孢类联合抗厌氧菌抗生素甲硝唑。

（4）营养支持治疗。

（5）急诊内镜治疗。

（6）中医中药治疗。

43.（2014）试述类风湿关节炎临床表现。

【参考答案】

①晨僵：一般持续1小时以上。②关节痛与压痛：最常出现的部位为腕、掌指关节，近端指间关节，其次是趾、膝、踝、肘、肩等关节。多呈对称性、持续性，但时轻时重。③关节肿胀：呈对称性。④关节畸形：多见于较晚期患者，常见的有手指关节的尺侧偏斜、鹅颈样畸形、纽扣花畸形等。⑤关节功能障碍。

44.（2014、2013）试述慢性肾小球肾炎和高血压肾损害的鉴别。

【参考答案】

慢性肾小球肾炎：临床见血尿，尿蛋白多在1~3g/d，以眼睑及脚踝部晨起水肿为特点，严重时可呈现全身性水肿，高血压。尿常规检查可为轻重不等的蛋白尿和/或血尿，多为镜下血尿，可见颗粒管型。肾功能检查早期正常或轻度受损（内生肌酐消除率下降或轻度氮质血症），可持续数年至数十年；晚期出现血清肌酐升高、内生肌酐消除率下降。

高血压肾损害：本病患者年龄较大，先有高血压后出现蛋白尿，尿蛋白定量多<1.5g/d，肾小管功能损害一般早于肾小球损害。肾穿刺病理检查有助鉴别。

45.（2014、2013）试述脑梗死的诊断要点。

【参考答案】

（1）脑血栓形成：①中年以上，有动脉硬化、高血压、糖尿病等病史，常有短暂性脑缺血发作病史。②静息状态下或睡眠中发病，迅速出现局限性神经缺失症状，并持续24小时以上。神经系统症状和体征可用某一血管综合征解释。③意识常清楚或轻度障碍，多无脑膜刺激征。④脑部CT、MRI检查可显示梗死部位和范围，并可排除脑出血、肿瘤和炎症性疾病。

（2）脑栓塞：①冠心病心肌梗死、心脏瓣膜病、心房颤动等病史。②体力活动中骤然起病，迅速出现局限性神经缺失症状，症状在数秒到数分钟达到高峰，并持续24小时以上。神经系统症状和体征可用某一血管综合征解释。③意识常清楚或轻度障碍，多无脑膜刺激征。④脑部CT、MRI检查可显示梗死部位和范围，并可排除脑出血、肿瘤和炎症性疾病。

46.（2014、2013）试述肾病综合征的诊断要点。

【参考答案】

肾病综合征主要根据临床表现，凡有：①大量蛋白尿（24小时尿蛋白定量>0.1g/kg，或>3.5g/kg）。②高度水肿。③高胆固醇血症（>5.7mmol/L或>220mg/dl）。④低白蛋白血症（<30g/L），均可诊为肾病综合征。其中①②两项为诊断的必备条件。

47.（2014、2011）试述降压药的分类。

【参考答案】

（1）利尿药：有噻嗪类、袢利尿药和保钾利尿药3类。常用噻嗪类有氢氯噻嗪和氯噻酮、吲达帕胺等。

（2）β受体阻断药：常用药物有美托洛尔、阿替洛尔、倍他洛尔等。

（3）钙通道阻滞药（CCB）：又称钙拮抗药，分为氨氯地平类和非氨氯地平类，前者有氨氯地平、非洛地平、硝苯地平等，后者有维拉帕米和地尔硫䓬。

（4）血管紧张素转换酶抑制药（ACEI）：常用卡托普利、依那普利、贝那普利、福辛普利等。

（5）血管紧张素Ⅱ受体阻断药（ARB）：常用氯沙坦、缬沙坦、厄贝沙坦、替米沙坦、坎地沙坦和奥美沙坦等。

（6）α_1 受体阻断药：常用哌唑嗪、特拉唑嗪等。

48.（2013）试述急性心力衰竭的临床表现。

【参考答案】

（1）突发严重呼吸困难，呼吸频率常超过30～40次/分。

（2）强迫坐位、面色灰白、发绀、大汗、烦躁不安。

（3）频繁咳嗽，咳粉红色泡沫状痰。

（4）听诊两肺满布湿啰音和哮鸣音。

（5）危重患者可因脑缺氧而致神志模糊甚至昏迷。

49.（2013）试述慢性肾衰竭的诊断。

【参考答案】

原有慢性肾脏病史，出现食欲缺乏、恶心、呕吐、腹泻、头痛、意识障碍，肾功能检查有不同程度的减退，应考虑本病。对因乏力、食欲缺乏、恶心、贫血、高血压等就诊者，均应排除本病。

50.（2013）试述再生障碍性贫血的临床表现。

【参考答案】

再生障碍性贫血（再障）的主要临床表现为进行性贫血、出血及感染。重型再障（SAA）起病急，进展快，病情重，感染及出血症状重，少数可由非重型再障进展而来。非重型再障（NSAA）起病和进展较缓慢，贫血、感染和出血的程度较轻，也较易控制。贫血呈慢性过程，表现为皮肤黏膜苍白、活动后心悸、乏力等，经输血治疗症状在一段时间内明显改善；感染后高热少见，以上呼吸道感染最常见；有皮肤黏膜出血倾向，内脏出血少见，久治无效者可发生颅内出血而危及生命。

51.（2013）试述缺铁性贫血的病因。

【参考答案】

①慢性失血。②铁需量增加，补给不足。③铁吸收不良。

52.（2013）试述甲状腺危象的治疗。

【参考答案】

①消除诱因。②抑制TH合成，使用大量抗甲状腺药物，首选丙硫氧嘧啶。③抑制TH释放，如抗甲状腺药物、复方碘溶液和碘化钠。④迅速阻滞儿茶酚胺释放，降低周围组织对甲状腺激素的反应性，如普萘洛尔。⑤肾上腺糖皮质激素，常用氢化可的松。⑥对症治疗，如降温、镇静、保护脏器功能、防治感染等。⑦其他，如血液透析、腹膜透析或血浆置换等。

53.（2013）试述腰椎间盘突出的症状。

【参考答案】

腰痛和下肢坐骨神经放射痛，少数病例的起始症状是腿痛，而腰痛不甚明显。腰腿疼痛可在咳嗽、打喷嚏、用力排便等腹腔内压升高时加剧，步行、弯腰、伸膝起坐等牵拉神经根的动作也使疼痛加剧，腰前屈活动受限，屈髋屈膝、卧床休息可使疼痛减轻。重者卧床不起，翻身极感困难。病程较长者，其下肢放射痛部位感觉麻木、冷感、无力。中央型突出压迫马尾神经，其症状为会阴部麻木、刺痛，二便功能障碍，阳痿或双下肢不全瘫痪。

54.（2012）试述原发性支气管肺癌的诊断要点。

【参考答案】

（1）肺癌的早期诊断依赖于患者的及时就诊及给予的必要的辅助检查，影像学、细胞学和病理学检查是肺癌诊断的必要手段。一般经肺部CT确定癌肿部位，然后经组织学检查确定诊断及病理学分型，有条件者在病理学诊断的同时，检测肿瘤组织的EGFR基因、ALK基因和ROS1融合基因。

（2）40岁以上长期大量或过度吸烟患者有下列情况时应注意肺癌的可能：①刺激性咳嗽持续2～3周，治疗无效。②原有慢性呼吸道疾病，咳嗽性质改变者。③持续痰中带血而无其他原因可解释者。④反复发作同一部位的肺炎者，特别是节段性肺炎。⑤原因不明的肺脓肿，无中毒症状，无大量脓痰，抗感染治疗效果不显著者。⑥原因不明的四肢关节疼痛及杵状指（趾）者。⑦X线的局限性肺气肿或段、叶性肺不张，孤立性圆形病灶和单侧性肺门阴影增大者。⑧原有肺结核病灶已稳定，而形态或性质发生改变者。⑨无中毒症状的胸腔积液，尤以血性、进行性增加者。

55.（2012）试述肺炎支原体肺炎的诊断要点。

【参考答案】

需综合临床症状、胸部X线结果及血清学检查结果作出诊断。肺炎支原体肺炎潜伏期为2～3周，起病较缓慢。症状主要有乏力、咽痛、头痛、咳嗽、发热、食欲缺乏、腹泻、肌痛、耳痛等。咳嗽多为阵发性刺激性呛咳，咳少量黏液痰。发热可持续2～3周，体温恢复正常后可仍有咳嗽，偶伴有胸骨后疼痛，肺外表现更为常见，如皮炎（斑丘疹和多形红斑）等。查体可见咽部充血，儿童偶可并发鼓膜炎或中耳炎，伴颈部淋巴结肿大。胸部查体与肺部病变程度常不相称，可无明显体征。

56.（2012）试述重型肝炎的临床表现。

【参考答案】

出现肝衰竭症候群：①极度乏力，严重消化道症状，神经精神症状。②明显出血现象，凝血酶原时间显著延长，PTA<40%。③黄疸进行性加深，每日胆红素上升≥17.1μmol/L。④可出现中毒性鼓肠、肝臭、肝肾综合征等。⑤可见扑翼样震颤及病理反射，肝浊音界进行性缩小。⑥胆酶分离，血氨升高。

57.（2012）试述流行性腮腺炎的实验室检查。

【参考答案】

（1）血清和尿液中淀粉酶测定：90%患儿发病早期有血清淀粉酶和尿淀粉酶增高，有助于该病的诊断。无腮腺肿大的脑膜炎患儿，血淀粉酶和尿淀粉酶也可升高。

（2）血清学检查：抗体检查：检测血清中腮腺炎病毒的IgM抗体可作为近期感染的诊断。

（3）病原检查：应用特异性抗体或单克隆抗体检测腮腺炎病毒抗原，可作早期诊断。应用PCR技术检测腮腺炎病毒RNA，可大大提高可疑患者的诊断。

（4）病毒分离：应用患儿的唾液、血、尿或脑脊液，可分离出腮腺炎病毒，具有确诊的价值。

58.（2011）试述流行性腮腺炎和化脓性腮腺炎的鉴别。

【参考答案】

流行性腮腺炎：腮腺肿大多是疾病的首发体征，通常先于一侧肿大，继之累及对侧。腮腺肿胀以耳垂为中心，向前、后、下发展，边缘不清，触之有弹性感及触痛，表面皮肤不红，张口咀嚼困难，当进食酸性食物促使唾液腺分泌时疼痛加剧。腮腺导管口在早期常有红肿。90%患儿发病早期有血清淀粉酶和尿淀粉酶增高，有助于该病的诊断。无腮腺肿大的脑膜炎患儿血淀粉酶和尿淀粉酶也可升高。

化脓性腮腺炎：多为一侧腮腺肿大，局部疼痛剧烈拒按，红肿灼热明显，挤压腮腺时有脓液自腮腺管口流出。无传染性。白细胞总数增多，中性粒细胞比例明显升高。

第二节 辅助检查结果判读分析

一、心电图

考点点拨

（一）正常心电图

1. 心电轴的测定

（1）测定方法：见表11-47。

表11-47 心电轴的测定方法

方法	操作
目测法	目测Ⅰ和Ⅲ导联QRS波群的主波方向，估测电轴是否发生偏移。若Ⅰ和Ⅲ导联的QRS主波均为正向波，电轴不偏；若Ⅰ导联出现较深的负向波，Ⅲ导联主波为正向波，电轴右偏。若Ⅲ导联出现较深的负向波，Ⅰ导联主波为正向波，电轴左偏
振幅法	分别测算Ⅰ和Ⅲ导联的QRS波群振幅的代数和，然后将这两个数值分别在Ⅰ导联及Ⅲ导联上画出垂直线，求得两条垂直线的交叉点。电偶中心点与该交叉点相连即为心电轴，该电轴与Ⅰ导联轴正侧之间夹角的度数即为其心电轴数值
查表法	将Ⅰ和Ⅲ导联QRS波群振幅代数和值，通过查表直接求得心电轴

（2）心电轴正常范围：正常心电轴一般在0°～90°。心电轴在-30°～+90°，表示电轴不偏。

（3）心电轴偏移的临床意义：见表11-48。

表11-48 心电轴偏移的临床意义

偏移方向		临床意义
右偏	心电轴轻度或中度右偏（+90°～+120°）	可见于正常婴儿，垂位心、肺气肿和轻度右心室肥大者
	心电轴显著右偏（+120°～+180°）及重度右偏（+180°～+270°）	可见于右心室肥大、左束支后分支传导阻滞者
左偏	心电轴轻度或中度左偏（+30°～-30°）	可见于妊娠妇女，肥胖、腹水、横位心和轻度左心室肥大者
	心电轴显著左偏（-30°～-90°）	可见于左心室肥大、左束支前分支传导阻滞者

2. 心率的计算 测量心率时，需测量一个RR（或PP）间期的秒数，然后被60除即可。心律明显不齐时，一般采取5～10个PP或RR间距的平均值来进行测算。例如：RR间距为0.8秒，则心率为60/0.8=75（次/分）。

3. 正常心电图波形特点及正常值 见图11-1。

（1）P波：心房除极波，反映左右心房除极过程中的电位和时间变化。

1）形态：正常P波外形多钝圆，可有轻微切迹，但双峰间距<0.04秒。

2）方向：窦性P波在aVR导联倒置，在Ⅰ、Ⅱ、aVF和V_3～V_6导联直立，其余导联可以直立、低平、双向或倒置。

3）时间：正常P波时间≤0.11秒。

4）电压：肢体导联P波电压<0.25mV，胸导联<0.20mV。

（2）PR间期：房室传导时间，代表从心房开始激动到心室激动开始的一段时间。成人心率在正常范围时，PR间期为0.12～0.20秒。

（3）QRS波群：左右心室除极波形成，反映左右心室除极过程中的电位和时间变化。

1）时间：正常成人QRS波群时间为0.06～0.10秒，婴幼儿为0.04～0.08秒。

2）形态与电压：①胸导联。正常胸导联QRS波群形态较恒定。V_1、V_2导联rS型多见，R/S<1，R_{V1}<1.0mV。V_5、V_6导联以R波为主，R/S>1，R_{V5}<2.5mV。V_3、V_4导联呈RS型，R/S接近于1，称为过渡区图形。正常成人胸导联自V_1至V_5，R波逐渐增大，而S波逐渐变小。②肢体导联。aVR导联的QRS波群主波向下，可呈Qr、rS、rSr′或QS型，R_{aVR}<0.5mV。aVL和aVF导联QRS波群形态多变，可呈qR、qRs或Rs型，也可呈rS型，R_{aVL}<1.2mV，R_{aVF}<2.0mV。③Q波。正常人除aVR导联可呈Qr或QS外，其他导联Q波的振幅不得超过同导联R波的1/4，时间不得超过0.04秒，且无切迹。正常时，V_1、V_2导联不应有q波，但可以是QS型，V_3导联极少有q波，V_5、V_6导联常可见正常的q波。

（4）ST段：自QRS波群的终点至T波起点间的线段，代表心室缓慢复极过程。正常ST段，多为一等电位线，有时可有轻度偏移。但在任何导联ST段下移不应超过0.05mV。ST段上抬在V_1～V_3导联不超过0.3mV，其他导联均不超过0.1mV。

（5）T波：为心室复极波，反映心室晚期快速复极的电位和时间变化。

1）形态：正常的T波外形光滑不对称，前支较长，后支较短。

2）方向：正常情况下，T波方向与QRS波群的主波方向一致。即aVR导联倒置，Ⅰ、Ⅱ、V_4～V_6导联直立，其余导联的T波可直立、双向或倒置。但若V_1导联T波直立，则V_2、V_3导联T波就不应倒置。

3）电压：在以R波为主的导联中，T波不应低于同导联R波的1/10。

（6）QT间期：代表心室除极与复极所需要的总时间。QT间期的长短与心率的快慢有密切关系。心率越快，QT间期越短，反之则越长。心率在60～100次/分时，QT间期正常范围在0.32～0.44秒。

（7）U波：为T波后0.02～0.04秒时出现的一个振幅很小的波，其方向与T波方向一致，电压低于同导联的T波。

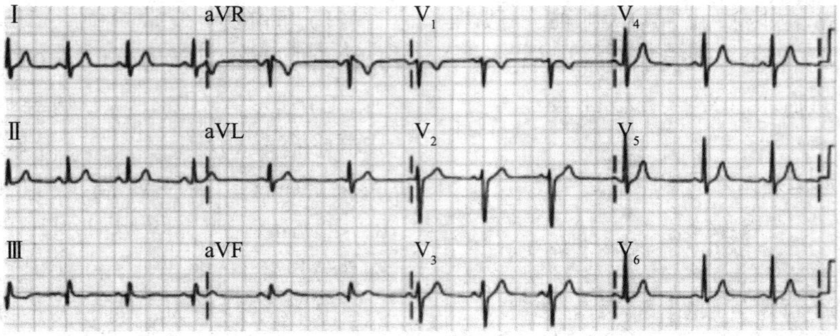

图11-1　正常心电图

（二）心房、心室肥大

1. 心房肥大（助理不考）

（1）左心房肥大：①P波增宽，时限≥0.12秒，P波常呈双峰型，两峰间距≥0.04秒，以Ⅰ、Ⅱ、aVL导联明显，又称“二尖瓣型P波”。②PR段缩短，P波时间与PR段时间之比>1.6。③V_1导联P波可呈先正后深宽的负向波，P波终末电势（Ptf）绝对值≥0.04mm·s。常见于二尖瓣狭窄、高血压病等（图11-2）。

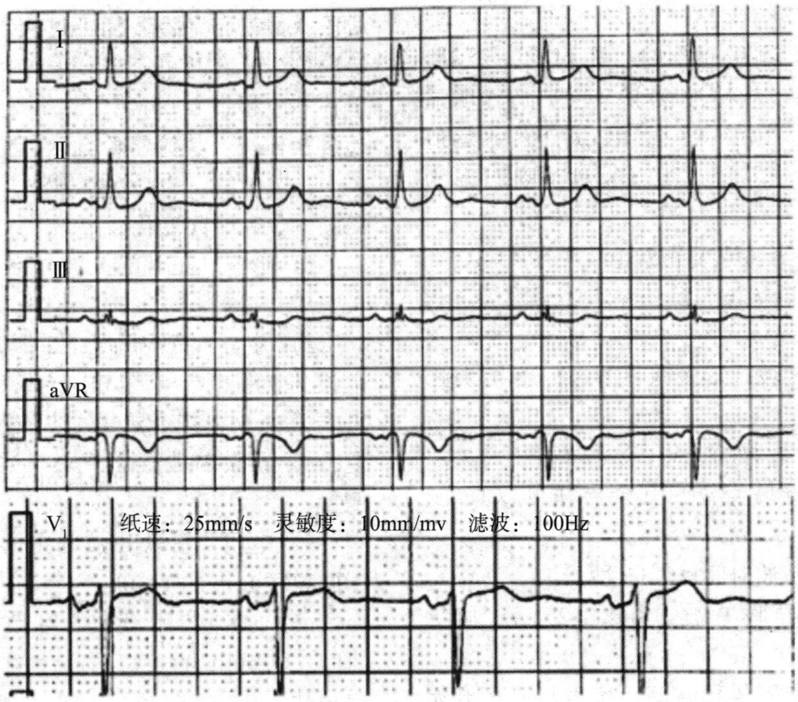

图11-2　左心房肥大

（2）右心房肥大：①P波尖而高耸，振幅≥0.25mV，以Ⅱ、Ⅲ、aVF导联表现最为突出，又称“肺型P波”。②V_1导联P波直立时，振幅≥0.15mV，如P波呈双向时，其振幅的算术和≥0.20mV。③P波电轴右移超过75°。常见于慢性肺源性心脏病、原发性肺动脉高压症等（图11-3）。

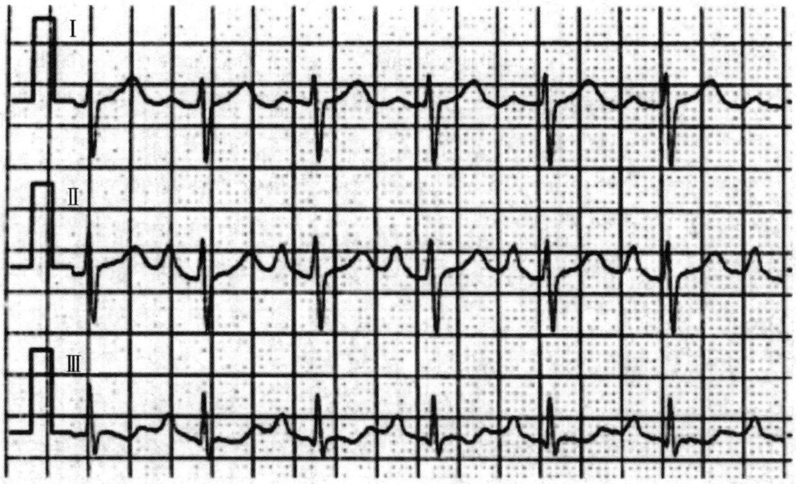

图 11-3　右心房肥大

（3）双心房肥大：①P 波增宽≥0.12 秒，振幅≥0.25mV。②V_1 导联 P 波高大双相，上下振幅均超过正常范围。可见于联合瓣膜病、扩张型心肌病等。

2. 心室肥大

（1）左心室肥大：①QRS 波群电压增高，胸导联 Rv_5 或 Rv_6 > 2.5mV，Rv_5 + Sv_1 男性 > 4.0mV，女性 > 3.5mV；肢体导联 $R_Ⅰ$ > 1.5mV，R_{avL} > 1.2mV，R_{avF}>2.0mV，$R_Ⅰ+S_Ⅲ$ >2.5mV。②额面 QRS 心电轴左偏。③QRS 波群时间延长，一般在 0.10 ~ 0.11 秒，不超过 0.12 秒。④以 R 波为主的导联 ST 段可呈下斜型压低≥0.05mV，伴有 T 波低平、双向或倒置。在以 S 波为主的导联则可见直立的 T 波。⑤QRS 波群电压增高同时伴有 ST-T 改变者，称为左心室肥大伴劳损，多为继发性改变，但亦可能同时伴有心肌缺血。常见于高血压心脏病、二尖瓣关闭不全、主动脉瓣病变、冠心病、心肌病等（图 11-4、图 11-5）。

（2）右心室肥大：①V_1 导联 R/S≥1，呈 R 型或 Rs 型，重度右心室肥大可使 V_1 导联呈 qR 型（应除外心肌梗死）；V_5 导联 R/S≤1 或 S 波比正常加深；aVR 导联以 R 波为主，R/q 或 R/S ≥ 1。② Rv_1 + Sv_5 > 1.05mV，甚至 > 1.2mV（重度）；R_{avR} > 0.5mV。③心电轴右偏≥+90°或>+110°（重度）。④常同时伴有右胸 V_1、V_2 导联 ST 段压低及 T 波倒置，称为右心室肥大伴劳损，属继发性 ST-T 改变。常见于慢性肺源性心脏病、二尖瓣狭窄、房间隔缺损及肺动脉瓣狭窄等，亦可见于正常婴幼儿（图 11-6）。

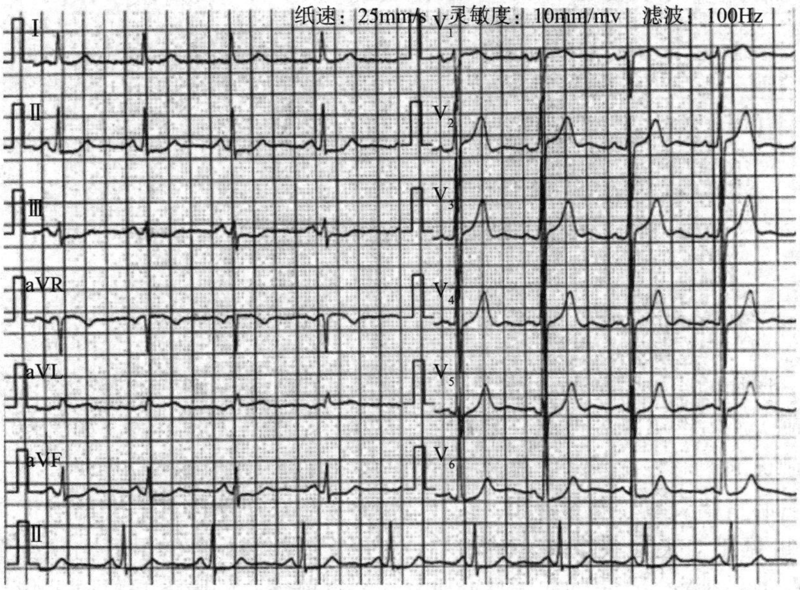

图 11-4　左心室肥大

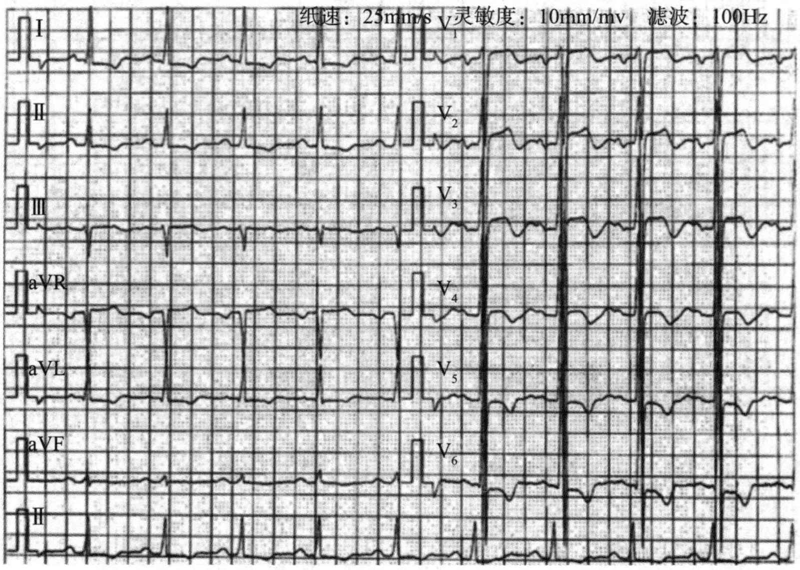

图 11-5　左心室肥大

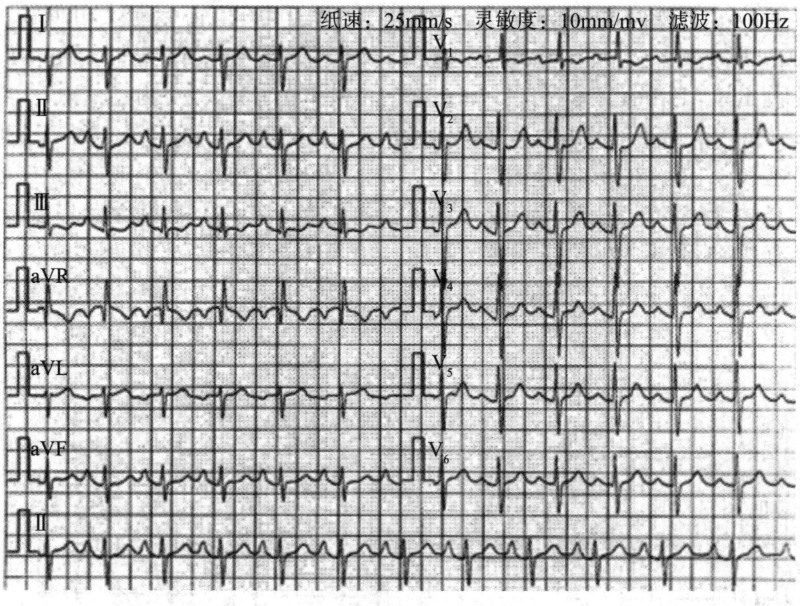

图 11-6　右心室肥大

（3）双心室肥大：①大致正常心电图。由于双侧心室电压同时增高，增加的除极向量方向相反，互相抵消。②单侧心室肥大心电图。只表现出一侧心室肥大，而另一侧心室肥大的图形被掩盖。③双侧心室肥大心电图。既表现右心室肥大的心电图特征，又有左心室肥大的征象。可见于二尖瓣狭窄伴有关闭不全、联合瓣膜病、扩张型心肌病、严重的先天性心脏病室间隔缺损、动脉导管未闭等。

（三）心肌缺血

（1）缺血型心电图改变：①心内膜下心肌缺血时，出现高大的T波，如急性左心室前壁心内膜下缺血时，胸导联可出现高耸直立的T波。②心外膜下心肌缺血时，出现与正常方向相反的T波向量，面向缺血区的导联出现倒置的T波，如急性左心室前壁心外膜下缺血时，胸导联可出现T波倒置（图 11-7）。

（2）损伤型心电图改变。①心内膜下心肌损伤

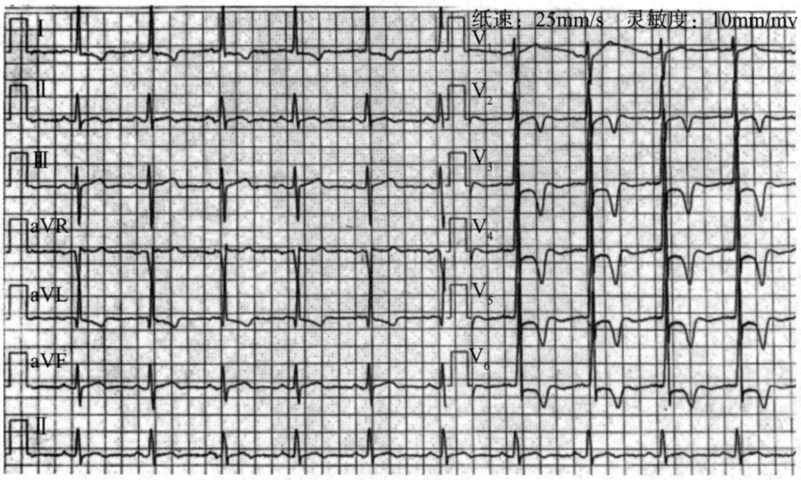

图 11-7　急性心肌缺血

时，ST 向量背离心外膜面指向心内膜，使位于心外膜面的导联出现 ST 段压低。②心外膜下心肌损伤时，ST 向量指向心外膜面导联，引起 ST 段抬高。发生损伤型 ST 改变时，心脏对侧部位的导联常可出现相反的 ST 改变。

临床上冠心病心绞痛发作时，出现 ST-T 动态性改变。典型的心肌缺血发作时，面向缺血部位的导联常出现水平型或下斜型 ST 段压低≥0.1mV 和/或 T 波倒置。变异型心绞痛发作时多出现暂时性 ST 段抬高并伴有高耸 T 波和对应导联的 ST 段下移。

（四）急性心肌梗死

1. 典型心肌梗死基本图形改变　见表 11-49。

表 11-49　典型心肌梗死的心电图表现

改　变	表　现
缺血型 T 波改变	表现为两支对称的、尖而深的倒置 T 波，即“冠状 T 波”
损伤型 ST 段改变	表现为面向损伤区心肌的导联 ST 段呈弓背向上抬高，甚至形成单向曲线（心肌梗死急性期的特征性心电图改变）
坏死型 Q 波改变	表现为面向梗死区心肌的导联上 Q 波异常加深增宽，即宽度≥0.04 秒，深度≥同导联 R 波的 1/4，R 波振幅降低，甚至 R 波消失而呈 QS 型

2. 心电图的演变及分期　见表 11-50。

表 11-50　心电图的演变及分期

分　期	演变时间	演变过程
超急期	发生在急性心肌梗死后数分钟或数小时内	首先表现为 T 波高耸，随后出现 ST 段斜形抬高，与高耸直立的 T 波相连，尚未出现异常 Q 波
急性期	出现在急性心肌梗死后数小时或数日，可持续数周	表现为 ST 段呈弓背向上抬高，并可与 T 波融合形成单向曲线，可出现异常 Q 波或 QS 波，继而 ST 段逐渐下降，直立 T 波开始倒置，并逐渐加深。坏死型 Q 波、损伤型 ST 段抬高和缺血型 T 波倒置在此期可同时出现
恢复期（亚急性期）	出现在急性心肌梗死后数周至数月	抬高的 ST 段恢复至基线，坏死型 Q 波持续存在，倒置的缺血型 T 波由深逐渐变浅
陈旧期	出现在急性心肌梗死后 3 ~ 6 个月或更久	ST 段和 T 波恢复正常，也可 T 波持续倒置、低平，趋于恒定不变，常只遗留坏死型 Q 波

3. 心肌梗死的定位诊断　根据出现心肌梗死特征性心电图改变的导联可确定心肌梗死的部位，见表 11-51、图 11-8、图 11-9。

表 11-51　左心室心肌梗死的心电图定位

定位	V_1	V_2	V_3	V_4	V_5	V_6	V_7	V_8	V_9	aVL	aVF	Ⅰ	Ⅱ	Ⅲ
前间壁	+	+	+											
前壁			+	+	+									
前侧壁					+	+				+		+		
广泛前壁	+	+	+	+	+	+				±		±		
下壁											+		+	+
正后壁	*	*	*											
后下壁							+	+	+		+		+	+
高侧壁										+		+		
后侧壁				±	±	+	+	+		+		+		

注：+表示有特征性改变；±表示可能有特征性改变；* 表示有对应性改变，即 R 波增高、T 波高耸。

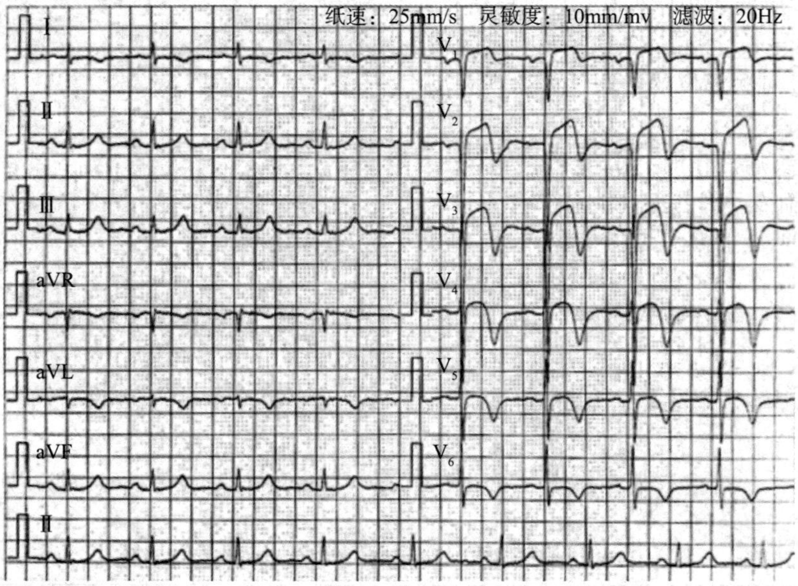

图 11-8　急性前壁心肌梗死

（五）期前收缩

1. 室性期前收缩（图 11-10）

（1）提早出现的 QRS-T 波群，其前无提早出现的异位 P′波。

（2）QRS 波群形态宽大畸形，时间≥0.12 秒。

（3）T 波方向与 QRS 波群主波方向相反。

（4）有完全性代偿间歇（即室性期前收缩前后的 2 个窦性 P 波的时距等于窦性 PP 间距的 2 倍）。

2. 房性期前收缩（图 11-11）

（1）提早出现的房性 P′波，形态与窦性 P 波不同。

（2）P′R 间期≥0.12 秒。

（3）房性 P′波后有正常形态的 QRS 波群。

（4）房性期前收缩后的代偿间歇不完全（房性期前收缩前后的 2 个窦性 P 波的时距短于窦性 PP 间距的 2 倍）。

3. 交界性期前收缩（图 11-12）

（1）提早出现的 QRS 波群，形态基本正常。

（2）逆行的 P′波可出现在提早出现的 QRS 波群之前、之后、之中（见不到逆行的 P′波）。若逆行 P′波在 QRS 波群之前，P′R 间期<0.12 秒；若逆行 P′波在 QRS 波群之后，RP′间期<0.20 秒。

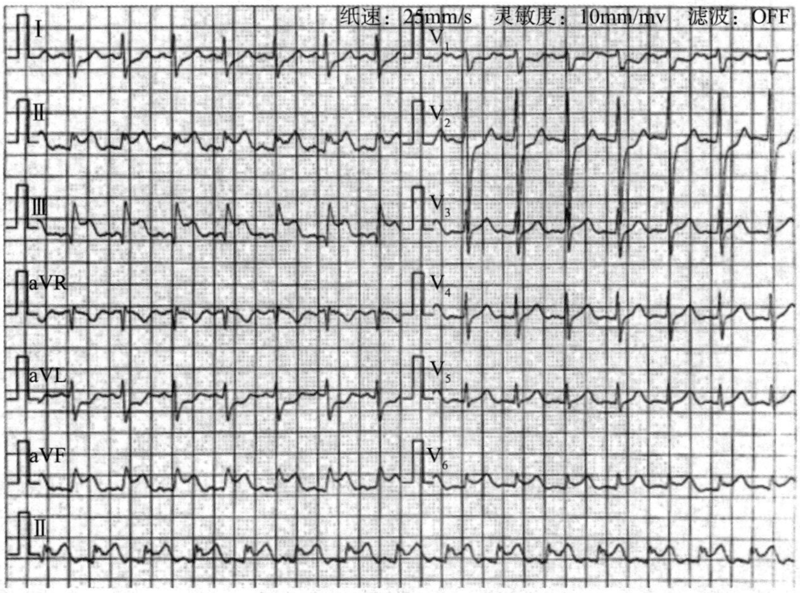

图 11-9　急性下壁心肌梗死

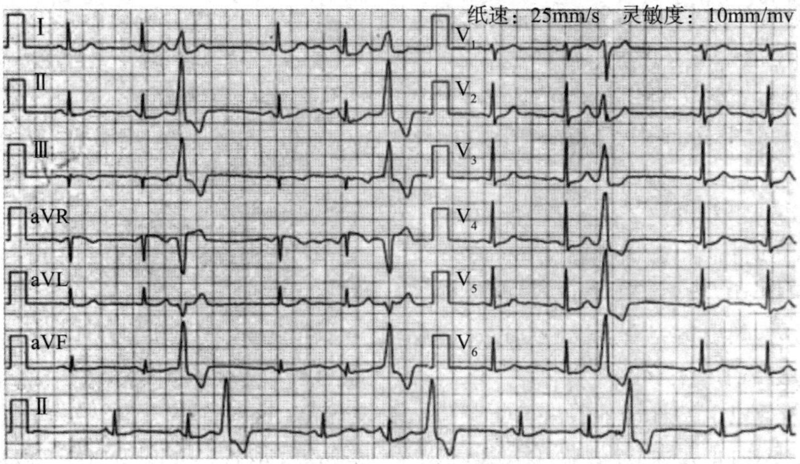

图 11-10　室性期前收缩

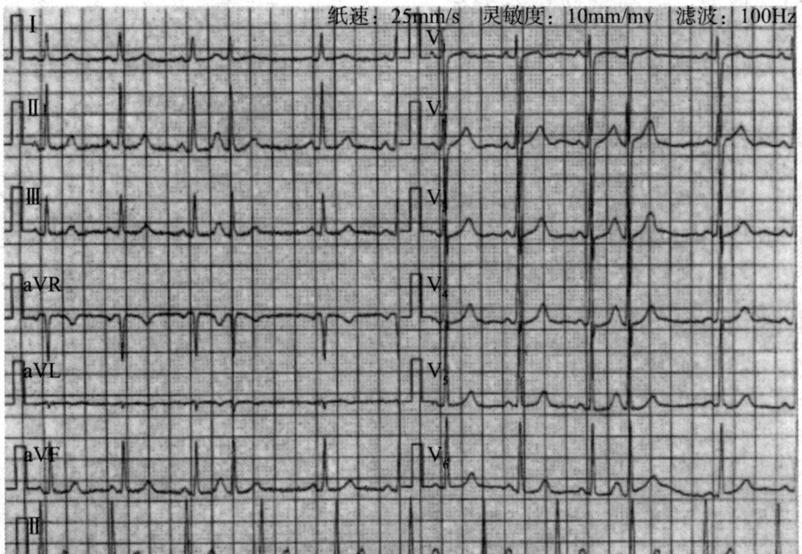

图 11-11　房性期前收缩

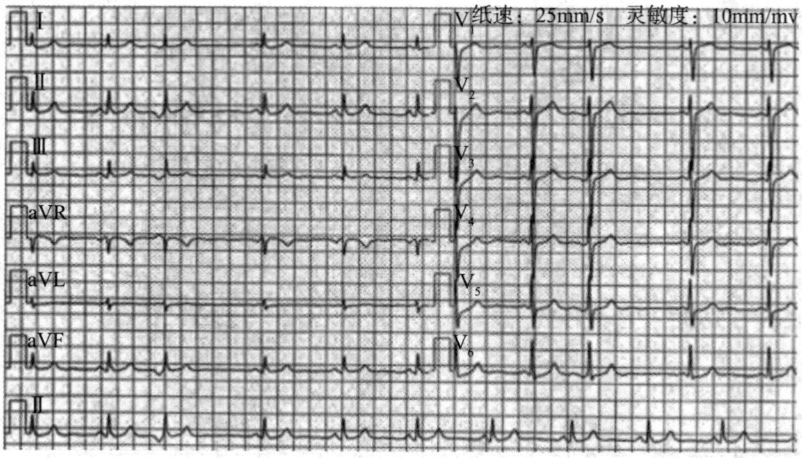

图 11-12　交界性期前收缩

（3）常有完全性代偿间歇。

（六）阵发性室上性心动过速（图 11-13）

1. 突然发生，突然终止，频率多为 150～250 次/分，节律快而规则。

2. QRS 波群形态基本正常，时间<0. 10 秒。

3. ST-T 可无变化，但发作时 ST 段可有下移和 T 波倒置表现。

4. 如能确定房性 P′波存在，且 P′R 间期≥0. 12 秒，为房性心动过速；如为逆行 P′波，P′R 间期<0. 12 秒或 RP′间期<0. 20 秒，则为交界性心动过速；如不能明确区分，则统称为室上性心动过速。

（七）室性心动过速（图 11-14）

连续出现 3 个或 3 个以上室性期前收缩：①频率多在 140～200 次/分，RR 间期稍不规则。②QRS 波群形态宽大畸形，时限>0. 12 秒。③如能发现 P 波，则 P 波频率慢于 QRS 波频率，呈完全性房室分离，有助于明确诊断。④可见心房激动夺获心室（心室夺获）或出现室性融合波，支持室性心动过速的诊断。

（八）心房颤动（图 11-15）

1. P 波消失，被一系列大小不等、间距不均、形态各异的心房颤动波（f 波）所取代，f 波频率为 350～600 次/分，V_1 导联最清楚。

2. RR 间距绝对不匀齐，即心室率完全不规则。

3. QRS 波群形态一般与正常窦性者不同。

4. 可出现宽大畸形的 QRS 波群，为房颤伴室内差异性传导。

（九）心室颤动（图 11-16）

最严重的心律失常，是心脏停搏前的征象，此时表现为 QRS-T 波完全消失，被大小不等、极不匀齐的低小波所取代，频率为 200～500 次/分。

（十）房室传导阻滞

1. 一度房室传导阻滞（图 11-17）　PR 间期延长，

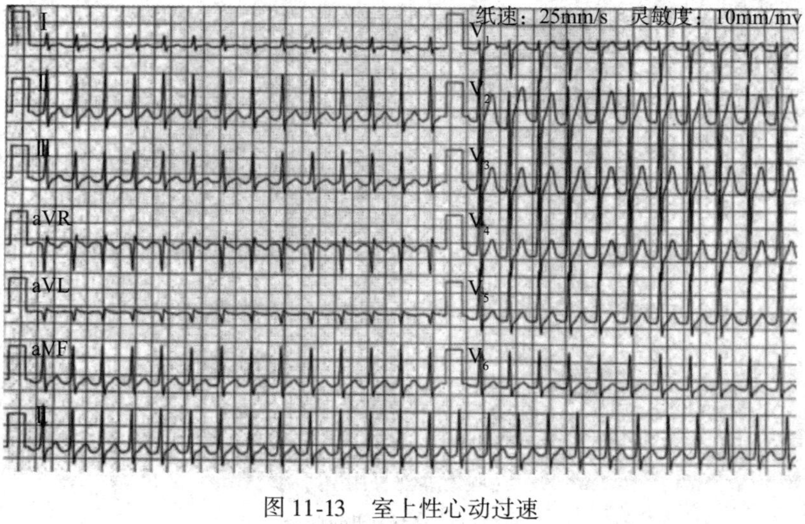

图 11-13　室上性心动过速

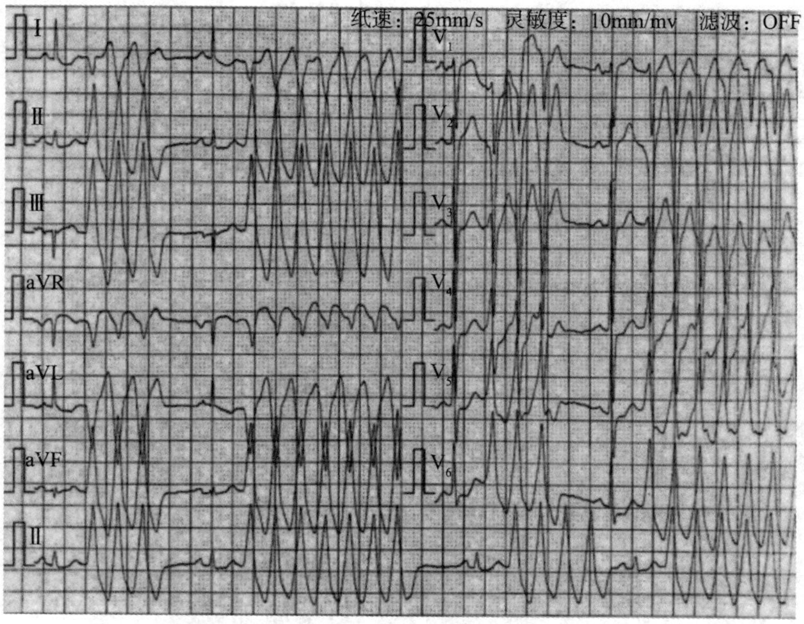

图 11-14　室性心动过速

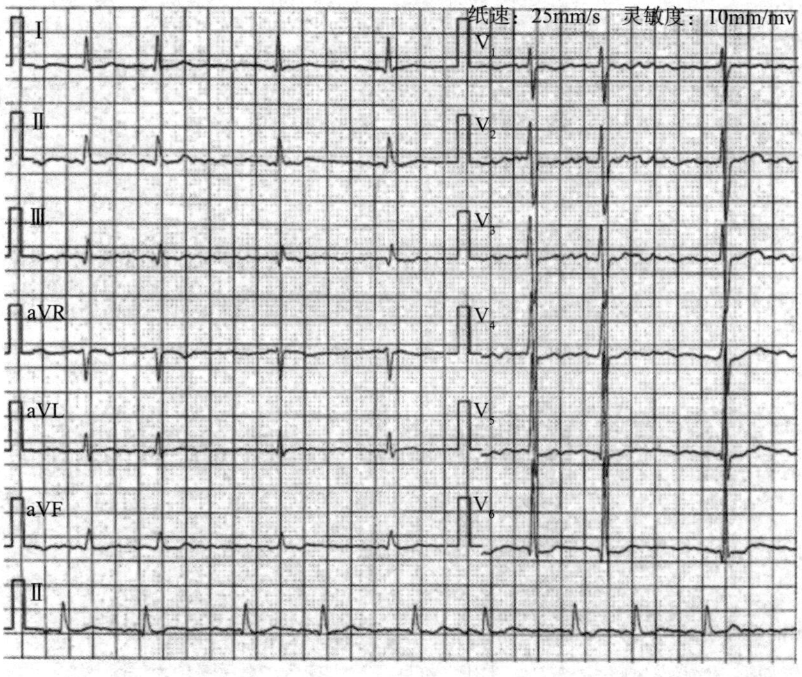

图 11-15　心房颤动

成人 PR 间期>0.20 秒，老年人 PR 间期>0.22 秒，或 2 次心电图检测结果比较，心率没有明显改变的情况下，PR 间期延长>0.04 秒。

2. 二度房室传导阻滞

（1）二度Ⅰ型（莫氏Ⅰ型）：①P 波规律地出现。②PR 间期逐渐延长，直到 1 个 P 波后脱漏 1 个 QRS 波群，漏搏后的第 1 个 PR 间期缩短，之后又逐渐延长，如此周而复始地出现，该现象称为文氏现象。通常以 P 波数与 P 波下传出现的 QRS 波群数的比例表示房室阻滞的程度，可形成 5∶4、4∶3、3∶2 传导（图 11-18）。

（2）二度Ⅱ型（莫氏Ⅱ型）：①PR 间期恒定，正常或延长，部分 P 波后无 QRS 波群，形成 5∶4、4∶3、3∶2、2∶1、3∶1 传导。②凡连续出现 2 次或 2 次以上的 QRS 波群脱漏者，称高度房室传导阻滞，如 3∶1、4∶1 传导的房室传导阻滞（图 11-19）。

3. 三度房室传导阻滞（图 11-20）　P 波与 QRS 波毫无关系，呈完全性房室分离，心房率>心室率。

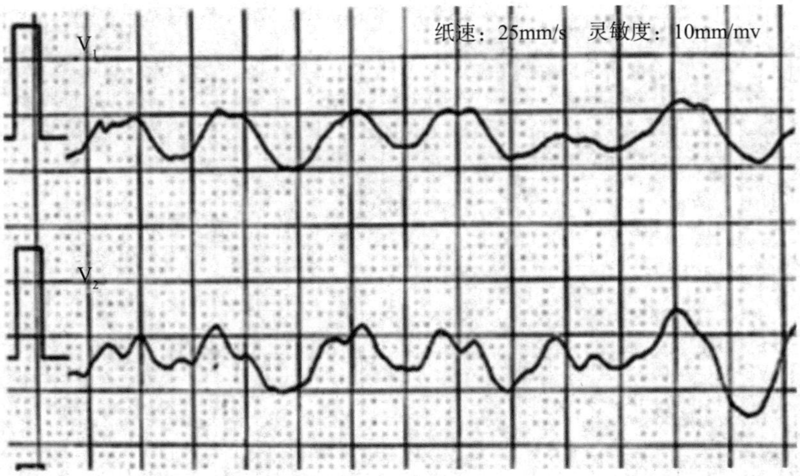

图 11-16　心室颤动

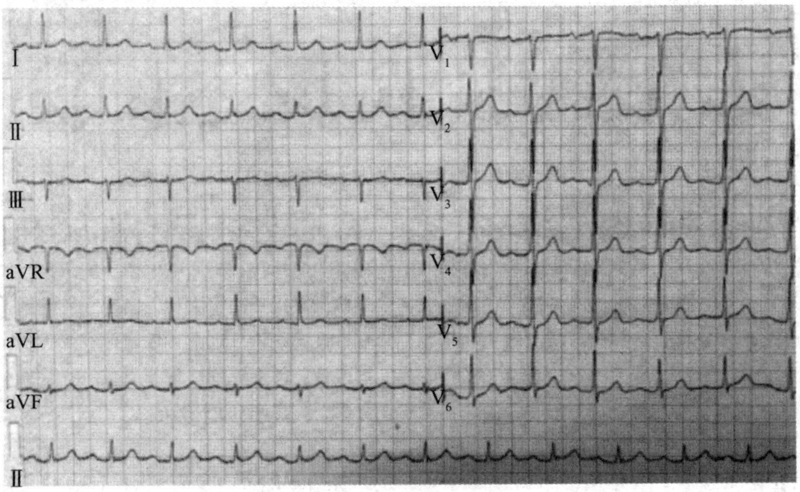

图 11-17　一度房室传导阻滞

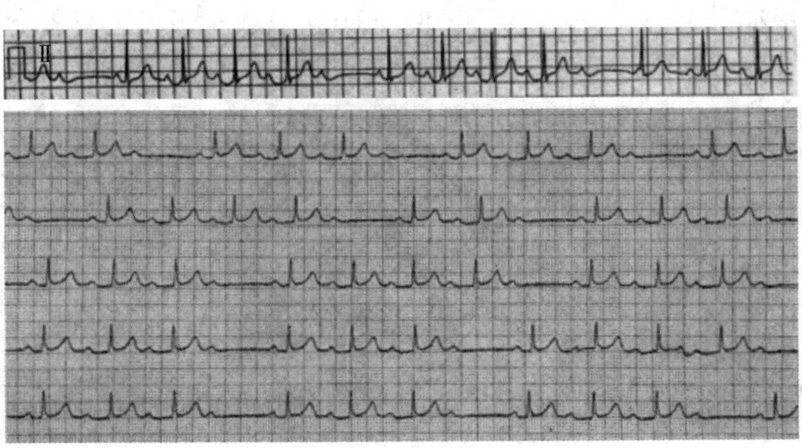

图 11-18　二度 I 型房室传导阻滞

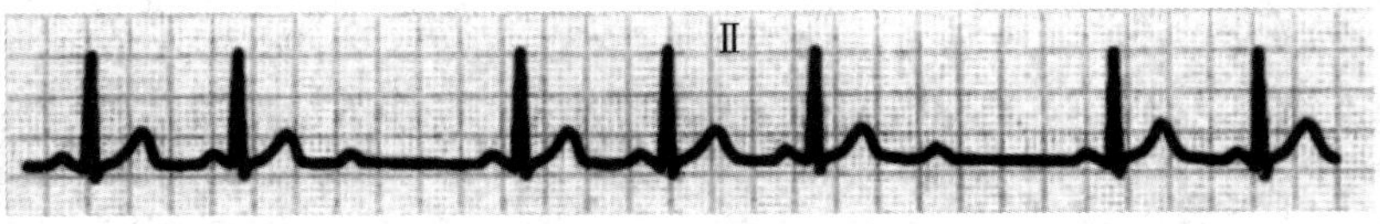

图 11-19　二度 II 型房室传导阻滞

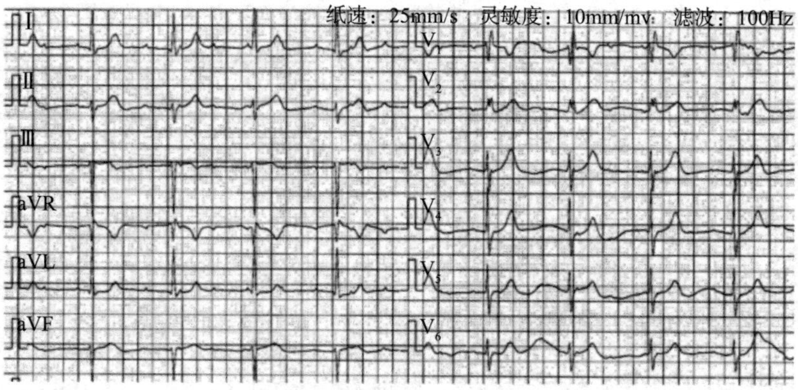

图 11-20　三度房室传导阻滞

经典试题

1.（2023、2018、2017、2015、2014、2013、2011）患者，女，55 岁。心悸、胸闷 2 天。心电图表现如图 11-21，请作出诊断。

【参考答案】

心房颤动。

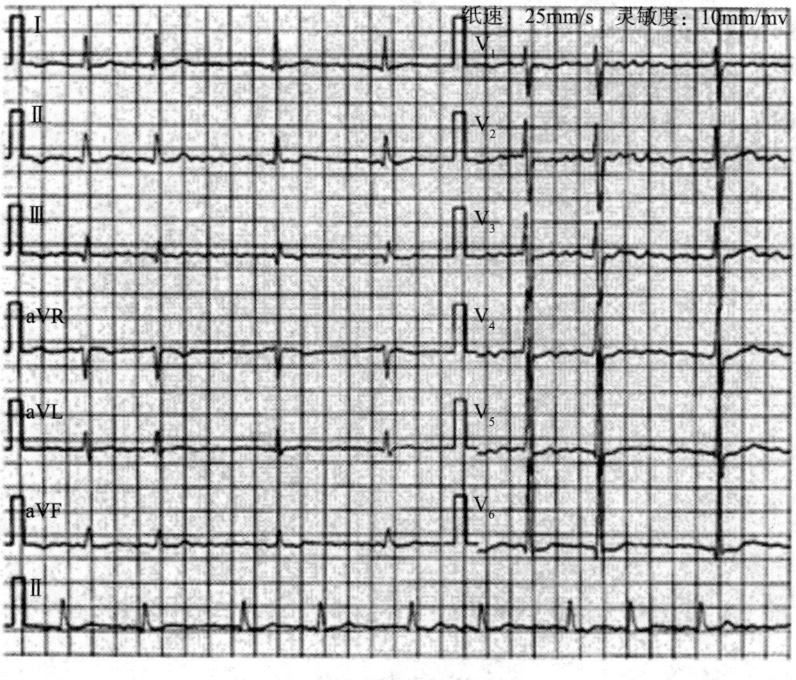

图 11-21　患者心电图示例

2.（2022、2019、2018）患者，女，76 岁。心前区疼痛 1 天，伴出汗、濒死感，休息和含服硝酸甘油不能缓解。心电图表现如图 11-22。请作出诊断。

【参考答案】

急性前壁心肌梗死。

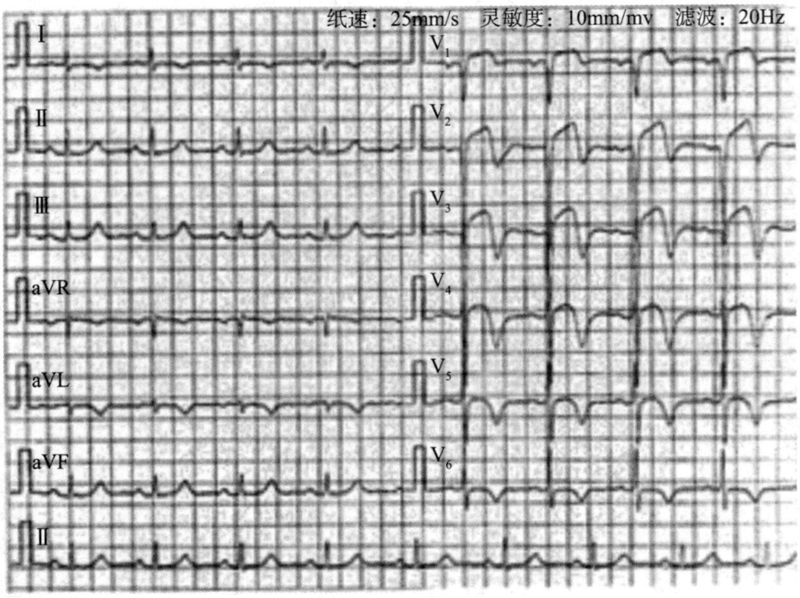

图 11-22 患者心电图示例

3.（2022、2011）患者，男，40岁。心悸5天。心电图表现如图11-23，请作出诊断。

【参考答案】

房性期前收缩。

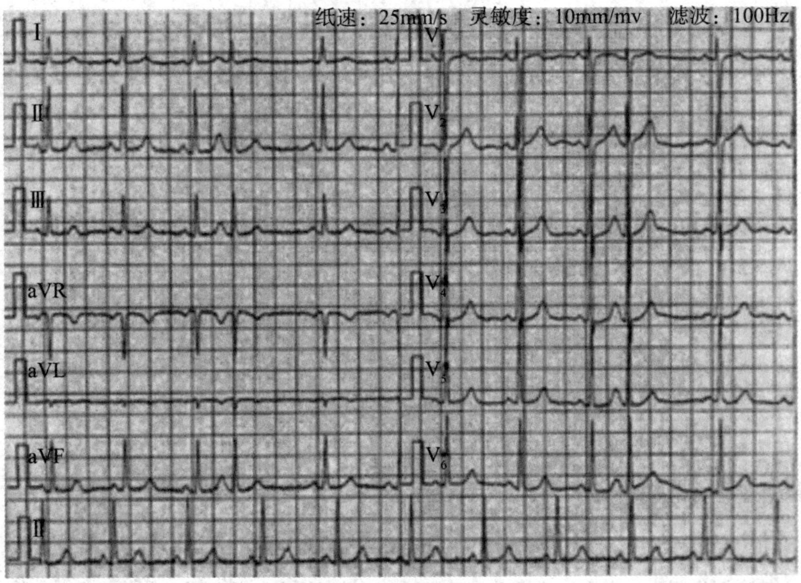

图 11-23 患者心电图示例

4.（2021、2020、2019）患者，女，78岁。冠心病病史10年，突发意识丧失、抽搐、呼吸停止。心电图表现如图11-24，请作出诊断。

【参考答案】

心室颤动。

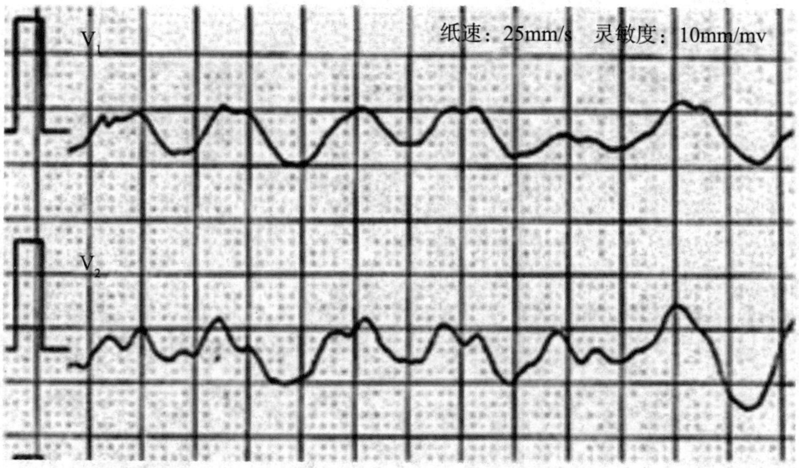

图 11-24 患者心电图示例

5.（2021、2020、2019、2018）患者，男，58 岁。负重登楼后出现心前区疼痛 5 小时，伴出汗、恐惧，休息和含服硝酸甘油不能缓解。心电图表现如图 11-25，请作出诊断。

【参考答案】

急性下壁心肌梗死。

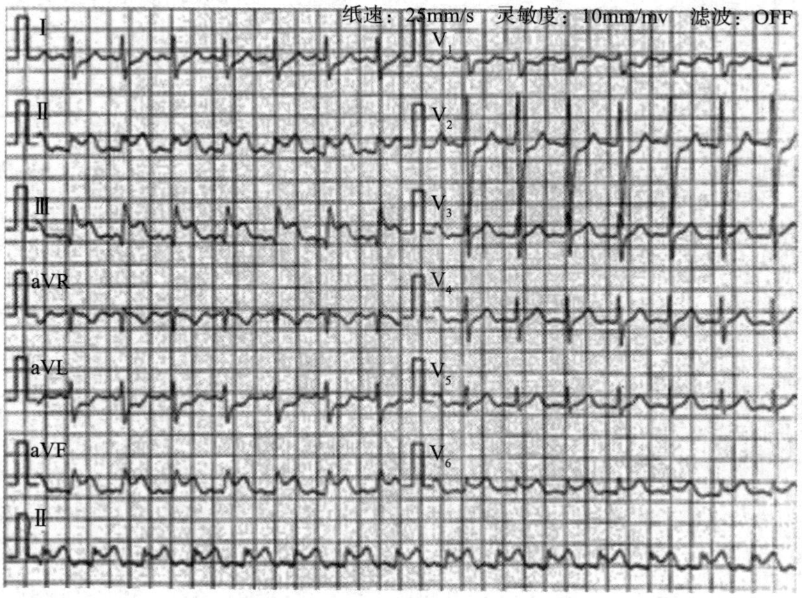

图 11-25 患者心电图示例

6.（2021、2019、2014）患者，男，58 岁。心脏病病史 10 年，突发心悸、胸闷 6 小时。心电图表现如图 11-26，请作出诊断。

【参考答案】

室性心动过速。

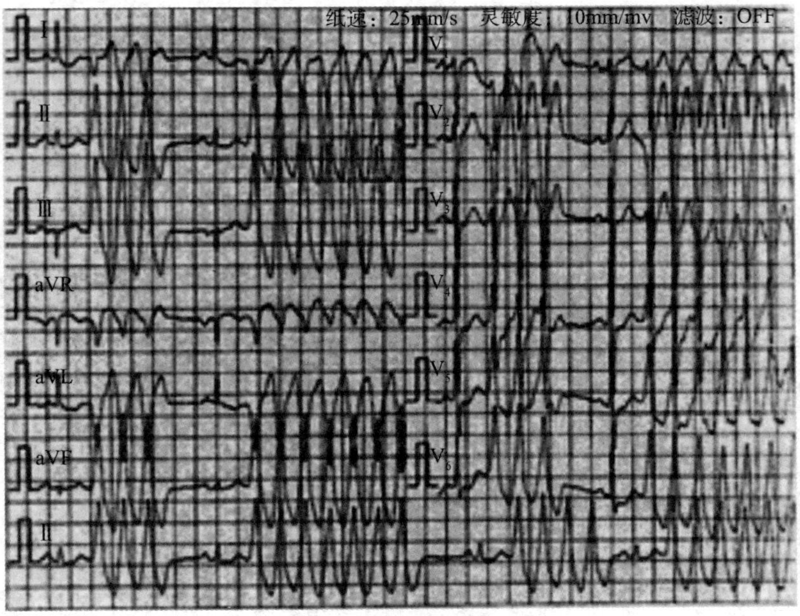

图 11-26　患者心电图示例

7.（2020）患者，女，46 岁。心悸 3 天。心电图表现如图 11-27，请作出诊断。

【参考答案】

室性期前收缩。

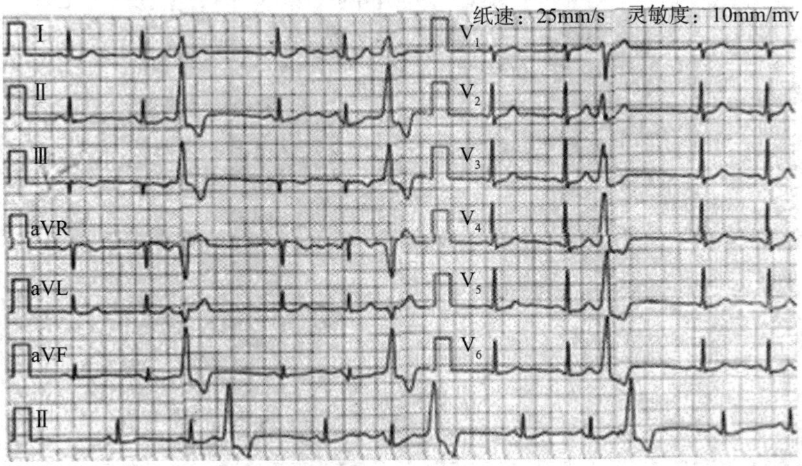

图 11-27　患者心电图示例

8.（2019、2018、2017）患者，男，60 岁。胸闷、心悸 3 天，活动后疲乏、无力。心电图表现如图 11-28，请作出诊断。

【参考答案】

左心室肥大。

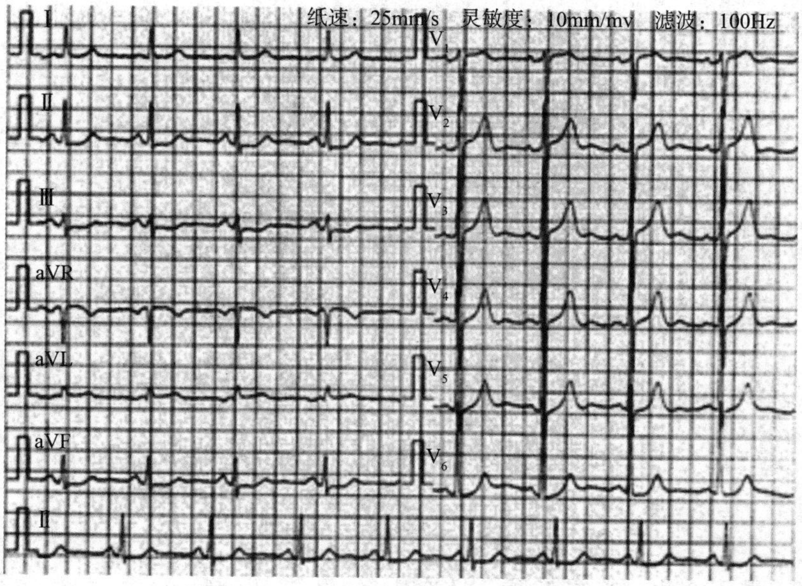

图 11-28　患者心电图示例

9.（2019、2018）患者，女，20 岁。体检时心电图表现如图 11-29，请作出诊断。

【参考答案】

正常心电图。

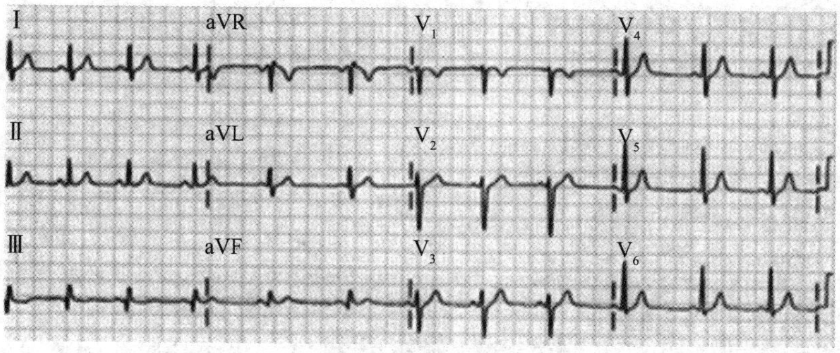

图 11-29　患者心电图示例

10.（2019）患者，男，55 岁。胸骨后闷痛 3 天，伴出汗，休息后可缓解。心电图表现如图 11-30，请作出诊断。

【参考答案】

急性心肌缺血。

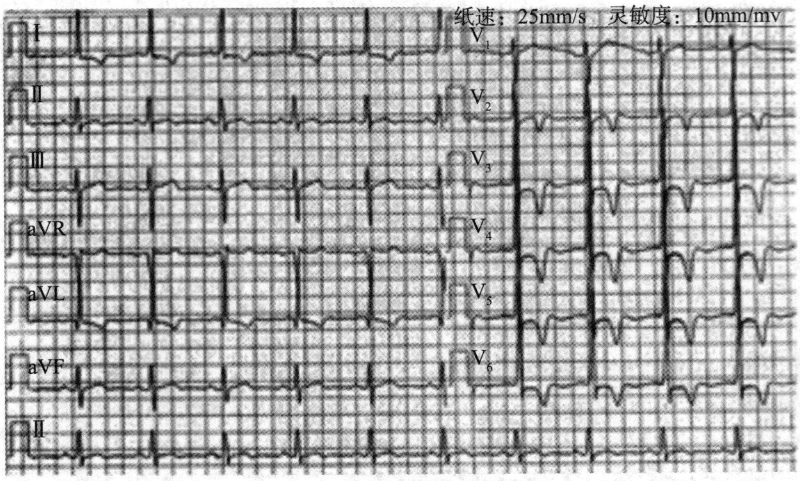

图 11-30　患者心电图示例

11.（2017）患者，男，40岁。心悸5天。心电图表现如图11-31，请作出诊断。

【参考答案】

交界性期前收缩。

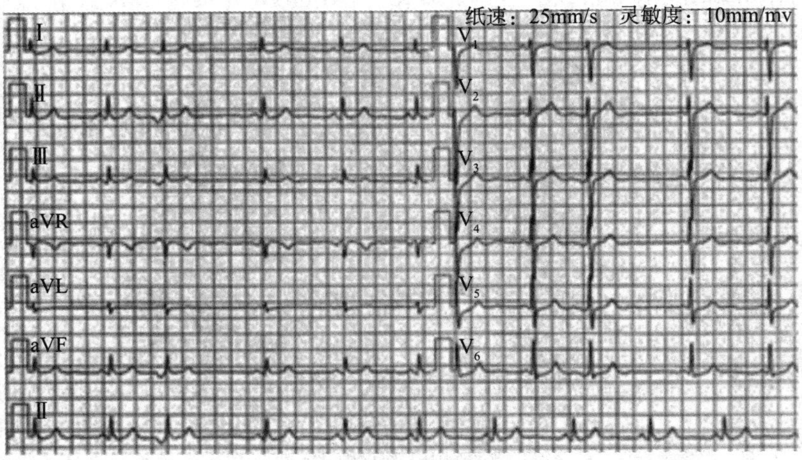

图 11-31　患者心电图示例

二、X线片

考点点拨

（一）正常胸部正位片（图11-32、图11-33、图11-34）

正常胸部X线影像是胸腔组织器官及胸壁软组织、骨骼、心、肺、大血管、胸膜、膈肌等相互重叠的综合投影。

1. 胸廓　在X线胸片上胸廓的影像包括软组织和骨骼，正常胸廓两侧对称。

2. 肺　包括肺野、肺叶、肺段、肺小叶、肺门、肺纹理、气管、支气管及其分支、肺实质和肺间质。

3. 胸膜　衬于胸壁内面的胸膜为壁层胸膜，包

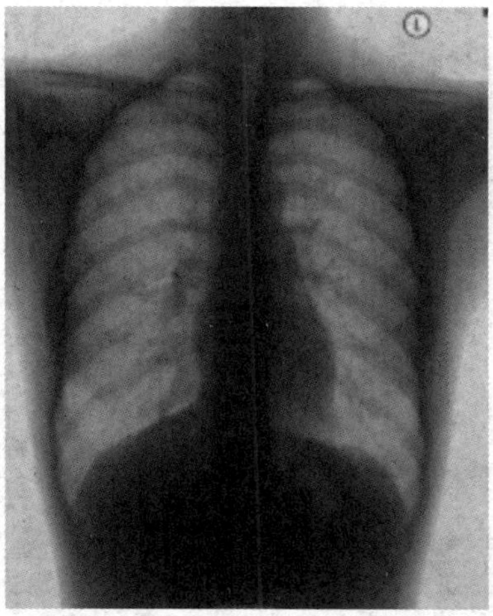

图 11-32　正常胸部 X 线片（骨骼）

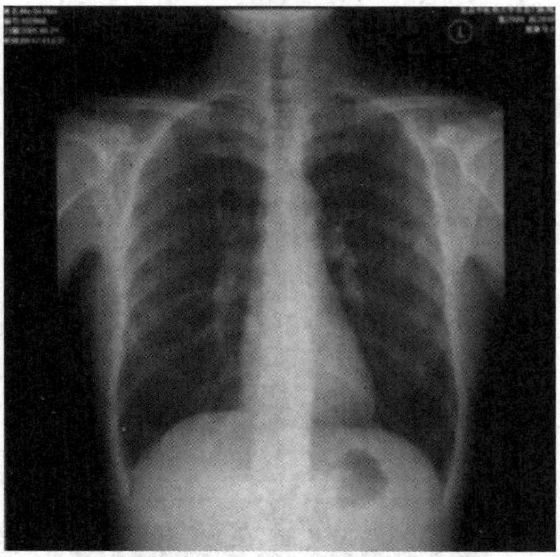

图 11-33　正常胸部 X 线片（肺纹理、肺门）

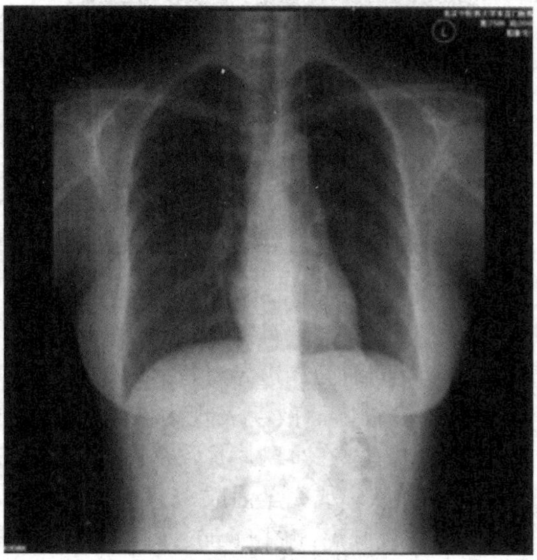

图 11-34　正常胸部 X 线片

绕于肺表面者为脏层胸膜，其间为一间隙，即胸膜腔。位于叶间裂的叶间胸膜经常可以看到斜裂胸膜和水平裂胸膜。

4. 纵隔　位于胸骨之后，胸椎之前，介于两肺之间。其中包含心脏、大血管、气管、食管、主支气管、淋巴组织、胸腺、神经及脂肪等。

5. 膈　呈圆顶状，位于胸、腹腔之间，内侧与心脏形成心膈角，外侧逐渐向下倾斜，与胸膜间形成尖锐的肋膈角。

（二）阻塞性肺气肿

（1）两肺野透亮度增加。

（2）肺纹理分布稀疏、纤细。

（3）横膈位置低平（膈穹隆平坦，位置下降），活动度减弱。

（4）胸廓呈桶状胸，前后径增宽，肋骨横行，肋间隙增宽。

（5）心影狭长，呈垂位心。

（6）侧位胸片见胸骨后间隙增宽。

（三）气胸

肺组织被气体压缩，于壁层胸膜与脏层胸膜之间形成无肺纹理的气胸区。少量气胸时，气胸区呈线状或带状无肺纹理区；大量气胸时，气胸区可占据肺野中外带；张力性气胸，可将肺完全压缩在肺门区，呈均匀的软组织影，可使纵隔向健侧移位，膈肌向下移位（图 11-35）。

（四）胸腔积液

1. 游离性胸腔积液

（1）少量积液时，于站位胸片正位时，仅见肋膈角变钝。

（2）中等量积液时，胸片可见渗液曲线，液体上缘呈外高内低边缘模糊的弧线样影，此为胸腔积液的典型 X 线表现（图 11-36）。

（3）大量积液时，患侧肺野呈均匀致密阴影，纵隔向健侧移位，肋间隙增宽，膈肌下移（图 11-37）。

2. 局限性胸腔积液

（1）包裹性积液：胸膜炎时，脏、壁层胸膜粘连使积液局限于胸膜腔的某部位，称为包裹性胸腔积液。好发于侧后胸壁。

（2）叶间积液：胸腔积液局限在水平裂或斜裂的叶间裂时，称叶间积液。侧位胸片上可见液体位于叶间裂位置，呈梭形，密度均匀，边缘清晰。

（五）大叶性肺炎（图 11-38、图 11-39）

多为肺炎链球菌感染。多见于青壮年，临床常以急性起病，寒战高热、咳嗽、胸痛、咳铁锈色痰为特征。

X 线征象：早期充血期无明显异常表现。实变期表现为大片状密度均匀的致密影，形态与肺叶或肺段

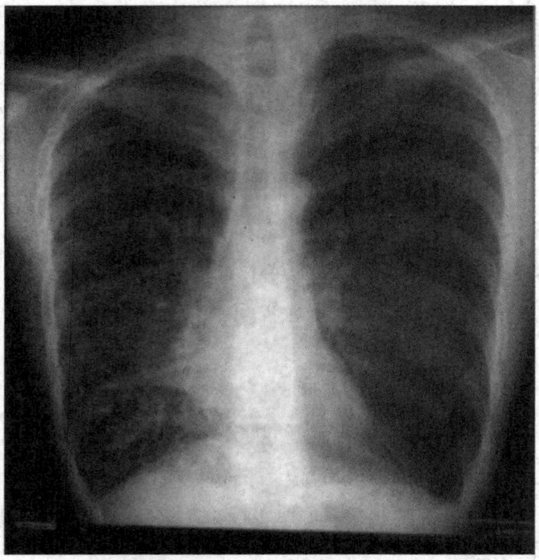

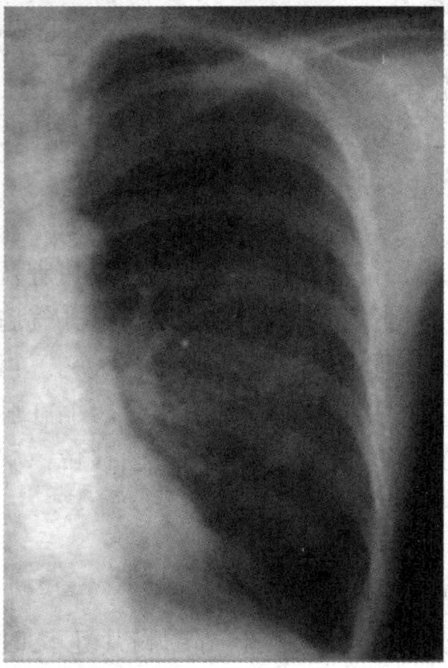

图 11-35　左侧气胸

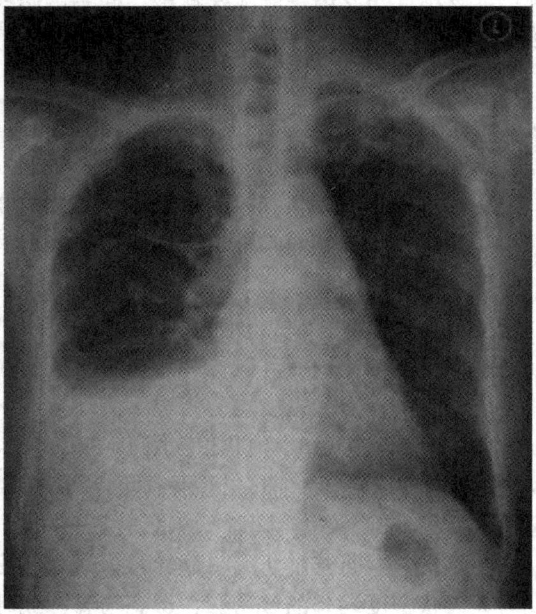

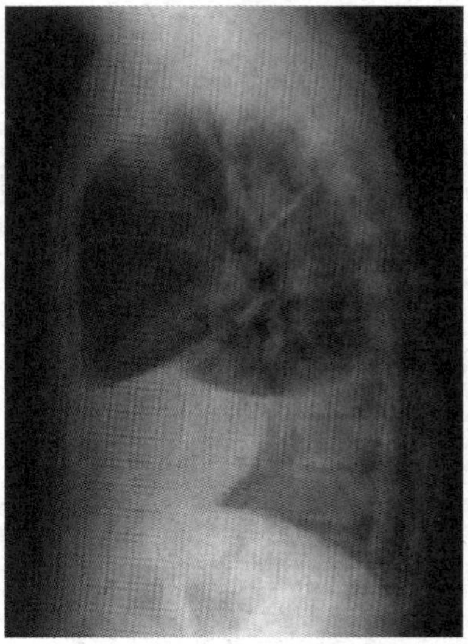

图 11-36　右侧中等量胸腔积液（可见渗液曲线）

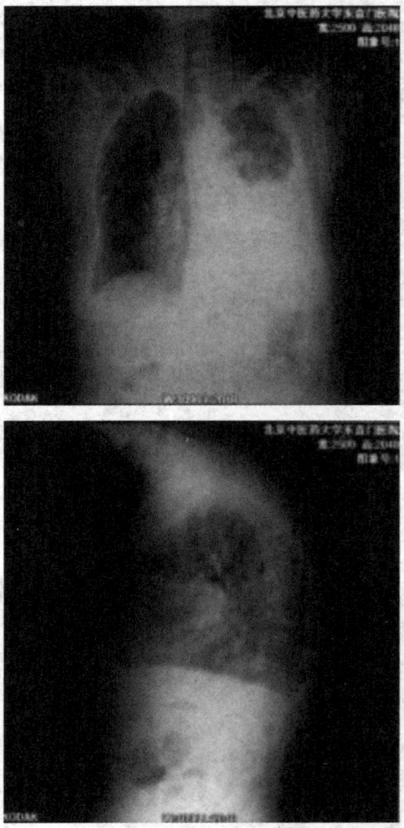

图 11-37　左侧大量胸腔积液（纵隔向右移位）

轮廓一致，以叶间裂为界边界清楚，如仅累及肺叶的一部分则边缘模糊。消散期表现为实变阴影密度减低、范围缩小，呈散在小斑片状致密影，进一步吸收可遗留少量索条状影或完全消散。

（六）原发性肺癌（图 11-40、图 11-41）

1. 中央性肺癌　肿瘤发生在肺段及肺段以上支气管。

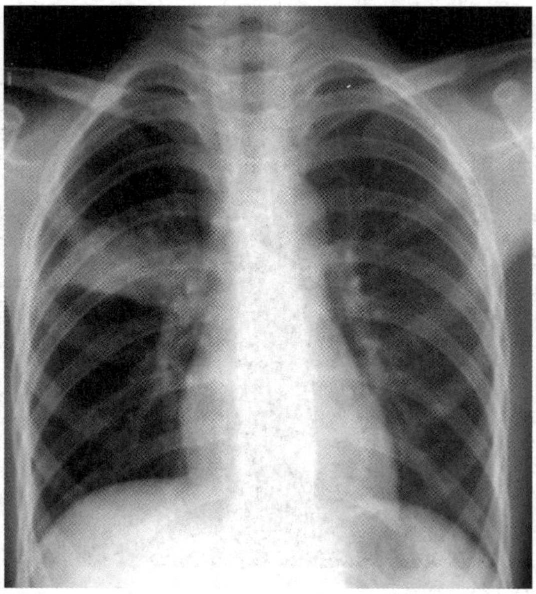

图 11-38　右肺上叶大叶性肺炎（实变期）

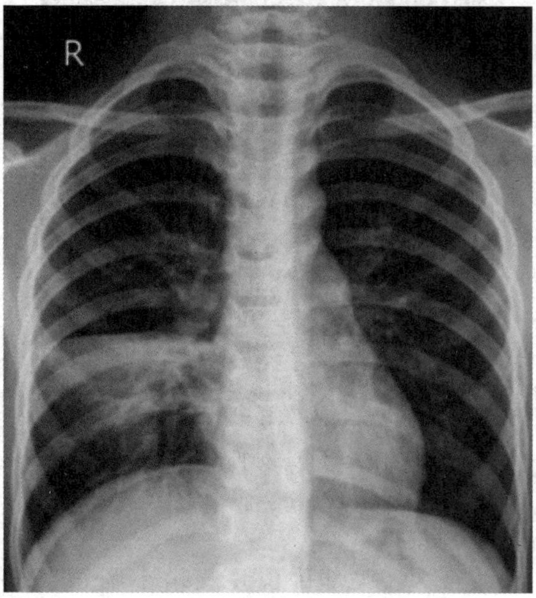

图 11-39　右肺中叶大叶性肺炎（实变期）

X 线征象：早期胸片常无异常表现。中晚期主要表现为肺门肿块，可伴有阻塞性肺炎或肺不张。

2. 周围型肺癌　肿瘤发生在肺段以下支气管。

X 线征象：表现为肺内结节影，形态可不规则，边缘毛糙，常见分叶征和/或短细毛刺征。

（七）胃溃疡（图 11-42）

好发于 20～50 岁，临床表现为反复性、周期性和节律性的上腹部疼痛。

X 线征象：胃直接征象为腔外龛影，多位于小弯侧，形状规则呈乳头状、锥状，边缘光滑整齐，密度

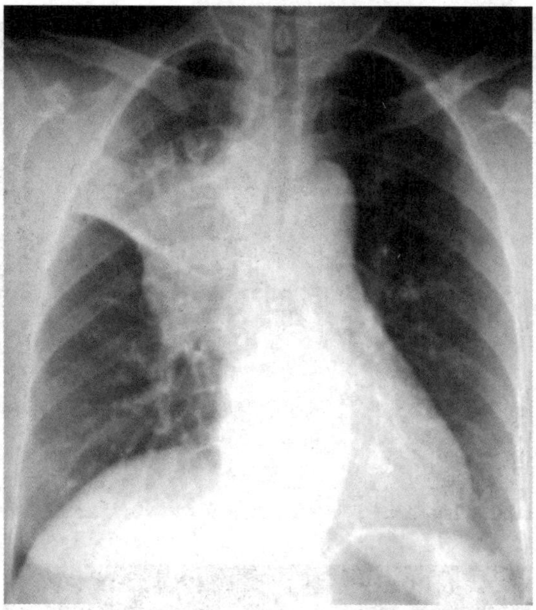

图 11-40　右肺中央型肺癌伴右上肺不张（横 S 征）

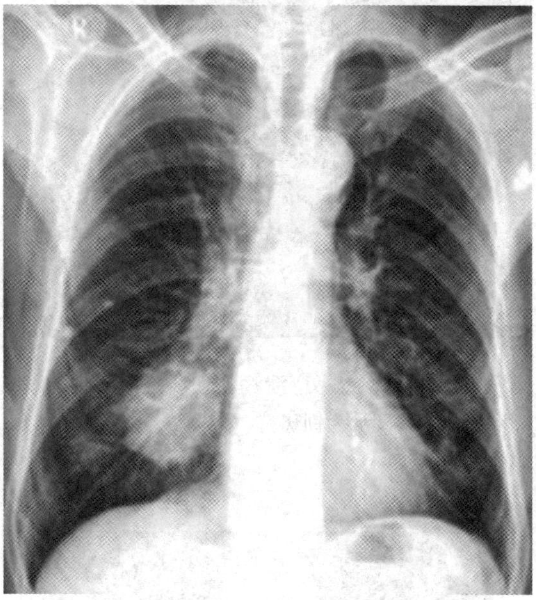

图 11-41　右下肺周围型肺癌

均匀，底部平整，急性期口部黏膜水肿带（黏膜线、项圈征、狭颈征），慢性期溃疡瘢痕收缩表现为黏膜纠集。

（八）急性胃肠穿孔（图 11-43）

X 线主要征象为膈下游离气体，表现为双侧膈下线条状或新月状透光影，也称气腹。50ml 以上的气体 X 线才能发现。

（九）单纯性小肠梗阻（图 11-44）（助理不考）

单纯性小肠梗阻是小肠内容物运行障碍所致的急腹症。典型临床表现为腹痛、腹胀、呕吐。

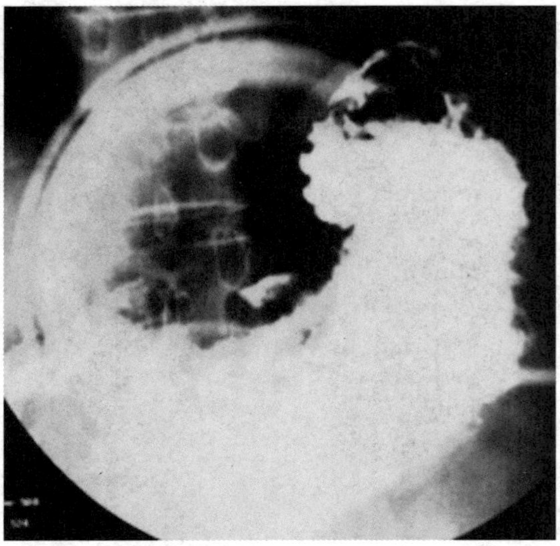

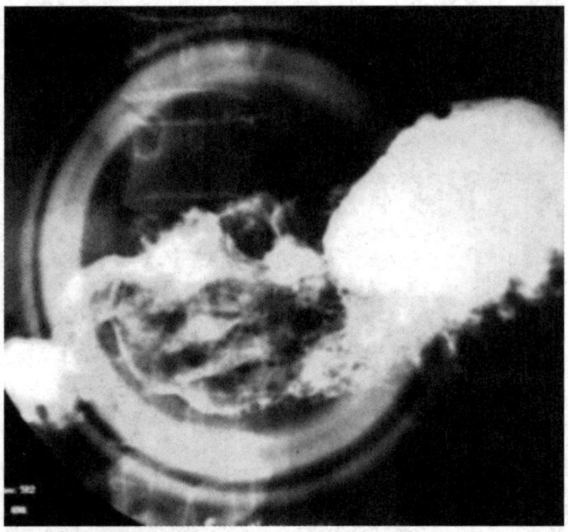

图 11-42　胃小弯溃疡，切线位显示腔外龛影，正位像显示为钡斑

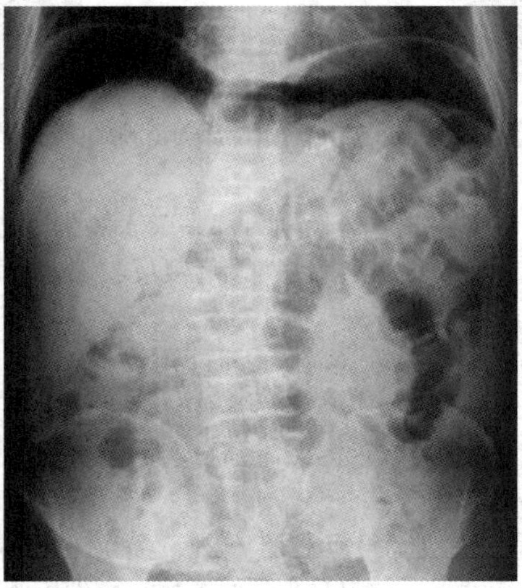

图 11-43　胃肠道穿孔

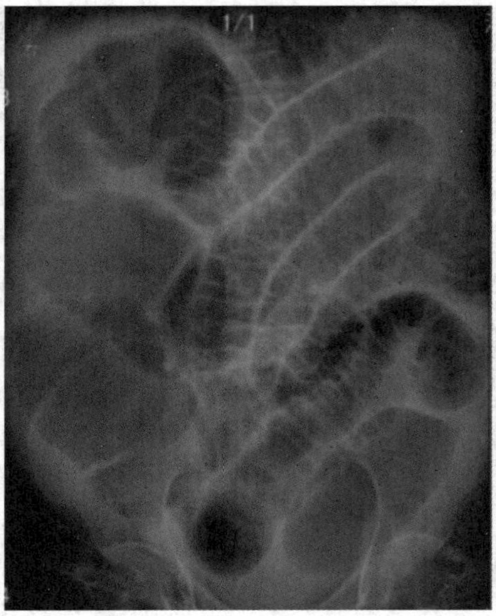

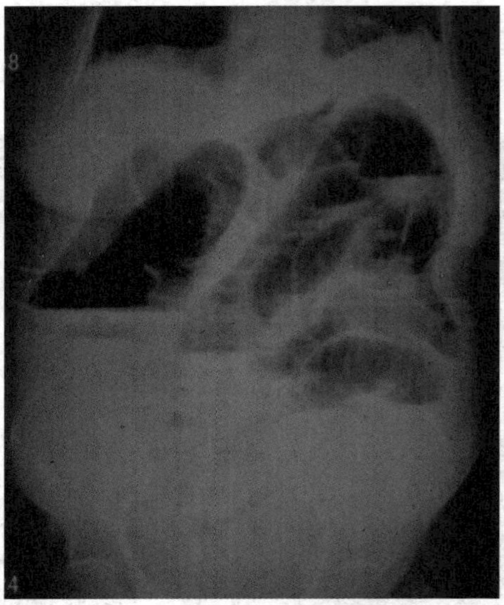

图 11-44　单纯性小肠梗阻

X线征象：腹部卧位片显示小肠积气扩张，肠管≥3cm，空肠位于左上腹，黏膜皱襞呈弹簧状；回肠位于右下腹，黏膜皱襞较少；腹部立位片显示腹腔内多发阶梯状气液平面。

（十）长骨骨折

X线片表现为锐利而透明的骨折线，细微或不全骨折有时看不到明确的骨折线，而表现为骨皮质皱褶、成角、凹折、裂痕，骨小梁中断、扭曲或嵌插。在中心X线通过骨折断面时骨折线显示清楚，否则显示不清，甚至不易发现。严重骨折骨骼常弯曲、变形。嵌入性或压缩性骨折骨小梁紊乱，甚至密度增高，而看不到骨折线（图11-45）。

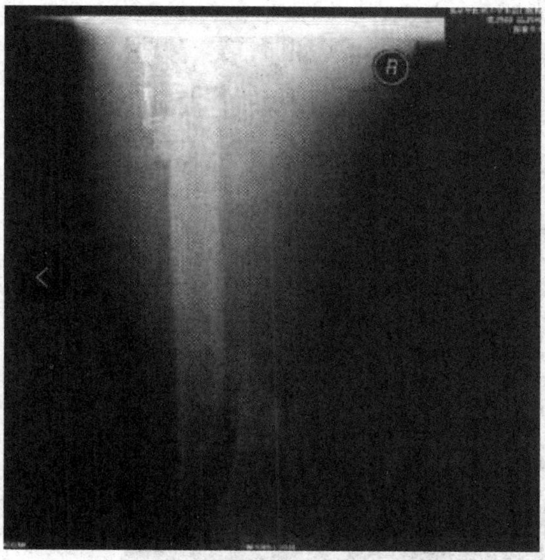
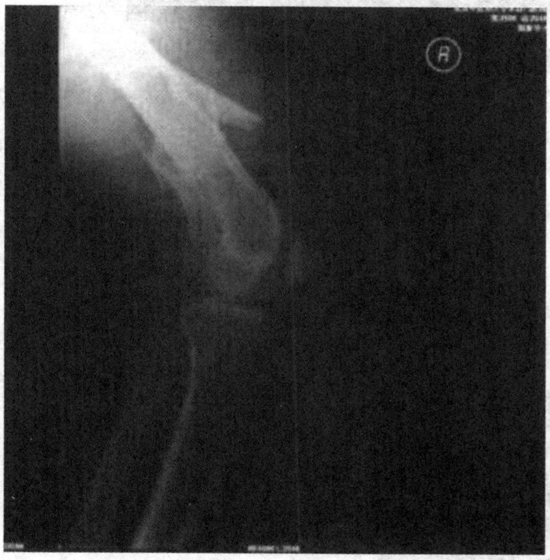

图 11-45　右股骨远端骨折（骨折断端错位）

根据骨折程度可分为完全性骨折和不完全性骨折。完全性骨折时骨折线贯穿骨骼全径，经常有骨折端移位。骨折线有横形、纵形、星形、斜形、螺旋形或粉碎形等，多见于四肢长骨。不完全性骨折时骨折线不贯穿全径。长骨端近关节处骨折多分为T形、Y形骨折及嵌顿性骨折等。儿童青枝骨折常见于四肢长骨，似春天嫩柳枝折断时外皮相连而得名（图 11-46）。

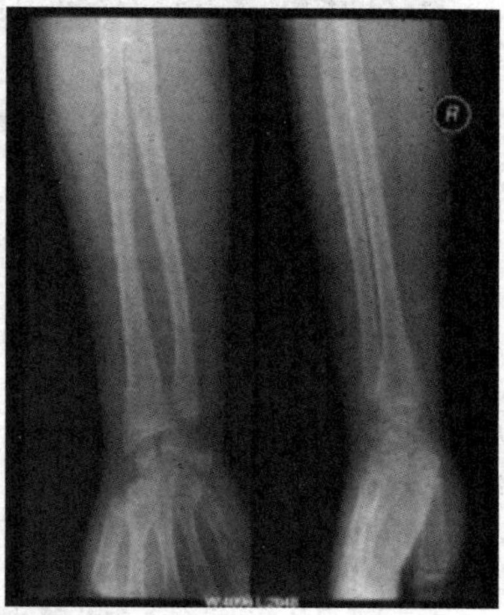

图 11-46　右桡骨远端青枝骨折

经典试题

1.（2023、2022、2021、2020、2018）患者，男，54 岁。腹痛、腹胀 3 天，进行性加重，伴有呕吐。腹部 X 线片表现如图 11-47，请作出诊断。

【参考答案】

单纯性小肠梗阻。

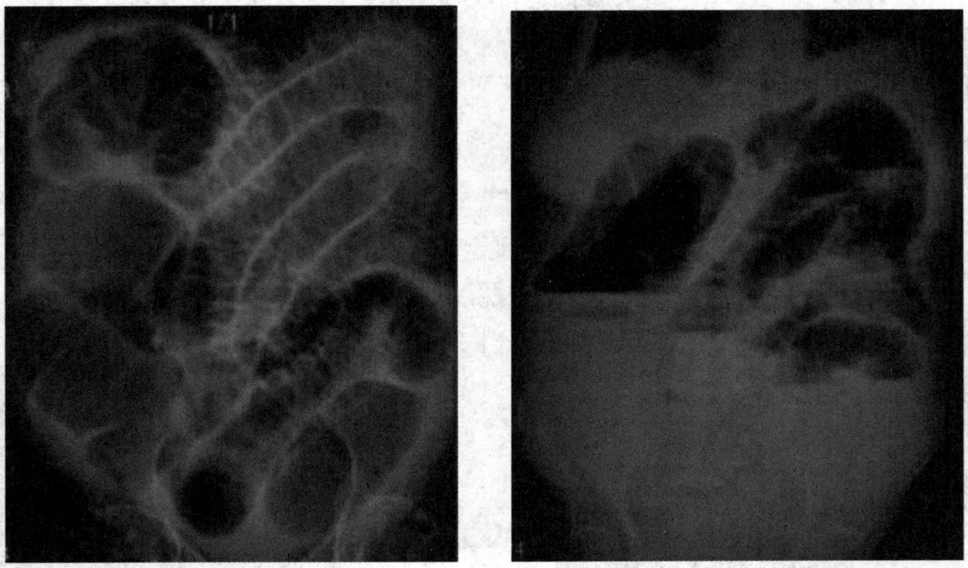

图 11-47　患者腹部 X 线片示例

2.（2023、2022、2019）患者，男，39 岁。右小腿摔伤后疼痛 3 小时。右胫、腓骨正侧位 X 线片表现如图 11-48，请作出诊断。

【参考答案】

右胫、腓骨双骨折。

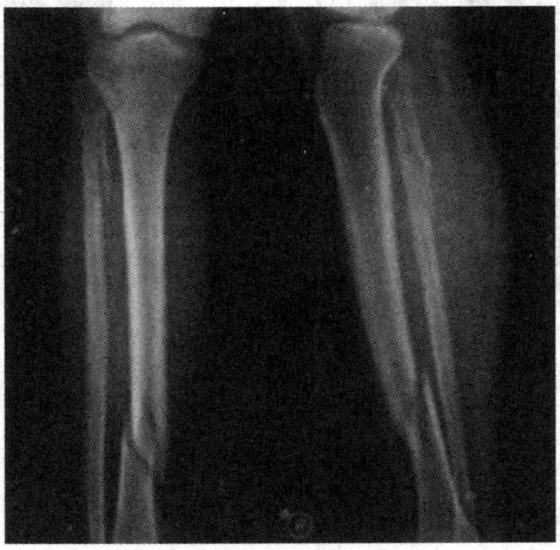

图 11-48　患者右胫、腓骨正侧位 X 线片示例

3.（2023、2020）患者，男，62 岁。刺激性咳嗽 1 个月，伴痰中带血。胸部 X 线片表现如图 11-49，请作出诊断。

【参考答案】

右下肺周围型肺癌。

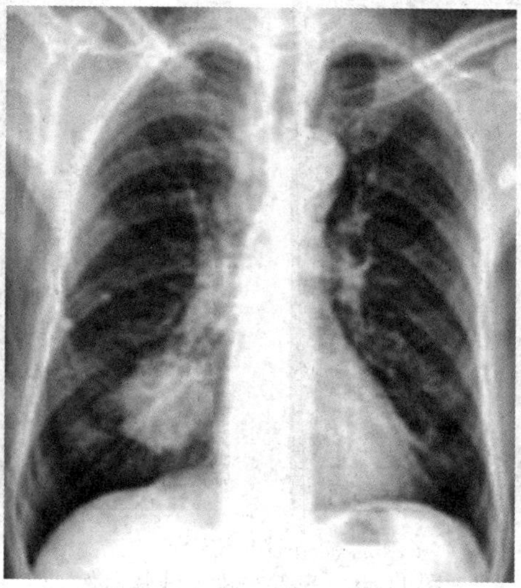

图 11-49　患者胸部 X 线片示例

4.（2022、2021、2020、2019、2018、2017、2016、2015、2012）患者，男，38 岁。右侧胸痛 3 天。胸部 X 线片表现如图 11-50，请作出诊断。

【参考答案】

右侧胸腔积液（中等量）。

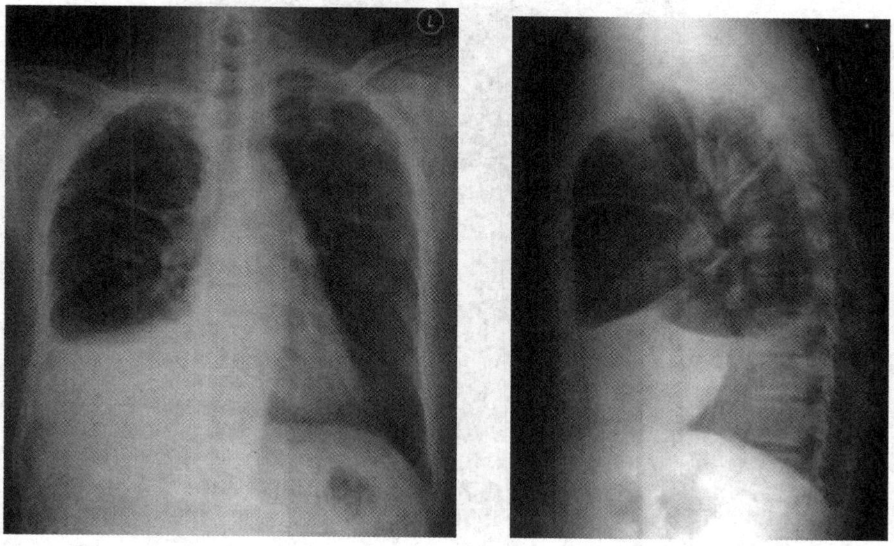

图 11-50　患者胸部 X 线片示例

5.（2020、2018、2017）患者，男，52 岁。右腿被重物砸伤 1 小时。X 线片表现如图 11-51，请作出诊断。

【参考答案】

右股骨远端骨折。

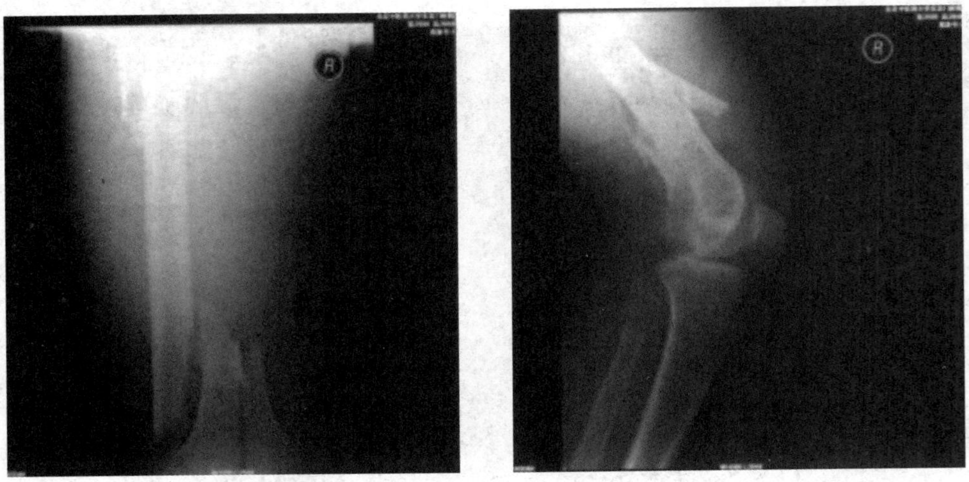

图 11-51 患者右腿 X 线片示例

6.（2019、2018、2017、2016、2015、2012）患者，男，32 岁，突发右侧胸痛 3 小时。胸部 X 线片表现如图 11-52，请作出诊断。

【参考答案】

右侧气胸（大量）。

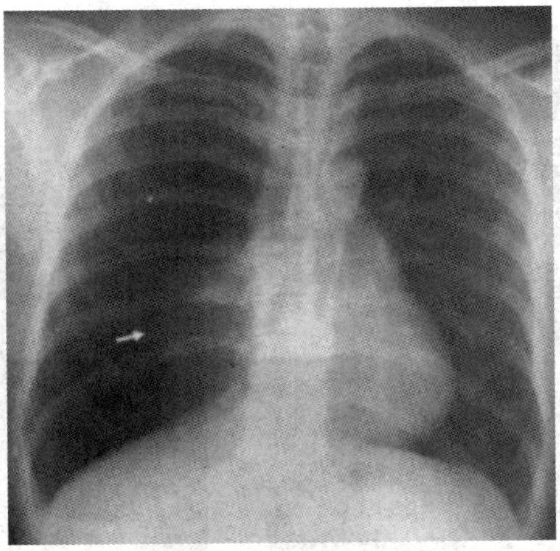

图 11-52 患者胸部 X 线片示例

7.（2019、2018）患者，男，30 岁。咳嗽、咳痰 1 天。胸部 X 线片表现如图 11-53，请作出诊断。

【参考答案】

正常 X 线胸片。

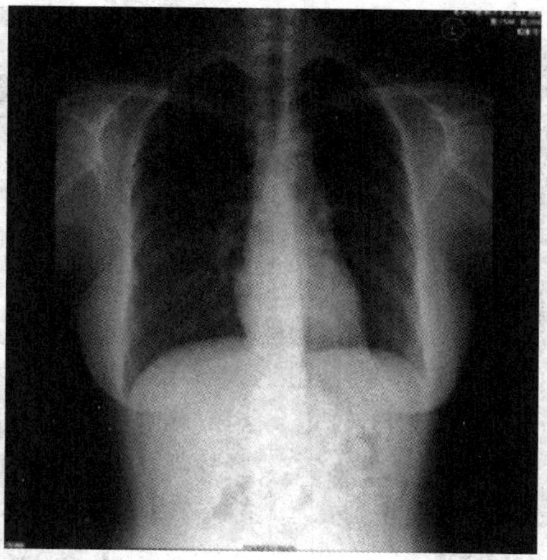

图 11-53 患者胸部 X 线片示例

三、CT 影像诊断（助理不考）

考点点拨

（一）原发性肺癌

1. 中央性肺癌（见图 11-54、图 11-55、图 11-56）

CT 征象：早期即有异常，表现为肺段以上支气管腔内结节、支气管壁不规则增厚、管腔狭窄。进展期表现为肺门分叶状软组织肿块，支气管腔不规则狭窄、截断；肿块远端阻塞性肺炎、肺不张；肺门或纵隔淋巴结肿大、胸腔积液、肺内及远处转移等。

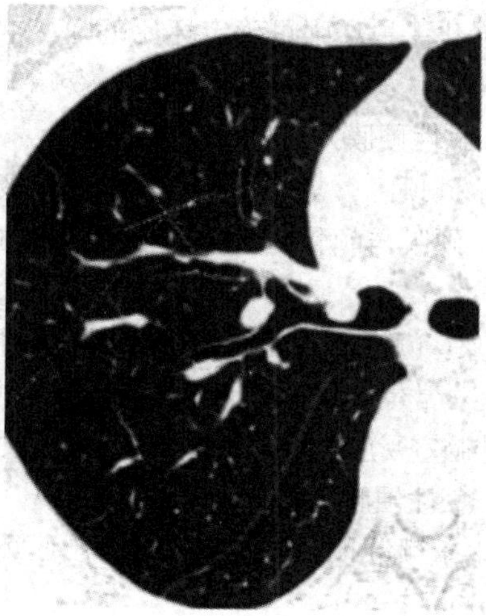

图 11-54 右主支气管腔类癌

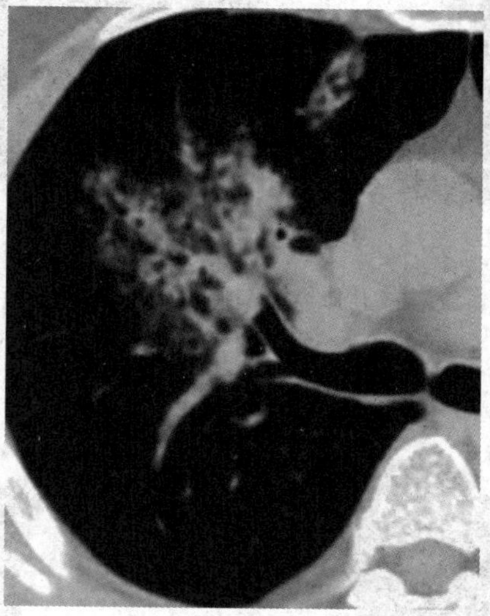

图 11-55 右上肺支气管鳞癌伴阻塞性肺炎

2. 周围型肺癌（图 11-57、图 11-58）

CT 征象：早期表现为肺内混杂磨玻璃结节或实性结节，常出现空泡征；中晚期表现为肺内球形肿块影，边缘不规则，常出现分叶、短细毛刺及胸膜凹陷征，可有坏死、空洞形成，增强后强化不均匀，肺门或纵隔淋巴结肿大，肺内及远处转移等。

（二）急性胰腺炎（图 11-59）

主要症状为剧烈的上腹部疼痛并向腰背部放射，伴恶心、呕吐、发热等症状。

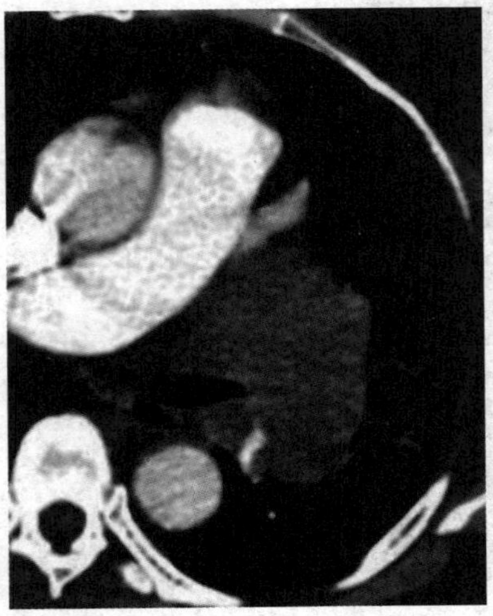

图 11-56　左肺门小细胞肺癌

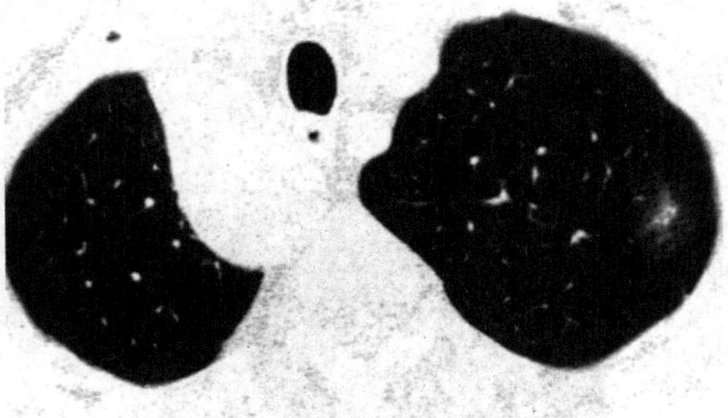

图 11-57　左上肺早期肺癌（混杂磨玻璃结节）

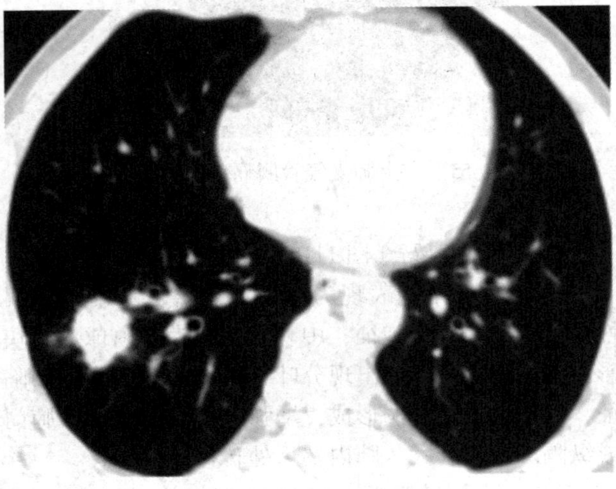

图 11-58　右下肺周围型肺癌（实性结节）

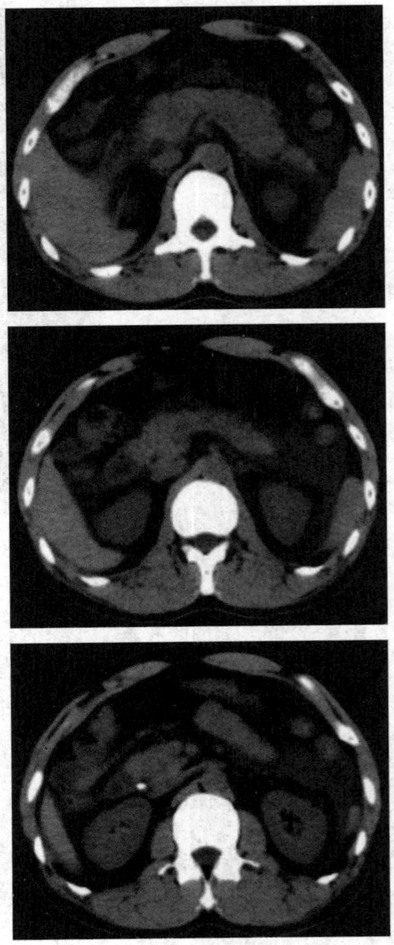

图 11-59　急性胰腺炎

CT 征象：胰腺弥漫性、局限性肿大，密度正常或略低；胰周脂肪间隙模糊不清、胰周积液；肾前筋膜增厚；出血坏死型合并出血呈高密度，坏死区呈低密度且无强化——增强可确定坏死范围；常伴有上腹部肠曲扩张积气，肺底炎症或胸腔积液。

（三）急性硬膜外血肿（图 11-60）

好发于颞顶区，常伴发颅骨骨折。血液聚集在硬膜外间隙，硬膜与颅骨内板粘连紧密，故血肿局限呈梭形。

CT 征象：颅板下见凸透镜样或半圆形血肿，新鲜血肿呈高密度，常位于骨折线下方，边界清晰锐利，不跨颅缝，可伴脑室受压变形、中线移位等占位效应。

（四）急性硬膜下血肿（图 11-61）

常发生于额颞顶区，血液聚集在硬膜下腔，沿脑表面广泛分布。

CT 征象：急性硬膜下血肿 CT 表现为颅骨内板下方新月形高密度区，范围广泛，可超过颅缝，多数伴有明显占位效应，即脑室受压变形、中线移位等。

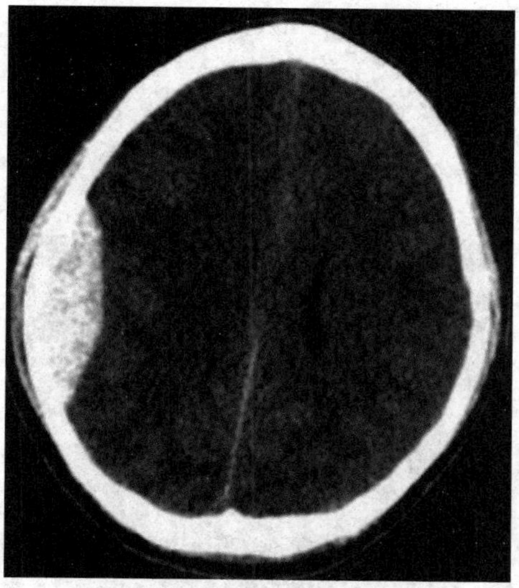

图 11-60　右顶部急性硬膜外血肿

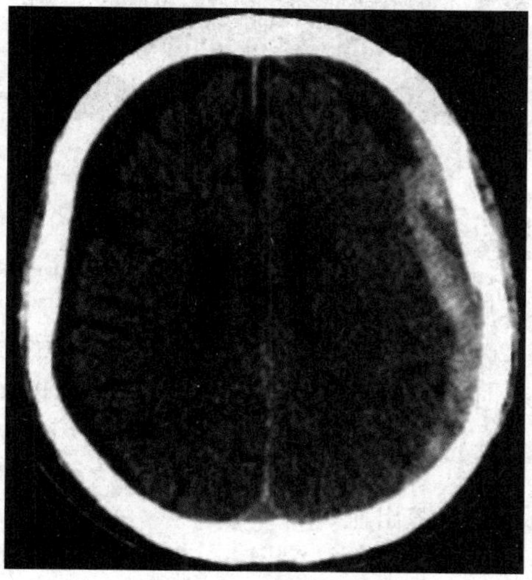

图 11-61　急性硬膜下血肿

（五）脑梗死（图 11-62）

脑梗死分布范围、大小及形态与责任血管供血范围一致，以大脑中动脉为好发部位。

CT 征象：24 小时内常无阳性发现，24 小时后表现为低密度灶，部位和范围与闭塞血管供血区一致，皮髓质同时受累，多呈扇形；可有占位效应，但相对较轻。

（六）脑出血（图 11-63）

脑出血常继发于高血压、动脉瘤、血管畸形等，以高血压脑出血常见。临床表现为突发剧烈头痛，可伴偏瘫、失语、一侧肢体瘫痪等。

CT 征象：急性期血肿呈边界清晰的肾形、类圆形或不规则形均匀高密度影；周围水肿带宽窄不一，局部脑室受压移位，中线结构可移位；破入脑室内见高密度积血。吸收期始于出血后 3 ~ 7 天，可见血肿缩小并密度减低，血肿周边变模糊，水肿带增宽。囊

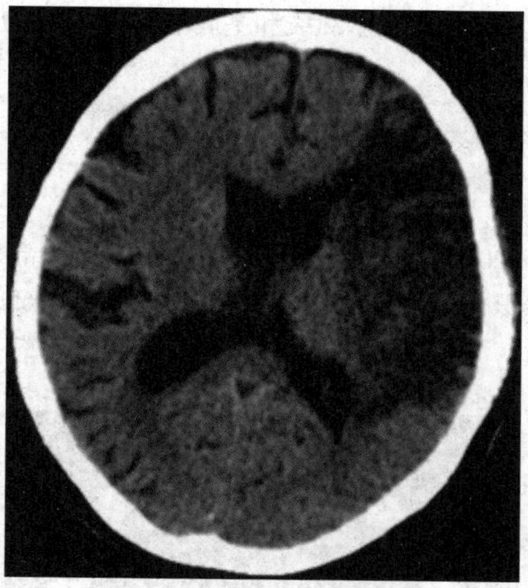

图 11-62　左侧额颞叶急性脑梗死

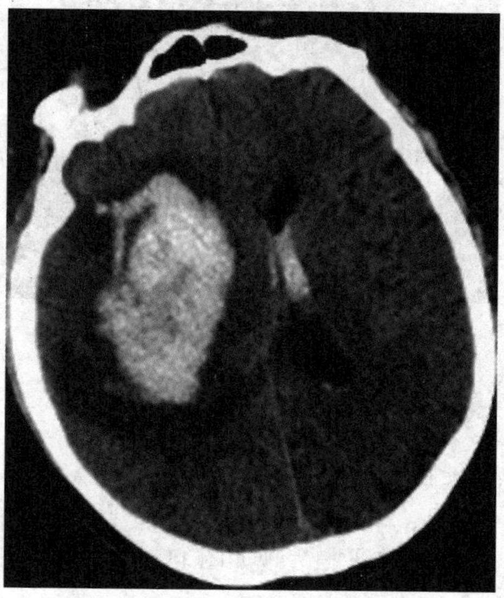

图 11-63　右侧基底节区急性脑出血并破入侧脑室

变期为出血 2 个月后，较大血肿吸收后常遗留大小不等的裂隙状囊腔；伴有不同程度的脑萎缩。

（七）蛛网膜下腔出血（图 11-64）

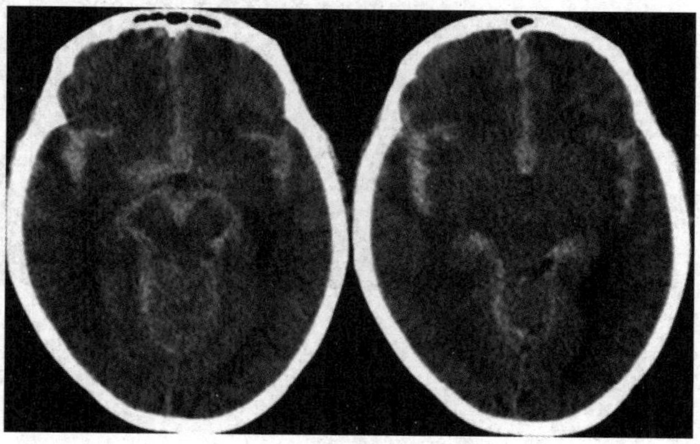

图 11-64　蛛网膜下腔出血

出血多位于大脑纵裂和基底池。CT表现为脑沟、脑池内线样或窄带状高密度影。

经典试题

1.（2023、2020）患者，男，31岁。头部外伤后突发意识丧失4小时。CT平扫表现如图11-65，请作出诊断。

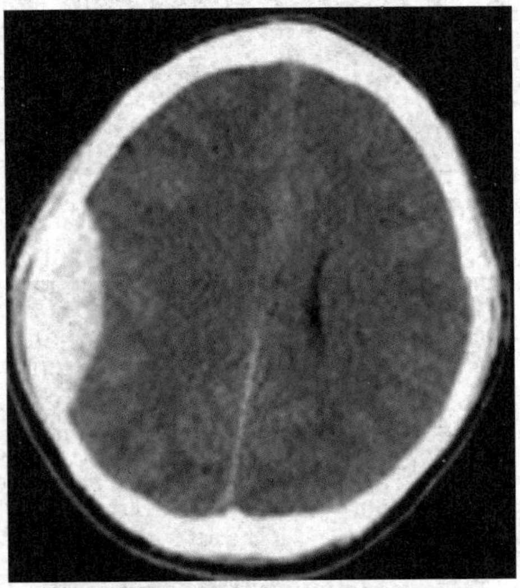

图11-65 患者CT示例

【参考答案】

急性硬膜外血肿。

2.（2022、2020）患者，女，68岁。外伤后头晕头痛1小时。CT平扫表现如图11-66，请作出诊断。

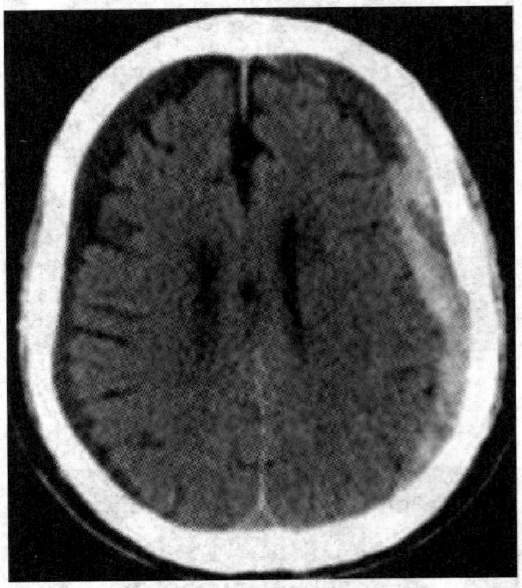

图11-66 患者CT示例

【参考答案】

急性硬膜下血肿。

3.（2021）患者，男，57岁。户外劳动后突发剧烈头痛4小时。CT平扫表现如图11-67，请作出诊断。

【参考答案】

蛛网膜下腔出血。

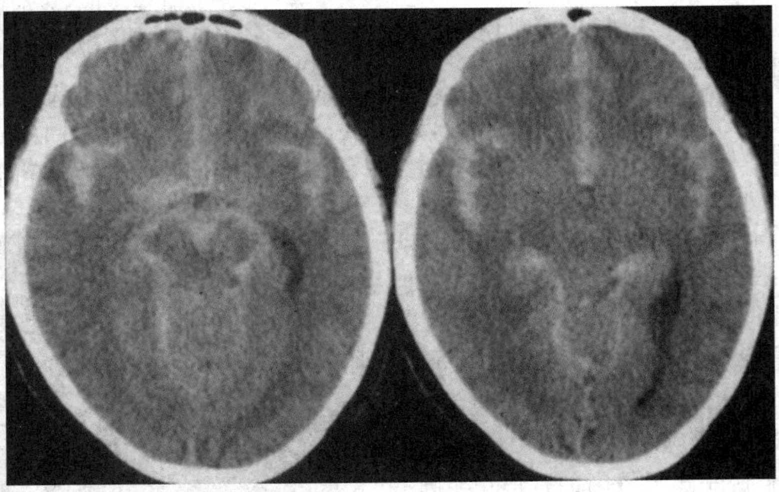

图11-67 患者CT示例

四、实验室检查

考点点拨

(一) 血液一般检查

1. 血红蛋白 (Hb) 测定和红细胞 (RBC) 计数

【参考值】

见表 11-52。

表 11-52 参考值

	血红蛋白测定	红细胞计数
男	120 ~ 160g/L	$(4.0 \sim 5.5)\times10^{12}/L$
女	110 ~ 150g/L	$(3.5 \sim 5.0)\times10^{12}/L$
新生儿	100 ~ 190g/L	$(6.0 \sim 7.0)\times10^{12}/L$

【临床意义】

(1) 红细胞和血红蛋白减少

1) 贫血分为 4 级：见表 11-53。

表 11-53 贫血的分级

分 级	参考值/$(g \cdot L^{-1})$
轻度	男性低于 120，女性低于 110 但高于 90
中度	60 ~ 90
重度	30 ~ 60
极重度	低于 30

2) 贫血可分为 3 类：①红细胞生成减少，见于造血原料不足（如缺铁性贫血、巨幼细胞贫血），造血功能障碍（如再生障碍性贫血、白血病等），慢性系统性疾病（慢性感染、恶性肿瘤、慢性肾病等）。②细胞破坏过多，见于各种溶血性贫血。③失血，如各种失血性贫血。

(2) 红细胞和血红蛋白增多

1) 相对性红细胞增多，见于大量出汗、连续呕吐、反复腹泻、大面积烧伤等。

2) 绝对性红细胞增多：①继发性。生理性增多见于新生儿、高山居民、登山运动员和重体力劳动者。病理性增多见于阻塞性肺气肿、肺源性心脏病、发绀型先天性心脏病。②原发性。见于真性红细胞增多症。

2. 白细胞 (WBC) 计数及白细胞分类计数

【参考值】

白细胞总数：成人：$(4 \sim 10)\times10^9/L$；儿童：$(5 \sim 12)\times10^9/L$；新生儿：$(15 \sim 20)\times10^9/L$。

分类计数：中性杆状核：0.01 ~ 0.05；中性分叶核：0.50 ~ 0.70；嗜酸性粒细胞：0.005 ~ 0.050；嗜碱性粒细胞：0 ~ 0.01；淋巴细胞：0.20 ~ 0.40；单核细胞：0.03 ~ 0.08。

【临床意义】

(1) 中性粒细胞 (N)

1) 反应性粒细胞增多：①感染，化脓性感染为最常见的原因，如流行性脑脊髓膜炎、肺炎、阑尾炎等；还见于某些病毒感染（狂犬病、流行性乙型脑炎），某些寄生虫感染（急性血吸虫病、肺吸虫病）。②严重组织损伤，如较大手术后、急性心肌梗死后较常见。急性大出血、溶血，如脾破裂或异位妊娠破裂、急性溶血等。③其他，如中毒、类风湿关节炎及应用某些药物如皮质激素等。异常增生性粒细胞增多：见于急、慢性髓细胞性白血病，骨髓增殖性疾病（骨髓纤维化、真性红细胞增多症）等。

2) 中性粒细胞减少：①某些感染，病毒感染是常见的原因，如流行性感冒、麻疹、病毒性肝炎、水痘、风疹等。也见于某些革兰阴性杆菌感染（如伤寒）及原虫感染（如疟疾）等。②某些血液病，如再生障碍性贫血、粒细胞缺乏症及恶性组织细胞病等。③药物及理化因素的作用，如氯霉素、抗肿瘤药物、抗结核药物、抗甲状腺药物、X 线及放射性核素等。④自身免疫性疾病，如系统性红斑狼疮等。⑤脾功能亢进，如肝硬化、门静脉高压症等。

3) 中性粒细胞的核象变化：①核左移，常见于各种病原体所致的感染、大出血、大面积烧伤、大手术、恶性肿瘤晚期等。②核右移，核右移常伴白细胞总数减少，为骨髓造血功能减退或缺乏造血物质所致。常见于巨幼细胞贫血、恶性贫血，若在疾病进程中突然发现核右移，表示预后不良。

4) 中性粒细胞的中毒性改变：常见于各种严重感染、中毒、恶性肿瘤及大面积烧伤等。

（2）嗜酸性粒细胞（E）

1）嗜酸性粒细胞增多：①变态反应性疾病，如支气管哮喘、药物过敏反应、热带嗜酸性粒细胞增多症以及某些皮肤病等。②寄生虫病。③某些血液病，如慢性粒细胞白血病、嗜酸性粒细胞白血病。

2）嗜酸性粒细胞减少：见于伤寒、副伤寒、应激状态等。

（3）嗜碱性粒细胞（B）：其增多可见于慢性粒细胞白血病等。其减少一般无临床意义。

（4）淋巴细胞（L）

1）淋巴细胞增多：①感染性疾病，主要为病毒感染，如麻疹、风疹、水痘、流行性腮腺炎、传染性单核细胞增多症等，也可见于某些杆菌感染，如结核病、百日咳、布鲁菌病。②某些血液病。③急性传染病的恢复期。

2）淋巴细胞减少：主要见于应用皮质激素、烷化剂，接触放射线，免疫缺陷性疾病等。

（5）单核细胞（M）增多：①生理性，如婴幼儿。②某些感染，如感染性心内膜炎、活动性结核病、疟疾及急性感染的恢复期。③某些血液病，如单核细胞白血病。

3. 血小板计数（PC或Plt）

【参考值】

$(100\sim300)\times10^9/L$

【临床意义】

（1）血小板计数低于$100\times10^9/L$为血小板减少，见于再生障碍性贫血、急性白血病、原发性血小板减少性紫癜、脾功能亢进症等。

（2）血小板计数高于$400\times10^9/L$为血小板增多。血小板反应性增多见于脾脏摘除术后、急性大失血及溶血之后。血小板原发性增多见于真性红细胞增多症、原发性血小板增多症、慢性髓细胞性白血病等。

4. 网织红细胞（Ret）计数

【参考值】

成人：0.005～0.015（0.5%～1.5%），绝对值$(24\sim84)\times10^9/L$；新生儿：0.03～0.06（3%～6%）

【临床意义】

（1）溶血性贫血、急性失血性贫血时网织红细胞显著增多；网织红细胞减少见于再生障碍性贫血、骨髓病性贫血（如白血病）。

（2）贫血疗效观察：贫血患者，给予有关抗贫血药物后，网织红细胞增高说明治疗有效；反之，说明治疗无效。

5. 红细胞沉降率（ESR）测定

【参考值】

成年男性：0～15mm/h；成年女性：0～20mm/h。

【临床意义】

（1）生理性增快：见于妇女月经期、妊娠期，儿童、老年人。

（2）病理性增快：①各种炎症，如细菌性急性炎症、风湿热和结核病活动期。②损伤及坏死，如急性心肌梗死、严重创伤、骨折等。③恶性肿瘤。④各种原因导致的高球蛋白血症，如多发性骨髓瘤、感染性心内膜炎、系统性红斑狼疮、肾炎、肝硬化等。⑤贫血。

（二）尿液检查

1. 一般性状检查

（1）尿量

【参考值】

1000～2000ml/24h

【临床意义】

1）多尿：尿量>2500ml/24h者称为多尿。病理性多尿见于糖尿病、尿崩症、有浓缩功能障碍的肾脏疾病及精神性多尿等。

2）少尿或无尿：尿量少于400ml/24h（或17ml/h）者称为少尿；尿量少于100ml/24h者，称为无尿或尿闭。见于：①肾前性，如休克、脱水、心力衰竭及肾动脉栓塞等。②肾性，急性肾小球肾炎、慢性肾小球肾炎、急性肾衰竭少尿期及慢性肾衰竭终末期等。③肾后性，尿路梗阻，如肿瘤、结石、尿道狭窄等。

（2）颜色和透明度

1）血尿：见于泌尿系统的炎症、结核、结石、肿瘤及出血性疾病等。

2）血红蛋白尿：其颜色呈浓茶色或酱油色，镜检无红细胞，但隐血试验可呈强阳性。可见于蚕豆病、阵发性睡眠性血红蛋白尿、血型不合的输血反应及恶性疟疾等。

3）胆红素尿：见于肝细胞性黄疸及阻塞性黄疸。

4）乳糜尿：常见于丝虫病，少数因结核、肿瘤引起。

5）脓尿和菌尿：见于尿路感染，如肾盂肾炎、膀胱炎。

（3）气味：尿中出现烂苹果样气味，多为糖尿病酮症酸中毒。有机磷农药中毒时尿带蒜臭味。此外，有些药物和食物（葱、蒜）也可使尿液散发特殊气味。

（4）酸碱反应

【参考值】

pH 4.5~8.0（平均6.5）

【临床意义】

尿液酸度增高见于多食肉类、蛋白质、代谢性酸中毒、痛风等；碱性尿见于多食蔬菜、服用碳酸氢钠类药物、代谢性碱中毒、呕吐等。

（5）尿液比重

【参考值】

1.015~1.025，晨尿比重最高。

【临床意义】

尿比重病理性增高见于急性肾小球肾炎、糖尿病、蛋白尿、失水等；尿比重减低见于尿崩症、慢性肾小球肾炎、急性肾衰竭和肾小管间质疾病等；肾实质严重损害出现等张尿，尿比重常在1.010左右。

2. 化学检查

（1）尿蛋白

【参考值】

尿蛋白定性试验阴性或定量试验为0~80mg/L。

【临床意义】

当尿液用常规定性方法检查尿蛋白阳性，或定量试验超过150mg/24h，称为蛋白尿。见表11-54。

表11-54　临床意义

分类	意　义
肾小球性蛋白尿	见于原发性肾小球疾病，如急性肾小球肾炎、急进性肾小球肾炎、隐匿性肾小球肾炎、慢性肾小球肾炎、肾病综合征，以及某些继发性肾小球疾病，如糖尿病肾病及狼疮性肾病等
肾小管性蛋白尿	见于肾盂肾炎、间质性肾炎、中毒性肾病（汞、镉、铋等重金属中毒及应用庆大霉素、卡那霉素等药物引起）、肾移植术后
混合性蛋白尿	见于肾小球疾病后期（如慢性肾小球肾炎）累及肾小管，肾小管间质疾病后期（如炎症、中毒）累及肾小球，以及全身性疾病，如糖尿病肾病、狼疮性肾病等
溢出性蛋白尿	可见于多发性骨髓瘤、巨球蛋白血症、大面积心肌梗死、挤压综合征和溶血性贫血等
组织性蛋白尿	在尿液形成过程中，肾小管代谢产生的和肾组织破坏分解的蛋白质及炎症、药物刺激分泌的蛋白质，称组织性蛋白尿。肾脏炎症、中毒时排出量增多
假性蛋白尿	肾脏以下泌尿道疾病，如膀胱炎、尿道炎，或阴道分泌物掺入尿中，可引起蛋白定性试验阳性

（2）尿糖

【参考值】

尿糖定性试验为阴性，定量试验为0.56~5.00mmol/24h。

【临床意义】

见表11-55。

表11-55　临床意义

分　类	意　义
血糖增高性糖尿	见于糖尿病，也见于肢端肥大症、甲状腺功能亢进症、嗜铬细胞瘤、库欣综合征等
血糖正常性糖尿	见于慢性肾小球肾炎、肾病综合征、妊娠等
暂时性糖尿	①生理性糖尿，如短时间内摄入大量糖后。②应激性糖尿，如脑出血、颅脑外伤、急性心肌梗死等
其他糖尿	进食乳糖、果糖等过多可出现果糖尿、半乳糖尿，可使尿糖定性假阳性
假性糖尿	维生素C、水杨酸、阿司匹林等有还原性，可使尿糖定性假阳性

（3）尿酮体

【参考值】

定性试验为阴性。

【临床意义】

尿酮体包括乙酰乙酸、β-羟丁酸和丙酮。糖尿病酮症酸中毒时，尿酮体呈强阳性反应，妊娠呕吐、重症不能进食等也可呈阳性。

3. 显微镜检查

（1）细胞

1）红细胞

【参考值】

玻片法平均（0~3）个/HP，定量检查（0~5）个/μl。

【临床意义】

①离心后的尿沉渣，若红细胞>3个/HP，尿外观无血色者，称为镜下血尿；尿内含血量较多，外观呈红色，称肉眼血尿。②多形性红细胞大于计数80%，称为肾小球源性血尿，见于各类肾小球疾病，如急慢性肾小球肾炎、紫癜性肾炎、狼疮性肾炎等。③多形性红细胞<50%，为非肾小球源性血尿，见于泌尿系统肿瘤、肾结石、肾盂肾炎、急性膀胱炎等。

2）白细胞和脓细胞

【参考值】

玻片法平均（0～5）个/HP，定量检查（0～10）个/μl。

【临床意义】

若有大量白细胞或脓细胞，多为尿路感染，见于肾盂肾炎、膀胱炎、尿道炎及肾结核等。成年女性生殖系统有炎症，尿内常混入阴道分泌物，镜下除成团的脓细胞外，还可见到多量扁平上皮细胞，应与泌尿系统炎症相鉴别，需取中段尿复查。

3）上皮细胞：见表11-56。

表11-56　上皮细胞

分　类	意　　义
复层鳞状上皮细胞（扁平上皮细胞）	来自阴道及尿道黏膜表层，成年女性尿中多见，临床意义不大
移行上皮细胞	正常人尿内无或偶见，尿道炎、膀胱炎、输尿管炎时可见
肾小管上皮细胞	尿中出现提示肾小管有病变，对判断肾移植术后有无排斥反应有一定意义

（2）管型：见表11-57。

（3）结晶体：一般临床意义较小。若经常出现于新鲜尿中并伴有较多红细胞时，有泌尿系结石的可能。若在服用磺胺类药物时尿中出现大量磺胺结晶体，应及时停药。

表11-57　管型的分类及意义

分　类		意　　义
透明管型		见于健康人；剧烈运动、高热、心功能不全时，可见少量；肾实质病变时，明显增多
细胞管型	红细胞管型	见于肾小球疾病，如急进性肾小球肾炎、急性肾小球肾炎、慢性肾小球肾炎、狼疮性肾炎等
	白细胞管型	见于肾盂肾炎、间质性肾炎等
	肾小管上皮细胞管型	表示肾小管有病变，常见于急性肾小管坏死、肾病综合征、慢性肾小球肾炎晚期、高热、妊娠期高血压疾病等
颗粒管型		见于慢性肾小球肾炎、肾盂肾炎或某些原因（药物中毒等）引起的肾小管损伤
脂肪管型		见于肾病综合征、慢性肾小球肾炎急性发作、中毒性肾病
蜡样管型		提示肾小管病变严重，预后较差。见于慢性肾小球肾炎晚期、慢性肾衰竭及肾淀粉样变性

（4）病原体：清洁中段尿定量细菌培养≥10^5/ml为阳性，<10^4/ml为污染，在10^4～10^5/ml时需结合临床判断。直接涂片每个油镜视野见1个以上细菌为阳性。病原体检查阳性有助于泌尿系统感染，如肾盂肾炎、膀胱炎的诊断。

（三）粪便检查

1. 一般性状检查　见表11-58。

表11-58　一般性状检查

性　状	意　　义
水样或粥样稀便	见于各种感染性或非感染性腹泻，如急性胃肠炎、甲状腺功能亢进症等
米泔样	见于霍乱患者
黏液脓样或黏液脓血便	见于痢疾、溃疡性结肠炎、直肠癌等。在阿米巴痢疾时，以血为主，呈暗红色果酱样；细菌性痢疾则以黏液及脓为主
鲜血便	见于肠道下段出血。痔疮出血滴落于粪便之后，肛裂出血则附于秘结大便的表面
柏油样便	见于各种原因引起的上消化道出血
白陶土样便	见于各种原因引起的胆管阻塞
细条状便	直肠癌

2. 显微镜检查　见表11-59。

表11-59　显微镜检查

异常症状	意　　义
白细胞	见于急性细菌性痢疾、溃疡性结肠炎。过敏性结肠炎、肠道寄生虫时，可见较多的嗜酸性粒细胞
红细胞	肠道下段炎症或出血时可见，如痢疾、溃疡性结肠炎、结肠癌、痔疮出血、直肠息肉等
巨噬细胞	见于细菌性痢疾和溃疡性结肠炎
寄生虫	肠道寄生虫的诊断主要靠镜检查找虫卵、原虫滋养体及其包囊，如蛔虫、钩虫、绦虫、阿米巴滋养体等

3. 化学检查　主要是隐血试验。正常为阴性。阳性常见于消化性溃疡的活动期、胃癌、钩虫病以及消化道炎症、出血性疾病等。消化性溃疡隐血试验呈间断阳性，消化道癌症呈持续性阳性，故本试验对消化道出血的诊断及消化道肿瘤的普查、初筛和监测均有重要意义。服用铁剂，食用动物血或肝类、瘦肉以及大量绿叶蔬菜时，可出现假阳性。口腔出血或消化道出血被咽下后，可呈阳性反应。

4. 细菌学检查　主要靠培养分离与鉴定，但有时也做直接涂片检查，如粗筛霍乱弧菌，可做大便悬滴和涂片染色检查。大便培养（普通培养、厌氧菌培养或结核培养）有助于确诊和菌种鉴定。

（四）肝功能检查

1. 血清总蛋白（STP）和白蛋白/球蛋白（A/G）比值测定

【参考值】

血清总蛋白：60～80g/L；白蛋白：40～55g/L；球蛋白：20～30g/L；A/G 比值：（1.5～2.5）：1。

【临床意义】

（1）血清总蛋白和白蛋白增高：见于各种原因引起的血液浓缩、肾上腺皮质功能减退。

（2）血清总蛋白和白蛋白降低：①肝脏疾病，如亚急性重型肝炎、重度慢性肝炎、肝硬化、肝癌等。②营养不良。③蛋白丢失过多，如肾病综合征、慢性肾炎、严重烧伤等。④消耗增加，如恶性肿瘤、重症结核病、甲状腺功能亢进症等。

（3）血清总蛋白和球蛋白增高：①慢性肝脏疾病，如慢性活动性肝炎、自身免疫性肝炎、肝硬化等。②M 蛋白血症，如多发性骨髓瘤、淋巴瘤、原发性巨球蛋白血症等。③自身免疫性疾病，如系统性红斑狼疮、类风湿关节炎等。④慢性炎症，如结核病、疟疾等。

（4）A/G 比值倒置（A/G<1）：见于肝功能严重损害及 M 蛋白血症，如肝硬化、肝癌、多发性骨髓瘤、原发性巨球蛋白血症等。

2. 血清氨基转移酶测定

【参考值】

连续监测法（37℃）：GPT 10～40U/L，GOT 10～40U/L，GPT/GOT≤1。

【临床意义】

（1）肝脏疾病：①病毒性肝炎时，GPT 与 GOT 均显著升高，以 GPT 升高更加明显，是诊断病毒性肝炎的重要检测项目。急性重症肝炎 GOT 明显升高，但在病情恶化时，黄疸进行性加深，酶活性反而降低，即出现“胆酶分离”现象，提示肝细胞严重坏死，预后不良。②慢性病毒性肝炎转氨酶轻度上升或正常。③肝硬化转氨酶活性正常或降低。④肝内、外胆汁淤积，转氨酶活性通常正常或轻度上升。⑤酒精性肝病、药物性肝炎、脂肪肝、肝癌等，转氨酶轻度升高或正常。酒精性肝病 GOT 显著增高，GPT 轻度增高。

（2）心肌梗死：急性心肌梗死后 6～8 小时 GOT 增高，4～5 天后恢复正常。

（3）其他疾病：骨骼肌疾病、肺梗死、肾梗死等转氨酶轻度升高。

3. γ-谷氨酰转移酶（γ-GT）

【参考值】

硝基苯酚连续检测法（37℃）：γ-GT<50U/L。

【临床意义】

γ-GT 增高见于以下几种情况。①肝癌。②胆道阻塞性疾病。③肝脏疾病：急性肝炎 γ-GT 呈中等度升高；慢性肝炎、肝硬化的非活动期，γ-GT 正常，若 γ-GT 持续升高，提示病变活动或病情恶化；急慢性酒精性肝炎、药物性肝炎，γ-GT 可明显升高。

4. 胆红素代谢检查　健康人及 3 种黄疸实验室检查鉴别见表 11-60。

表 11-60　胆红素代谢检查

	血清胆红素定量/（μmol·L^{-1}）			尿液		粪便	
	总胆红素	非结合胆红素	结合胆红素	尿胆原/（μmol·L^{-1}）	尿胆红素	颜色	粪胆原
健康人	3.4～17.1	1.7～10.2	0～6.8	1：20（-）	（-）	黄褐色	正常
溶血性黄疸	↑↑	↑↑	轻度↑或正常	强（+）	（-）	加深	增加
阻塞性黄疸	↑↑	轻度↑或正常	↑↑	（-）	（+）	变浅或灰白色	↓或消失
肝细胞性黄疸	↑↑	↑	↑	（+）或（-）	（+）	变浅或正常	↓或正常

（五）甲、乙、丙型肝炎病毒标志物检测

1. 甲型病毒性肝炎（助理不考）

【参考值】

正常人抗-HAV IgM阴性。

【临床意义】

抗-HAV IgM阳性提示近期感染HAV，结合临床可作为甲型病毒性肝炎诊断标准。

2. 乙型病毒性肝炎

【参考值】

HBsAg、抗-HBs、抗-HBc、HBeAg、抗-HBe均阴性。

【临床意义】

（1）HBsAg及抗-HBs测定：HBsAg具有抗原性，不具有传染性。HBsAg是感染HBV的标志，见于HBV携带者或乙肝患者。抗-HBs一般在发病后3～6个月才出现，是一种保护性抗体。抗-HBs阳性，见于注射过乙型肝炎疫苗或曾感染过HBV，目前HBV已被清除者，对HBV已有免疫力。

（2）抗-HBc测定：抗-HBc不是中和抗体，而是反映肝细胞受到HBV侵害的可靠指标，主要有IgM和IgG 2型。抗-HBc IgM是机体感染HBV后出现最早的特异性抗体，滴度较高。抗-HBc IgM阳性，是诊断急性乙肝和判断病毒复制的重要指标，并提示有强传染性。抗-HBc IgG阳性高滴度，表明患有乙型肝炎且HBV正在复制；抗-HBc IgG阳性低滴度，则是HBV既往感染的指标，可在体内长期存在，有流行病学意义。

（3）HBeAg及抗-HBe测定：HBeAg阳性表示有HBV复制，传染性强。抗-HBe多见于HBeAg转阴的患者，意味着HBV大部分已被清除或抑制，是传染性降低的一种表现。抗-HBe并非保护性抗体，不能抑制HBV的增殖。HBsAg、HBeAg及抗-HBc阳性俗称“大三阳”，提示HBV正在大量复制，有较强的传染性。HBsAg、抗-HBe及抗-HBc阳性俗称“小三阳”，提示HBV复制减少，传染性已降低。

3. 丙型病毒性肝炎（助理不考）

【参考值】

正常人抗-HCV抗体阴性、HCV抗原阴性。

【临床意义】

丙型肝炎病毒（HCV）是输血后肝炎和散发性非甲非乙型肝炎的主要病原。HCV感染后，可导致慢性肝炎、肝硬化和肝细胞癌等多种肝脏疾病。抗-HCV检测阳性提示感染过HCV；对大部分病例而言，抗-HCV阳性常伴有HCV RNA存在，因此抗-HCV是判断HCV感染的一个重要标志。抗-HCV阳性而血清中没有HCV RNA提示既往感染。有极少数病例抗-HCV阴性仍可检测到HCV RNA。另外，某些慢性HCV感染者的抗-HCV可持续存在。HCV感染急性期患者血清HCV核心抗原阳性。

（六）肾功能检查

1. 内生肌酐清除率（Ccr）测定（助理不考）

【参考值】

成人（体表面积以1.73m^2计）：80～120ml/min。

【临床意义】

内生肌酐清除率是判断肾小球损害的敏感指标。

（1）评价肾功能损害程度：根据Ccr将肾功能分为四期：50～80ml/min为肾功能代偿期，20～50ml/min为肾功能失代偿期，10～20ml/min为肾衰竭，Ccr<10ml/min为尿毒症期。

（2）指导治疗：慢性肾衰竭Ccr<60ml/min应限制蛋白质摄入；Ccr<30ml/min，氢氯噻嗪类利尿药无效；Ccr<10ml/min，袢利尿药无效，应进行肾替代治疗。

2. 血肌酐（Scr）测定

【参考值】

全血肌酐：88～177μmol/L。血清或血浆肌酐：男性53～106μmol/L，女性44～97μmol/L。

【临床意义】

Scr升高见于各种原因引起的肾小球滤过功能减退。急性肾衰竭进行性升高、慢性肾衰竭血肌酐升高程度与病变严重性一致。

（1）评估肾功能损害程度：测定血中Scr浓度可反映肾小球的滤过功能，敏感性优于血尿素氮，是评价肾功能损害程度的重要指标。肾功能衰竭代偿期Scr 133～177μmol/L，肾功能衰竭失代偿期Scr 186～442μmol/L，肾衰竭Scr 445～701μmol/L，尿毒症期Scr>707μmol/L。

（2）鉴别肾前性与肾实质性少尿：肾前性少尿Scr很少超过200μmol/L，肾实质性少尿Scr多超过200μmol/L。肾前性少尿血清BUN明显上升而Scr不相应升高，肾实质性少尿血清BUN与Scr同时升高。

3. 血清尿素氮（BUN）测定

【参考值】

成人：3.2～7.1mmol/L。

【临床意义】

（1）肾前性因素：肾血流量不足见于脱水、心功能不全、休克、水肿、腹水等。

（2）肾脏疾病：如慢性肾炎、肾动脉硬化症、严重肾盂肾炎、肾结核和肾肿瘤的晚期。对尿毒症的诊断及预后估计有重要意义。

（3）肾后性因素：尿路梗阻，如尿路结石、前列腺肥大、泌尿生殖系统肿瘤等。

（4）体内蛋白质分解过剩：见于急性传染病、脓毒血症、上消化道出血、大面积烧伤、大手术后和甲状腺功能亢进症等。

4. 血清尿酸（UA）测定

【参考值】

男性：268～488μmol/L；

女性：178～387μmol/L。

【临床意义】

见表11-61。

表11-61　临床意义

变　化	意　　义
血清尿酸增高	见于：①UA排泄障碍，如急慢性肾炎、肾结石、尿道梗阻等。②UA生成增加，见于痛风、慢性白血病、多发性骨髓瘤等。③进食高嘌呤饮食过多。④药物影响，如吡嗪酰胺等
血清尿酸降低	见于重症肝病、肝豆状核变性等

（七）血糖、葡萄糖耐量试验、糖化血红蛋白、血浆胰岛素、C肽测定

1. 血糖测定

【参考值】

空腹血糖（葡萄糖氧化酶法）：血清3.9～6.1mmol/L（70～110mg/L）。

【临床意义】

见表11-62。

表11-62　临床意义

变　化	意　　义
生理性变化	血糖升高见于餐后1～2小时、高糖饮食、剧烈运动及情绪激动等，常为一过性；血糖降低见于饥饿、剧烈运动等
病理性高血糖	①各型糖尿病。②其他内分泌疾病，如甲状腺功能亢进症、嗜铬细胞瘤、肾上腺皮质功能亢进症等。③应激性高血糖，如颅内高压、颅脑外伤、中枢神经系统感染、心肌梗死等。④药物影响，如噻嗪类利尿药、口服避孕药、泼尼松等。⑤肝脏和胰腺疾病，如严重肝病、重症胰腺炎、胰腺癌等。⑥其他，如高热、呕吐、腹泻等
病理性血糖降低	①胰岛B细胞增生或肿瘤、胰岛素注射过量等。②缺乏抗胰岛素的激素，如生长激素、甲状腺激素、肾上腺皮质激素等。③肝糖原贮存缺乏，如急性重症肝炎、急性肝炎、肝硬化、肝癌等。④其他，如药物影响（如磺胺药、水杨酸等）、急性乙醇中毒、特发性低血糖等

2. 口服葡萄糖耐量试验（OGTT）（助理不考）

【参考值】

空腹血糖（FBG）≤6.1mmol/L（110mg/dl），口服葡萄糖30～60分钟达高峰，峰值≤11.1mmol/L（200mg/dl）；2小时血糖<7.8mmol/L（140mg/dl），3小时恢复到正常水平。全部尿糖定性试验均为阴性。

【临床意义】

（1）正常糖耐量：空腹血糖（FBG）≤6.1mmol/L（110mg/dl），OGTT 2小时血糖<7.8mmol/L（140mg/dl）。

（2）空腹血糖受损（IFG）FBG介于6.1～7.0mmol/L之间，且OGTT 2小时血糖<7.8mmol/L。

（3）糖尿病：空腹血糖浓度≥7.0mmol/L或OGTT 2小时血糖≥11.1mmol/L，或任何时间血糖≥11.1mmol/L。

（4）糖耐量受损（IGT）：FBG<7.0mmol/L，OGTT 2小时血糖介于7.8～11.1mmol/L。见于甲状腺功能亢进症、皮质醇增多症、肢端肥大症、肥胖症等。

（5）糖耐量增高：空腹血糖正常或减低，服糖后血糖上升不明显，耐量曲线平坦。见于甲状腺功能减退症、肾上腺皮质功能减退、皮质功能低下等。

3. 糖化血红蛋白检测

【参考值】

HbA1c 4%～6%，HbA1 5%～8%。

【临床意义】

（1）评价糖尿病控制程度：HbA1c增高提示近

2～3个月糖尿病控制不良，HbA1c越高，血糖水平越高，病情越重，可作为糖尿病长期控制的检测指标。

（2）筛检糖尿病：美国糖尿病协会将HbA1c≥6.5%作为糖尿病诊断标准之一。

（3）鉴别高血糖：糖尿病高血糖的HbA1c增高，而应激性糖尿病的HbA1c正常。

（4）预测血管并发症：HbA1c>10%，提示血管并发症重。

4. 血浆胰岛素（助理不考）

【参考值】

CLIA法：空腹4.0～15.6U/L；ECLIA法：空腹17.8～173.0pmol/L。

【临床意义】

（1）胰岛素增高：常见于非胰岛素依赖型糖尿病（2型糖尿病）；胰岛B细胞瘤、胰岛素自身免疫综合征、脑垂体功能减退症、甲状腺功能减退症也有异常增高。此外，妊娠妇女及应激状态下如外伤、电击与烧伤等患者胰岛素水平也较高。

（2）胰岛素减低：常见于胰岛素依赖型糖尿病（1型糖尿病）及晚期非胰岛素依赖型糖尿病（2型糖尿病）患者；胰腺炎、胰腺外伤、B细胞功能遗传性缺陷的患者及使用β受体阻断药者常见血胰岛素的降低。

5. C肽（助理不考）

【参考值】

250.0～600.0pmol/L。

【临床意义】

（1）由于C肽的测定不受注射胰岛素的影响，因此对于胰岛素治疗的患者，C肽的变化更能反映胰岛B细胞的功能，以决定是否需要继续治疗。

（2）C肽的测定也可用于鉴别低血糖的原因，还可用于判定胰岛素瘤的切除是否完整或是否已经转移，及用于胰岛移植手术后的监测。

（八）血脂检查

1. 血清总胆固醇（TC）测定

【参考值】

合适水平TC<5.20mmol/L，边缘水平5.23～5.69 mmol/L，升高TC>5.72mmol/L。

【临床意义】

见表11-63。

表11-63 临床意义

变 化	意 义
TC增高	是冠心病的危险因素之一，高TC者动脉硬化、冠心病的发生率较高。TC增高还见于甲状腺功能减退症、糖尿病、肾病综合征、胆总管阻塞、长期高脂饮食等
TC降低	见于重症肝脏疾病，如急性重型肝炎、肝硬化等

2. 血清甘油三酯（TG）测定

【参考值】

0.56～1.70mmol/L。

【临床意义】

见表11-64。

表11-64 临床意义

变 化	意 义
TG增高	见于冠心病、原发性高脂血症、动脉粥样硬化症、肥胖症、阻塞性黄疸、糖尿病、肾病综合征等
TG降低	见于甲状腺功能亢进症、肾上腺皮质功能减退或肝功能严重低下等

3. 血清脂蛋白测定

【参考值】

（1）低密度脂蛋白胆固醇（LDL-C）：≤3.12mmol/L为合适范围，3.15mmol/L～3.61mmol/L为边缘性升高，>3.64mmol/L为升高。

（2）高密度脂蛋白胆固醇（HDL-C）：1.03～2.07mmol/L，>1.04mmol/L为合适范围，<0.91mmol/L为降低。

【临床意义】

见表11-65。

表11-65 临床意义

变 化	意 义
高密度脂蛋白胆固醇	HDL-C具有抗动脉粥样硬化作用，与TG呈负相关，也与冠心病发病呈负相关。HDL-C明显降低，多见于心脑血管病、糖尿病、肝炎、肝硬化等
低密度脂蛋白胆固醇	LDL-C与冠心病发病呈正相关，LDL-C升高是动脉粥样硬化的潜在危险因素

（九）血清钾、钠、氯、钙

1. 血钾测定

【参考值】

3.5～5.5mmol/L。

【临床意义】

见表 11-66。

表 11-66　临床意义

变化	意　义
血清钾增高	①肾脏排钾减少，如急慢性肾功能不全及肾上腺皮质功能减退等。②摄入或注射大量钾盐，超过肾脏排钾能力。③严重溶血或组织损伤。④组织缺氧或代谢性酸中毒时，大量细胞内的钾转移至细胞外
血清钾降低	①钾盐摄入不足，如长期低钾饮食、禁食或食欲缺乏等。②钾丢失过多，如严重呕吐、腹泻或胃肠减压，应用排钾利尿药及肾上腺皮质激素

2. 血清钠测定

【参考值】

135～145mmol/L。

【临床意义】

见表 11-67。

表 11-67　临床意义

变化	意　义
血清钠增高	临床上较少见，可因过多地输入含钠盐的溶液、肾上腺皮质功能亢进、脑外伤或急性脑血管病等所致
血清钠降低	临床上较常见，见于：①胃肠道失钠，如幽门梗阻，呕吐，腹泻，胃肠道、胆道、胰腺手术后造瘘、引流等。②尿钠排出增多，见于严重肾盂肾炎、肾小管严重损害、肾上腺皮质功能不全、糖尿病及应用利尿药治疗等。③皮肤失钠，如大量出汗、大面积烧伤及创伤等。④抗利尿激素过多，如肾病综合征、肝硬化腹水及右心衰竭等

3. 血清氯化物测定

【参考值】

95～106mmol/L。

【临床意义】

见表 11-68。

表 11-68　临床意义

变化	意　义
血清氯化物增高	见于过量补充氯化钠、氯化钙、氯化铵溶液，高钠血症性脱水，肾功能不全、尿路梗阻或心力衰竭等所致的肾脏排氯减少
血清氯化物降低	低钠血症常伴低氯血症。但当大量损失胃液时，以失氯为主而失钠很少；若大量丢失肠液时，则失钠甚多而失氯较少。低氯血症还见于大量出汗、长期应用利尿药等引起氯离子丢失过多

4. 血清钙测定

【参考值】

总钙：甲基麝香草酚蓝比色法：成年人 2.08～2.60mmol/L；儿童 2.23～2.80 mmol/L。

邻－甲酚酞络合铜比色法：成年人 2.03～2.54mmol/L；儿童 2.25～2.67 mmol/L。

乙二胺四乙酸二钠滴定法：成年人 2.25～2.75mmol/L；儿童 2.50～3.00 mmol/L。

【临床意义】

（1）血清钙增高：常见于甲状腺功能亢进症、维生素 D 过多症、多发性骨髓瘤、结节病引起肠道过量吸收钙而使血钙增加。

（2）血清钙减低：可见于甲状旁腺功能减退症、慢性肾炎尿毒症、佝偻病与软骨病、吸收不良性低血钙、大量输入柠檬酸盐抗凝后。

（十）血清淀粉酶

【参考值】

Somogyi 法：血清 800～1800U/L，尿液 100～1200 U/L。

【临床意义】

见表 11-69。

表 11-69　临床意义

变化	意　义
活性增高	①胰腺炎：急性胰腺炎血、尿淀粉酶明显升高，慢性胰腺炎急性发作、胰腺囊肿等 AMS 也升高。②胰腺癌。③急腹症，如消化性溃疡穿孔、机械性肠梗阻、胆管梗阻、急性胆囊炎等
活性降低	见于慢性胰腺炎、胰腺癌

（十一）血清心肌标志物（心肌酶、肌钙蛋白）

1. 血清肌酸激酶（CK）测定

【参考值】

酶偶联法（37℃）：男性 38～174U/L，女性 26～140U/L。

【临床意义】

（1）心脏疾病：①急性心肌梗死，发病后数小时即开始增高，是 AMI 早期诊断的敏感指标之一。②心肌炎。

（2）骨骼肌病变与损伤：如多发性肌炎、进行性肌营养不良、重症肌无力等。

（3）其他：心脏或非心脏手术及心导管术、电复律等时，均可引起 CK 活性升高。

2. 血清肌酸激酶同工酶测定

【参考值】

琼脂糖凝胶电泳法：CK-MM 活性 94%～96%，CK-MB 活性<5%，CK-BB 极少或为 0。

【临床意义】

见表 11-70。

表 11-70 临床意义

变化	意　义
CK-MB 增高	①是早期诊断急性心肌梗死的重要指标，特异性及敏感性较高。②其他心肌损伤，如心肌炎、心脏手术等
CK-MM 增高	急性心肌梗死，其他肌肉疾病如重症肌无力、肌萎缩、多发性肌炎，以及手术、创伤等
CK-BB 增高	①神经系统疾病，如脑梗死、脑损伤、脑出血等。②肿瘤，如肺、肠、胆囊、前列腺等部位肿瘤

3. 乳酸脱氢酶（LDH）测定

【参考值】

LDH 活性 104～245U/L（连续监测法）。

【临床意义】

（1）肝胆疾病：肝癌尤其是转移性肝癌时 LDH 显著升高；急性肝炎、慢性肝炎等多数肝胆疾病也常有 LDH 的升高。

（2）急性心肌梗死。

（3）其他疾病：恶性肿瘤、白血病、骨骼肌损伤、肌营养不良、胰腺炎、肺梗死等均有 LDH 的升高。

4. 心肌肌钙蛋白 T（cTnT）测定

【参考值】

ELISA 法：cTnT 0.02～0.13μg/L。超过 0.2μg/L 为诊断临界值，超过 0.5μg/L 可诊断为急性心肌梗死。

【临床意义】

（1）急性心肌梗死：发病 3～6 小时后 cTnT 开始升高，其敏感性及特异性优于 CK-MB 和 LDH。

（2）不稳定型心绞痛：cTnT 也常升高，提示有微小心肌梗死的可能。

5. 肌钙蛋白 I（cTnI）测定

【参考值】

ELISA 法：cTnI<0.2μg/L。诊断临界值为>1.5μg/L。

【临床意义】

（1）急性心肌梗死：在发病后 3～6 小时 cTnI 开始升高，其特异性较 cTnT 高。

（2）不稳定型心绞痛：cTnI 也可升高，提示有小范围梗死的可能。

（十二）血浆 B 型脑钠肽

【参考值】

BNP<100pg/ml。

【临床意义】

（1）对于心力衰竭的诊断有很大的意义。

（2）对于心力衰竭的进展和近期及长期心性预后有很好的预测价值。

（3）BNP 水平持续升高，心性事件发生率和心性死亡率升高，预后较差，经治疗后 BNP 降低的患者，预后可能会改善。

（十三）抗链球菌溶血素“O”

【参考值】

定性：阴性。定量：ASO<500U（乳胶凝集法）。

【临床意义】

ASO 升高常见于 A 群溶血性链球菌感染及感染后免疫反应所致的疾病，如感染性心内膜炎及扁桃体炎、风湿热、链球菌感染后急性肾小球肾炎等。

（十四）类风湿因子与抗核抗体

1. 类风湿因子（RF）检查

【参考值】

定性：阴性。定量：血清稀释度<1∶10。

【临床意义】

（1）未经治疗的类风湿关节炎患者，RF阳性率为80%，且滴度常超过1∶160。

（2）系统性红斑狼疮、硬皮病、皮肌炎等风湿性疾病，以及感染性疾病如传染性单核细胞增多症、感染性心内膜炎、结核病等，RF也可阳性，但其滴度均较低。有1%~4%的正常人可呈弱阳性反应，尤以75岁以上的老年人多见。

2. 抗核抗体（ANA）检查

【参考值】

间接免疫荧光法（IIF）或ELISA法：阴性。

【临床意义】

（1）抗核抗体（ANA）对很多自身免疫病有诊断价值。在不同疾病中，特别是风湿性疾病，其抗体谱有一定的特征性。

（2）对于系统性红斑狼疮、药物性狼疮、混合性结缔组织病，ANA的检出率可达95%~100%；干燥综合征为70%~80%；进行性系统性硬化症检出率可达85%~95%；其他如类风湿关节炎、多发性肌炎和皮肌炎、慢性活动性肝炎、溃疡性结肠炎等也有20%~50%的检出率。

（3）桥本甲状腺炎、重症肌无力、多发性动脉炎也可检出ANA。ANA阳性已被美国风湿病学会列为SLE的诊断标准之一。

（十五）浆膜腔积液检测

根据浆膜积液的形成原因及性质的不同，可分为漏出液和渗出液两类。见表11-71。

表11-71　漏出液与渗出液的鉴别要点

项　目	漏出液	渗出液
原因	非炎症性	炎症、肿瘤或理化刺激
外观	淡黄、浆液性	黄色、脓性、血性、乳糜性
透明度	透明或微混浊	多混浊
比重	<1.015	>1.018
凝固	不自凝	能自凝
黏蛋白定性	阴性	阳性
蛋白质质量	<25g/L	>30g/L
葡萄糖定量	与血糖相近	常低于血糖水平
细胞计数	常<100×10^6/L	常>500×10^6/L
细胞分类	以淋巴细胞为主	以中性粒细胞或淋巴细胞为主
细菌检查	阴性	可找到致病菌
LDH	<200IU	>200IU

（十六）动脉血气分析（助理不考）

见表11-72。

表11-72　动脉血气分析的项目和参考值

项　目	参考值
血红蛋白（Hb）	男性：120~160g/L 女性：110~150g/L
酸碱度（pH）	7.35~7.45
二氧化碳分压（$PaCO_2$）	35~45mmHg

续　表

项　目	参考值
氧分压（PaO_2）	80~100mmHg
氧饱和度（$SatO_2$）和血红蛋白50%氧饱和度时氧分压（P_{50}）	$SatO_2$：91.9%~99.0% P_{50}：26.6 mmHg
二氧化碳总量（TCO_2）	24~32mmol/L
实际碳酸氢盐（AB）和标准碳酸氢盐（SB）	AB：21.4~27.3 mmol/L SB：21.3~24.8 mmol/L

续 表

项 目	参考值
缓冲碱（BB）	血浆缓冲碱（BBp）：41～42 mmol/L 全血缓冲碱（BBb）：46～50mmol/L
剩余碱（BE）	-3～3 mmol/L
阴离子隙（AG）	8～16 mmol/L

（十七）常用肿瘤标志物（AFP、CEA、CA125）

1. 血清甲胎蛋白（AFP）测定

【参考值】

RIA 或 ELISA<20μg/L。

【临床意义】

甲胎蛋白升高见于：①原发性肝癌。②病毒性肝炎、肝硬化。③妊娠。④其他，如生殖腺胚胎性肿瘤、胃癌、胰腺癌等。

2. 癌胚抗原（CEA）测定

【参考值】

ELISA 或 CLIA 法：<5ng/ml。

【临床意义】

（1）血清 CEA>20ng/ml 常提示有恶性肿瘤，如结直肠癌、肺癌、胃癌、乳腺癌、胰腺癌、卵巢癌和子宫癌等。

（2）非癌症良性疾病患者的 CEA 浓度也可升高，如肝硬化、肺气肿、直肠息肉、胃肠道炎症等，一般<105ng/ml。CEA 不适用于一般人群中的肿瘤筛查。

3. CA125 测定（助理不考）

【参考值】

ELISA 或 ECLIA 法：<35U/ml。

【临床意义】

卵巢癌时 CA125 的检出率可达 70%～90%。适用于浆液性囊腺癌和未分化的卵巢癌。黏液性卵巢癌阳性率较低。检测结果不能用作卵巢癌是否存在的绝对评价，应结合临床其他检查综合分析。

（十八）血、尿 hCG 测定（助理不考）

【参考值】

男性与未绝经女性<5U/L；绝经女性<10U/L。

【临床意义】

（1）可用以诊断早孕及异位妊娠，对先兆流产动态监测及判断预后。

（2）hCG 作为肿瘤标志物，可对绒癌、恶性葡萄胎等作为辅助诊断、治疗效果与随访的观察指标。

（3）测定 hCG 也可作为睾丸肿瘤高危人群的筛查试验。

（十九）甲状腺功能（FT_3、FT_4、TSH、甲状腺自身抗体）

1. 游离三碘甲状腺原氨酸（FT_3）测定

【参考值】

TrFIA 法：4.7 ～ 7.8pmol/L；CLIA 法：3.67 ～ 10.43 pmol/L；ECLIA 法：2.8～7.1 pmol/L。

【临床意义】

（1）FT_3 升高：见于甲状腺功能亢进症，包括甲亢危象、缺碘、T_3 甲亢、毒性弥漫性甲状腺肿、初期慢性淋巴细胞性甲状腺炎等。

（2）FT_3 降低：见于甲状腺功能减退症、低 T_3 综合征、黏液性水肿、晚期桥本甲状腺炎等。应用糖皮质激素、苯妥英钠、多巴胺等药物治疗时也可出现 FT_3 降低。

2. 游离甲状腺素（FT_4）测定

【参考值】

TrFIA 法：8.7 ～ 17.3pmol/L；CLIA 法：11.2 ～ 20.1pmol/L；ECLIA 法：12.0～22.0pmol/L。

【临床意义】

（1）FT_4 升高：见于：①甲状腺功能亢进症，包括甲亢危象、结节性甲状腺肿、毒性弥漫性甲状腺肿、初期桥本甲状腺炎等。②部分无痛性甲状腺炎、重症感染发热、重危患者，或应用某些药物者如肝素。

（2）FT_4 降低：见于：①甲状腺功能减退症、黏液性水肿、晚期桥本甲状腺炎、应用抗甲状腺药物等。②服用糖皮质激素、苯妥英钠及部分肾病综合征患者。

3. 促甲状腺激素（TSH）测定

【参考值】

TrFIA 法：0.63 ～ 4.69U/ml；CLIA 法：0.2 ～ 7.0mIU/L；ECLIA 法：0.27～4.20mIU/L。

【临床意义】

（1）对原发性甲状腺功能减退患者 TSH 的测定是其最灵敏的指标。

（2）轻度慢性淋巴细胞性甲状腺炎、甲状腺功能亢进症接受 ^{131}I 治疗后和某些严重缺碘或地方性甲状腺肿流行地区的居民中，可伴有 TSH 的升高。异位或异源促甲状腺激素综合征与极个别垂体肿瘤患者也会分泌 TSH 过多，引起甲亢。

（3）继发性甲状腺功能减退患者、甲状腺功能亢进患者 TSH 值正常或减低。在原发性甲减患者用甲状腺制剂替代治疗期间，可测定 TSH 作为调节药量的参考。

4. 甲状腺过氧化物酶抗体（anti-TPO）测定（助理不考）

【参考值】

anti-TPO<5.61IU/ml。

【临床意义】

该抗体滴度升高可见于 90% 的慢性桥本甲状腺炎及 70% 的突眼性甲状腺肿患者。高滴度抗体与疾病的程度无关系。随着病程的延长或是缓解，抗体滴度可转阴。如在疾病的缓解期再度出现抗体，即有恶化的可能。

5. 甲状腺球蛋白抗体（anti-Tg）测定（助理不考）

【参考值】

anti-Tg<4.11 IU/ml。

【临床意义】

Anti-Tg 与 Anti-TPO 联合检测用于诊断桥本甲状腺炎、Graves 病，最多 1% 的甲减患者只与 Anti-Tg 有关。Anti-Tg 与中度甲亢、甲减有关，并经常在其他免疫性疾病如类风湿关节炎、恶性贫血、1 型糖尿病等中出现。有 30%～60% 的甲状腺瘤患者中能检测到 Anti-Tg。

经典试题

1.（2023、2021、2019、2017、2015、2012）叙述血清钾升高的临床意义。

【参考答案】

（1）肾脏排钾减少，如急慢性肾功能不全及肾上腺皮质功能减退等。

（2）摄入或注射大量钾盐，超过肾脏排钾能力。

（3）严重溶血或组织损伤。

（4）组织缺氧或代谢性酸中毒时大量细胞内的钾转移至细胞外。

2.（2022、2021、2019、2015）叙述 γ-谷氨酰转移酶增高的临床意义。

【参考答案】

（1）肝癌。

（2）胆道阻塞性疾病。

（3）肝脏疾病：急性肝炎、慢性肝炎、肝硬化的非活动期、急慢性酒精性肝炎、药物性肝炎。

3.（2022、2021、2018、2014、2012）叙述检测糖化血红蛋白的意义。

【参考答案】

（1）评价糖尿病控制程度：HbA1c 增高提示近 2～3 个月糖尿病控制不良，HbA1c 越高，血糖水平越高，病情越重，可作为糖尿病长期控制的检测指标。

（2）筛检糖尿病：美国糖尿病协会将 HbA1c≥6.5% 作为糖尿病诊断标准之一。

（3）鉴别高血糖：糖尿病高血糖的 HbA1c 增高，而应激性糖尿病的 HbA1c 正常。

（4）预测血管并发症：HbA1c>10%，提示血管并发症重。

4.（2022、2019、2018、2017、2015、2012）叙述 GPT、GOT 增高的临床意义。

【参考答案】

见于病毒性肝炎，慢性病毒性肝炎，肝内外胆汁淤积，酒精性肝病等。

5.（2022、2011）叙述大便隐血阳性的意义。

【参考答案】

阳性常见于消化性溃疡的活动期、胃癌、钩虫病以及消化道炎症、出血性疾病等。

6.（2021、2020）患者，男，42 岁。HAV IgM（+）。分析其临床意义。

【参考答案】

正常人抗-HAV IgM 阴性。抗-HAV IgM 阳性提示近期感染 HAV，结合临床可作为甲型病毒性肝炎诊断标准。

7.（2021、2019、2018、2013、2012）叙述 HBsAg、HBeAg 及抗-HBc 阳性的临床意义。

【参考答案】

HBsAg、HBeAg 及抗-HBc 阳性俗称“大三阳”，

提示HBV正在大量复制，有较强的传染性。

8.（2021、2019、2015、2012）叙述胆固醇偏高的意义。

【参考答案】

胆固醇偏高是冠心病的危险因素之一，高胆固醇者动脉硬化、冠心病的发生率较高。胆固醇升高还见于甲状腺功能减退症、糖尿病、肾病综合征、胆总管阻塞、长期高脂饮食等。

9.（2020、2015）叙述血钾为6.3mmol/L意义。

【参考答案】

血钾正常范围为3.5～5.5mmol/L。血钾6.3mmol/L提示血钾增高，见于：①肾脏排钾减少，如急慢性肾功能不全及肾上腺皮质功能减退等。②摄入或注射大量钾盐，超过肾脏排钾能力。③严重溶血或组织损伤。④组织缺氧或代谢性酸中毒时大量细胞内的钾转移至细胞外。

10.（2019）叙述尿蛋白（+++）的临床意义。

【参考答案】

多为尿路感染，见于肾盂肾炎、膀胱炎、尿道炎及肾结核等。

11.（2019、2018）叙述HBsAg、抗-HBe及抗-HBc阳性的临床意义。

【参考答案】

HBsAg、抗-HBe及抗-HBc阳性俗称“小三阳”，提示HBV复制减少，传染性已降低。

12.（2019、2018、2017）叙述红细胞减少的临床意义。

【参考答案】

红细胞减少见于贫血。贫血分为四级，见表11-73。

表11-73　贫血分级

分级	参考值
轻度	男性低于120g/L，女性低于110g/L但高于90g/L
中度	60～90g/L
重度	30～60g/L
极重度	低于30g/L

贫血可分为3类：①红细胞生成减少，见于造血原料不足（如缺铁性贫血、巨幼细胞贫血），造血功能障碍（如再生障碍性贫血、白血病等），慢性系统性疾病（慢性感染、恶性肿瘤、慢性肾病等）。②细胞破坏过多，见于各种溶血性贫血。③失血，如各种失血性贫血。

13.（2019、2017）空腹血糖8.9mmol/L的临床意义。

【参考答案】

空腹血糖的参考值为3.9～6.1mmol/L。空腹血糖8.9mmol/L病理性提示血糖升高，见于：①各型糖尿病。②其他内分泌疾病，如甲状腺功能亢进症、嗜铬细胞瘤、肾上腺皮质功能亢进等。③应激性高血糖，如颅内高压、颅脑外伤、中枢神经系统、感染、心肌梗死等。④药物影响，如噻嗪类利尿药、口服避孕药、泼尼松等。⑤肝脏和胰腺疾病，如严重肝病、重症胰腺炎、胰腺癌等。⑥其他，如高热、呕吐、腹泻等。

14.（2019、2017、2016）叙述甲胎蛋白增高的临床意义。

【参考答案】

见于：①原发性肝癌。②病毒性肝炎、肝硬化。③妊娠。④其他，如生殖腺胚胎性肿瘤、胃癌、胰腺癌等。

15.（2019、2017、2014、2013、2010）叙述抗链球菌溶血素“O”升高的意义。

【参考答案】

ASO升高常见于A群溶血性链球菌感染及感染后免疫反应所致的疾病，如感染性心内膜炎及扁桃体炎、风湿热、链球菌感染后急性肾小球肾炎等。

16.（2019、2017、2013）叙述中性粒细胞增高的意义。

【参考答案】

（1）反应性粒细胞增多见于：①感染。②严重组织损伤。③急性大出血、溶血。④其他，如中毒、类风湿关节炎及应用某些药物如皮质激素等。

（2）异常增生性粒细胞增多见于急、慢性髓细胞性白血病，骨髓增殖性疾病（骨髓纤维化、真性红细胞增多症）等。

17.（2019、2014）叙述类风湿因子1∶40的意义。

【参考答案】

未经治疗的类风湿关节炎患者，RF阳性率80%，另系统性红斑狼疮、硬皮病、皮肌炎等风湿性疾病，及感染性疾病如传染性单核细胞增多症、感染性心内膜炎、结核病等，也可阳性，但滴度低。

18.（2018、2016、2011）叙述低血钾的临床意义。

【参考答案】

（1）钾盐摄入不足，如长期低钾饮食、禁食或厌食等。

（2）钾丢失过多，如严重呕吐、腹泻或胃肠减压，应用排钾利尿药及肾上腺皮质激素。

19.（2018、2014）叙述尿酸增高的意义。

【参考答案】

（1）尿酸排泄障碍，如急慢性肾小球肾炎、肾结石、尿道梗阻等。

（2）尿酸生成增加，见于痛风、慢性白血病、多发性骨髓瘤等。

（3）进食高嘌呤饮食过多。

（4）药物影响如吡嗪酰胺等。

20.（2017）叙述血尿的临床意义。

【参考答案】

①离心后的尿沉渣，若红细胞>3个/HP，尿外观无血色者，称为镜下血尿；尿内含血量较多，外观呈红色，称肉眼血尿。②多形性红细胞大于计数的80%称为肾小球源性血尿，见于各类肾小球疾病，如急慢性肾小球肾炎、紫癜性肾炎、狼疮性肾炎等。③多形性红细胞<50%，为非肾小球性血尿，见于泌尿系统肿瘤、肾结石、肾盂肾炎、急性膀胱炎等。

21.（2017、2016、2014）叙述红细胞沉降率增快的临床意义。

【参考答案】

（1）生理性增快：见于妇女月经期、妊娠、儿童、老年人。

（2）病理性增快：①各种炎症，如细菌性急性炎症、风湿热和结核病活动期。②损伤及坏死，如急性心肌梗死、严重创伤、骨折等。③恶性肿瘤。④各种原因导致的高球蛋白血症，如多发性骨髓瘤、感染性心内膜炎、系统性红斑狼疮、肾炎、肝硬化等。⑤贫血。

22.（2017、2013）叙述脓血便红、白细胞的临床意义。

【参考答案】

（1）红细胞：肠道下段炎症或出血时可见，如痢疾、溃疡性结肠炎、结肠癌、痔疮出血、直肠息肉等。

（2）白细胞：见于急性细菌性痢疾、溃疡性结肠炎。过敏性结肠炎、肠道寄生虫时，可见较多的嗜酸性粒细胞。

23.（2017、2013）叙述黏液脓血便的临床意义。

【参考答案】

见于痢疾、溃疡性结肠炎、直肠癌等。在阿米巴痢疾时，以血为主，呈暗红色果酱样；细菌性痢疾则以黏液及脓为主。

24.（2016）叙述甘油三酯为0.17mmol/L常见于哪些原发性疾病。

【参考答案】

见于甲状腺功能亢进症、肾上腺皮质功能减退或肝功能严重低下等。

25.（2016、2013）叙述肌酐576μmol/L分在哪一期。

【参考答案】

测定血中Cr浓度可反映肾小球的滤过功能，敏感性优于血尿素氮，是评价肾功能损害程度的重要指标。肾功能衰竭代偿期Cr133～177μmol/L，肾功能衰竭失代偿期Cr186～442μmol/L，肾衰竭Cr445～701μmol/L，尿毒症期Cr>707μmol/L。肌酐为576μmol/L为肾衰竭。

26.（2015）叙述红细胞增多的意义。

【参考答案】

（1）相对性红细胞增多：见于大量出汗、连续呕吐、反复腹泻、大面积烧伤等。

（2）绝对性红细胞增多：①继发性，生理性增多见于新生儿、高山居民、登山运动员和重体力劳动者。病理性增多见于阻塞性肺气肿、肺源性心脏病、发绀型先天性心脏病。②原发性，见于真性红细胞增多症。

27.（2015、2013）叙述尿酮体阳性的临床意义。

【参考答案】

尿酮体包括乙酰乙酸、β-羟丁酸和丙酮。糖尿病酮症酸中毒时尿酮体呈强阳性反应，妊娠呕吐、重症不能进食等也可呈阳性。

28.（2014）叙述血糖为2.5mmol/L的意义。

【参考答案】

血糖参考值为3.9～6.1mmol/L，2.5mmol/L提示血糖降低。见于以下情况。

（1）胰岛B细胞增生或肿瘤、胰岛素注射过量等。

（2）缺乏抗胰岛素的激素，如生长激素、甲状腺激素、肾上腺皮质激素等。

（3）肝糖原贮存缺乏，如急性重症肝炎、急性肝炎、肝硬化、肝癌等。

（4）其他，如药物影响（如磺胺药、水杨酸等）、急性酒精中毒、特发性低血糖等。

29.（2013）叙述血清淀粉酶升高的意义。

【参考答案】

（1）胰腺炎：急性胰腺炎血、尿淀粉酶明显升高，慢性胰腺炎急性发作、胰腺囊肿等淀粉酶也升高。

（2）胰腺癌。

（3）急腹症，如消化性溃疡穿孔、机械性肠梗阻、胆管梗阻、急性胆囊炎等。

30.（2011）叙述外周淋巴细胞增高的意义。

【参考答案】

（1）感染性疾病：主要为病毒感染，如麻疹、风疹、水痘、流行性腮腺炎、传染性单核细胞增多症等，也可见于某些杆菌感染，如结核病、百日咳、布鲁菌病。

（2）某些血液病。

（3）急性传染病的恢复期。

31.（2011）叙述血清钠为128mmol/L的临床意义。

【参考答案】

血清钠的正常值为135～145mmol/L。

128mmol/L为血清钠减少，临床上见于：①胃肠道失钠，如幽门梗阻，呕吐，腹泻，胃肠道、胆道、胰腺手术后造瘘、引流等。②尿钠排出增多，见于严重肾盂肾炎、肾小管严重损害、肾上腺皮质功能不全、糖尿病及应用利尿药治疗等。③皮肤失钠，如大量出汗、大面积烧伤及创伤等。④抗利尿激素过多，如肾病综合征、肝硬化腹水及右心衰竭等。